# 骨与软组织肿瘤影像诊断及鉴别诊断

# 骨与软组织肿瘤影像诊断及鉴别诊断

主　　编　杜湘珂　朱绍同
副 主 编　谢大鹤
编者名单　（按拼音首字母排序）
　　　　　陈　雷　杜丽洁　杜湘珂　洪　楠
　　　　　李河北　李四君　刘　霞　孙　烨
　　　　　孙燕萍　孙治国　汪　湛　王　屹
　　　　　王立军　谢大鹤　郁万江　朱绍同
主编助理　刘　涛

北京大学医学出版社

图书在版编目（CIP）数据

骨与软组织肿瘤影像诊断及鉴别诊断/杜湘珂，朱绍同主编. —北京：北京大学医学出版社，2007
ISBN 978-7-81116-025-3

I.骨... II.①杜... ②朱... III.①骨肿瘤－影像诊断②软组织肿瘤－影像诊断
IV. R816.8

中国版本图书馆 CIP 数据核字（2006）第 029543 号

### 骨与软组织肿瘤影像诊断及鉴别诊断

主　　编：杜湘珂　朱绍同
出版发行：北京大学医学出版社（电话：010-82802230）
地　　址：(100083) 北京市海淀区学院路38号　北京大学医学部院内
网　　址：http://www.pumpress.com.cn
E-mail：booksale@bjmu.edu.cn
印　　刷：北京佳信达艺术印刷有限公司
经　　销：新华书店
责任编辑：赵　莳　　责任校对：杜　悦　　责任印制：郭桂兰
开　　本：787mm×1092mm　1/16　印张：24.25　字数：595千字
版　　次：2007年2月第1版　2007年2月第1次印刷　印数：1-3000册
书　　号：ISBN 978-7-81116-025-3
定　　价：69.90元

版权所有，违者必究

（凡属质量问题请与本社发行部联系退换）

本书由
北京大学医学部科学出版基金
　　　　　　资助出版

# 前　　言

正如人类对于自然科学规律的探索永无止境一样，即使再有千百年也无法穷尽医学的奥秘。在我们每天周而复始的日常诊断工作中，不同疾病表现出来的大体影像学征象，如道道轨迹，既有共性和规律性，也充满变数。为了尽可能避免时有出现的漏误诊"昏招"，我们需要不断地积累经验、使用新技术和新方法，以求更多地掌握不同病变的形态、结构特征，认识其发生发展规律。

在一个影像诊断医师的职业生涯中，至少有两件事情是停不下来的，一是要不断学习前人总结出来的知识；二是要为后人沉淀更多的经验。有鉴于此，我们总结了近年来在本院就诊的经手术病理证实的千余份骨与软组织肿瘤资料，尽量选择诊断明确、图像清晰、资料完整的病例，着手编写了这本书，以飨读者。

全书共分为三篇，第一篇为骨肿瘤的概论，主要论述骨肿瘤的一般影像学规律，第二及三篇将骨与软组织肿瘤分开讨论，主要根据肿瘤的不同组织来源，就其临床症状、影像学表现、病理表现分别加以论述。

影像学科是在对疾病的大体形态特点进行诊断与鉴别诊断的基础上发展起来的学科，一个有经验的影像诊断医师，在工作中表现出来的与众不同就是鉴别诊断思路的清晰与全面，本书的一个鲜明特点是注重鉴别诊断，在每一个疾病的最后都进行了鉴别讨论，部分列有鉴别诊断表格，以拓宽读者的诊断视野。

本书的另一个特点是影像与病理紧密结合，病理部分的撰写大部分由病理医师执笔，尽可能地在影像图旁配备相应病理图片，考虑到读者的专业背景，为了更好地帮助影像及临床医师学习理解，本书着意将病理的描述由浅入深，大部分病理图片的重点都用不同的箭头明确标出，使读者能在脑海中将大体影像与细微的镜下结构联系起来，便于更好地加深对肿瘤的认识。

本书所提供的仅仅是一种思维触角与思路，一为清晰起见，二因篇幅所限，对各种病变的治疗及预后未予涉及。疏漏与肤浅在所难免，敬请同行指正。

北京大学人民医院

**杜湘珂**

# 目　录

## 第一篇　骨肿瘤概论

### 第一章　骨肿瘤诊断概述 …… 3
### 第二章　骨肿瘤的好发年龄和好发部位 …… 7
### 第三章　骨肿瘤的基本影像学征象 …… 12
### 第四章　骨肿瘤的流行病学 …… 24
附 1. 骨肿瘤 WHO 分类（2002） …… 25
附 2. 骨肿瘤 WHO 分类（1993） …… 27

## 第二篇　骨肿瘤与瘤样病变各论

### 第一章　成骨性肿瘤 …… 31
第一节　骨瘤 …… 31
第二节　骨样骨瘤 …… 33
第三节　成骨细胞瘤 …… 37
第四节　骨肉瘤 …… 41
　　髓内型骨肉瘤 …… 41
　　毛细血管扩张型骨肉瘤 …… 55
　　小细胞型骨肉瘤 …… 56
　　纤维组织细胞型骨肉瘤 …… 57
　　软骨母细胞型骨肉瘤 …… 59
　　皮质内骨肉瘤 …… 60
　　髓内型骨肉瘤 …… 61
　　骨旁骨肉瘤 …… 62
　　去分化骨旁骨肉瘤 …… 64
　　骨膜骨肉瘤 …… 65
　　高度恶性表面骨肉瘤 …… 67
　　继发性骨肉瘤 …… 67
　　多中心骨肉瘤 …… 67
　　骨外骨肉瘤 …… 68

## 第二章 成软骨性肿瘤 …… 71

### 第一节 骨软骨瘤 …… 71
- 单发性骨软骨瘤 …… 71
- 多发性遗传性骨软骨瘤 …… 76
- 骨骺骨软骨瘤 …… 78
- 甲下外生骨疣 …… 78

### 第二节 内生软骨瘤 …… 79
- 单发性内生软骨瘤 …… 79
- 多发性内生软骨瘤病 …… 85
- 骨膜软骨瘤 …… 87

### 第三节 成软骨细胞瘤 …… 88

### 第四节 软骨粘液样纤维瘤 …… 94

### 第五节 软骨肉瘤 …… 96
- 中央型（髓腔型）软骨肉瘤 …… 100
- 骨旁型软骨肉瘤 …… 107
- 骨外软骨肉瘤 …… 108
- 继发性软骨肉瘤 …… 110

## 第三章 骨巨细胞瘤 …… 114

## 第四章 尤文肉瘤/原始外胚层肿瘤和造血系统肿瘤 …… 133

### 第一节 尤文肉瘤/原始神经外胚层肿瘤 …… 133

### 第二节 骨外尤文肉瘤 …… 144

### 第三节 原始神经外胚层肿瘤 …… 144

### 第四节 骨髓瘤 …… 146
- 多发性骨髓瘤 …… 146
- 单发性骨髓瘤 …… 155
- 髓外浆细胞瘤 …… 156
- POEMS 综合征 …… 156

### 第五节 骨恶性淋巴瘤 …… 157
- 原发性骨恶性淋巴瘤 …… 157
- 勃基特淋巴瘤 …… 162
- 霍奇金病 …… 163
- 第六节 绿色瘤 …… 164

## 第五章 骨内脉管系统肿瘤 …… 167

### 第一节 骨血管瘤 …… 167

### 第二节 骨囊性血管瘤病 …… 171

### 第三节 骨血管球瘤 …… 171

第四节 骨内淋巴管瘤 ·················· 172
第五节 大量骨质溶解症 ················ 173
第六节 骨血管内皮细胞瘤 ·············· 174
第七节 骨血管肉瘤 ···················· 178
第八节 骨血管外皮细胞瘤 ·············· 180

## 第六章 骨内纤维性及纤维组织细胞性肿瘤 ········ 183
第一节 骨良性纤维组织细胞瘤 ·········· 183
第二节 纤维性骨皮质缺损及非骨化性纤维瘤 ·· 188
第三节 骨纤维结构不良 ················ 190
第四节 骨硬纤维瘤 ···················· 195
第五节 骨膜硬纤维瘤 ·················· 197
第六节 骨纤维肉瘤 ···················· 198
第七节 骨恶性纤维组织细胞瘤 ·········· 200

## 第七章 骨内神经源性肿瘤 ········· 211
第一节 骨神经鞘瘤 ···················· 211
第二节 骨神经纤维瘤 ·················· 216
第三节 骨神经节细胞瘤 ················ 220
第四节 骨恶性神经鞘瘤 ················ 221

## 第八章 脊索瘤 ·········· 223

## 第九章 其它骨肿瘤 ·········· 231
第一节 骨内脂肪瘤 ···················· 231
第二节 骨旁脂肪瘤 ···················· 232
第三节 骨血管脂肪瘤 ·················· 234
第四节 骨脂肪肉瘤 ···················· 234
第五节 脂肪硬化性粘液纤维瘤 ·········· 235
第六节 长骨造釉细胞瘤 ················ 236
第七节 骨平滑肌肉瘤 ·················· 240
第八节 恶性间叶瘤 ···················· 240

## 第十章 转移性骨肿瘤 ·········· 243

## 第十一章 骨肿瘤样病变（混合细胞性病变） ······ 255
第一节 骨囊肿 ························ 255
第二节 动脉瘤样骨囊肿 ················ 259
第三节 骨纤维异常增殖症 ·············· 264
第四节 骨内腱鞘囊肿 ·················· 271
第五节 骨嗜酸性肉芽肿 ················ 272

第六节　甲状旁腺功能亢进的棕色瘤 ········································································· 277

第七节　骨的表皮样囊肿 ·························································································· 281

# 第三篇　软组织肿瘤与瘤样病变

## 第一章　软组织肿瘤概论 ································································································ 287

## 第二章　软组织内脂肪源性肿瘤 ···················································································· 293

第一节　脂肪瘤 ········································································································· 293

第二节　脂肪肉瘤 ····································································································· 295

## 第三章　软组织内脉管源性肿瘤 ···················································································· 301

第一节　血管瘤 ········································································································· 301

第二节　血管球瘤 ····································································································· 305

第三节　淋巴管瘤 ····································································································· 306

## 第四章　软组织内神经源性肿瘤 ···················································································· 308

第一节　神经纤维瘤 ································································································· 308

第二节　神经鞘瘤 ····································································································· 311

第三节　尤文肉瘤／原始神经外胚层肿瘤 ······························································ 313

第四节　Morton 神经瘤 ·························································································· 315

## 第五章　软组织内纤维或纤维组织细胞源性肿瘤 ··························································· 316

第一节　韧带样纤维瘤 ····························································································· 316

第二节　纤维肉瘤 ····································································································· 318

第三节　恶性纤维组织细胞瘤 ·················································································· 320

第四节　其它纤维细胞来源的肿瘤 ··········································································· 326

　　　　腱鞘纤维瘤 ······························································································· 326

　　　　钙化性腱膜纤维瘤 ··················································································· 327

## 第六章　滑膜源性肿瘤和瘤样病变 ················································································· 329

第一节　腱鞘巨细胞瘤 ····························································································· 329

第二节　滑膜血管瘤 ································································································· 333

第三节　（滑膜）树枝状脂肪瘤 ·············································································· 334

第四节　色素沉着绒毛结节滑膜炎 ··········································································· 334

第五节　滑膜囊肿 ····································································································· 338

第六节　原发性滑膜（骨）软骨瘤病 ······································································· 338

第七节　滑膜肉瘤 ····································································································· 341

第八节　滑膜软骨肉瘤 ····························································································· 346

## 第七章　肌源性肿瘤和瘤样病变 ···················································································· 347

第一节　骨化性肌炎 ································································· 347
　　第二节　肌肉内粘液瘤 ···························································· 350
　　第三节　皮下环状肉芽肿 ························································· 351
　　第四节　横纹肌肉瘤 ······························································· 353
　　第五节　恶性软组织横纹肌样瘤 ················································ 354
　　第六节　发生在肌肉的淋巴瘤 ··················································· 356
第八章　化生性间叶组织肿瘤及其它软组织恶性肿瘤 ···························· 358
　　第一节　软组织软骨瘤 ···························································· 358
　　第二节　软组织骨软骨瘤 ························································· 359
　　第三节　其它软组织恶性肿瘤 ··················································· 359
**附1.** 软组织肿瘤WHO分类（2002） ················································ 362
**附2.** 软组织肿瘤WHO分类（1994） ················································ 367

# 骨肿瘤概论

第一篇

# 第一章 骨肿瘤诊断概述

## 一、骨肿瘤的临床影像

骨肿瘤的临床症状和体征隐匿多样，很少特异性，以致术前确诊十分困难。骨骼正常结构及其变异的多样性以及各种肿瘤病变成因的不确定性，使得各种诊断性影像征象充满变数，即使有相当经验的医师在骨科肿瘤的诊断中也难免挂一漏万。为尽可能的提高诊断正确率，影像医师除了需要丰富的临床经验，对骨肿瘤病理的深刻认识，还需要影像、病理和临床更加密切的合作。

骨肿瘤影像诊断是在对影像征象进行识别和鉴别基础上发展起来的学科。在骨与软组织肿瘤的临床诊断中，虽然影像医师对于局部及全身病变的大体解剖形态影像特征具有深厚的专业功底，但在作出诊断前，仍需要详细了解临床病史及既往影像资料，结合肿瘤对周围组织的侵扰方式、疾病演变过程、病变的生物学倾向进行分析。任何病变，不论它表现出的是哪一种影像征象，在不同的个体中都可能有根本性的不同，在组织学检查中也都可能不尽相同，这就是所谓"同病异症，异病同症"。

影像学与病理学均属于形态诊断学的范畴，影像征象或细胞形态是形成诊断的基础，"异病同症"与"同病异症"的现象普遍存在其中，如：某些骨膜反应被看作恶性骨肿瘤的征象，但在骨髓炎及外伤后骨痂形成中亦可偶见之，而转移瘤基本上不出现骨膜反应。又如：某些特殊的病变结构（如菊形团、乳头、腺样结构等）、特殊的细胞形态（透明细胞、梭形细胞等）、特殊的非细胞成分（如钙化、砂粒体、淀粉样物质等）和特殊的组织分化（双相性、三相性）等作为病理形态基本特征，常可分别见于多种不同性质、不同类型的骨肿瘤病变中，也可共同构成某些骨肿瘤的诊断性特征。形态诊断学医师的思维习惯于"横向鉴别"，想到很多具有这种形态特征的病变，并在其中做鉴别。从某种意义上讲，横向鉴别思路的宽窄可以说是影像及病理医师经验的成熟与否之重要标志。

## 二、骨肿瘤的诊断思路

对临床来说，患者年龄、病变部位、数量、症状和体征都是重要的诊断依据（图1-1-1），是启动诊断思路的开始。多数骨肿瘤有相对稳定的好发年龄，恶性肿瘤大都发生在青春发育期，10岁左右尤文肉瘤多见、20岁以下成骨肉瘤多见。转移瘤、骨髓瘤、软骨肉瘤多见于30～60岁。巨大深部软组织肿瘤患者，如年龄在30～70岁，首先应想到恶性纤维组织细胞瘤。良性骨肿瘤及骨囊肿、动脉瘤样骨囊肿、软骨粘液样纤维瘤和软骨母细胞瘤则多见于20岁以下青少年；骨巨细胞瘤发生在骨骺板闭合后的成年人。骨与软组织肿瘤的患者，性别对诊断的意义相对不大，骨纤维异常增殖症单骨型者男性稍多，而多骨型女性稍多，畸形性骨炎男性多见。

患者年龄结合影像学所见可以建立骨肿瘤的初步诊断印象。但也有例外的情况发生，主

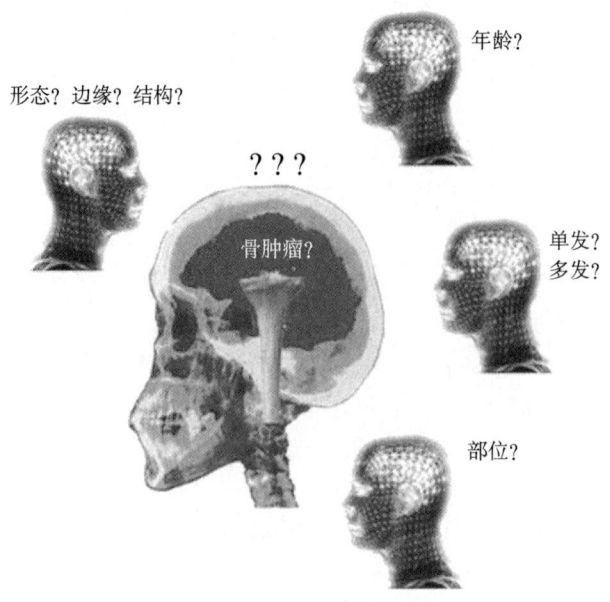

图 1-1-1 骨肿瘤的诊断思路

要表现为非规律性的影像学特征或出现在非典型部位的肿瘤，如发生在10岁以下的骨肉瘤位置常向骨干靠近；骨旁骨肉瘤的发病年龄都较高。未成年人单纯性骨囊肿一般发生在长骨（肱骨近端、股骨近端），骨成熟后，有可能在骨盆、肩胛骨、跟骨等其它部位发生。另外，发病在特定年龄段之内的肿瘤也还可能显示并非典型的 X 线征象。

良性病变倾向于多部位发病的有骨纤维异常增殖症、内生软骨瘤病、多发骨软骨瘤病和纤维瘤病；而原发恶性肿瘤，如骨肉瘤、尤文肉瘤、纤维肉瘤、恶性纤维组织细胞瘤多单发，恶性肿瘤中转移瘤、多发骨髓瘤，常多部位发生。

在恶性骨肿瘤，疼痛常是首发症状，多剧痛；良性骨肿瘤则否。良性骨肿瘤大都边界清晰，压痛不明显。但也有例外，如骨样骨瘤就是以疼痛为主要症状。恶性骨肿瘤病情发展快，良性骨肿瘤病史长，变化慢，一般状况好。大多数骨肿瘤的实验室检查是正常的，碱性磷酸酶升高有助于成骨肉瘤和肿瘤复发的诊断，畸形性骨炎时，此酶常明显升高，为该病特点；骨髓象异常浆细胞增生＞10%，尿 Bence-Jone 蛋白升高可提示骨髓瘤的诊断；血清酸性磷酸酶升高对于前列腺癌骨转移的诊断有帮助。

在临床上，良恶性病变间是有些"交界"行为的，比如：良性病变伴有侵袭性行为或者部分良性病变具有恶性变的潜在可能性。

伴侵袭性行为的良性肿瘤或瘤样病变有：侵袭性骨母细胞瘤、促结缔组织增生性纤维瘤、骨膜硬纤维瘤、巨细胞瘤、动脉瘤样骨囊肿、骨髓炎、朗格汉细胞组织细胞增生症、血友病假肿瘤、骨化性肌炎、甲旁亢棕色瘤。对这些病变是否具有侵袭行为的判断不完全依靠病理的镜下所见，而是依靠影像上表现出的生物学行为。具有恶变潜在可能性的肿瘤或瘤样病变有：内生软骨瘤、骨软骨瘤、滑膜软骨瘤、骨纤维异常增殖症、骨纤维发育不良、神经纤维瘤、骨硬化、骨髓炎伴慢性引流窦道（15～20年以后）、Paget病。对于这些病变，影像学的作用是追踪监视、发现其恶变的早期征象。

### 三、各种不同影像学方法的临床应用

**（一）平片**

平片在骨肿瘤及肿瘤样病变的诊断和鉴别诊断中的应用已有近百年的历史，积累了丰富的经验，可以提供骨破坏的部位、形态、数目、有无骨膜反应及钙化、骨化等病理生理信息。许多常见的骨肿瘤在平片上可以得到首诊，诊断是极其重要的。平片至今仍然是首选，当然，这与多种影像学方法互相补充印证对于复杂疑难病例进行分析判断并不矛盾。且应用最广泛的影像学检查方法。一种不做平片，上来就做CT、MRI的做法并不可取。

**（二）CT**

能够显示肿瘤内部的钙化，尤其是环形、半环形钙化的检出对于软骨来源肿瘤的诊断有确诊意义，肿瘤对骨皮质的侵犯及三维重建对关节解剖结构的破坏和病理骨折的显示能够为手术提供直观信息。许多肿瘤及肿瘤样病变属于全身性病变，如淋巴瘤、勒雪（Letter-Siwe）综合征及部分恶性肿瘤，腹部CT应被视为常规。

**（三）MR**

神经系统是MR技术首先应用于人体的部位。1980年后，良好的软组织对比度使MRI开始作为骨骼肌肉系统的重要诊断工具，冠、矢、轴MR成像较CT能提供更好的多角度空间信息，能够进一步为肌肉骨骼系统肿瘤的患者提供准确分期。MR对于软组织有很高的分辨能力，可对骨、软组织肿瘤之体积、组织信号、边缘状态及其浸润情况做出更为准确的判断。故，在骨肿瘤诊断及分级的准确性上，MRI要比CT更具优势。T1和T2序列是检查的常规序列；脂肪抑制序列，能够将脂肪的高信号抑制下去，使骨髓及软组织内的病灶突出出来，现在已列为常规扫描序列；GD-DTPA的动态增强灌注扫描在良、恶性肿瘤的鉴别中是有作用的，但量化及灌注增强曲线需要做后处理比较繁琐；弥散加权成像对骨肿瘤边缘与瘤周水肿的鉴别有作用；磁共振波谱对于鉴别肿瘤还是类肿瘤性病变的可靠程度较高。当前市场上有专门用于骨与关节系统检查的MR专用机，对骨与关节系统疾病的分辨率较高，但由于对肩及髋关节不能进行检查，故应用范围受限。

**（四）放射性核素骨显像**

放射性核素骨显像尤其是PET有很高的敏感性且骨扫描能够覆盖全身，其对于肿瘤髓腔侵犯较平片敏感，但存在假阳性及解剖分辨率差的问题，因为骨与软组织的任何病理变化都可能增加组织血供或使代谢周期加快，包括肿瘤引起的充血和成骨反应可以显示为同位素浓聚。同位素不适于评估骨肿瘤的髓内侵犯及一些更细节性的东西。

### 四、影像与病理

在日常工作中，影像医师的鉴别诊断思路可能与临床及病理医师一致，也可能异途同归。例如，骨母细胞瘤与骨样骨瘤在病变形态上很相似，只是骨母细胞瘤的中心巢要大于骨样骨瘤者，而且周边骨硬化可轻可重，也可没有反应骨形成，但二者在临床、影像及预后上的差别很大，骨样骨瘤在临床上称为疼痛性骨肿瘤，夜间加重，影像上有瘤巢及周围反应骨，病灶小于2cm；而骨母细胞瘤临床上表现为局部钝痛，隐袭发作，很少影响睡眠。骨母细胞瘤与恶性骨肉瘤在显微镜下有时鉴别困难，但前者生长速率慢，而后者快，高度侵袭性。在这两种肿瘤的鉴别诊断中，临床病程的长短是主要的鉴别点。又如影像医师判断长骨骨端单纯

囊性病变时，动脉瘤样骨囊肿、巨细胞瘤可能纳入鉴别诊断的范围，但对于病理科医师来说三者组织学表现完全不同。为增加骨肿瘤的病理诊断的可靠性，临床-影像-病理术前术后讨论极为必要。

病理医师必须全面考虑来自临床及影像方面的信息，单纯凭借一块活检组织或穿刺吸取的细胞作出骨肿瘤疾病诊断是危险的。Ewing医师指出病灶的大体形态与镜下的组织结构相结合是诊断的安全向导。为增加骨肿瘤的病理诊断的可靠性，病理医师在对局部病变进行活检后，应尽可能结合完整的大体标本对病变的性质做出最终判断。

### 五、骨肿瘤的临床检查程序

临床病史、体检→平片→MR和/或CT→骨扫描（必要时）。平片、CT、MR及同位素扫描等检查方法的综合使用能够提高骨与软组织肿瘤术前诊断的准确率，有助于综合治疗方案的制定和预后评估，能引导骨肿瘤的活检入路，并提出明确的分期。同位素的价值不在于评估肿瘤的局部情况，而是提供全身信息。转移瘤是最常见的骨恶性肿瘤，转移可以与原发瘤在临床时间上同步发生，或先于原发瘤被临床发现，以尤文肉瘤为例在初诊及肿瘤切除后都应做同位素骨扫描。

### 六、影像检查需要解决的三大诊断问题

1．有没有异常？正常变异还是病理异常的鉴别。
2．肿瘤还是肿瘤样病变？良性还是恶性？原发还是转移？
3．可能的进一步分型（亚型）及分级，推断肿瘤的组织发生学，判断肿瘤的血供及生物学活性。

### 七、骨肿瘤诊断的三步流程和三大治疗原则

一个经得起推敲的骨与软组织肿瘤诊疗方案，应该经历三步诊断并遵循三大治疗原则。

**诊断流程：**
1．肿瘤的检出、诊断及鉴别诊断；
2．确定分型与分期；
3．确定综合治疗方案，评估疗效及预后追踪。

**治疗原则：**
1．对良性骨肿瘤适度治疗；
2．对恶性骨肿瘤彻底治疗；
3．对需要手术而不适于姑息的病变，减少不适当的活检。

现代医学在强调重视活体组织检查的同时，提倡尽可能减少不必要的活检。

# 第二章 骨肿瘤的好发年龄和好发部位

## 一、骨与软组织肿瘤的好发年龄（表1-2-1）

患者发病年龄在骨肿瘤及瘤样病变的诊断上，常常可起重要作用。例如，长骨单纯性骨囊肿、尤文肉瘤及骨肉瘤，均好发于长骨生长板闭合以前；骨巨细胞瘤主要见于生长板闭合以后，而骨转移瘤及多发骨髓瘤多见于40岁以后。如能按下列表1-2-1的归纳，简便记住在哪个年龄段，好发生哪些肿瘤或瘤样病变，则在影像诊断工作中，可以缩小鉴别诊断范围，有利于诊断。今将骨肿瘤及瘤样病变的典型好发年龄按照两种思路分别列表如下（表1-2-1、表1-2-2）。

表1-2-1 骨肿瘤及瘤样病变的典型好发年龄鉴别诊断表

| 年龄（岁） | 良性 | 恶性 |
| --- | --- | --- |
| 0~2 | | 神经母细胞瘤骨转移<br>朗格汉（Langerhans）细胞组织细胞增生症-（高雪病） |
| 0~5 | 朗格汉（Langerhans）细胞组织细胞增生症（单骨性：嗜酸性肉芽肿；多骨性：黄瘤病）<br>纤维性骨皮质缺损症 | 神经母细胞瘤骨转移<br>急性淋巴细胞白血病 |
| 5~10 | 嗜酸性肉芽肿<br>纤维性骨皮质缺损症<br>非骨化性纤维瘤<br>单纯性骨囊肿<br>动脉瘤性骨囊肿<br>骨纤维异常增殖症<br>骨纤维结构不良 | 骨肉瘤<br>尤文肉瘤 |
| 10~20 | 成软骨细胞瘤<br>单纯性骨囊肿<br>动脉瘤性骨囊肿<br>骨纤维异常增殖症<br>非骨化性纤维瘤<br>骨纤维结构不良<br>骨样骨瘤<br>嗜酸性肉芽肿<br>韧带样纤维瘤<br>骨软骨瘤 | 骨肉瘤<br>尤文肉瘤 |
| 10~30 | 动脉瘤性骨囊肿<br>骨软骨瘤 | 较少数的骨肉瘤及尤文肉瘤 |

| 年龄（岁） | 良性 | 恶性 |
|---|---|---|
| | 软骨粘液样纤维瘤 | |
| | 成骨细胞瘤 | |
| 15～40 | 内生软骨瘤 | |
| | 骨瘤 | |
| 20～40 | 巨细胞瘤 | 骨旁骨肉瘤 |
| | 良性纤维组织细胞瘤 | 造釉细胞瘤 |
| | | 纤维肉瘤 |
| | | 恶性纤维组织细胞瘤 |
| 30～50 | 骨脂肪瘤 | 纤维肉瘤 |
| | | 恶性纤维组织细胞瘤 |
| | | 骨淋巴瘤 |
| | | 软骨肉瘤 |
| | | 脊索瘤 |
| 大于40岁 | 骨脂肪瘤 | 纤维肉瘤 |
| | 骨血管瘤 | 恶性纤维组织细胞瘤 |
| | | 骨淋巴瘤 |
| | | 软骨肉瘤 |
| | | 脊索瘤 |
| | | 骨髓瘤 |
| | | 骨转移瘤 |

表1-2-2 常见骨肿瘤或肿瘤样病变的好发年龄（岁）

造釉细胞瘤 15～35　　　　　　尤文肉瘤 5～20　　　　　　　　骨肉瘤 10～25 （骨旁肉瘤 30-50）
动脉瘤样骨囊肿 10～30　　　　纤维肉瘤 10～70（中年多见）　　多发骨髓瘤 40～80
骨囊肿 5～20　　　　　　　　巨细胞瘤 20～45　　　　　　　　非骨化性纤维瘤 5～20
软骨母细胞瘤 10～25　　　　　血管瘤 30～70　　　　　　　　　纤维性骨皮质缺损症 5～20
软骨粘液样纤维瘤 10～30　　　淋巴瘤 25～40　　　　　　　　　骨化性纤维瘤 5～30
软骨肉瘤 30～60　　　　　　　恶性纤维组织细胞瘤 20～60　　　骨软骨瘤 10～25
脊索瘤 30～70　　　　　　　　　　　　　　　　　　　　　　　神经母细胞瘤 0～5（平均1.8岁）
　　　　　　　　　　　　　　　　　　　　　　　　　　　　　（5岁以上一般不是神经母细胞瘤，应多
　　　　　　　　　　　　　　　　　　　　　　　　　　　　　考虑尤文肉瘤）

硬纤维瘤 10～40　　　　　　　转移瘤 40～80　　　　　　　　
内生软骨瘤 5～50　　　　　　　骨瘤 30～50　　　　　　　　　骨样骨瘤 10～30
透明细胞软骨肉瘤 30～50　　　骨母细胞瘤 10～30

白血病　　　　　　　　　　　婴儿 儿童 成人
畸形性骨炎　　　　　　　　　40岁以上多见（20～63）
朗格汉细胞组织细胞增生症　　儿童 青少年，74%在20岁以下 95%在30岁以下
骨纤维异常增殖症　　　　　　儿童期发病，常在青春期发现

## 二、骨肿瘤的好发部位

骨肿瘤好发于骨骼组织生长活跃的部位，如胫骨近端、股骨远端、肱骨近端的干骺部，而起源于结缔组织或骨髓细胞的肿瘤则可以发生在骨骼的任意地方。转移瘤、骨髓瘤好发于红骨髓的部位：成人躯干骨（脊柱和骨盆）、头颅、肱骨和股骨近端。尤文肉瘤及恶性淋巴瘤也好发于红骨髓。尤文肉瘤20岁前好发于长骨骨干，20岁后扁骨多见。脊索瘤好发于中线部位的骶骨、蝶枕部、斜坡及椎体。最好侵犯椎体后部附件的良性骨肿瘤为骨母细胞瘤及骨样骨瘤，后二者也好发于骨干（图 1-2-1）。

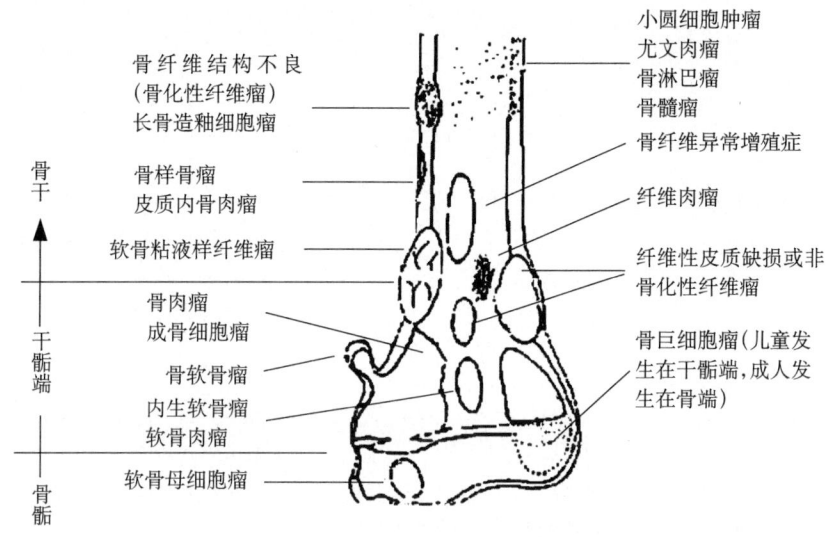

图 1-2-1 骨肿瘤的好发部位

（参考并修正自 Luedtke, LM et al: The Orthopedists' Perspective, In: Radiol Clin North Am 2001; 39:4, 84）

Johnson（1953）强调：不同部位的骨骼生长的活跃度与代谢程度有自然梯度。长骨干骺端是骨骼生长代谢最旺盛的地方，骺部及骨干较低。成骨肉瘤好发于长骨的干骺端。发生在长骨的软骨类肿瘤好发在干骺端，其中软骨母细胞瘤好发于骨骺愈合前的长骨骨骺。儿童的尤文肉瘤好发于骨干。

绝大部分原发骨肿瘤好发于生长最活跃的干骺端，但下述肿瘤有其各自的好发部位（表 1-2-3）。

尤文肉瘤，骨干比干骺端多；软骨母细胞瘤，好发长骨骨骺；现在认为，巨细胞瘤长自干骺端，发现时往往已长入骨端达关节面。

脊柱：脊索瘤、骨母细胞瘤。

指骨：内生软骨瘤。

胫骨中或远端：造釉细胞瘤（成人）、骨化性纤维瘤（儿童）。

转移瘤常发生在干骺端，其原因是该部位终末血管迂曲，血流缓慢，转移的瘤细胞易滞留。某些肿瘤还有一定的生长方式，如骨旁骨肉瘤好发股骨远端后方；单纯骨囊肿、内生软骨瘤一般是中心性生长；偏心性生长多见于动脉瘤样骨囊肿、软骨粘液样纤维瘤和非骨化性纤维瘤。

表1-2-3　良、恶性肿瘤和肿瘤样病变在中轴骨和周边骨亦有不同的好发倾向

| | 良性 | 恶性 |
|---|---|---|
| 颅与面骨 | 骨瘤、朗格汉细胞组织细胞增多症、骨纤维异常增殖症、血管瘤、畸形性骨炎 | 软骨肉瘤、多发骨髓瘤、转移性神经母细胞瘤、转移瘤 |
| 上、下颌骨 | 巨细胞修复性肉芽肿、神经鞘瘤、神经纤维瘤、硬纤维瘤 | 骨肉瘤、软骨肉瘤 |
| 脊柱 | 动脉瘤样骨囊肿、骨母细胞瘤、朗格汉细胞组织细胞增多症、血管瘤 | 软骨肉瘤、骨髓瘤、转移瘤、脊索瘤（骶骨） |
| 周边骨骼 | | |
| 长管状骨 | 骨样骨瘤、单纯性骨囊肿、动脉瘤样囊肿、骨软骨瘤、内生软骨瘤、骨旁软骨瘤、软骨母细胞瘤、软骨粘液样纤维瘤、非骨化性纤维瘤、巨细胞瘤、骨纤维异常增殖症 | 骨肉瘤、恶性纤维性组织细胞瘤、造釉细胞瘤、血管肉瘤、纤维肉瘤、软骨肉瘤、原发淋巴瘤 |
| 手及足 | 巨细胞修复性肉芽肿<br>反应性骨膜炎、内生软骨瘤、<br>血管球瘤、皮样囊肿、骨膜骨软骨瘤、指（趾）甲下<br>外生骨疣 | 很少数成骨肉瘤、转移瘤、骨髓瘤、淋巴瘤、滑膜肉瘤、软骨肉瘤及尤文肉瘤等发生在手或足骨，其中尤文肉瘤发生率在手：足为1∶6 |
| 特殊好发部位 | 单纯性骨囊肿—肱骨近端、股骨近端<br>骨化性纤维瘤—胫骨、腓骨（前部皮质）<br>骨样骨瘤—腓骨、胫骨<br>软骨粘液样纤维瘤— 胫骨、干骺端（前部多见）<br>软骨母细胞瘤—骨骺（骺愈合前）<br>巨细胞瘤—股骨远端、胫骨近端、桡骨远端的骨端 | 造釉细胞瘤—胫骨、腓骨<br>骨旁骨肉瘤—股骨远端（后方骨皮质）<br>骨膜骨肉瘤—胫骨<br>透明细胞软骨肉瘤—股骨和肱骨近端<br>软骨肉瘤—盆骨、管状骨、肋骨、脊柱、颜面颌骨、肩胛带骨<br>多发骨髓瘤—骨盆、脊柱、头颅 |

（参考并修正自 Fechner RE, Mills SE. Tumors of the boues and joints. 3$^{rd}$）

## 常见骨肿瘤与肿瘤样病变的好发部位

（一）骨骺

1．软骨母细胞瘤

2．巨细胞瘤（骨骺板愈合后，起自干骺端）

3．透明细胞软骨肉瘤

（二）干骺端

1．动脉瘤样骨囊肿

2．骨囊肿

3．软骨肉瘤

4．硬纤维瘤

5．纤维肉瘤

6．恶性纤维组织细胞瘤

7．巨细胞瘤

8．骨母细胞瘤

9．骨软骨瘤

10．骨肉瘤（大部分）

11．骨旁骨肉瘤

（三）骨干—干骺端

1．骨囊肿（晚期）

2．骨梗塞

3．软骨粘液样纤维瘤

4．血管瘤

5．脂肪瘤

6．非骨化性纤维瘤（纤维性骨皮质缺损）

7．骨髓炎

（四）骨干

1．造釉细胞瘤（胫骨多见）

●2．内生软骨瘤

●3．尤文肉瘤

●4．骨纤维异常增殖症

●5．Langerhan 组织细胞增生症

●6．淋巴瘤

7．骨样骨瘤

●8．骨髓瘤

●9．骨肉瘤（少部分）

（五）骨旁或骨膜

1．骨旁纤维瘤

2．骨旁脂肪瘤

3．骨旁软骨瘤

4．腱鞘巨细胞瘤

5．骨旁骨肉瘤

6．骨旁软骨肉瘤

7．骨旁纤维肉瘤

注：有●号者，也可位于骨干—干骺端

# 第三章　骨肿瘤的基本影像学征象

远在 3500 年前古埃及人就提出研究癌症应按照发生部位、肿瘤形态及临床表现进行研究。现在广泛应用的骨与软组织肿瘤的基本影像诊断思路仍沿用这一原则，分别从不同部位、病灶的边缘、肿瘤基质、骨、软组织肿块及一些其它影像征象对病变进行研究。

### 一、骨破坏类型

肿瘤造成的骨质破坏的形态与肿瘤生长速度密切相关，形态上可以表现为地图状（geographic）、虫蚀状（moth-eaten）或渗透状（permeative）（图 1-3-1、图 1-3-2、图 1-3-3）。

**地图状骨破坏**　肿瘤在骨内缓慢生长形成团块状堆积是地图样骨破坏的病理基础，边缘可锐利或不锐利。又可再分为：①伴有硬化缘，皮质未完全穿透。②不伴有硬化缘，但边缘锐利，皮质未完全穿透。③具有侵袭性，完全穿透皮质，边缘不清。地图样破坏常见于良性肿瘤、骨髓炎、朗格汉细胞组织细胞增多症、肿瘤样病变，也见于转移瘤、骨髓瘤及低度恶性肿瘤，如淋巴瘤等。

膨胀性骨破坏可以认为是地图状骨破坏的一种特殊类型，为地图状破坏缓慢发展而成，骨皮质变薄，多见于良性肿瘤。恶性肿瘤因发展迅速，破坏较快，一般无膨胀性改变或者较轻。膨胀性改变主要见于：

1. 肿瘤样病变　骨囊肿、动脉瘤样骨囊肿、骨纤维异常增殖症、嗜酸性肉芽肿、棕色瘤、上皮样囊肿、高雪病。

2. 良性肿瘤　巨细胞瘤、软骨母细胞瘤、硬纤维瘤、内生软骨瘤、软骨粘液样纤维瘤、骨脂肪瘤、血管瘤、骨母细胞瘤。

3. 恶性肿瘤　骨髓瘤、恶性巨细胞瘤、软骨肉瘤、纤维肉瘤、骨造釉细胞瘤、转移瘤（肾、甲状腺、乳腺）。偶可见骨肉瘤、恶性纤维组织细胞瘤、淋巴瘤、滑膜肉瘤。

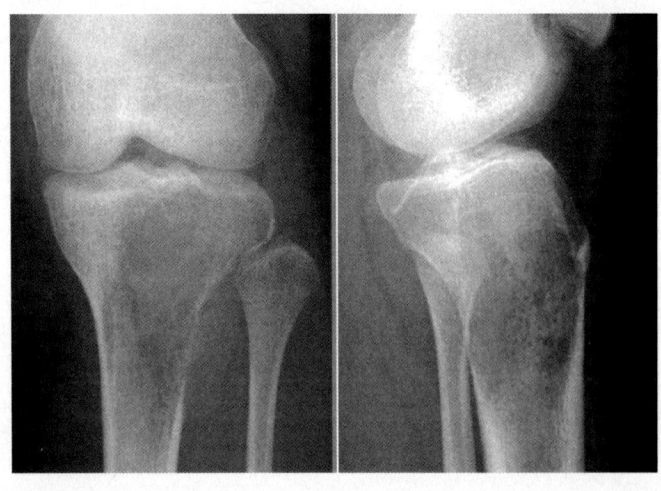

**图 1-3-1　地图样骨质破坏**
女，18 岁，小腿肿胀疼痛 1 个月。
**平片**：左胫骨近端骨端地图样骨破坏。

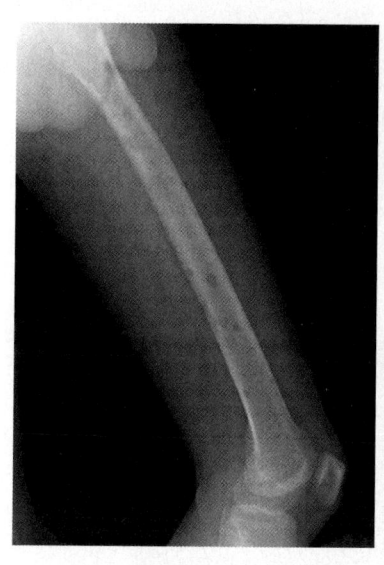 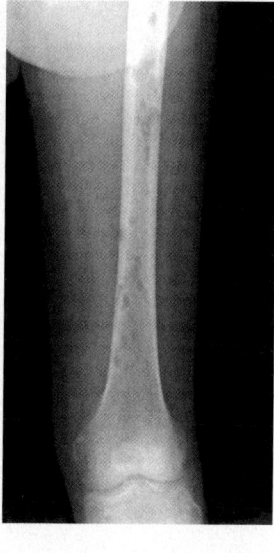

图1-3-2 虫蚀样骨破坏
男，70岁，左髋部疼痛3个月。
**平片**：股骨多发虫蚀样骨质破坏。
**病理**：股骨血管肉瘤。

**虫蚀状骨破坏** 是肿瘤侵袭性生长所致，表现为多数小孔状、簇状的溶骨区，可融合成大片，边缘模糊，发展较快。大片的虫蚀状骨破坏区域内可有未及破坏而残存的正常骨质。见于转移瘤、淋巴瘤、纤维肉瘤、软骨肉瘤，也见于骨肉瘤、骨髓炎等。

**渗透状骨破坏** 代表肿瘤的高度侵袭性，表现为多数很小筛孔状或微细条状、边缘模糊的低密度溶骨性骨破坏区，常穿透骨皮质，破坏区内也可残存正常骨质。因破坏速度快，不允许有反应性骨质生成。多见于转移瘤、尤文肉瘤、骨肉瘤、淋巴瘤、纤维肉瘤、软骨肉瘤、急性骨髓炎，也见于朗格汉细胞组织细胞增多症。

骨肿瘤细胞沿骨皮质的哈氏管和伏氏管浸润蔓延，并破坏、侵蚀骨髓是虫蚀状及渗透状骨质破坏的病理基础。早期多呈筛孔状、虫蚀状或细条状改变，多见于恶性肿瘤突破骨皮质的部位或肿瘤的边缘。后期则可出现骨皮质缺损、中断或病理骨折。当肿瘤在骨松质、髓腔蔓延时，则表现为大片状溶骨性改变。

讨论骨破坏类型的意义在于：

1. 肿瘤骨破坏的类型虽然没有特异性，但能提示病变良、恶的可能性。虫蚀状和渗透状破坏代表快速浸润性生长的肿瘤，如尤文肉瘤；地图状骨破坏代表缓慢生长的良性肿瘤或肿瘤样病变，如单纯性骨囊肿，内生软骨瘤，软骨粘液样纤维瘤或巨细胞瘤。应该提到的是：巨细胞瘤的瘤细胞也可以沿哈氏管蔓延，造成渗透性的筛孔样改变，但局部多不伴相应的软组织肿块，据此可与恶性肿瘤鉴别。非肿瘤性病变也可以表现出侵袭性征象，如：骨髓炎可以表现为虫蚀状或渗透状骨质破坏。甲旁亢可能造成骨的渗透性破坏。虫蚀状破坏与渗透状破坏形态之间的差别可以是不明显的，且二者经常同时存在于一种病变中。

2. 骨肿瘤的破坏形式与病变的良恶性分级密切相关。以地图样骨破坏的病理分型良性多见，为一级；二级具侵袭性，为地图状破坏伴有虫蚀及／或渗透状破坏；三级具高度侵袭性，为虫蚀及／或渗透状破坏，常为恶性征象。但也有例外，如急性骨髓炎、朗格汉细胞组织细胞增多症早期。

3. 正常皮质骨的密度比松骨质高且均匀，皮质骨的破坏在X线影像上较容易被发现，但是比松质骨的破坏速度慢，出现晚。所以只有70%的骨矿物质结构遭到破坏时，才能在X线

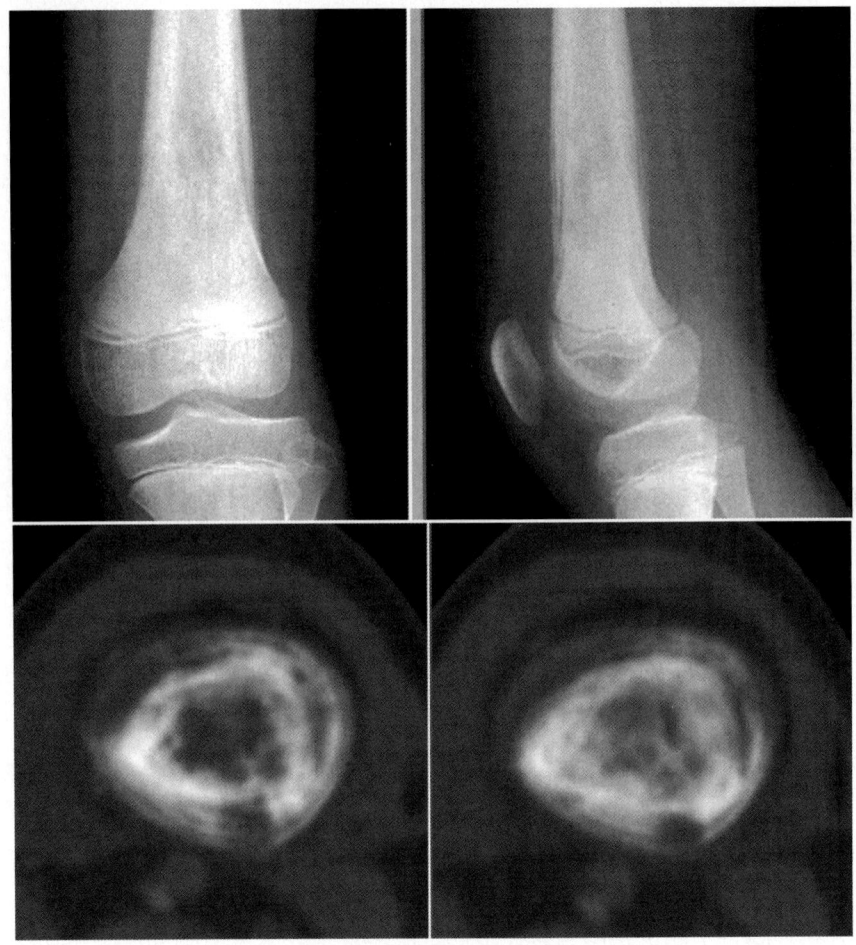

**图 1-3-3　渗透状骨质破坏**
**平片及 CT**：股骨下段渗透性骨质破坏，伴葱皮状骨膜反应。
**病理**：尤文肉瘤。

平片上找到证据。

## 二、病灶边缘

骨肿瘤的边缘状态取决于病变生长速率及宿主骨反应。肿瘤生物学活性越低，病灶边缘越清楚，为良性病灶征象；反之，肿瘤的生物学活性越高，病灶边缘越模糊，为恶性征象。任何肿瘤与创伤、感染对骨骼产生的刺激，可致周围形成反应骨，是正常骨对肿瘤骨的防御反应。当然，炎症较肿瘤能引起更多反应性硬化骨质形成。反应骨产生于肿瘤的边缘，影像学称为硬化边缘。该硬化缘具有重要的鉴别诊断意义，尤其是在区分良、恶性肿瘤的鉴别方面；而且"硬化缘"的出现率远高于其它的鉴别指标，如"骨膜反应"、"穿破骨皮质"及"软组织肿块"等，因此，它是一个适用性较广的鉴别指标（表1-3-1）。肿瘤生长越缓慢，对宿主骨骼的压迫越重，硬化缘越厚。根据病变生长速率及宿主骨反应程度的不同，病灶边缘可分为：有硬化缘；锐利、有少许硬化缘；侵袭性、模糊、无硬化缘（图1-3-4、图1-3-5、图1-3-6）。硬化边缘多见于良性病变，如非骨化性纤维瘤、单纯骨囊肿、软骨粘液样纤维瘤，骨神经鞘瘤。硬

表1-3-1　骨肿瘤、肿瘤样病变及部分炎症病灶周边的硬化缘

| 溶骨性病灶周边无硬化缘 | | 溶骨性病灶周边有断续的硬化缘 | 溶骨性病灶周边有连续的硬化缘 |
|---|---|---|---|
| 渗透状或虫蚀状骨质破坏灶，示病程进展快 | 地图状骨质破坏灶，骨质破坏快或较快 | 地图状骨质破坏灶，示骨质破坏慢或较慢，而且是边破坏，边修复，因而产生硬化缘 | 地图状骨质破坏灶，比左述病灶进展更缓慢 |
| 1. 良性<br>急性骨髓炎早期<br>嗜酸性肉芽肿早期<br>棕色瘤<br><br>2. 恶性<br>尤文肉瘤<br>骨原始神经外胚瘤<br>骨肉瘤<br>骨纤维肉瘤<br>骨恶性纤维组织细胞瘤<br>骨淋巴瘤<br>骨平滑肌肉瘤<br>骨横纹肌肉瘤<br>骨腺泡状软组织肉瘤<br>软骨肉瘤<br>白血病<br>骨转移瘤<br>骨髓瘤<br>血管肉瘤<br>血管外皮细胞瘤<br>血管内皮细胞瘤等 | 1. 良性<br>骨巨细胞瘤<br>骨巨细胞修复性肉芽肿<br>棕色瘤<br>嗜酸性肉芽肿<br>骨髓炎（细菌、真菌、结核）早期<br>感染性肉芽肿<br>大块骨质溶解症<br>骨包虫病等<br><br>2. 恶性<br>骨转移瘤<br>骨髓瘤<br>骨肉瘤（低度恶性）<br>软骨肉瘤<br>脊索瘤<br>骨纤维肉瘤（分化好者）<br>左述具有渗透状或虫蚀状破坏灶的一组恶性病变，当其生长相对较慢或分化较好时，均可有地图样骨质破坏夹杂，混合存在，甚至以地图样破坏为主的形式出现，但无硬化缘 | 1. 良性<br>纤维性骨皮质缺损<br>非骨化性纤维瘤<br>软骨母细胞瘤<br>软骨粘液样纤维瘤<br>良性纤维组织细胞瘤<br>骨母细胞瘤<br>内生软骨瘤<br>骨囊肿（管状骨、扁骨）<br>动脉瘤样骨囊肿<br>腱鞘囊肿<br>邻关节骨囊肿<br>骨梗塞<br>骨硬化性纤维瘤<br>骨血管瘤<br>血管球瘤<br>骨淋巴管瘤<br>骨神经鞘瘤<br>骨神经纤维瘤<br>骨神经节细胞瘤<br>骨化性纤维瘤<br>骨脂肪瘤<br>表皮样囊肿<br>高雪病<br>血友病性假肿瘤<br>色素性绒毛结节滑膜炎<br>嗜酸性肉芽肿（晚期）<br>慢性骨脓肿<br>梅毒<br>雅司等<br><br>2. 恶性<br>骨造釉细胞瘤<br>脊索瘤<br>骨血管内皮细胞瘤<br>透明细胞软骨肉瘤<br>（以上四种均为低度恶性） | 左述良性溶骨性病灶周边具有断续硬化缘中的部分病变，在慢性生长中，可发展为有连续硬化缘者<br>常见的有：<br>纤维性骨皮质缺损<br>软骨母细胞瘤<br>软骨粘液样纤维瘤<br>骨母细胞瘤<br>慢性骨脓肿<br>内生软骨瘤<br>骨脂肪瘤<br>骨化性纤维瘤<br>结节病（手足管状骨）<br>囊性血管瘤病<br>脂肪硬化性粘液纤维瘤（LSMFT）<br>骨样骨瘤［松质骨内瘤巢周围易显示连续的硬化缘（坐、距、椎骨等），皮质骨内瘤巢周围常是大量硬化骨，则硬化缘不可见］<br>等 |

化边缘与锐利无硬化边缘又可呈分叶状，此乃肿瘤和其它组织，如软骨、纤维组织、脂肪及血管的增生速率不同所致。典型有分叶状边缘的肿瘤为非骨化性纤维瘤。侵袭性无硬化模糊边缘为恶性征象，如纤维肉瘤、恶性纤维组织细胞瘤、淋巴瘤、多发骨髓瘤（或单发性浆细胞瘤）、转移瘤均缺少硬化边缘。病变有锐利内缘及模糊外缘者，常见于骨髓炎，朗格汉细胞组织细胞增多症。

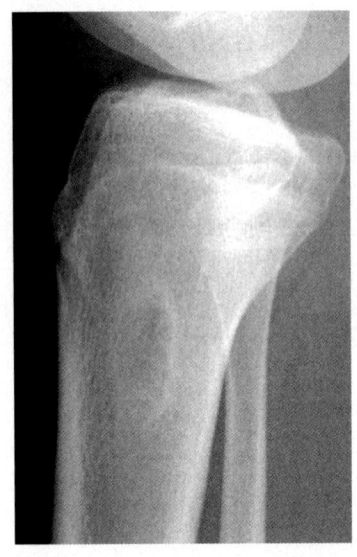

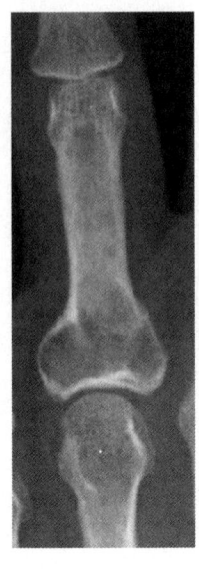

**图 1-3-4 病灶周围有硬化缘**
**平片**：右胫骨近端边缘较清楚的偏心性骨质破坏，有硬化边缘。
**病理**：良性纤维组织细胞瘤。

**图 1-3-5 病灶周围有少许硬化缘**
女，64岁，左手无名指酸胀10天。
**平片**：左无名指第一指骨近端地图样骨质破坏，病灶左上缘有少许硬化缘。
**病理**：内生软骨瘤。

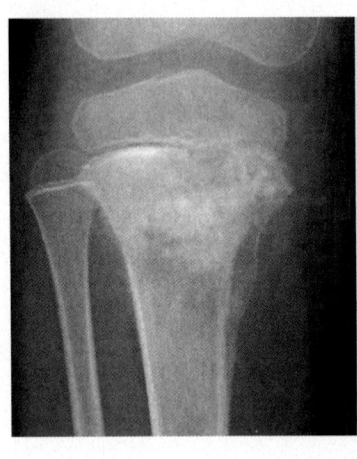
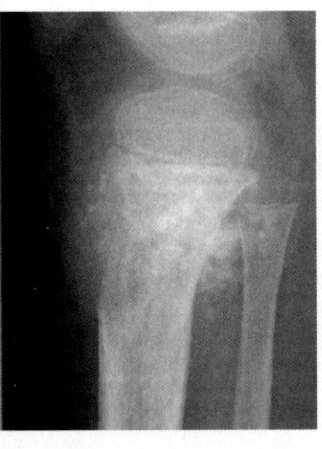

**图 1-3-6 病灶边缘模糊无硬化缘**
男，7岁，无明显诱因出现右小腿上段间断隐痛，并肿块。
**平片**：右胫骨近端干骺端渗透状及虫蚀状骨质破坏，髓腔及软组织内瘤骨形成；病灶边缘模糊，移行带宽，提示病变进展迅速。
**病理**：骨肉瘤。

肿瘤组织与正常骨组织的过渡区域称为肿瘤的移行带，其形态不仅反映了前者对后者的直接作用的结果，同时也反映了宿主骨对肿瘤生长的反应和伴随的充血及水肿有关。移行带的宽窄可以作为判断肿瘤良、恶性的一个征象。凡破坏进程快的渗透状或虫蚀状骨质破坏灶，其移行带宽；前者比后者破坏更快，故移行带也更宽；二者的病灶边缘均不整齐，无硬化缘，主要见于恶性病变；但在少数破坏进展很快的良性嗜酸性肉芽肿及急性骨髓炎中也可以见到。地图状骨质破坏灶，移行带窄，病灶边缘可光滑或不整齐，但常清楚。有两种情况，一种见于恶性病变（如骨转移瘤）和良性肿瘤中的骨巨细胞瘤等，此种病变破坏比较快，故无硬化缘。另一种是比较多见的地图状骨质破坏灶，后者进展较慢，为边破坏，边修复，遂在破坏灶的周围产生多少不等的硬化缘；少者仅表现为很短的线条，多者可逐渐连成不连续的硬化缘，直到成为连续的硬化缘，且可由薄变厚；凡硬化缘达到连续且增厚者，表示病变生长更缓慢。地图状骨质破坏病灶具有硬化缘者，主要见于良性病变，仅极少数为低度恶性骨肿瘤，如骨造釉细胞瘤等也可见到。膨胀性病变移行带窄，骨肉瘤有特征性宽移行带，骨肿瘤的放疗和化疗，可以造成硬化缘和移行带变窄。

### 三、骨膜反应

骨膜反应是骨与软组织肿瘤侵犯骨膜引起骨膜增生造成的。骨病变的生长速率与病灶破坏形式、边缘及骨膜反应相关（表1-3-2），与骨破坏的类型一样，不同恶性程度的肿瘤侵犯骨膜可造成不同形态的骨膜反应。骨膜反应的形态可分为骨膜连续性完整及连续性不完整两种（表1-3-3）。连续性完整的骨膜反应代表肿瘤生长缓慢，良性过程。恶性骨肿瘤向骨皮质外浸

表1-3-2　骨病变的生长速率与病灶破坏模式、边缘及骨膜反应的相互关系

| 生长速率 | 破坏模式及边缘 | 骨膜反应 |
| --- | --- | --- |
| 慢 | 地图样（有硬化边缘；边缘锐利，无硬化缘；侵袭性模糊边缘） | 实性、分层（单层或多层） |
| 中 | 虫蚀样 | 分层、三角形、针形 |
| 快 | 渗透样 | 分层、三角形、针形 |

表1-3-3　肿瘤及肿瘤样病变的骨膜反应类型

| 连续性骨膜反应 | 良性肿瘤 | 肿瘤样病变或其他 |
| --- | --- | --- |
| | 骨样骨瘤 | 骨髓炎 |
| | 骨母细胞瘤 | 朗格汉细胞组织细胞增多症 |
| | 软骨粘液样纤维瘤 | 动脉瘤样骨囊肿 |
| | 骨膜软骨瘤 | 骨折愈合中 |
| | 软骨母细胞瘤 | 关节旁骨化性肌炎 |
| | | 肥大性肺性骨关节病 |
| | 恶性肿瘤 | 血友病（骨膜下血肿） |
| | 软骨肉瘤（少见） | 静脉曲张和外周血管供血不足 |
| | | 婴儿骨皮质肥厚症 |
| | | 经过治疗的坏血病 |
| | | 厚皮性骨膜病 |
| | | 高雪病 |
| 中断性骨膜反应 | 恶性肿瘤 | 肿瘤样病变或其他（少见） |
| | 骨肉瘤 | 骨髓炎 |
| | 尤文肉瘤 | 朗格汉细胞组织细胞增多症 |
| | 软骨肉瘤 | 骨膜下血肿 |
| | 淋巴瘤（少见） | |
| | 纤维肉瘤（少见） | |
| | 恶性纤维组织细胞瘤（MFH） | |
| | 转移瘤 | |

润性生长，刺激并破坏骨膜，骨膜反应表现为非连续性，层状、葱皮样和放射针样形态（图1-3-8、图1-3-9）。骨膜新生骨可被肿瘤组织破坏、中断并残缺不全，残留三角形的骨膜反应，即Codman三角（图1-3-7），多见于成骨肉瘤及尤文肉瘤等；葱皮样骨膜反应常出现在恶性程度较高的肿瘤，多见于尤文肉瘤等。软骨肉瘤的骨针样骨膜反应短而斜，常呈丝绒状，而骨髓炎及外伤后骨痂罕见短厚骨针，但在转移瘤不常见有骨膜反应。

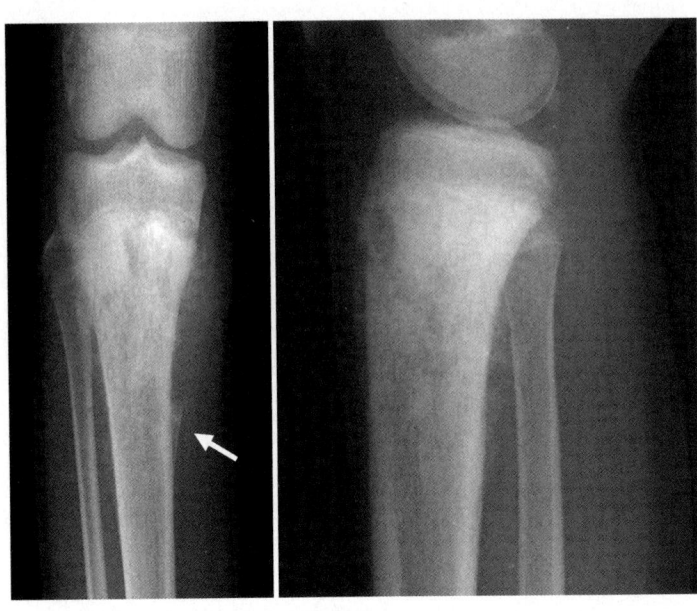

**图 1-3-7　Codman 三角**
男，36 岁。
**平片**：胫骨近端干骺端渗透性骨质破坏，并 Codman 三角（↑）及软组织肿块。
**病理**：成骨肉瘤。

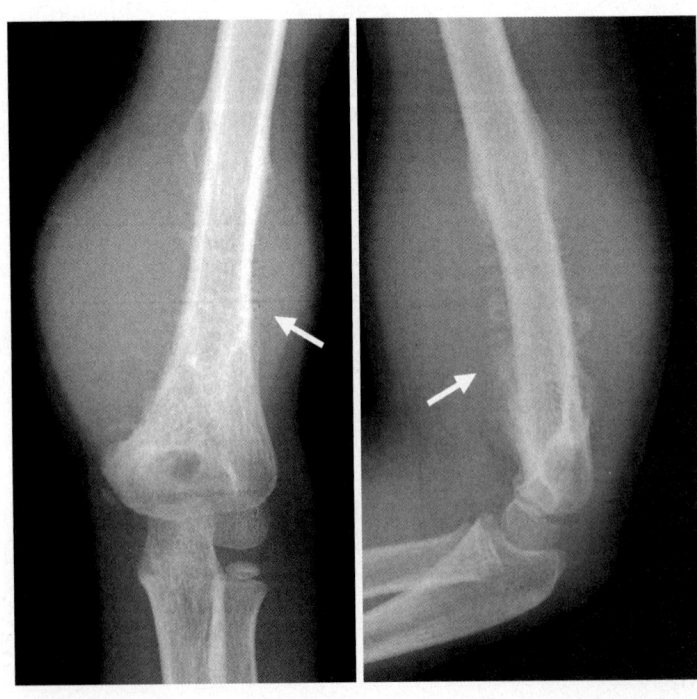

**图 1-3-8　针状及放射状骨膜反应**
男，10 岁。
**平片**：肱骨远端骨干及干骺端骨皮质破坏，并针状、放射状骨膜反应（↑）及巨大软组织肿块。
**病理**：尤文肉瘤。

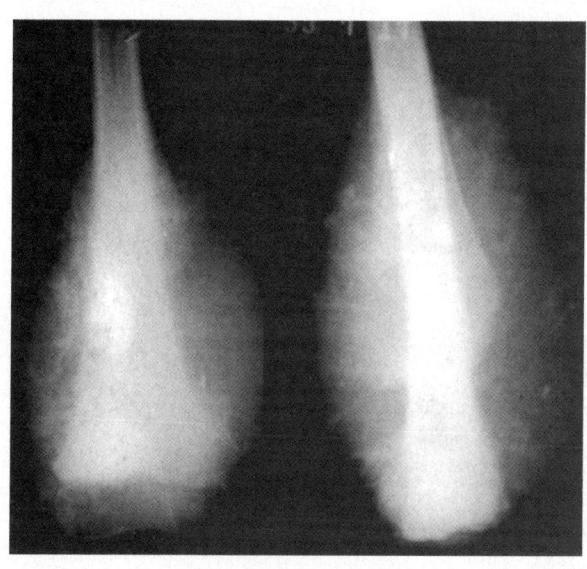

**图 1-3-9 放射状骨膜反应**
**平片**：髓腔内主为成骨性骨密度增高，伴有不规则溶骨性骨质破坏，皮质已被破坏，骨旁可见三角形、放射状、针状骨膜反应，并软组织肿块，其内有不规则瘤骨分布。
**病理**：混合型成骨肉瘤。

良性骨肿瘤少有或仅有轻微骨膜反应。表面连续光整，多实性，骨膜与皮质间透明间隙消失，充以致密新生骨，并有骨膜新生骨持续形成，提示肿瘤生长缓慢，为良性征象，如单发拱托形骨膜反应发生于软骨粘液样纤维瘤。单层或多层状骨膜反应，附着在皮质骨的外表面：①单层或平行型骨膜反应：骨髓炎、朗格汉细胞组织细胞增多症、尤文肉瘤、骨肉瘤；偶见于转移瘤及骨样骨瘤和骨母细胞瘤等良性肿瘤。②波浪状单层骨膜反应：见于淋巴瘤、纤维肉瘤，还可见于曲张性静脉炎、肺性骨关节病、慢性淋巴性水肿、骨膜炎，而骨新生物少见。③多层（葱皮样）骨膜反应（图 1-3-10、图 1-3-11）；见于尤文肉瘤、骨肉瘤、骨髓炎，罕见于朗格汉细胞组织细胞增多症、动脉瘤样骨囊肿。病理骨折后，可有骨膜反应。疲劳骨折也可以有连续性实性骨膜反应（图 1-3-12）。

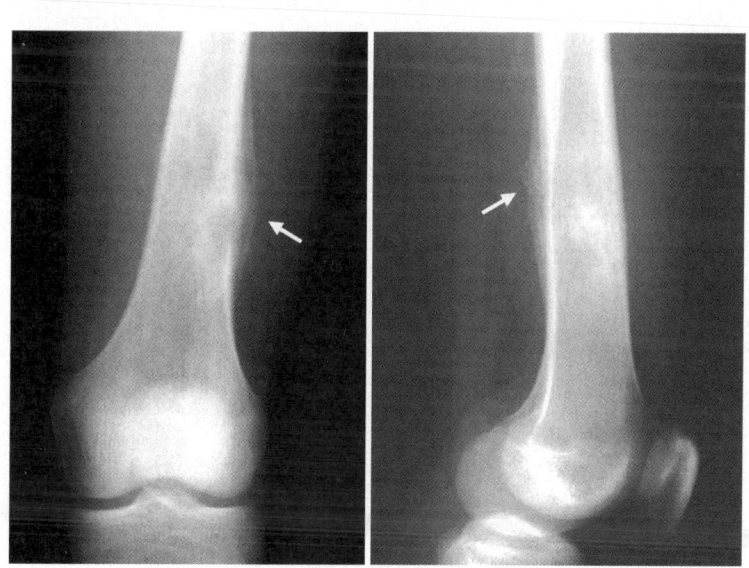

**图 1-3-10 多层状即葱皮状骨膜反应**
**平片**：股骨下段渗透性骨质破坏，并层状骨膜反应（↑）。
**病理**：尤文肉瘤。

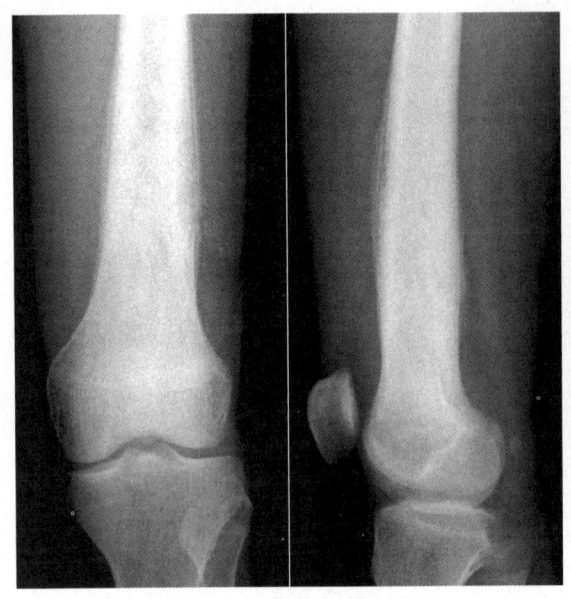

图1-3-11 葱皮样骨膜反应
男，17岁，左股骨中下段肿痛1年余，局部压痛。
**平片**：股骨下段葱皮样骨膜反应。
**病理**：尤文肉瘤。

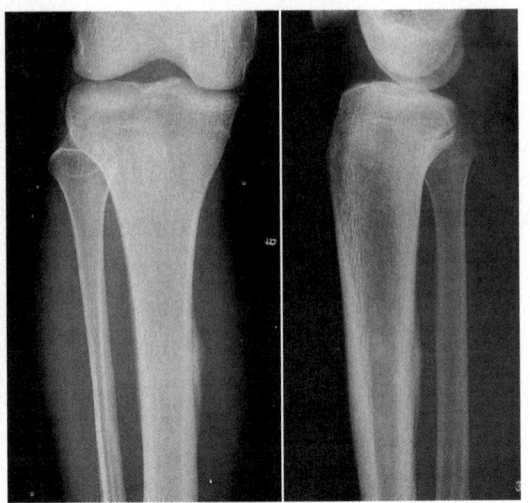

图1-3-12 疲劳骨折伴连续性实性骨膜反应
男，18岁，右小腿疼痛1个月，查体有压痛无肿块，临床诊断疲劳骨折。休息半年后复查，病变痊愈。

### 四、肿瘤性骨基质

肿瘤的基质是由异常的间充质细胞和骨的、骨样的、软骨的、粘液的和胶原物质产生的细胞外物质组成。在X线片上，肿瘤骨表现为失去正常骨结构与密度的病灶，与反应性增生或骨痂形成的反应性新生骨不同。破坏区及其周围有未完全钙化的骨基质，骨髓和软组织内有棉絮状或云雾状的肿瘤骨，此征象成骨肉瘤多见。软骨基质钙化，主要是软骨骨化过程，这些钙化表现为：点状、环形、逗点形、不规则形，在良性或恶性肿瘤，代表内生软骨骨化过程，可见于软骨瘤、软骨母细胞瘤、软骨肉瘤。

**1．肿瘤性成骨**

肿瘤性成骨是由瘤细胞形成的骨质，良性肿瘤的瘤骨与正常骨质相似，如致密骨瘤的瘤骨与正常骨皮质的结构相似；海绵状骨瘤的瘤骨象正常的骨松质。恶性肿瘤的瘤骨（图1-3-13）为一团无骨结构的杂乱结构，密度不一，可呈浓密的象牙样高密度，亦可为淡薄的片絮状稍高密度。瘤骨大多出现在分化较差的肿瘤区，骨小梁基质钙化不均，参差不齐，小梁间有血管分布。实际上，瘤骨由内向外而成，并非骨膜成骨。骨肉瘤产生的异常骨样组织及瘤骨，呈绒絮状，可伸入软组织中。骨旁骨肉瘤在软组织内形成无定形瘤骨或边缘相对整齐的肿瘤骨小梁。

**2．瘤软骨**

瘤软骨常表现为环状钙化，是诊断软骨类肿瘤较为可靠的X线征象。环状钙化形成于环状软骨、以及软骨小叶边缘的软骨基质之钙化。钙质沉着可呈小点状、小条状、半环状或弧形;亦可浓密、相连、重叠呈菜花状。钙化环的形态可反映瘤组织分化程度,有助于良、恶性肿瘤的鉴别:良性瘤软骨之瘤细胞分化好、生长缓慢、血供充分,钙化环完整,密度高,边缘清楚;恶性瘤软骨则呈密度淡薄,边缘模糊的不规则钙化(图1-3-14)。

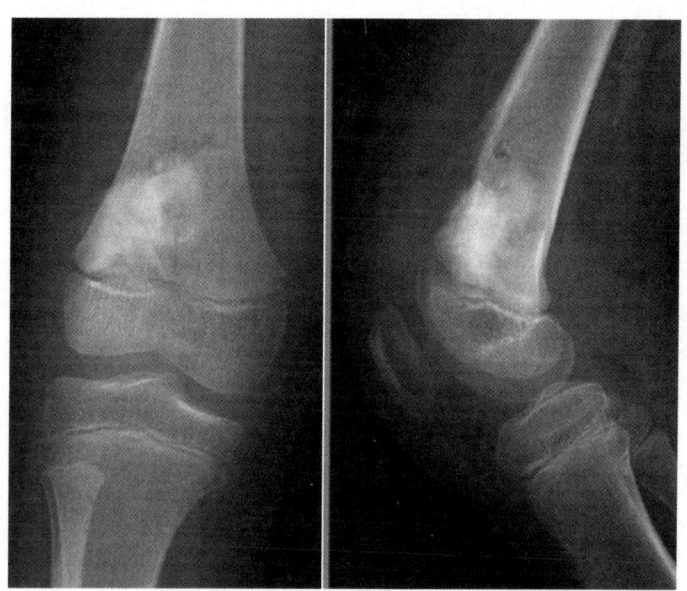

**图1-3-13　肿瘤性成骨**
平片:股骨远侧干骺端骨质破坏代之以象牙样高密度瘤骨。
**病理诊断**:成骨肉瘤。

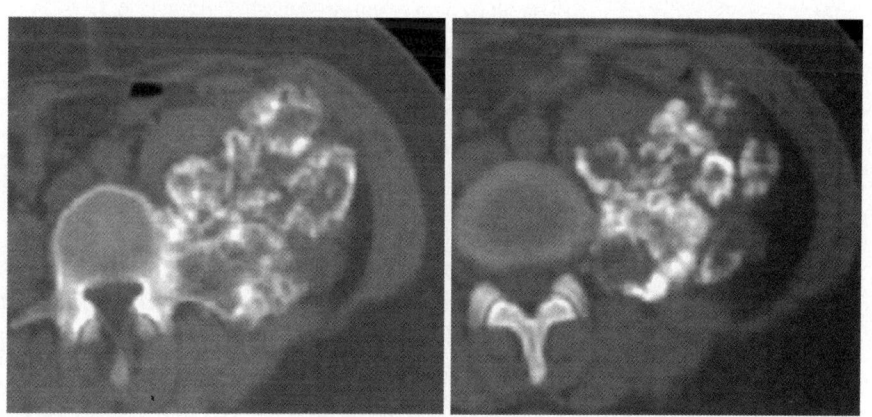

**图1-3-14　瘤软骨**
女,48岁,左下侧腹壁包块4年余,间断疼痛。
CT:L4左侧横突破坏,代之以大量环形、半环形瘤骨(↑),部分边缘模糊,及软组织肿块。
**病理诊断**:软骨肉瘤。

### 3. 新生骨

任何刺激，包括炎症或肿瘤都可在病灶边缘诱发反应性新骨形成。新骨沿着骨小梁及骨内膜生长致硬化并增厚。非骨化性纤维瘤、骨样骨瘤、骨母细胞瘤及骨纤维异常增殖症都可见有新骨形成；放、化疗后也可有新骨形成。骨样骨瘤，其次是感染均可引起重度骨硬化，甚至掩盖骨质破坏。

### 4. 残留骨和死骨

残留骨是骨骼被肿瘤破坏后残留下来的骨质，长期缺乏血供，可变为死骨，密度增加，少见于骨纤维肉瘤、尤文肉瘤，多见于骨髓炎等。

诊断时应注意把反应新生骨、残留骨和瘤骨区分开来，否则会发生误诊。

## 五、软组织肿块

伴有软组织肿块是恶性肿瘤的特征。恶性骨肿瘤常较早侵入软组织，且与正常软组织分界模糊。尤文肉瘤可以在骨破坏尚不明显时就有显著的软组织肿块形成；骨肉瘤可以形成有絮状肿瘤性成骨的软组织肿块；软骨肉瘤的软组织肿块内可有边缘模糊的的环行钙化。良性骨肿瘤较少形成软组织肿块，如骨囊肿、骨母细胞瘤、动脉瘤样骨囊肿、硬纤维瘤都不伴有这一特征。良性肿瘤的肿块与周围软组织界限清楚，其内也不出现瘤骨。脂肪性肿瘤内的脂肪成分很容易被CT和MRI探测到，但分化差的脂肪肉瘤内脂肪成分可能很少存在。此外，生长较慢的骨外肿块，其边缘可以发生钙化，常呈弧状，多见于软骨肉瘤。

对于伴有软组织肿块的骨破坏，首先应鉴别：是软组织肿瘤侵犯骨骼？还是骨肿瘤侵犯软组织？鉴别谁是原发。大的软组织肿块而小的骨骼病变，提示前者可能。当然也有例外，尤文肉瘤和一些少见恶性骨肿瘤，可以表现为大的软组织肿块合并小的骨骼破坏。其次需要注意是否伴有骨膜反应？原发软组织肿瘤常侵犯临近骨但可不伴骨膜反应，而原发骨肿瘤侵犯骨皮质并向外扩张时多伴有骨膜反应。一般来讲，骨骼病变范围大同时伴软组织肿块者，骨骼病变为原发的可能性大。值得注意的是，一些非肿瘤性病变也伴有软组织肿块或肿胀，如骨髓炎，表现为软组织弥漫性肿胀，肌间脂肪线模糊，周边正常脂肪层消失。

## 六、其它征象

### 1. 骨骺板（线）

缺乏血管的骨骺软骨板对恶性肿瘤有抵抗作用，骨骺板可暂时阻止肿瘤的蔓延。但当肿瘤进一步发展时，骺板软骨亦可被破坏，X线表现为先期钙化带密度减低、中断或消失。肿瘤突破关节软骨向关节腔发展时，可表现为关节面破坏、塌陷，关节腔内出现软组织肿块。少数良性骨肿瘤亦可超越骺板向两侧发展或突入关节腔内，如软骨母细胞瘤，为肿瘤膨胀生长所致，并非浸润性破坏。结核常破坏骺软骨，依此可与肿瘤性病变相鉴别。

### 2. 骨性间隔

能产生分房样骨性间隔的肿瘤有：巨细胞瘤、骨母细胞瘤、滑膜肉瘤、骨髓瘤、棕色瘤、动脉瘤样骨囊肿、嗜酸性肉芽肿、硬纤维瘤、非骨化性纤维瘤、骨血管瘤、造釉细胞瘤、软骨母细胞瘤、少数的膨胀性转移瘤（肾、甲状腺、乳腺）。

### 3. 肿瘤的囊实性成分

骨囊肿，一般为单囊，内壁可无明显骨嵴，囊内也可有纤维索条或间隔；少数可呈多房状，内含液体，透明度增高，可伴囊壁小骨片内陷或沉落征；动脉瘤性骨囊肿等少数病变在影像学上也呈囊性征象。但骨肿瘤的大部分病变呈实性征象。区别开病变的囊性或实性对鉴别诊断有帮助（表1-3-4）。

表1-3-4　含不同结构成分的常见囊或实性骨肿瘤和类肿瘤样病变

| | **实　性**（占骨肿瘤的大部分） | **囊　性** |
|---|---|---|
| 成骨性 | 骨样骨瘤、骨母细胞瘤、骨肉瘤 | 单纯性囊肿、动脉瘤样骨囊肿 |
| 软骨性 | 内生软骨瘤、软骨母细胞瘤、软骨粘液样纤维瘤、软骨肉瘤 | 其它骨囊肿（滑膜性、退行性）、血管性病变（如血友病性假肿瘤） |
| 纤维性或组织细胞性 | 非骨化纤维瘤、骨纤维异常增殖症、硬纤维瘤、纤维肉瘤、恶性纤维组织细胞瘤 | 棘球囊肿、出血性假囊肿 |
| 其它 | 骨内脂肪瘤、骨髓瘤（浆细胞瘤）、尤文肉瘤、转移瘤（肺、乳腺、胃肠道、肾、甲状腺等）、巨细胞瘤、朗格汉细胞组织细胞增多症、膨胀性骨炎等） | |

**4．放射敏感性**

对放射线敏感的骨肿瘤经大量放疗后，可出现坏死，有的明显缩小，借此可以进行诊断性治疗。高度放射敏感的肿瘤包括淋巴瘤、尤文肉瘤和成神经细胞瘤骨转移。中等敏感者有骨巨细胞瘤、血管、成软骨细胞瘤。软骨瘤、骨软骨瘤、软骨肉瘤、纤维肉瘤和成骨肉瘤等均不敏感。

**七、良恶性骨肿瘤鉴别**

良性骨肿瘤表现为地图样骨破坏伴有或不伴有硬化边缘，移行带窄，骨膜反应呈单层连续状，不伴软组织肿块。反之，恶性骨肿瘤骨破坏常为虫蚀状、渗透状或地图样，边缘模糊移行带宽，骨膜反应不连续多见、呈放射状、葱皮样、伴邻近软组织肿块，当然二者的临床影像表现经常有重叠，且部分良性骨肿瘤可具有恶性征象（表1-3-5）。

表1-3-5　具有恶性征像的良性病变

| 骨母细胞瘤（侵袭性） | 骨破坏并软组织侵犯（类似骨肉瘤） |
|---|---|
| 硬纤维瘤 | 膨胀性侵袭性骨破坏 |
| 骨膜硬纤维瘤 | 压迫皮质至外形不规则 |
| 骨巨细胞瘤 | 偶尔出现渗透状或虫蚀状溶骨性骨破坏，穿透皮质，软组织侵犯 |
| 动脉瘤样骨囊肿 | 软组织侵犯，偶尔类似恶性表现 |
| 骨髓炎 | 骨破坏、侵袭性骨膜反应，偶尔类似骨肉瘤、尤文肉瘤或淋巴瘤 |
| Langerhan细胞增生症 | 骨破坏、侵袭性骨膜反应，偶尔类似尤文肉瘤 |
| 血友病假肿瘤 | 骨破坏、骨膜反应、偶尔像恶性肿瘤 |
| 骨化性肌炎 | 可有类似骨旁或骨膜骨肉瘤、软组织骨肉瘤或脂肪肉瘤的表现 |
| 甲旁亢棕色瘤 | 可类似溶骨性病变类的恶性肿瘤 |

# 第四章 骨肿瘤的流行病学

不同骨与软组织肿瘤的发生率受遗传、环境、人种、地域等多因素影响,很难有一个精确的按人口比例统计的发生率。笼统来讲,原发骨肿瘤的发生率为2/10万～3/10万人口,占全身恶性肿瘤的1%～2%。继发性肿瘤的发生率可以是骨原发恶性肿瘤的30～40倍,好发于40～60岁病人的躯干骨。骨转移瘤最常见的原发灶为乳腺癌、甲状腺癌和肺癌。

骨肿瘤的男女比率为1.71:1。

良性肿瘤中骨软骨瘤最多见,其次为骨巨细胞瘤、软骨瘤、骨瘤、骨化性纤维瘤、血管瘤、骨样骨瘤、软骨粘液样纤维瘤、骨母细胞瘤、软骨母细胞瘤和非骨化性纤维瘤。多见于股骨下端和胫骨上端,个别肿瘤如内生软骨瘤好发于手骨,骨瘤好发于颅骨和颌骨,骨巨细胞瘤除股骨与胫骨外,也好发于椎体、骶骨和桡骨。

原发恶性肿瘤中,骨肉瘤最多见,其次为软骨肉瘤、纤维肉瘤、尤文肉瘤、恶性骨巨细胞瘤、脊索瘤、恶性淋巴瘤、恶性纤维组织细胞瘤,其余少见。好发部位仍以股骨和胫骨多见,个别肿瘤如尤文肉瘤还可以发生在骨盆、颅骨底部及手足骨。

瘤样病变中,骨纤维异常增殖症占首位,其次为孤立性骨囊肿、嗜酸性肉芽肿、动脉瘤样骨囊肿。好发部位也以股骨和胫骨较多见,其次为肱骨、颅骨、颌骨等。

良性骨肿瘤约为恶性骨肿瘤的2倍,中国及东南亚国家骨巨细胞瘤发病率为14%～16%,明显高于美国发病率(5%)。

随着医学界对骨肿瘤的研究不断深入,其分类与命名也在不断的修订。最早的分类是1865年Virchow根据光镜下细胞的形态建立的。1939年Ewing进行了较为系统的肿瘤分类,他分析了美国骨肿瘤登记处17年间2 000例临床病理材料,按细胞形态推断肿瘤来源。

1993年始,众多分类版本逐渐统一到WHO旗下,30年来WHO颁布了3个骨肿瘤分类版本,肿瘤的本质在不断被揭示,骨肿瘤分类学在不断完善。

1972年Schajowicz领衔编写了WHO骨肿瘤分类第1版,跳出了单纯形态学分类的思维方式,以组织学为研究方法,以肿瘤细胞的形态和来源为依据,将骨肿瘤分为九大类型,包括肿瘤与瘤样病变;在成骨性、成软骨性和其它结缔组织肿瘤中分出良、恶性;在脉管肿瘤的良、恶性之间又分出了中间性。

1993年Schajowicz再次领衔改写了骨肿瘤分类。将原发性骨肉瘤细分为七个亚型;增加了侵袭性骨母细胞瘤、韧带样纤维瘤。

2002年WHO的第3版问世,新分类再次超越了对肿瘤细胞形态和来源分类的思维模式,加入了遗传学的认识。将骨肿瘤分为15类,在成骨细胞瘤中,删除了骨瘤,因其与骨质增生无区别;删掉了侵袭性骨母细胞瘤。骨肉瘤类从七个亚型修正成八个;继发性骨肉瘤除传统Paget病、放疗后、慢性炎症、骨梗死和软骨发育不良之外,加入了假体和金属置入物致瘤等原因。在中心性、原发性软骨肉瘤中新增继发性软骨肉瘤。骨巨细胞瘤被明确分为巨细胞瘤和含有恶性成分的巨细胞瘤。结缔组织肿瘤类和其它肿瘤类被拆分为四个类型;纤维来源的肿瘤、纤维组织细胞性肿瘤、平滑肌性肿瘤和脂肪性肿瘤。恶性间叶瘤和未分化肉瘤两个恶性亚型被删除。脊索组织肿瘤独立成类。神经肿瘤仅保留一个亚型为神经鞘瘤，神经纤维瘤被删除。骨髓肿瘤冠名为造血系统肿瘤，包括浆细胞骨髓瘤和恶性淋巴瘤；另一类为尤文肉瘤/原始神经外胚层瘤，只包含Ewing肉瘤一个病种，PNET被涵盖。新版提示应将骨转移瘤视为一种肿瘤，并将骨转移瘤与造釉细胞瘤合归为混合细胞肿瘤。滑膜软骨瘤病的生长方式多游离于关节腔内，分归关节病变。第3版的混合细胞性病变，为原瘤样病变的更名。增加了胸壁错构瘤和Erdheim-Chester病（脂质肉芽肿病）。甲状旁腺功能亢进性棕色瘤及一些特殊类型的囊肿均被删除。

**附1** 骨肿瘤WHO分类（2002）

| 英文名 | 中文名 | 国际疾病分类号 |
|---|---|---|
| **CARTILAGE TUMOURS** | 软骨性肿瘤 | |
| Osteochondroma | 骨软骨瘤 | 9210/0* |
| Chondroma | 软骨瘤 | 9220/0 |
|   Enchondroma | 内生软骨瘤 | 9220/0 |
|   Periosteal chondroma | 骨膜软骨瘤 | 9221/0 |
|   Multiple chondromatosis | 多发性软骨瘤病 | 9220/1 |
| Chondroblastoma | 成软骨细胞瘤（软骨母细胞瘤） | 9230/0 |
| Chondromyxoid fibroma | 软骨黏液样纤维瘤 | 9241/0 |
| Chondrosarcoma | 软骨肉瘤 | 9220/3 |
|   Central, primary, secondary | 中心型，原发型，继发型 | 9220/3 |
|   Peripheral | 周围型 | 9221/3 |
|   Dedifferentiated | 反分化型（逆分化型） | 9243/3 |
|   Mesenchymal | 间叶型 | 9240/3 |
|   Clear cell | 透明细胞型 | 9242/3 |
| **OSTEOGENIC TUMOURS** | 成骨性肿瘤 | |
| Osteoid osteoma | 骨样骨瘤 | 9191/0 |
| Osteoblastoma | 成骨细胞瘤（骨母细胞瘤） | 9200/0 |
| Osteosarcoma | 成骨肉瘤 | 9180/3 |
|   Conventional | 常规型（传统型） | 9180/3 |
|     chondroblastic | 成软骨细胞型（软骨母细胞瘤） | 9181/3 |
|     fibroblastic | 成纤维细胞型（纤维母细胞瘤） | 9182/3 |
|     osteoblastic | 成骨细胞型（骨母细胞瘤） | 9180/3 |
|   Telangiectatic | 毛细血管扩张型 | 9183/3 |
|   Small cell | 小细胞型 | 9185/3 |
|   Low grade, central | 低分级中央型 | 9187/3 |
|   Secondary | 继发型 | 9180/3 |
|   Parosteal | 骨旁型 | 9192/3 |
|   Periosteal | 骨膜型 | 9193/3 |
|   High grade, surface | 高分级表面型 | 9194/3 |
| **FIBROGENIC TUMOURS** | 成纤维性肿瘤 | |
| Desmoplastic fibroma | 结缔组织增生性纤维瘤 | 8823/0 |
| Fibrosarcoma | 纤维肉瘤 | 8810/3 |

| | | |
|---|---|---|
| **FIBROHISTOCYTIC TUMOURS** | 纤维组织细胞瘤 | |
| Benign fibrous histiocytoma | 良性纤维组织细胞瘤 | 8830/0 |
| Malignant fibrous histiocytoma | 恶性纤维组织细胞瘤 | 8830/3 |
| **EWING SARCOMA/PRIMITIVE NEUROECTODERMAL TUMOUR** | 尤文肉瘤/原始神经外胚层瘤 | |
| Ewing sarcoma | 尤文肉瘤 | 9260/3 |
| **HAEMATOPOIETIC TUMOURS** | 造血系统肿瘤 | |
| Plasma cell myeloma | 浆细胞骨髓瘤 | 9732/3 |
| Malignant lymphoma, NOS | 恶性淋巴瘤 | 9590/3 |
| **GIANT CELL TUMOUR** | 巨细胞瘤 | |
| Giant cell tumour | 巨细胞瘤 | 9250/1 |
| Malignant in giant cell tumour | 含恶性成分的巨细胞瘤 | 9250/3 |
| **NOTOCHORDAL TUMOURS** | 脊索组织肿瘤 | |
| Chordoma | 脊索瘤 | 9370/3 |
| **VASCULAR TUMOURS** | 血管肿瘤 | |
| Haemangioma | 血管瘤 | 9120/0 |
| Angiosarcoma | 血管肉瘤 | 9120/3 |
| **SMOOTH MUSCLE TUMOURS** | 平滑肌肿瘤 | |
| Leiomyoma | 平滑肌瘤 | 8890/0 |
| Leiomyosarcoma | 平滑肌肉瘤 | 8890/3 |
| **LIPOGENIC TUMOURS** | 成脂肪性肿瘤 | |
| Lipoma | 脂肪瘤 | 8850/0 |
| Liposarcoma | 脂肪肉瘤 | 8850/3 |
| **NEURAL TUMOURS** | 神经肿瘤 | |
| Neurilemmoma | 神经鞘瘤 | 9560/0 |
| **MISCELLANEOUS TUMOURS** | 混合细胞肿瘤 | |
| Adamantinoma | 釉质（上皮）瘤 | 9261/3 |
| Metastatic malignancy | 转移性恶性肿瘤 | |
| **MISCELLANEOUS LESIONS** | 混合细胞性病变 | |
| Aneurysmal bone cyst | 动脉瘤样骨囊肿 | |
| Simple cyst | 单纯囊肿 | |
| Fibrous dysplasia | 纤维结构不良 | |
| Osteofibrous dysplasia | 骨纤维结构不良 | |
| Langerhans cell histiocytosis | 朗格汉细胞组织细胞病 | 9751/1 |
| Erdheim-Chester disease | 脂质肉芽肿病 | |
| Chest wall hamartoma | 胸壁错构瘤 | |
| **JOINT LESIONS** | 关节病变 | |
| Synovial chondromatosis | 滑膜软骨瘤病 | 9220/0 |

\* 0: 良性肿瘤；1: 行为可疑，交界性；2: 原位癌和Ⅳ期上皮内肿瘤；3: 恶性肿瘤

附2　　　　　　　　　　　骨肿瘤 WHO 分类（1993）

| 良性 | 中间性 | 恶性 |
|---|---|---|
| **成骨性肿瘤** | 侵袭性（恶性）骨母细胞瘤 | 骨肉瘤 |
| 　骨瘤 | | 　普通型中心性骨肉瘤 |
| 　骨样骨瘤 | | 　毛细血管扩张型骨肉瘤 |
| 　骨母细胞瘤 | | 　骨内高分化骨肉瘤（低度恶性）|
| | | 　小圆形细胞型骨肉瘤 |
| | | 　骨旁（近皮质）骨肉瘤 |
| | | 　骨膜骨肉瘤 |
| | | 　高度恶性表面骨肉瘤 |
| **成软骨性肿瘤** | | |
| 　软骨瘤 | | 软骨肉瘤 |
| 　　内生软骨瘤 | | 　近皮质（骨膜）软骨肉瘤 |
| 　　骨膜（近皮质）软骨瘤 | | 　间叶性软骨肉瘤 |
| 　骨软骨瘤 | | 　去分化软骨肉瘤 |
| 　　孤立性骨软骨瘤 | | 　透明细胞软骨肉瘤 |
| 　　多发性遗传性骨软骨瘤 | | 　恶性软骨母细胞瘤 |
| 　软骨母细胞瘤 | | |
| 　软骨粘液样纤维瘤 | | |
| **骨巨细胞瘤（破骨细胞瘤）** | | |
| **骨髓肿瘤** | | |
| | | 尤文肉瘤 |
| | | 骨原始神经外胚层瘤(PNET) |
| | | 骨恶性淋巴瘤 |
| | | 骨髓瘤 |
| **脉管肿瘤** | | |
| 　血管瘤 | 血管内皮瘤 | 血管肉瘤 |
| 　淋巴管瘤 | 血管外皮瘤 | 恶性血管外皮瘤 |
| 　血管球瘤 | | |
| **其它结缔组织肿瘤** | | |
| 　良性纤维组织细胞瘤 | 韧带样纤维瘤（硬纤维瘤）| 纤维肉瘤 |
| 　脂肪瘤 | | 恶性纤维组织细胞瘤 |
| | | 脂肪肉瘤 |
| | | 恶性间叶瘤 |
| | | 平滑肌肉瘤 |
| | | 未分化肉瘤 |
| **其它肿瘤** | | |
| 　神经鞘瘤 | | 脊索瘤 |
| 　神经纤维瘤 | | 长骨造釉细胞瘤 |
| **未分类肿瘤** | | |
| **瘤样病变** | | |
| 　孤立性骨囊肿 | 动脉瘤样骨囊肿 | 近关节骨囊肿 |
| 　干骺端纤维性骨皮质缺损症 | 嗜酸性肉芽肿（孤立性）| 骨纤维异常增殖症 |
| 　（非骨化性纤维瘤）| | 骨内表皮样囊肿 |
| 　骨化性肌炎 | | |
| 　巨细胞（修复性）肉芽肿 | 甲状旁腺功能亢进性棕色瘤 | |

## 参考文献

1. Vanel D, Verstraete KL, Shapeero LG. Primary tumors of the musculoskeletal system. Radiol Clin North Am, 1997, 35: 213-237.
2. Madewell JE, Ragsdale BD, Sweet DE. Radiologic and pathologic analysis of solitary bone lesions. Part I: internal margins. Radiol Clin North Am, 1981, 19: 715-748.
3. Ragsdale BD, Madewell JE, Sweet DE. Radiologic and pathologic analysis of solitary bone lesions. Part II: periosteal reactions. Radiol Clin North Am, 1981, 19: 749-783.
4. Sweet DE, Madewell JE, Ragsdale BD. Radiologic and pathologic analysis of solitary bone lesions. Part III: matrix patterns. Radiol Clin North Am, 1981, 19: 785-814.
5. Sundaram M, McLeod RA. MR imaging of tumor and tumorlike lesions of bone and soft tissue (Review). AJR Am J Roentgenol, 1990 155: 817-824.
6. Kricun ME. Radiographic evaluation of solitary bone lesions (Review). Orthop Clin North Am, 1983, 14: 39-64.
7. Berquist TH. Magnetic resonance imaging of primary skeletal neoplasms (Review). Radiol Clin North Am, 1993, 31: 411-24.
8. Burgener FA, Steven P, Tan RK, et al. Differential Diagnosis in Magnetic Resonance Imaging. New York: Thieme, 2002.
9. Greenspan A, Remagen W. Differential Diagnosis of Tumors and Tumor-like Lesions of Bones and Joints. Philadelphia: Lippincott-Raven, 1998.
10. Greenspan A. Orthopedic imaging: a practical approach. 4th ed. Philadelphia: Lippincott Williams & Wilkins, 2004.
11. Marchiori DM. Clinical imaging: with skeletal, chest and abdomen pattern differentials. 2nd ed. St. Louis: Elsevier/Mosby2005.
12. Resnick D, Kransdorf MJ. Bone and joint imaging. 3rd ed. Philadelphia, Pa. : Elsevier Saunders, 2005.
13. Dorfman HD, Czerniak B, Kotz R. WHO classification of tumours of bone. In: Fletcher CDM, Unni KK, Mertens F. World health organization classification of tumours. Pathology and genetics of tumours of soft tissue and bone. Lyon: IARC Press, 2002. 227-232.
14. Grimer RJ, Taminiau AM, Cannon SR, et al. Surgical outcomes in osteosarcoma. J Bone Joint Surg (Br), 2002, 84: 395-400.
15. Bacci G, Ferrari S, Lari S, et al. Osteosarcoma of the limb: amputation or limb salvage in patients treated by neoadjuvant chemotherapy. J Bone Joint Surg (Br), 2002, 84: 88-92.
16. Schajowicz F. Histological typing of bone tumors. 2nd ed. Buenos Aires: Springer-Verlag, 1993. 17-20.
17. Schajowicz F, Sissons HA, Sobin LH. The World Health Organization's histologic classification of bone tumors. A commentary on the second edition. Cancer, 1995, 75: 1208-1214.
18. 徐万鹏，冯传汉，主编. 骨科肿瘤学. 北京：人民军医出版社，2001. 248-254.

# 第二篇 骨肿瘤与瘤样病变各论

# 第一章 成骨性肿瘤

## 第一节 骨 瘤

骨瘤（osteoma），内含分化好的成熟骨组织。根据其内部结构不同，可分为致密型、松质型及混合型，后二者少见。骨瘤外部为皮质骨，内部为松质骨。2002年WHO第三版骨肿瘤分类在成骨性肿瘤中删除了骨瘤，认为其与骨质增生无区别。骨瘤、结肠息肉与软组织肿瘤并发的三联征称为Gardner综合征。

### 一、临床表现

1. **好发年龄** 10~79岁患者均可发病，多见于30~50岁。男女发病无明显性别差异，也有报道男性多见。

2. **发病部位** 75%的骨瘤好发于额窦、筛窦，其次为上颌窦和蝶窦、下颌骨、鼻骨、颅骨内外板，少见于扁骨和长、短管状骨，如果发生在这些部位，称为骨旁骨瘤（parosteal osteoma）。

3. **症状与体征** 骨瘤生长缓慢，早期无症状，瘤体增大后随部位不同，可引起相应压迫症状。发生于副鼻窦内者，如阻塞窦口，可致发炎或粘液囊肿、头痛等。发生于眼眶内者，可致眼球突出或移位。Gardner综合征除骨瘤外，尚有粘液血便等肠道息肉症状。

### 二、影像学表现

[X线平片]

1. **颅、面、下颌骨及鼻窦骨瘤** 一般单发，少数多发；形态为半球状、分叶状、乳头状或扁平状骨性突起，边缘光滑，附着在母体骨上。鼻窦骨瘤，发生于额窦者占39%、筛窦占24%、上颌窦占9%、蝶窦占1%~2%。发生在额窦及筛窦者，多为致密型，可有蒂。

2. **骨旁骨瘤（parosteal osteoma）** 多见于四肢长管骨，也见于短骨及扁骨，肿瘤附于骨皮质上呈向外突起大小不一的、半球形、球形或分叶状骨性肿块，边缘光滑，无骨膜反应。骨旁骨瘤少见。

3. **内生骨瘤（enostosis）** 为位于髓腔内的骨瘤，即骨岛，可单发或多发，单发多见。为边缘整齐，圆形或类圆形的致密骨性肿块，周围可有骨刺向母体骨内放射，与母体内骨小梁相连，1~2cm大小，生长缓慢。核素扫描通常无摄取增加。骨岛也可长大，尤其在青春期骨骼正在生长时，大骨岛也可使核素凝聚，经短期观察，如病灶长大，应行活检进一步检查。以便与其它成骨性疾病，例如成骨性转移瘤等进行鉴别。

[CT]

致密型骨瘤在CT上呈类圆形或卵圆形的致密骨性肿块，边界清楚，直径大多<2cm（图2-1-1-1），也有达5cm，甚至更大者；松质型骨瘤少见，其内部可见松质结构。骨瘤的骨皮质与母骨的骨皮质连续。

[MRI]

骨瘤在MRI T1WI和T2WI均为低信号，增强扫描无强化。

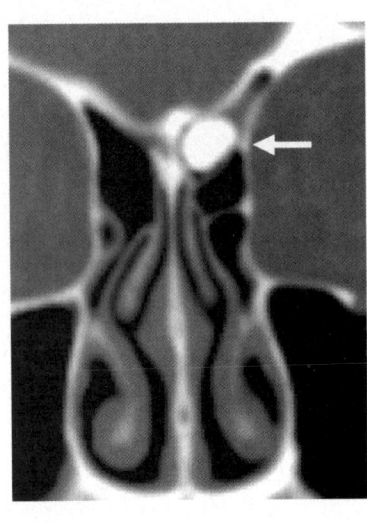

图2-1-1-1　筛窦骨瘤
女，44岁。
CT：左筛窦内可见一骨性密度类圆形病变（↑），边界清晰。

### 三、病理学表现

骨瘤为膜化骨良性肿瘤，几乎都发生在颅面部扁骨，可凸入鼻窦腔（额窦和筛窦），并阻塞其正常引流。镜下，骨瘤主要由致密而成熟的板层骨构成。骨瘤是否为真性肿瘤尚有争议，因为有些骨瘤可能是纤维结构不良及其相关病变的终末期病变。此外，Gardner综合征患者除（家族性）结肠腺瘤样息肉病、纤维瘤病和皮肤多发性角质囊肿外，常伴发头面部多发性骨瘤。骨瘤偶可累及头面部以外的骨，大都位于骨旁，须与骨旁骨肉瘤鉴别。

### 四、鉴别诊断

1．脑膜瘤

发生于颅骨内板的骨瘤有时候需要与钙化明显的脑膜瘤鉴别，单靠平片鉴别可能比较困难，在MRI的T1WI及T2WI上，前者呈低信号，不强化，后者近乎等信号；强化明显。

2．骨旁骨肉瘤

骨旁肉瘤好发于股骨远端后（腘）面，密度不如骨瘤均匀，边缘也欠光滑规整，肿瘤与邻近皮质间可有透明间隙相隔。

3．骨软骨瘤

骨软骨瘤发生在软骨化骨的骨骼，其上有软骨帽；骨瘤如发生在膜化骨的面颅骨，其表面无软骨帽。骨软骨瘤皮质、髓腔及松质骨分别与母体骨者相连；骨瘤与母骨间有皮质隔开。

4．邻近骨皮质的骨化性肌炎

有分带征（zonal phenomenon），即外带为骨化成熟带，先骨化；病灶中央部分为骨化不成熟区，钙化及骨化较晚；虽然骨化性肌炎可邻近骨皮质甚至与骨皮质粘附、融合，但骨旁骨瘤无分带征。

**5. 骨膜成骨细胞瘤**

很少见，密度不如骨瘤致密，也不均匀，可以区别。

**6. 骨旁骨化性脂肪瘤**

其内有低密度脂肪组织，CT 上呈负值，在 MRI 的 T1WI 和 T2WI 上均呈高信号。

**7. 正常变异**

外凸显著的枕骨粗隆，髂骨角及肱骨髁上突等均为正常解剖变异。

## 第二节 骨样骨瘤

骨样骨瘤（ostoid osteoma）骨样骨瘤是常见的良性骨肿瘤，约占原发骨肿瘤的4%，良性骨肿瘤的11%。本病有自限趋势。病因不明，有人认为与炎性反应有关。根据发病部位分为：皮质骨型骨样骨瘤，此型最常见，松质骨骨样骨瘤，以及少见的骨膜下骨样骨瘤等类型。本瘤中心是由富含血管的结缔组织间质、骨样基质及其周围的成骨细胞构成的瘤巢，直径常<1cm，其周围是反应性骨硬化。治疗多采用手术切除，如果能够完整切除瘤巢，病变可以治愈。也可以经皮 CT 引导下切除，或通过射频电极/激光/酒精进行经皮切除。

### 一、临床表现

1. **好发年龄** 多发生在年轻人，男性多见。

2. **好发部位** 65%在长骨，尤其股、胫二骨，股骨近端最多，其次为手、足短管骨、椎体、肱骨、距骨、腓骨、尺骨，很少数见于肩胛骨、肋骨、锁骨、颅骨、下颌骨等。长骨病变，一半以上在骨干，其次干骺端，少数在骨骺。85%发生于骨皮质，13%在骨松质，2%在骨膜。8%～10%侵犯脊柱，约1/2发生在腰椎，其余在颈及胸椎，骶椎最少，95%以上侵犯后部附件。

3. **症状与体征** 最典型的表现为局部疼痛，夜间加重，大部分患者在口服水杨酸制剂之后疼痛可以缓解。有局部肿胀及明显压痛点，椎体病变可致脊柱侧弯。

### 二、影像学表现

[X 线平片]

因发生部位不同而表现各异。

1. **皮质骨型** 低密度瘤巢位于骨皮质内，直径一般<1cm，呈类圆形，中心常有钙化的阴影，此为典型表现；其外被反应性骨硬化包绕，可延伸数厘米，甚至遮蔽瘤巢；骨内、外膜增生可呈骨皮质增厚（图2-1-2-1），在窄细骨骼，骨硬化可累及皮质四周，但仍以瘤巢部明显，在幼儿骨膜增生可表现为分层状，勿误认为 Ewing 瘤。

2. **松质骨型** 多见于长骨骨端及不规则骨，瘤巢周围骨质硬化可不明显或有一硬化环，发生在扁骨者周围的骨硬化可呈环状。

3. **髓腔型** 病变发生于骨干中央髓腔，骨内膜增生硬化，髓腔变窄，甚至闭塞，距病灶较近的骨皮质也可硬化（图2-1-2-2）。

**4. 骨膜型** 可发生于骨膜内、下或外，瘤巢位于骨旁呈低密度软组织影，邻近骨皮质，有或无反应性骨硬化，可有骨膜反应。

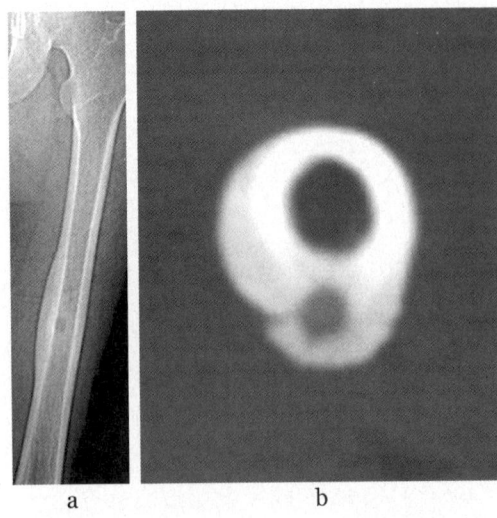

图 2-1-2-1　长骨皮质骨型骨样骨瘤
男，28 岁。
平片（a）：股骨骨干皮质内限局性小低密度灶，边界清晰，周围骨皮质显著增厚。
CT（b）：股骨皮质内小的低密度病巢，边界清晰，周围骨皮质增厚。

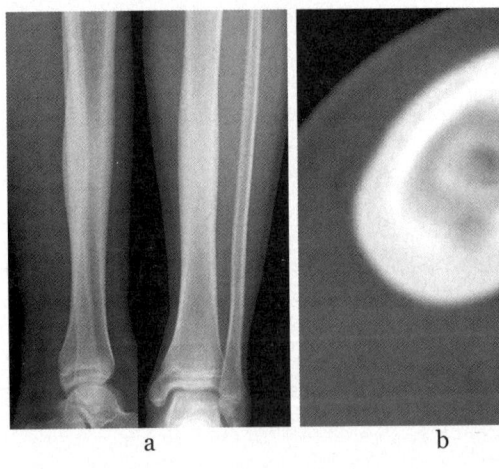

图 2-1-2-2　髓腔型骨样骨瘤
男，18 岁。
平片（a）及 CT（b）：胫骨骨干内膜增生硬化，皮质增厚，髓腔变窄。髓腔内可见直径 1cm 大小的瘤巢。

**5. 关节内型** 此型多见于髋关节的股骨颈部、也可侵犯肘、腕、膝及椎体等骨骼；股骨颈部者，瘤巢呈低密度，其中心可有钙化，周围可有或无骨硬化，其特点是可伴有髋关节滑膜炎、关节积液及关节周围骨质疏松。

**6. 椎体型** 8%～10%骨样骨瘤发生在椎体，59%侵犯腰椎，27%侵犯颈椎，12%侵犯胸椎，2%侵犯骶椎，病灶主要发生在后部附件占95%，包括椎弓、横突、棘突。

[CT]

CT检查一般被认为是诊断骨样骨瘤的主要手段，可以更加清楚地发现瘤巢，并且进行瘤巢的精确定位。瘤巢一般表现为一个较小、边界清楚的类圆形低密度灶，其周围有不同程度的硬化骨，增强扫描病灶强化。瘤巢内常有钙化可以表现为典型的"牛眼征"表现（图2-1-2-2、图 2-1-2-3）。

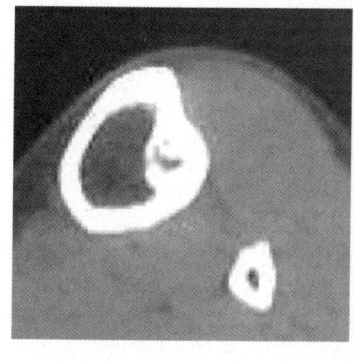 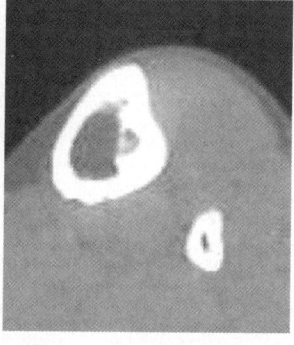

**图 2-1-2-3 皮质型骨样骨瘤**
女，48 岁。
CT：胫骨骨皮质内限局性低密度灶，其内点状钙化，病变周围皮质增厚。

[MRI]

骨样骨瘤在 MRI 上有多种表现，瘤巢的显示率不如 CT。瘤巢在 T1WI 上与肌肉的信号相似，T2WI 上呈高信号，其中央钙化斑在 T1WI 及 T2WI 上均呈低信号；瘤巢周围广泛骨硬化及骨皮质在 MRI 上常规均能显示（图 2-1-2-2、图 2-1-2-3、图 2-1-2-4），瘤巢周围亦可见软组织炎性改变，如果病变位于关节内，可以见到滑膜炎和关节积液的改变。单纯依靠 MRI 容易导致本病的误诊，应该与其它影像学检查手段结合分析。

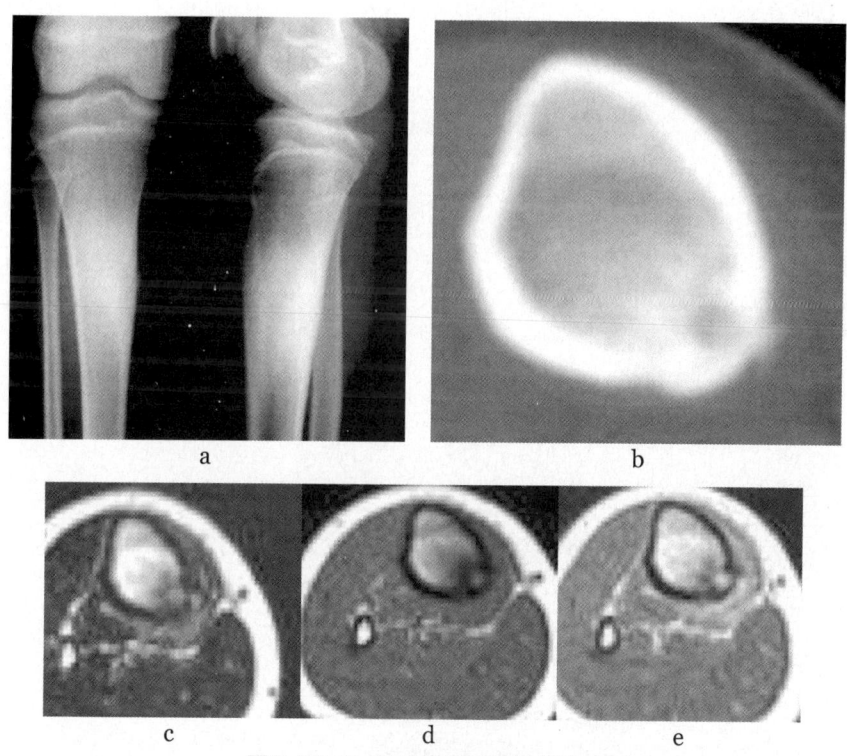

**图 2-1-2-4 长骨皮质型骨样骨瘤。**

女，15 岁。
**平片 (a)**：胫骨近段骨干骨皮质内小低密度瘤巢，周围可骨皮质增厚。
**CT (b)**：胫骨皮质内小低密度灶，其内隐约可见点状高密度影，为瘤巢内的钙化，其与瘤巢周围的硬化形成所谓的"牛眼征"。
**MRI (c-e 分别为 T2WI、T1WI 及 T1WI 增强)**：可见瘤巢呈稍短或等 T1 长 T2 信号，有强化，周围硬化骨质始终呈低信号。

[核素骨显像]

由于血流增加和新骨形成，表现为局部放射性浓聚，典型的表现为"双密度征"：在较大的较弱的放射性浓聚区域内可以见到较小的限局性放射性浓聚灶（瘤巢）。

### 三、病理学表现

骨样骨瘤属良性骨肿瘤，以高度血管化的结缔组织及骨样组织组成的瘤巢为特征。大体上，骨样骨瘤呈球形，X线下的低密度灶为暗红色肉芽状，外被一层厚薄不等的硬化骨（图2-1-2-5）。镜下，肿瘤由钙化的骨样基质和肥大的骨母细胞构成（图2-1-2-6）。瘤巢与周围的反应性硬化骨分界清楚。骨样骨瘤须与成骨细胞瘤鉴别：后者体积较大，周围的反应骨较少，肿瘤中骨母细胞生长较活跃，瘤细胞密集而且深染，有异型性；骨样基质少，分布也不规则。临床上疼痛较轻。

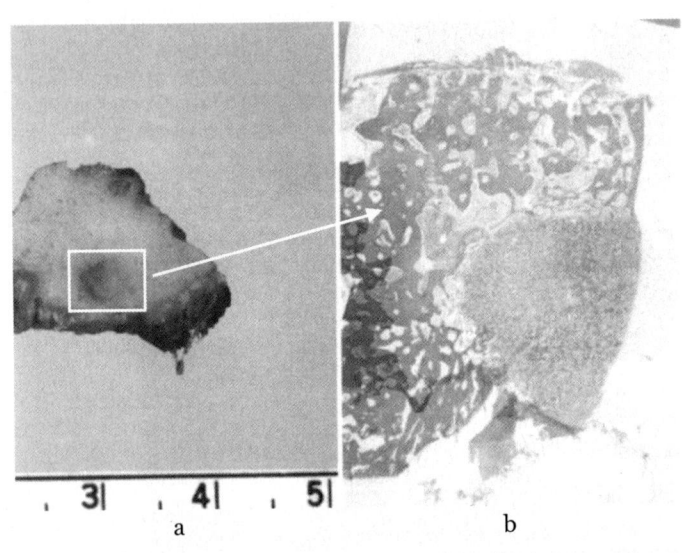

**图2-1-2-5 骨样骨瘤**
**大体形态**（a）：红色的中心巢状病灶被厚层硬化骨包绕。
**低倍镜形态**（b）：（方框内取材）见一红色巢状病灶隆出表面，并被一圈硬化骨包绕。

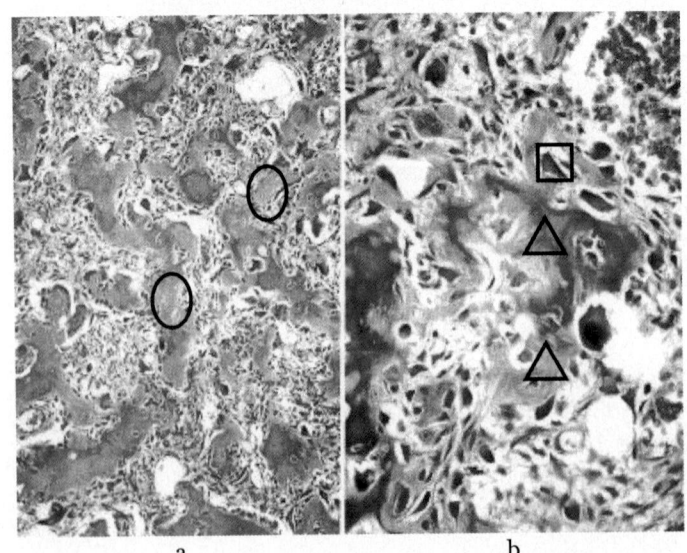

**图2-1-2-6 骨样骨瘤**
**病理**（中倍（a）高倍（b））：肥大的成骨细胞（□）及其产生的大量的新生的骨样基质（△）和骨小梁（○）。间质细胞丰富，高度毛细血管化。

### 四、鉴别诊断

1. **成骨细胞瘤** 骨样骨瘤的三大特征为肿瘤<1cm，限制性生长和疼痛，与骨母细胞瘤在组织学上非常相似，区别主要在于病变大小和生长方式，成骨细胞瘤，骨质破坏范围较大，瘤巢大于2cm病灶周围骨硬化较轻，病灶内常有高密度成骨性病变，可有明显骨膜反应。临床疼痛较轻。

2. **硬化性骨髓炎** 骨皮质明显增厚，环绕骨干全周，而骨样骨瘤皮质增厚仅限于瘤巢所在侧，有夜间疼痛的特点。

3. **慢性局限性骨脓肿** 好发于长骨干骺端，有红肿热痛等炎性病史，骨质破坏区较骨样骨瘤明显。皮质内可见有窦道，核素扫描无双密度征。在MRI上脓肿表现为周边环状骨硬化低信号，内层有造影增强的脓肿壁，及液性（脓液）核心的长T1长T2信号。

4. **应力性骨折** X线平片上呈局限性骨膜增生，或骨质硬化，但在CT上可见低密度骨折线。

5. **皮质内骨肉瘤** 极少见，病灶局限在皮质内，有大小不等的皮质破坏区，周围有皮质增厚及骨质硬化，但无骨样骨瘤的瘤巢。

## 第三节 成骨细胞瘤

成骨细胞瘤（osteoblastoma）绝大多数是良性成骨性骨肿瘤。在组织学上很像骨样骨瘤，但二者的临床及放射学表现不同，其疾病自然过程也不同。骨样骨瘤有自限趋势，而成骨细胞瘤呈进行性增大，甚至有少数呈侵袭性生长称为侵袭性成骨细胞瘤。1993年WHO骨肿瘤分类，将具有侵袭性者命名为侵袭性成骨细胞瘤。成骨细胞瘤发病率占原发骨肿瘤的1%，约占所有良性骨肿瘤的3%，远比骨样骨瘤少见，病因不明。治疗多采用手术切除，但切除后大约有10%复发。

### 一、临床表现

1. **好发年龄** 多见于11到30岁，侵袭性者年龄较大，平均30岁，男:女=2:1。
2. **好发部位** 好发于脊柱（后部附件多见）占40%；四肢长骨（股骨和胫骨多见）占30%，好发于长骨干骺端；也可见于手足短骨、颅板和下颌骨。
3. **症状与体征** 局部钝痛，隐袭性发作，很少影响睡眠；水杨酸类药物很少能缓解；局部肿胀、压痛、活动范围受限；脊椎受累者伴病理性脊柱侧弯。

### 二、影像学表现

[X线平片]

典型表现为大于2cm的密度减低区，边界清楚，周围绕以骨硬化（图2-1-3-1），外形不甚规则，其内可见基质钙化；病变呈进行性增大，放疗后可以很快发生钙化。成骨细胞瘤的影像表现随病变所在部位及良恶性的不同而不同。发生在脊柱的病变，单独侵犯椎体者少见，好侵犯椎弓及棘突（图2-1-3-2）；长骨病变好侵犯干骺端，可累及骨干及骨端。其X线表现相当多样，除皮质型者与骨样骨瘤相似外，其余在病变初期，呈局限性地图样溶骨性破坏，进入成熟期后有不等程度及范围之钙化、骨化（图2-1-3-3），常伴有骨骼膨胀，可薄似骨壳，其内可有骨间隔，如皂泡状。发生在四肢骨者，约50%有明显反应性骨硬化，13%只有一硬化缘，37%病灶周围无骨硬化，可有实性骨膜反应。其放射学表现可分为以下5型：

1. **皮质型** X线所见似骨样骨瘤，但瘤巢＞2cm，而骨样骨瘤者＜1cm。

2. **髓腔型** 病变位于髓腔内呈地图样溶骨样破坏，皮质膨胀可薄似骨壳，其内有骨间隔或骨嵴交织成皂泡状，病灶内可有不等程度及范围之云雾状、毛玻璃状、斑点状或团块状钙化、骨化影，并可伴不等程度硬化缘及实性骨膜反应。

3. **松质骨型** 病变位于椎体、髂骨、距骨等松质骨内，呈膨胀性骨质破坏，其内可有骨间隔或骨嵴交织，状如皂泡，周围无或有骨质硬化，病灶内可有不等程度及形态的钙化、骨化影。也有人将2加3型，统称为膨胀型。

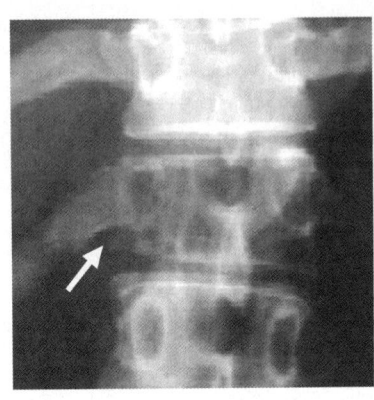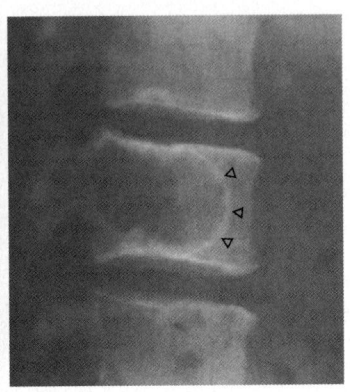

**图 2-1-3-1　成骨细胞瘤**

女，34岁。
**平片**：正位显示T12椎体及右侧椎弓根密度减低，结构紊乱（↑），椎体右侧压缩改变。侧位显示L2椎体不规则的密度减低区（＞2cm），边界清楚，有硬化缘（△），其内隐约可见骨性分隔。

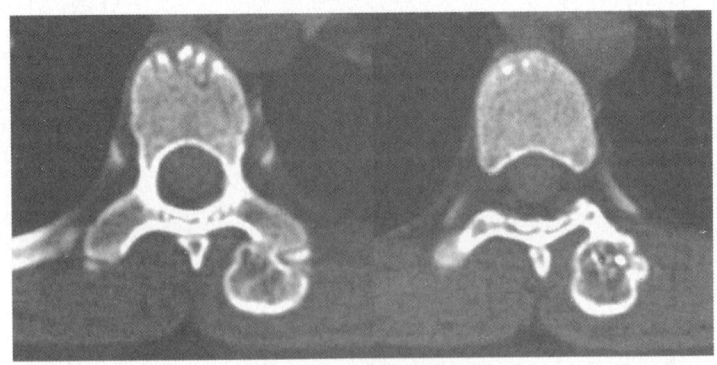

**图 2-1-3-2　成骨细胞瘤**

CT：左侧横突限局性骨质膨胀性溶骨性改变，边界清晰，有硬化缘，其内可见钙化、骨化，无软组织肿块。

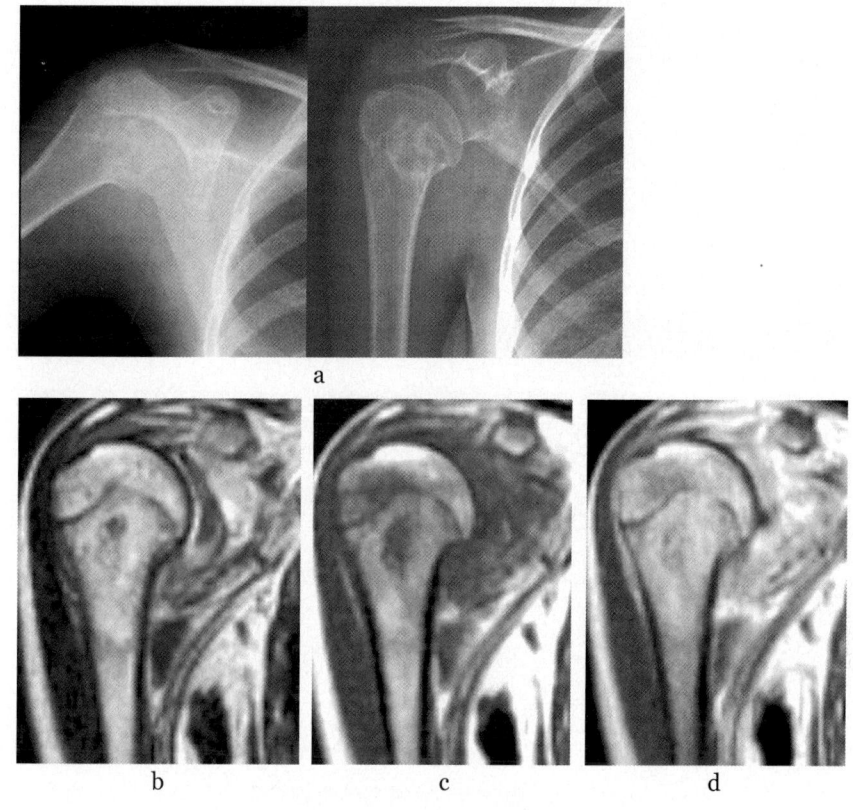

图 2-1-3-3　成骨细胞瘤

女，15 岁，右肱骨近端疼痛 1 年余。

平片（a）：肱骨近端干骺端地图样骨质破坏，肿瘤内有不规则钙化，部分边缘出现硬化，肿瘤突向肱骨头内侧皮质，呈局限性鼓凸状。

MRI（b-d 分别为 T2WI、T1WI、T1WI 增强）：病变累及范围较平片显示更加清晰，病灶内钙化在 T1WI 及 T2WI 均为低信号，肱骨头及病灶周围有骨髓水肿。

4．骨膜型　病灶呈半环状或类圆形，密度不均，位于皮质旁，其上可盖有骨膜包壳，其下骨皮质可有凹陷变形，此型病灶周围常无反应性骨硬化。

5．侵袭型

[CT]

病变＞2cm，常有中心高密度，病变周围硬化较骨样骨瘤轻。对于发生在脊柱，尤其是椎弓的病变 CT 能够展示病变的全貌，包括病变的部位，大小，有无基质钙化和菲薄骨壳等（图 2-1-3-4），此外，CT 也可以显示出周围软组织有无肿块和萎缩等。

[MRI]

病变一般在 T1WI 上呈低信号，在 T2WI 呈混杂的不等信号，明显增强。周围软组织受侵和反应性水肿也可以很好地显示。在显示基质骨化和邻近骨壳方面，MRI 不如 CT。

### 三、病理学表现

病变直径大于 1.5cm；肿瘤主要由血供非常丰富的纤维组织间质、程度不等的钙化骨样基质及其周边的肥大的成骨细胞构成。

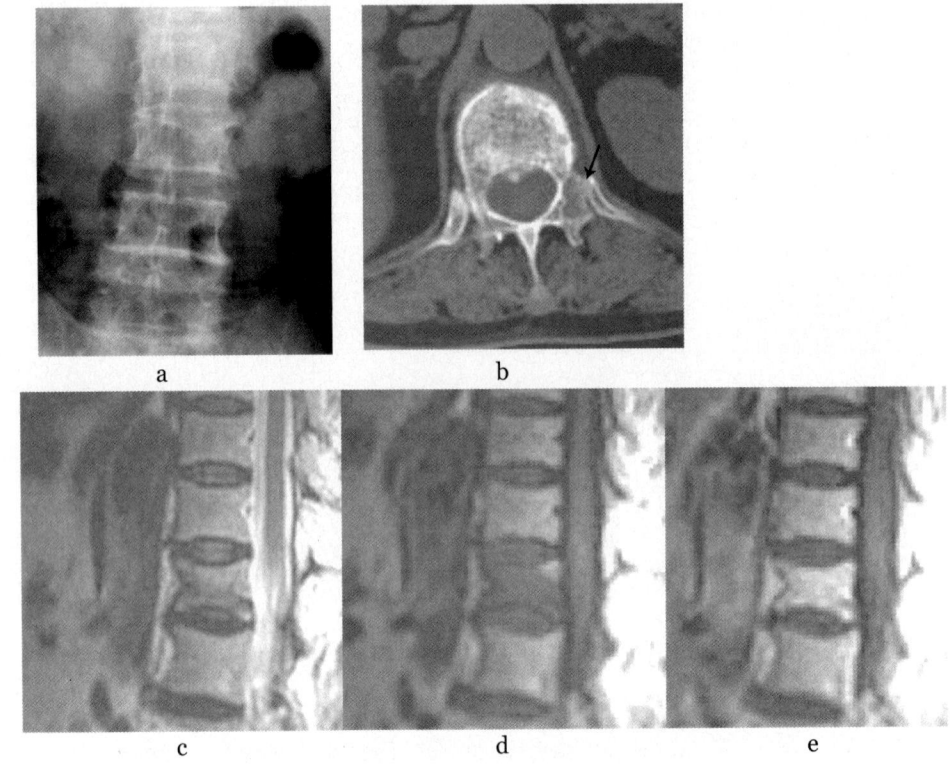

图 2-1-3-4 椎体及左侧椎弓成骨细胞瘤

女，23 岁。
平片（a）：T12 椎体压缩变扁，其内密度不均，周围未见肿块。
CT（b）：椎体骨小梁中断、稀疏，左侧椎弓内限局性溶骨性破坏区（↑），边界尚清晰，周围轻度硬化，病灶内隐约可见少量钙化、骨化及斑点状改变。
MRI（c-e 分别为 T2WI、T1WI、T1WI 增强像）：可见 T12 椎体变扁，呈长 T1 混杂 T2 信号改变，增强后显著强化。无软组织肿块。

因在光学和电子显微镜下都与骨样骨瘤密切相关，故又名巨大骨样骨瘤。但二者在临床及 X 线表现上却有明显不同。成骨细胞瘤体积较大，直径 4～6cm；周围反应骨不明显或缺如，极少剧痛，可见软骨化生。主要分布在下肢骨，胫骨居多，股骨次之，再次为脊柱的椎弓和棘突；多发生在松质骨。

## 四、鉴别诊断

1. **骨样骨瘤** 病变发展有自限趋势，瘤巢直径小于 1cm。

表 2-1-3-1 骨样骨瘤与成骨细胞瘤的鉴别诊断

| 病名 | 骨样骨瘤 | 成骨细胞瘤 |
| --- | --- | --- |
| 疼痛 | 中到重，夜间也可痛，阿司匹林能减轻疼痛 | 轻到中，阿司匹林效果差 |
| 发病部位 | 65% 在长骨，其次手、足短管骨，距骨，8%～10% 在椎体 | 40% 椎体，30% 在长骨，其次手足、骨、距骨、下颌骨 |
| 大小 | <1cm | >2cm（范围 1～15 cm，平均 3.6 cm） |
| 临床症状 | 病变稳定（有自限趋势） | 病变呈进行性增大 |

2. **动脉瘤样骨囊肿** 发生在肱骨近端的成骨细胞瘤与动脉瘤样骨囊肿极相似，同时脊柱后部附件也同样是二者共同的好发部位（其鉴别诊断参见第三章骨巨细胞瘤的鉴别诊断表）。

3. **骨巨细胞瘤** 病变主要在骨端，一般无钙化及骨化。

4. **皮质内骨脓疡** 参见本章第二节骨样骨瘤的鉴别诊断。

5. **皮质内骨肉瘤** 参见骨样骨瘤的鉴别诊断。

## 第四节 骨肉瘤

骨肉瘤（osteosarcoma）是指肿瘤细胞能直接产生骨样基质和/或骨组织的肿瘤，是最常见的原发恶性骨肿瘤，约占原发恶性骨肿瘤的20%，少数继发于畸形性骨炎等疾病或继发于放射治疗之后。骨肉瘤按其解剖部位及组织形态可被分为多种亚型，最多见为髓内型骨肉瘤。骨肉瘤的预后险恶，骨盆骨肉瘤的恶性度最高，颌骨者较低。骨肉瘤的分类（表2-1-4-1）。

表2-1-4-1　骨肉瘤分类

1. 髓内型：成骨细胞型，成软骨细胞型，成纤维细胞型。亚型：毛细血管扩张型，小细胞型，纤维组织细胞型，低度恶性（髓内）型，颌骨型
2. 邻皮质型及皮质内型：骨旁骨肉瘤，去分化骨旁骨肉瘤，骨膜骨肉瘤，高度恶性表面骨肉瘤，皮质内型
3. 继发型：（1）良性病变恶变：来自畸形性骨炎，骨纤维异常增殖症，骨梗死
　　　　　（2）放射源性
4. 多发（多中心）型：同时或异时发生
5. 软组织（骨外）骨肉瘤

### 髓内型骨肉瘤

髓内型骨肉瘤即中心型骨肉瘤约占骨肉瘤的75%～85%，是最常见的骨肉瘤类型，19世纪初Boyer最早描述了这一肿瘤。

#### 一、临床表现

1. **好发年龄** 2～29岁，75%在10～30岁，平均15岁。近年来，10岁以下儿童发病有增加趋势。发生在扁骨的发病年龄偏高，平均25岁。男：女 = 1.5～2：1。

2. **好发部位** 约56%在膝部，其中的64%在股骨远端，32%在胫骨近端，4%在腓骨近端，<1%在髌骨，其次在肱骨近端。扁骨中以髂骨较多见。长骨中约90%在干骺端，可向骨干及骨骺蔓延。发生在骨干者年龄多在10岁以下，发生在骨骺者不到1%。

3. **症状与体征** 早期可无症状。一般有持续性疼痛，晚期疼痛剧烈，局部肿胀或形成肿块，约3%～5%有病理骨折。早期可有肺转移。约50%患者血碱性磷酸酶增高，切除肿瘤后可降低，如再升高，应考虑复发或转移。

#### 二、影像学表现

骨肉瘤大都始于髓腔，可沿骨髓腔扩散，侵犯邻近皮质，抬起或穿透骨膜（Codman三角

征），可侵犯周围软组织、骺部和关节腔，亦可形成卫星病灶或转移到其它脏器。

[X线平片]

1. **骨质破坏**　主要表现早期为渗透性（筛孔样）或虫蚀样溶骨性破坏（图 2-1-4-1、图 2-1-4-2、图 2-1-4-3），其后可融合成大小不等斑片状骨质破坏，边缘均不整齐。

2. **瘤骨形成**　从密度而言，有棉絮样、云雾样、毛玻璃样或象牙质样；从形态而言，有条状、针状、斑片状、团块状、无定形或弥漫广泛大块状（图 2-1-4-4、图 2-1-4-5）。

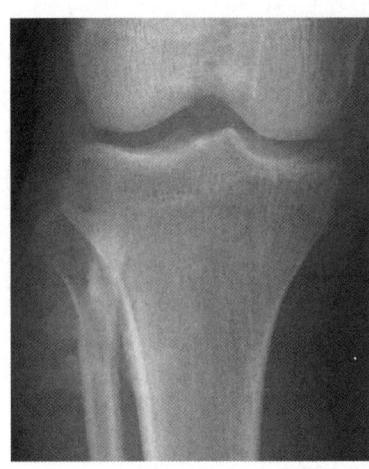
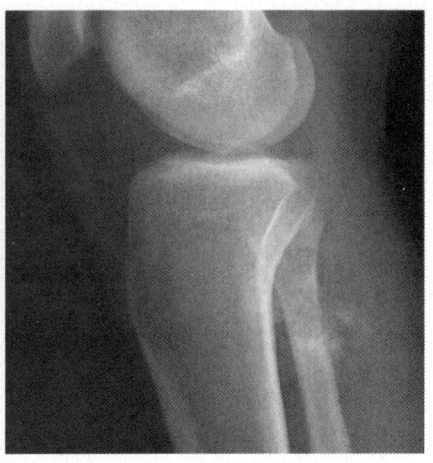

图 2-1-4-1　骨肉瘤

男，23 岁，右小腿上端外侧肿物疼痛 2 个月。

平片：腓骨近端局限性渗透样溶骨性骨质破坏，有少许间断性层状骨膜反应。

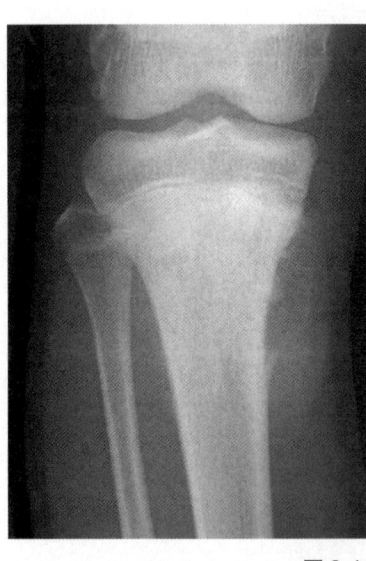
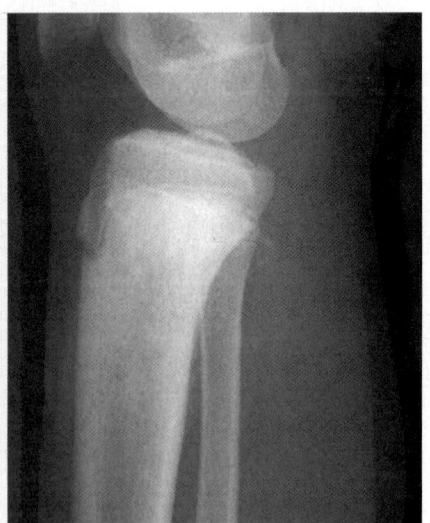

图 2-1-4-2　骨肉瘤

女，16 岁，右胫骨上段疼痛进行性加重 3 月余。

平片：胫骨近侧干骺端后内侧局限性密度稍增高，其内侧有少许层状、三角形骨膜反应及软组织肿块。

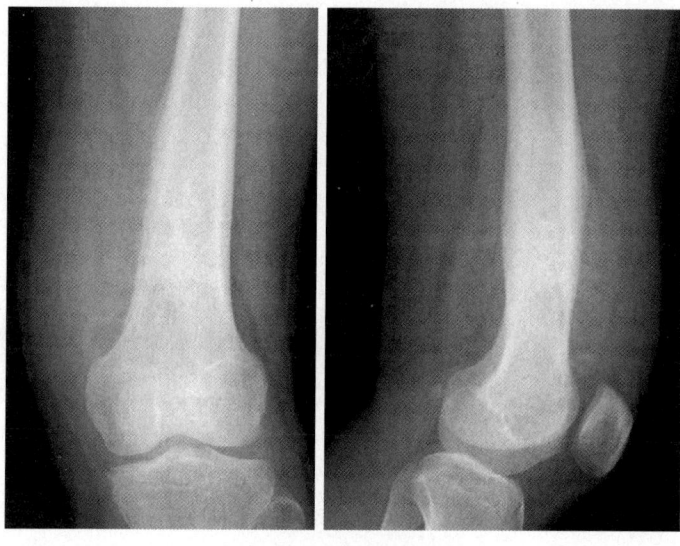

**图 2-1-4-3　骨肉瘤**

女，14岁，右股骨下段疼痛进行性加重1月余。
平片：股骨下段髓腔密度增高，伴虫蚀状、渗透状骨质破坏，三角形骨膜反应，前内侧软组织密度增高，其内有云絮状瘤骨。

3．**瘤软骨钙化**　骨肉瘤内含有软骨成分时，例如在成软骨细胞型骨肉瘤中，X线平片上可见瘤软骨钙化。瘤软骨分化差，发生钙化后密度较淡，边缘较模糊呈不规则的环形、半环形或弧形钙化，可互相重叠显影（图2-1-4-6、图2-1-4-7、图2-1-4-8）。

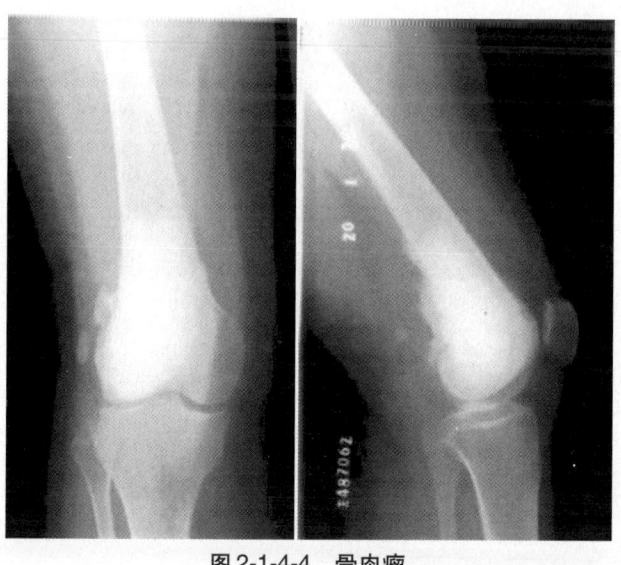

**图 2-1-4-4　骨肉瘤**

平片：股骨远端象牙质样高密度影，其周围软组织内可见多发结节状及斑片状高密度瘤骨影，伴花边状骨膜反应。

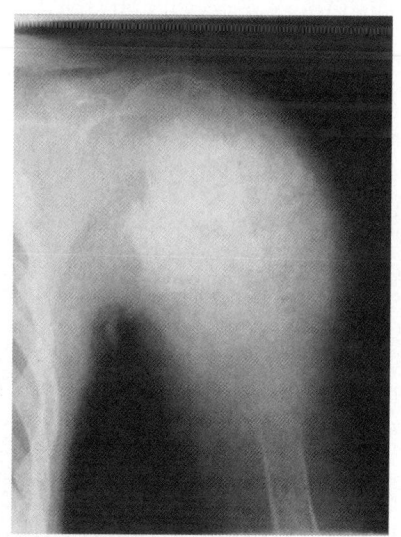

**图 2-1-4-5　骨肉瘤**

平片：肱骨近侧干骺端骨质破坏，伴软组织肿块影，肿块内可见云雾状、片状、无定形的瘤骨组织，肿瘤远端与正常骨组织分界不清。

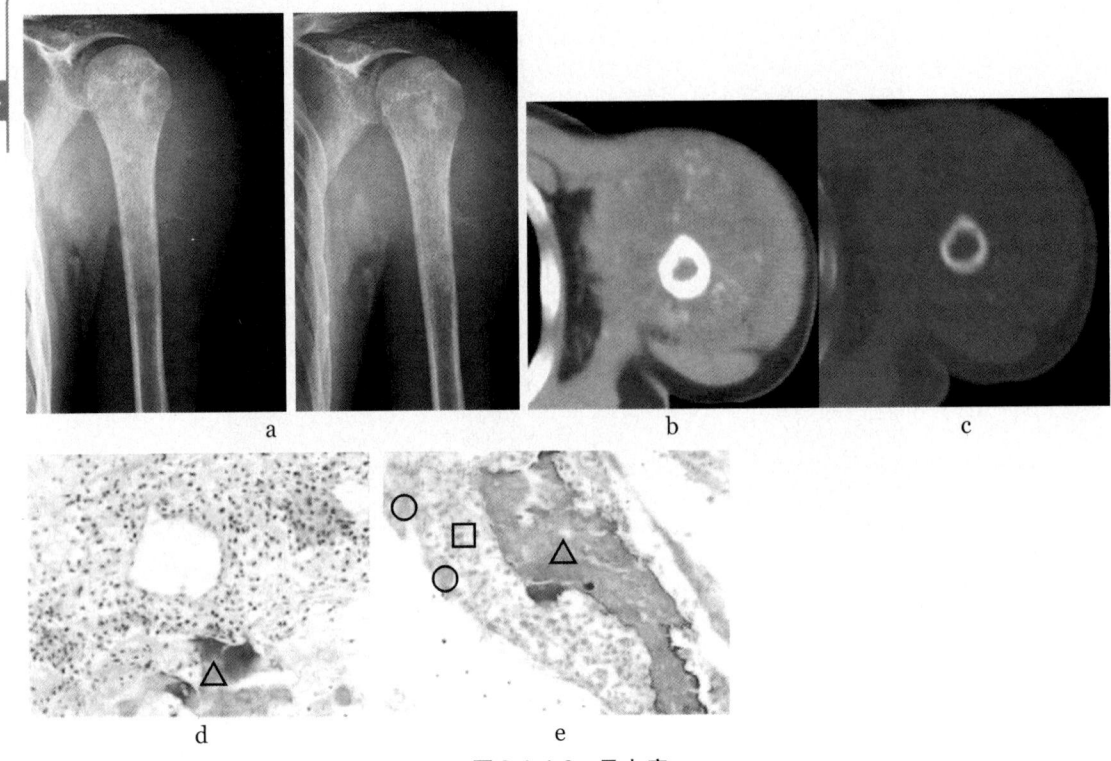

图 2-1-4-6 骨肉瘤

女，19 岁，活动后左上臂疼痛 1 月余。
**平片**（a）：肱骨上端髓腔密度增高，伴虫蚀状骨质破坏，周围软组织肿块，内可见少许钙化骨化。
**CT**（b、c）：肱骨虫蚀状骨质破坏伴巨大软组织肿块，内有瘤骨生成。
**病理切片**（d、e）：骨肉瘤破坏原骨组织，形成死骨（△）。死骨片周围的瘤细胞（□）异型性明显，产生骨样基质（○）。

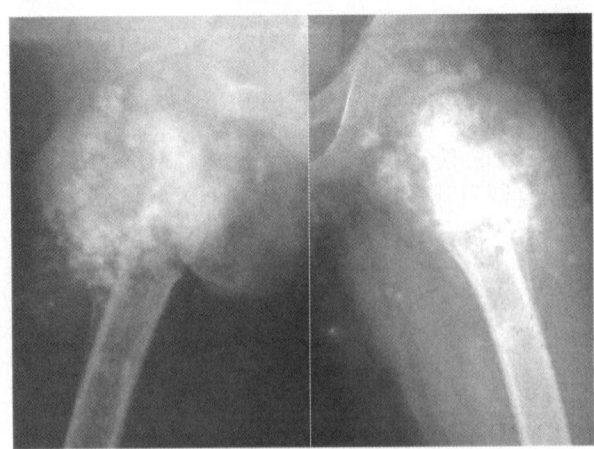

图 2-1-4-7 骨肉瘤
**平片**：股骨近端干骺端骨质破坏，伴软组织肿块影，其内可见不定形钙化影，有三角形骨膜反应。

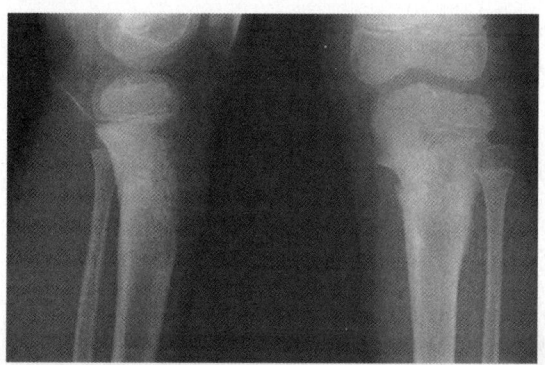

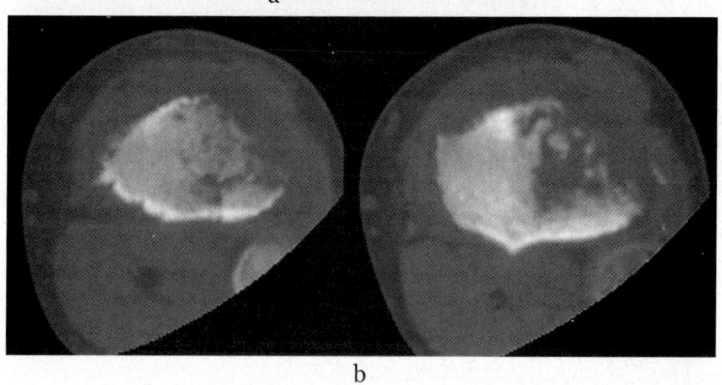

图 2-1-4-8　骨肉瘤
男，10 岁，左小腿肿物 10 天余。
平片（a）：左胫骨近端干骺端骨质破坏，有成骨也有溶骨，有骨膜反应并软组织肿块。
CT（b）：病灶内虫蚀样骨破坏，多量瘤骨形成，周边巨大软组织肿块。

4. 骨膜反应　主要有① 层状：单或多层（包括葱皮样）（图2-1-4-9）常呈不连续状（图 2-1-4-10）；② 针状：放射或垂直状（图 2-1-4-11）；③ 三角形（图 2-1-4-12）；还可有不

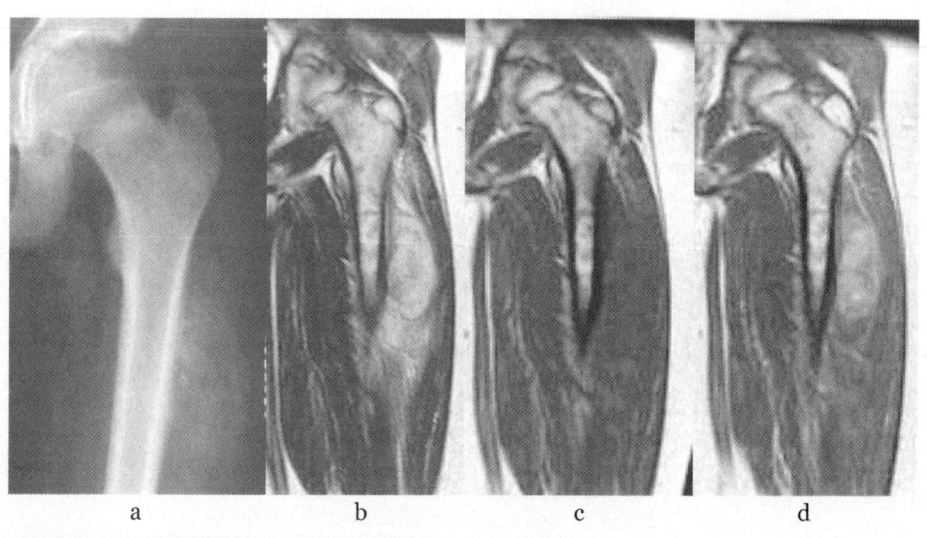

图 2-1-4-9　骨肉瘤
平片（a）：在股骨干外侧层状骨膜反应，中部被肿瘤组织破坏中断，软组织肿块内可见云雾样及絮状瘤骨形成。
MRI（b-d 分别为 T2WI、T1WI 及 T1WI 增强）：股骨近端骨干及外侧巨大的软组织肿块影，以长 T1 长 T2 信号为主，有不均匀的显著强化。

规则状、波浪状、无定形。骨膜反应在骨肉瘤中的出现率高达90%以上，有时在早期的X线平片上只见长骨干骺端出现少许骨膜反应，骨质破坏尚不明显，因此，容易忽略及漏诊。

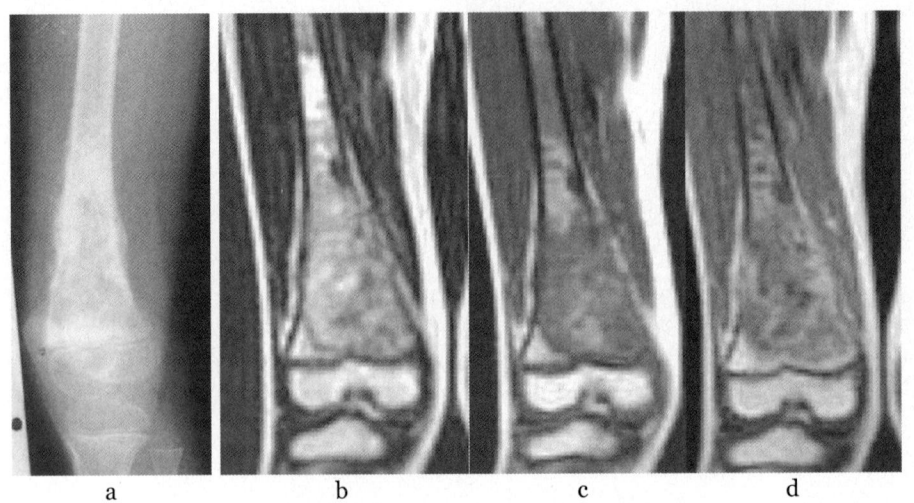

图 2-1-4-10　骨肉瘤

男，9 岁，左膝关节疼痛 1 个月。

**平片**（a）：股骨远侧干骺端及骨干骨质破坏，内可见高密度的钙化与骨化影，髓腔内可见钙化影，边界模糊欠清晰，病变周围可见层状骨膜反应。

**MRI**（b-d 分别为 T2WI、T1WI 及 T1WI 增强）：肿瘤呈长 T1 长 T2 信号为主的混杂信号影，注射 Gd 后，病灶内不均匀增强。

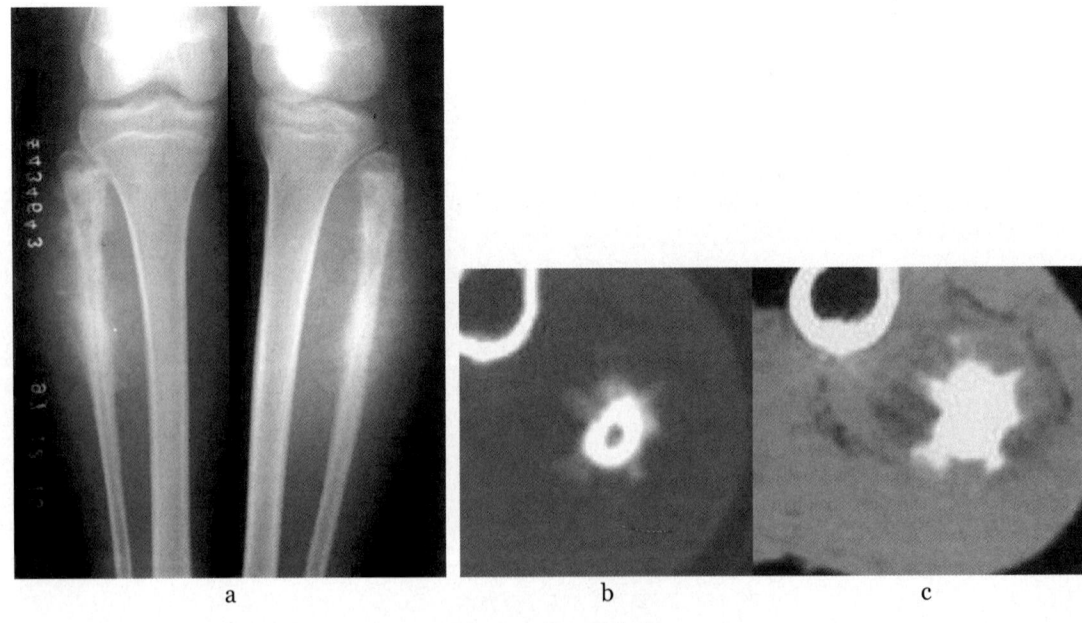

图 2-1-4-11　骨肉瘤

**平片**（a）：腓骨近端密度增高，可见渗透样骨质破坏，周围可见针状骨膜反应，邻近软组织内巨大的软组织肿块。

**CT**（b、c）：腓骨筛孔样即渗透状骨质破坏，伴软组织肿块及放射状、针状骨膜反应。

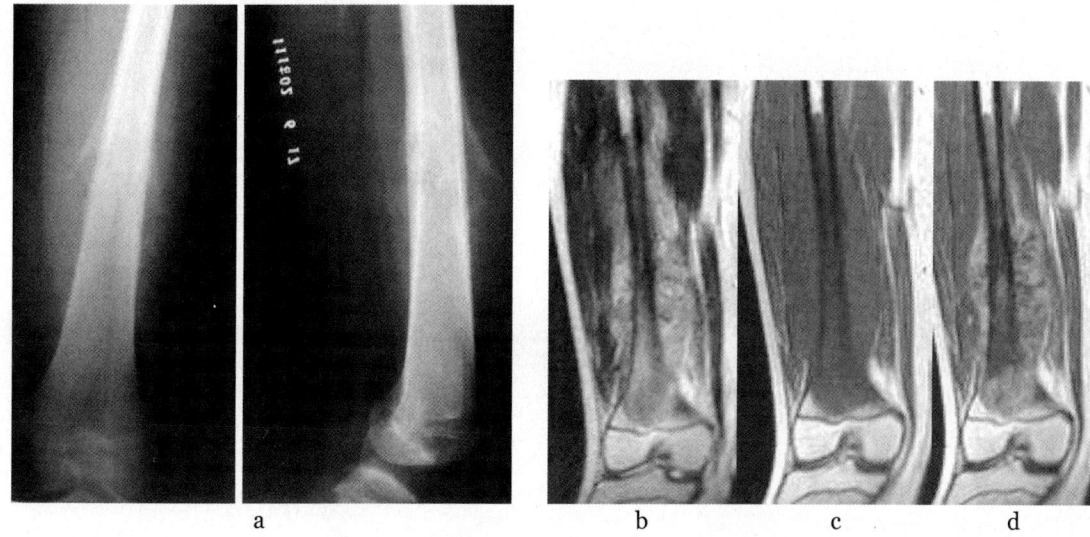

图 2-1-4-12 骨肉瘤

男，14 岁。
平片（a）：股骨中远段骨质呈渗透（筛孔）状破坏，与正常骨质分界不清，伴软组织肿块影及三角形骨膜反应（即 Codman 三角）。
MRI（b-d 分别为 T2WI、T1WI、T1WI 增强）：病变呈长 T1 长 T2 信号为主的异常信号改变，瘤骨为低信号，肿瘤与正常骨质移行带宽，病变呈不均匀显著强化。

5. 软组织肿块　骨肉瘤生长迅速，不仅在髓腔内蔓延，极易破出骨皮质向软组织内浸润，形成肿块。密度常较正常软组织高，其内可见数量及形态不一的瘤骨或瘤软骨钙化（图 2-1-4-13、图 2-1-4-14）。

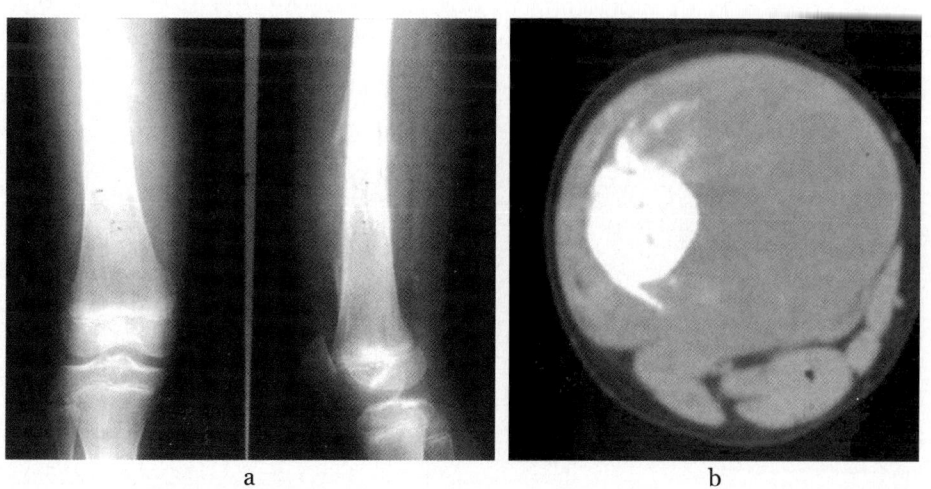

图 2-1-4-13 骨肉瘤

平片（a）：右股骨骨干渗透性溶骨性骨质破坏，髓腔密度增高，瘤骨形成，伴巨大软组织肿块及三角形骨膜反应。
CT（b）：股骨骨干溶骨性骨质破坏，巨大的软组织肿块形成，内有瘤骨，周围骨膜反应明显。
病理：小细胞型骨肉瘤。

**6. 残留骨** 当母体骨组织被骨肉瘤快速破坏时，部分断裂、残缺的正常骨组织被埋入肿瘤中。分离的皮质碎片有时被肿瘤组织推移（图2-1-4-15）；破坏区内的松质骨残留呈边缘模糊密度稍高的骨片，其内可见骨小梁，此点与瘤骨不同。

**7. 骨肉瘤侵犯骨骺与关节软骨** 骨骺板及关节软骨对骨肉瘤的生长具有一定屏障作用。高度恶性者，可直接破坏骨骺板及关节软骨并进入关节，约占17%。MRI对此种改变显示尤佳（图2-1-4-16）。

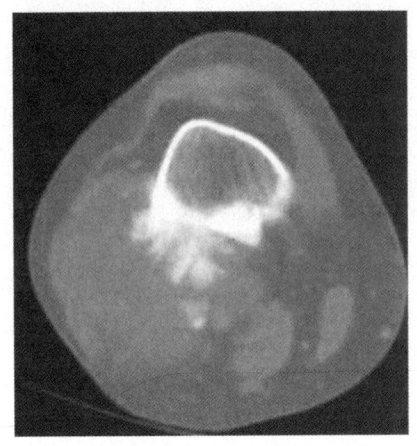

图 2-1-4-14　骨肉瘤
女，23岁。
CT：右股骨远侧干骺端限局性骨质破坏伴巨大软组织肿块形成，软组织内大量肿瘤新生骨。

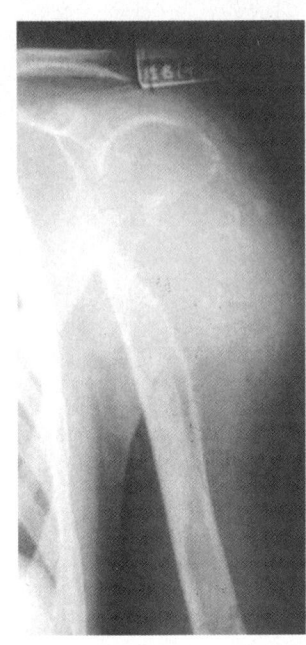

图 2-1-4-15　骨肉瘤
平片：肱骨近侧干骺端溶骨性骨质破坏伴病理骨折，巨大的软组织肿块，边界较清晰，内含瘤骨。

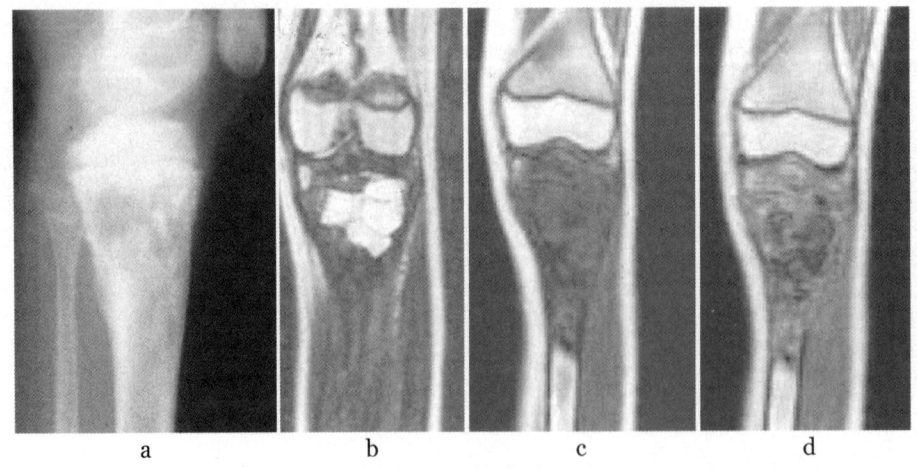

图 2-1-4-16　骨肉瘤
女，10岁。
平片（a）：左侧胫骨近侧干骺端骨肉瘤突破骺板累及骨骺。
MRI（b-d 分别为T2WI、T1WI及T1WI增强）：胫骨干骺端侵骨骺信号异常，增强T1WI显示肿瘤已侵犯骨骺，对骨干破坏的范围也明显大于平片。

8. **病理骨折**　发生率6%～10%，多见于溶骨型骨肉瘤，一般骨痂较少。

9. **骨肉瘤转移**　血源性转移最多，可早期出现。淋巴转移较少。转移灶可以有成骨现象。多转移至肺，也可转移至骨（图2-1-4-17、图2-1-4-18），骨骼转移约占6.4%。以往多在X线平片及CT上诊断。MRI广泛应用于临床后，在原发骨肉瘤患者的骨髓腔中，可见有低信号的转移病灶取代正常高信号的骨髓脂肪组织（在T1WI上），称为跳跃病灶（skip lesion），其发现率约2%～19%。

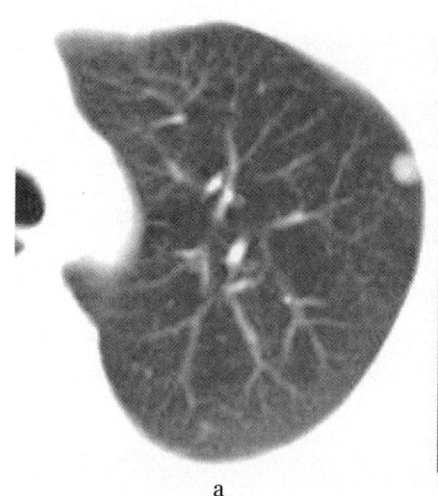
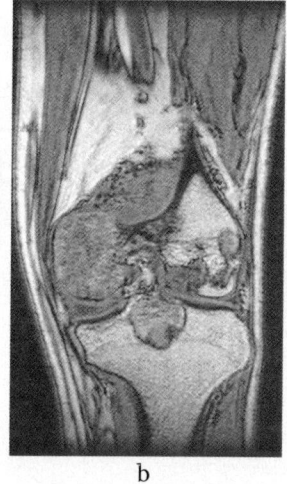

**图2-1-4-17　骨肉瘤肺转移、骨转移**
CT（a）：左上肺类圆形病变，为骨肉瘤肺内转移。
MRI（b）：股骨远侧干骺端骨肉瘤，胫骨平台亦有限局性异常信号，边界清晰，但关节面完整，因此并不是股骨病变侵袭胫骨，而是跳跃病灶（转移灶）。

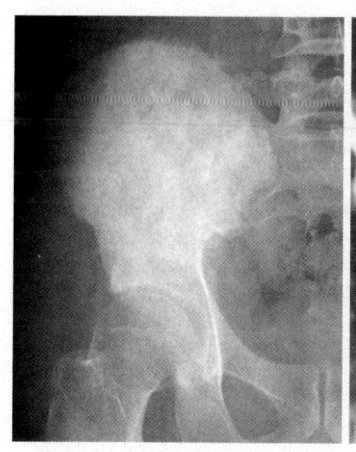
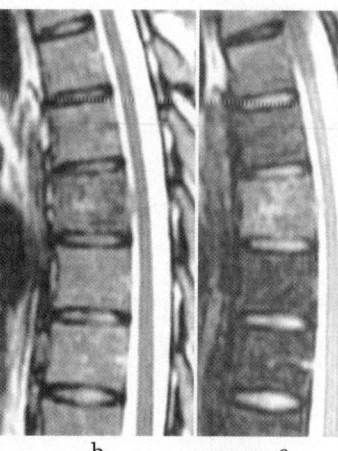
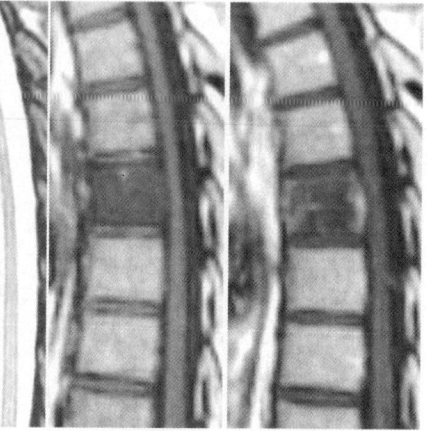

**图2-1-4-18　右髂骨骨肉瘤胸椎骨转移**
男，54岁，间断右臀部疼痛半年，加重半月。
**平片**（a）：右髂骨可见大量棉团状瘤骨，并可见密度减低区，周围软组织内可见高密度灶。
**MRI**（b-e 分别为T2WI、T2WI抑脂、T1WI及T1WI增强）：胸椎椎体呈长T1长T2为主的混杂信号，抑脂T2WI肿瘤异常信号升高更明显，轻度不均匀强化。

10. **骨肉瘤的X线分型**
各种X线表现常交错混杂存在。根据骨肉瘤溶骨与否，可将骨肉瘤的X线所见分成以下三型：①溶骨型：以溶骨性骨质破坏为主，移行带宽，瘤骨不显著；多见三角形骨膜反应，为肿瘤穿破皮质进入软组织时，在肿瘤上或下端残留三角形骨膜反应，软组织肿块明显（图2-1-4-19）。②成骨型：以髓腔内瘤骨形成及骨膜反应为主（图2-1-4-20）。③混合型：兼有以上二型的 X 线表现（图 2-1-4-21），实际上，混合型最为常见。

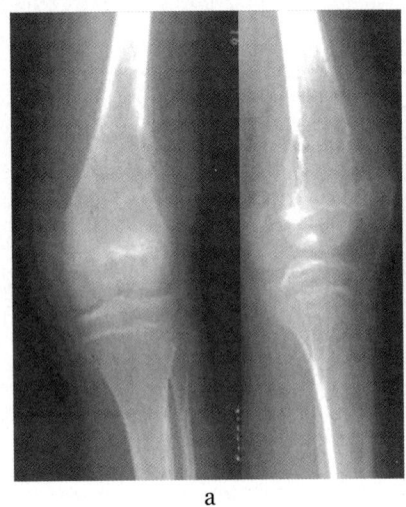
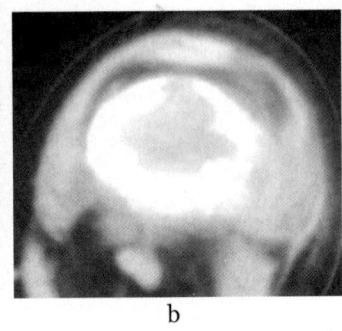
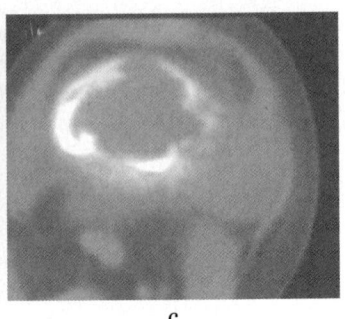

a　　　　　　　　　b　　　　　　　　　c

**图 2-1-4-19　溶骨型骨肉瘤**

**平片（a）**：左侧股骨远侧干骺端溶骨性骨质破坏，边界不清，移行带宽，外侧可见层状骨膜反应，远段皮质中断，局部形成软组织肿块。

**CT（b、c）**：左侧股骨远侧干骺端溶骨性骨质破坏，髓腔密度增高，外侧软组织肿块形成。

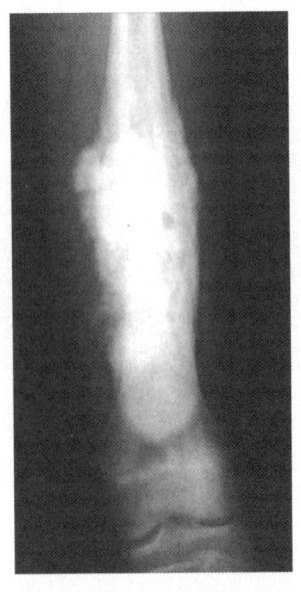
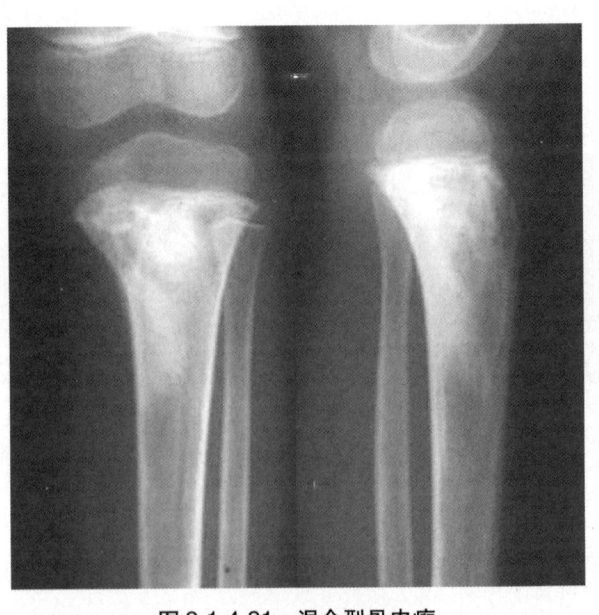

**图 2-1-4-20　成骨型骨肉瘤**
平片：股骨中远段髓腔密度增高，骨干增粗，瘤骨形成，骨膜反应显著。

**图 2-1-4-21　混合型骨肉瘤**
平片：胫骨近侧干骺端溶骨性骨质破坏，并髓腔密度增高，瘤骨形成，内侧边缘层状骨膜反应。

11. 颌骨骨肉瘤

颌骨骨肉瘤（gnathic osteosarcoma）发生在上、下颌骨，发病年龄较高，31～70岁，平均年龄35岁，肿瘤分化良好，预后较佳。

[CT]

对骨肉瘤破坏范围、软组织肿块大小，尤其在骨髓腔内浸润的显示比平片准确。正常骨髓脂肪的CT值为 −20～−80Hu，若被肿瘤浸润后，则密度升高达约40Hu；如有坏死，其内可见到低密度病变（图2-1-4-11、图2-1-4-14、图2-1-4-15、图2-1-4-19）。

[MRI]

MRI能从多方位观察骨骼及软组织受侵范围（图2-1-4-12、图2-1-4-16），有否骨骺及关节软骨侵犯，有无跳跃性转移（skip lesion）（图2-1-4-17）。未骨化、钙化的肉瘤组织，在T1WI上呈低至中信号，在T2WI上呈高信号，因常有坏死、出血、囊性变，故T2WI上高信号不均匀，瘤骨在T1及T2WI上均呈低信号，增强后常呈不均匀强化（图2-1-4-10）。骨肉瘤坏死出血提示肿瘤生长速度快，血供丰富，恶性度较高，出血还可能与肿瘤细胞的分泌有关。MRI T1抑脂像上，出血呈高信号。对骨肉瘤中所含软骨成分，MRI有独到的优势，软骨小叶间有分隔存在，Gd-DTPA增强检查，使含纤维血管束的小叶间隔呈明显增强（图2-1-4-8），有助于确诊骨肉瘤中所含软骨成分。如髓内型骨肉瘤中所含软骨成分超过90%，称为软骨细胞型骨肉瘤。

### 三、病理学表现

骨肉瘤大体形态（图2-1-4-22）取决于其中的骨、软骨、软组织和血管成分的相对含量，以及出血、坏死和囊性变的程度，个体差异明显。镜下，骨肉瘤之瘤细胞异型性明显，胞浆丰富、嗜酸性，可见由瘤细胞直接产生的粉染之骨样基质，钙化骨样基质呈条索、花边状、片状分布在瘤细胞周围，此为诊断各种类型骨肉瘤之最基本、最重要的病理形态学根据。这些肿瘤性成骨病变中常混有不同比例的成纤维性、成软骨性病变，根据其优势成分的不同，

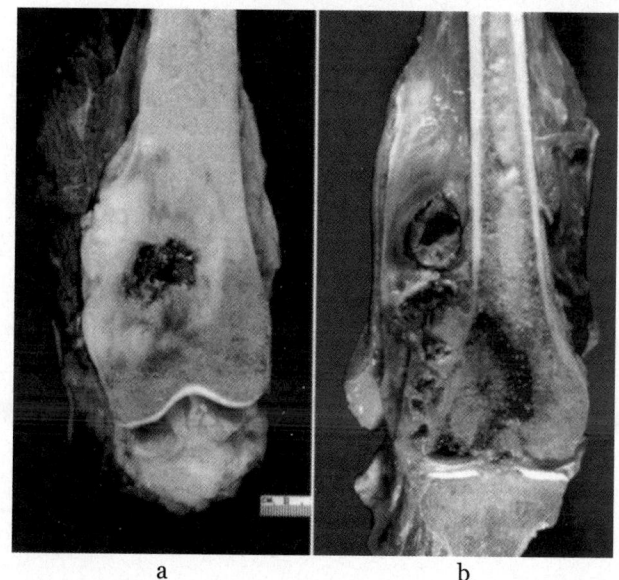

图2-1-4-22 股骨骨肉瘤

**大体病理**：两例骨肉瘤均典型地位于干骺部。(a) 肿瘤被局限在骨内；(b) 骨肉瘤已广泛侵犯软组织，形成巨大肿块。

骨肉瘤可分为成骨型、成纤维型和成软骨型。这种分型虽与预后无关，但却有助于认识骨肉瘤的组织学上丰富多样的形态变异。

### 四、骨肉瘤的诊断与鉴别诊断

（一）骨肉瘤的早期诊断

1. 在长骨干骺端一侧，出现少许早期骨膜反应，呈层状或针状，此时骨质破坏在平片上可不明显（图2-1-4-3）。
2. 在长骨干骺端出现范围较小的局限性渗透性（筛孔状）、虫蚀状骨质破坏，（图2-1-4-2）。
3. 骨皮质内出现线性透亮征，系肉瘤细胞沿哈氏管浸润，使其扩大呈1～2mm纵形密度减低线。
4. 长骨干骺端松质骨内出现局限性棉絮样骨密度较高的瘤骨影（图2-1-4-3）。
5. MRI对于髓腔内异常信号病灶的检出，较平片敏感（图2-1-4-23）。

（二）鉴别诊断

1. 几种肿瘤与非肿瘤性病变与成骨型骨肉瘤的鉴别诊断（表2-1-4-2）

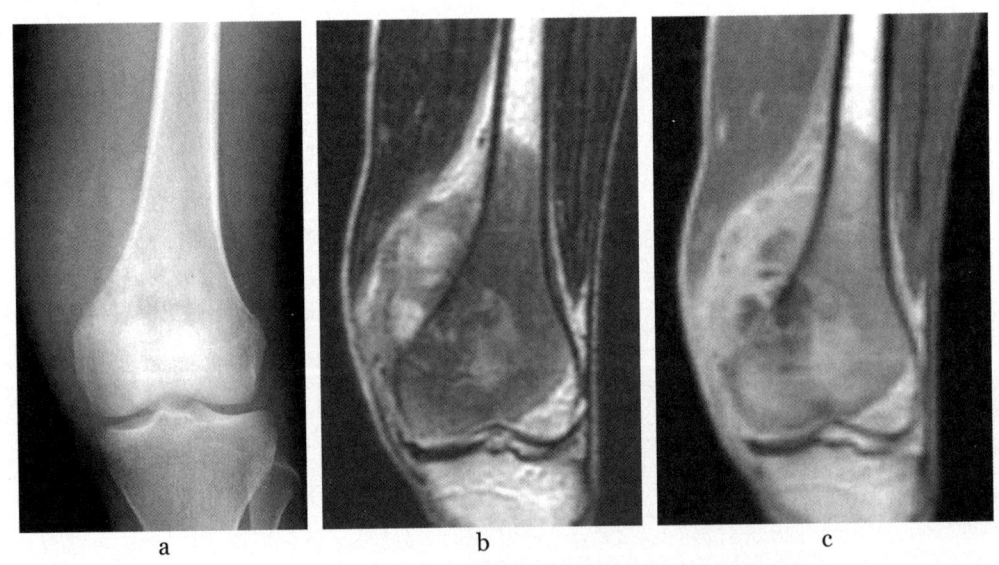

图2-1-4-23 骨肉瘤

男，17岁，左膝肿胀疼痛1月余。
平片（a）：股骨下端髓腔内轻度虫蚀状骨质破坏，三角形骨膜反应，软组织内可见少许骨化。
MRI（b、c分别为T2WI、T1WI加强）：肿瘤呈不均匀短T2为主信号，明显不均匀强化，软组织内可见肿块影，部分骨皮质信号中断。病变在髓腔内侵犯范围清晰、明确。
本例在平片（a）上显示病变很轻微，但在MRI上（b、c）显示病变已较广泛，尤其软组织肿块颇大，MRI对检出病变的敏感性是很高的。

表2-1-4-2　成骨型骨肉瘤的鉴别诊断

| | 疾　病 | Ewing肉瘤 | 成骨型骨肉瘤 |
|---|---|---|---|
| Ewing肉瘤 | 好发年龄 | 稍低（平均12.4岁） | 稍高（平均15岁） |
| | 好发部位 | 长骨骨干及骨干-干骺端>干骺端 | 90%在长骨干骺端，其余部位只占10% |
| | 骨膜反应 | 葱皮样者多于针状（放射或垂直状） | 针状（放射或垂直状）多于葱皮样 |
| | 瘤　骨 | 无，但少数可有反应性的骨硬化 | 有 |
| | 放　疗 | 敏感 | 不敏感 |
| 化脓性骨髓炎 | 疾　病 | 化脓性骨髓炎 | 骨肉瘤 |
| | 病程进展 | 急性期比骨肉瘤进展快 | 骨髓炎慢性期常比骨肉瘤进展慢 |
| | 软组织改变 | 弥漫性肿胀，但无肿块（图2-1-4-24） | 易穿破皮质，常在软组织形成肿块 |
| | 骨膜反应 | 常呈层状（单或多层）或花边状，无定形，罕有针状（放射或垂直状） | 常有层状，针状（放射、垂直），三角状 |
| 疲劳骨折 | ①好发胫骨中、上1/3交界处，股骨及腓骨上、下段，距骨，肋骨，肱骨及尺骨上段，桡骨下段等处。②有骨膜增生及骨痂形成。③骨折线在平片上常不能显示，需用MRI检查，在T1WI上可见清楚的低信号骨折线，在T2WI上仍可见低信号骨折线，但周围可见高信号水肿带。（图2-1-4-25） | | |
| 成骨性转移瘤 | ①发病年龄较大，常均在40岁以上。②有原发瘤。③无或少有骨膜反应。④无或罕有破入软组织 | | |
| 软骨肉瘤 | ①发病年龄较大，多见于30～60岁。②瘤内一般无瘤骨，但也可通过软骨内化骨产生新生骨。③瘤内可有环或半环形的软骨钙化 | | |

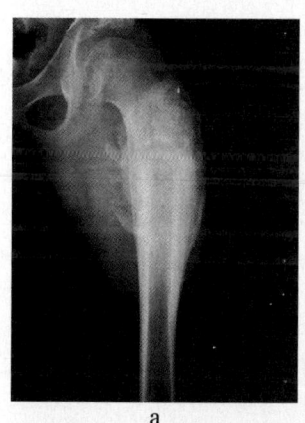
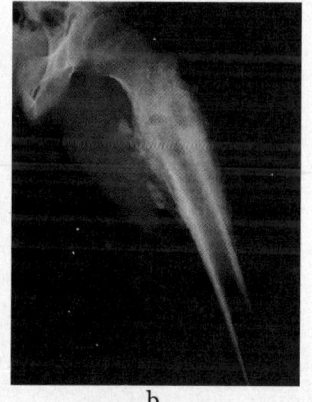

a　　　　　b

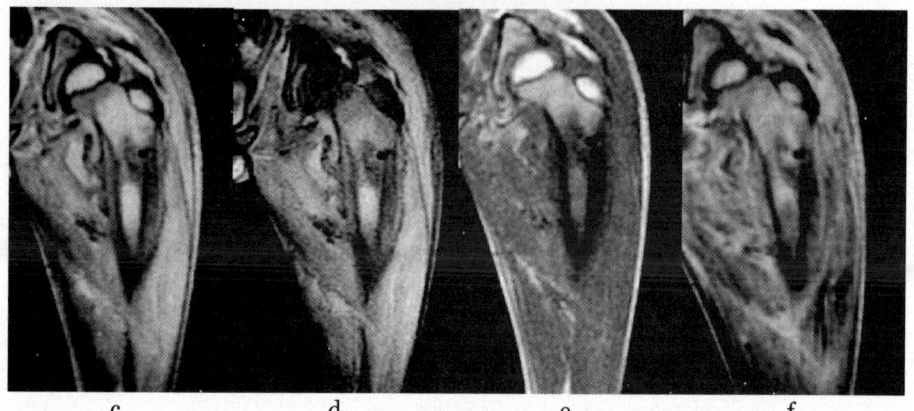

c　　　　d　　　　e　　　　f

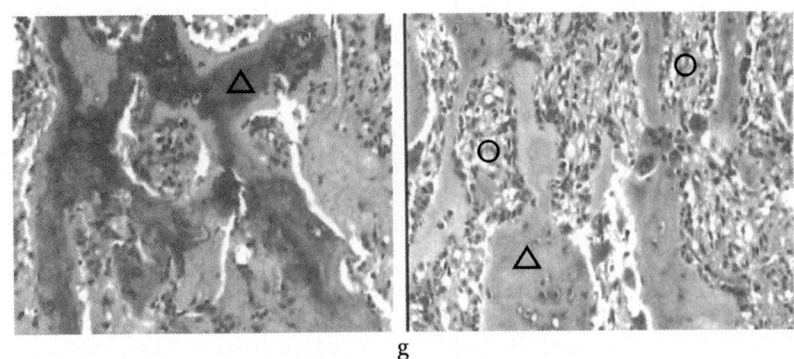

图 2-1-4-24 骨髓炎

女，77 岁，左大腿近端疼痛伴软组织肿胀进行性加重 2 月余。

**平片**（a、b）：骨干增粗变形，骨质浸透性破坏，伴葱皮样及花边样骨膜反应，广泛软组织肿胀。

**MRI**（c-f 分别为 T2WI、T2WI 抑脂、T1WI、T1WI 增强）：骨质破坏局限，而周围软组织肿块明显，不成比例。

**病理切片**（g）：左股骨上段骨膜及骨皮质组织，可见反应增生的骨组织（△），间质出血水肿，散在炎细胞反应，髓腔内组织：骨梁增生活跃，小梁间为增生小血管及纤维母细胞（○）。免疫组化染色显示增生小血管 CD31 及 CD34 阳性，纤维母细胞 Vimentin（+），可见个别 CD38 阳性的浆细胞，Ki-67＞20%，结合临床及影像学改变，考虑为慢性骨髓炎。

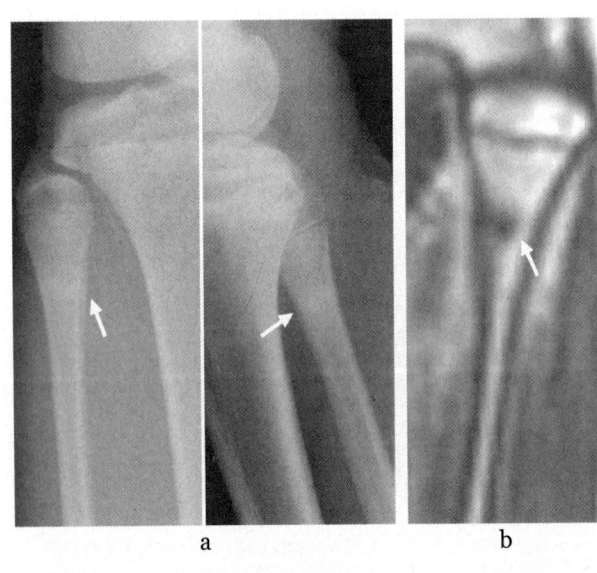

图 2-1-4-25 疲劳骨折

男，13 岁，左小腿上端疼痛 1 月余。

**平片**（a）：腓骨近侧干骺端局部高密度影，伴骨膜增生（↑）。

**MRI**（b 为 T2WI）：腓骨近侧干骺端低信号骨折线（↑）。

2. 与溶骨型骨肉瘤的鉴别诊断（表 2-1-4-3）

表 2-1-4-3　溶骨型骨肉瘤的鉴别诊断

| | |
|---|---|
| 1. 骨巨细胞瘤 | ①好发于 20～40 岁。②好发于长骨骨端。③一般无骨膜反应，极少数恶性者可有。④瘤内无骨化、钙化。⑤无或少有硬化缘 |
| 2. 溶骨型转移瘤 | ①好发于中老年人。②有原发瘤。③无或少有骨膜反应。④无或少有穿入骨旁形成的软组织肿块 |
| 3. 骨纤维异常增殖症 | 骨皮质虽然可变薄，但无皮质破坏，也无骨膜反应及软组织肿块 |
| 4. 骨纤维肉瘤及恶性纤维组织细胞瘤 | 此二病发病年龄均较大，多见于 20～60 岁，均为溶骨性病变，常有软组织肿块，瘤内无瘤骨，无或少有反应性骨硬化，纤维肉瘤中可有残留的皮质或松质骨的死骨。骨膜反应无或有，但较骨肉瘤为轻 |

## 毛细血管扩张型骨肉瘤

毛细血管扩张型骨肉瘤（telangiectatic osteosarcoma）为少见的高度恶性肿瘤，又名出血性骨肉瘤。瘤内有单或多个出血性囊腔，内含血液、骨间隔、瘤组织及坏死组织。

### 一、临床表现

1. **好发年龄** 多见于 10～30 岁。男∶女 = 2∶1。
2. **好发部位** 多见于股骨远端、胫骨近端、肱骨近端的干骺端，可伸向骨干或骨端，也可发生在骨干。
3. **症状与体征** 疼痛、肿块，部分患者有病理骨折。

### 二、影像学学表现

[X 线平片]

早期为局限性渗透性骨质破坏，以后出现范围较大溶骨性骨质破坏，瘤内几乎无高密度瘤骨是此型骨肉瘤的特点。有时呈边缘较规则的地图样骨质破坏，甚至可有骨膨胀，似动脉瘤样骨囊肿。以上病变可伴病理骨折或软组织肿块，可有侵袭性骨膜反应如分层、针状及三角形，示病变为恶性。

[CT 及 MRI]

典型表现为大的膨胀性溶骨性破坏病灶，可无骨硬化，可有液－液平面（图 2-1-4-26），有急性出血时，在 T1WI 上呈高信号。增强扫描后强化不均匀，病变边缘和分隔明显强化。毛细血管扩张性骨肉瘤与动脉瘤样骨囊肿表现相似，以下几点可以与动脉瘤样骨囊肿鉴别，第一是毛细血管扩张性骨肉瘤囊壁比较厚，有实性结节，尤其是增强扫描后比较明显；第二是毛细血管扩张性骨肉病变内可出现基质矿化，而动脉瘤样骨囊肿很少见；第二是毛细血管扩张性骨肉瘤比动脉瘤样骨囊肿生长侵袭性更强。

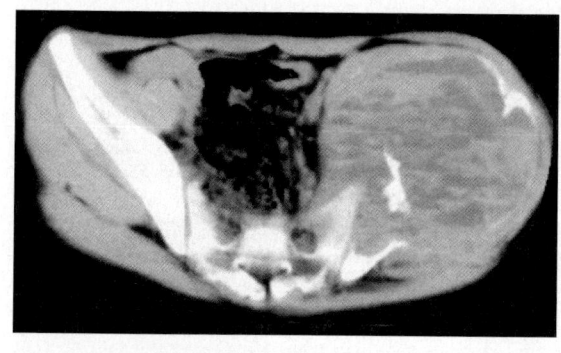

**图 2-1-4-26 毛细血管扩张型骨肉瘤**
男，18 岁，左髋痛，肿胀 13 个月。
CT：左髂骨溶骨性骨质破坏，伴巨大软组织肿块，肿块内有多发阶梯状血液－血液平面，残留骨位于软组织肿块内。
**术中**：大量压力较高的陈旧血漏出，肿瘤内充满"蜂窝状"膜样组织。
**病理**：毛细血管扩张型骨肉瘤。

### 三、病理学表现

多房性血腔使其在 X 线和病理组织学上都与动脉瘤样骨囊肿相似，但在血腔间隔和实体区中可见明确的骨肉瘤改变。此型骨肉瘤是源于动脉瘤样骨囊肿恶变，还是一种继发性血管病变，尚存争议，但人们一致认为毛细血管扩张型比普通类型骨肉瘤更具侵袭性。

## 小细胞型骨肉瘤

小细胞型骨肉瘤（small cell osteosarcoma）是未分化小细胞肿瘤。虽在病变形态上与尤文肉瘤相似，但其瘤细胞能直接产生骨样基质或骨组织，约占骨肉瘤的1%。

### 一、临床表现

1. 好发年龄　6～83岁，但多见于11～20岁。
2. 好发部位　本瘤好发在股骨远端，胫骨近端，肱骨近端的干骺端，常伸向骨干，与髓内型骨肉瘤相似。

### 二、影像学表现

[X线平片]

主要表现为渗透性或虫蚀样溶骨性骨质破坏，常伴软组织肿块及侵袭性骨膜反应，病灶内还可见瘤骨，与髓内型骨肉瘤相似（图2-1-4-27）。

[MRI]

在T1WI上呈不均匀低信号，在T2WI上呈不均匀高信号，不均匀增强。

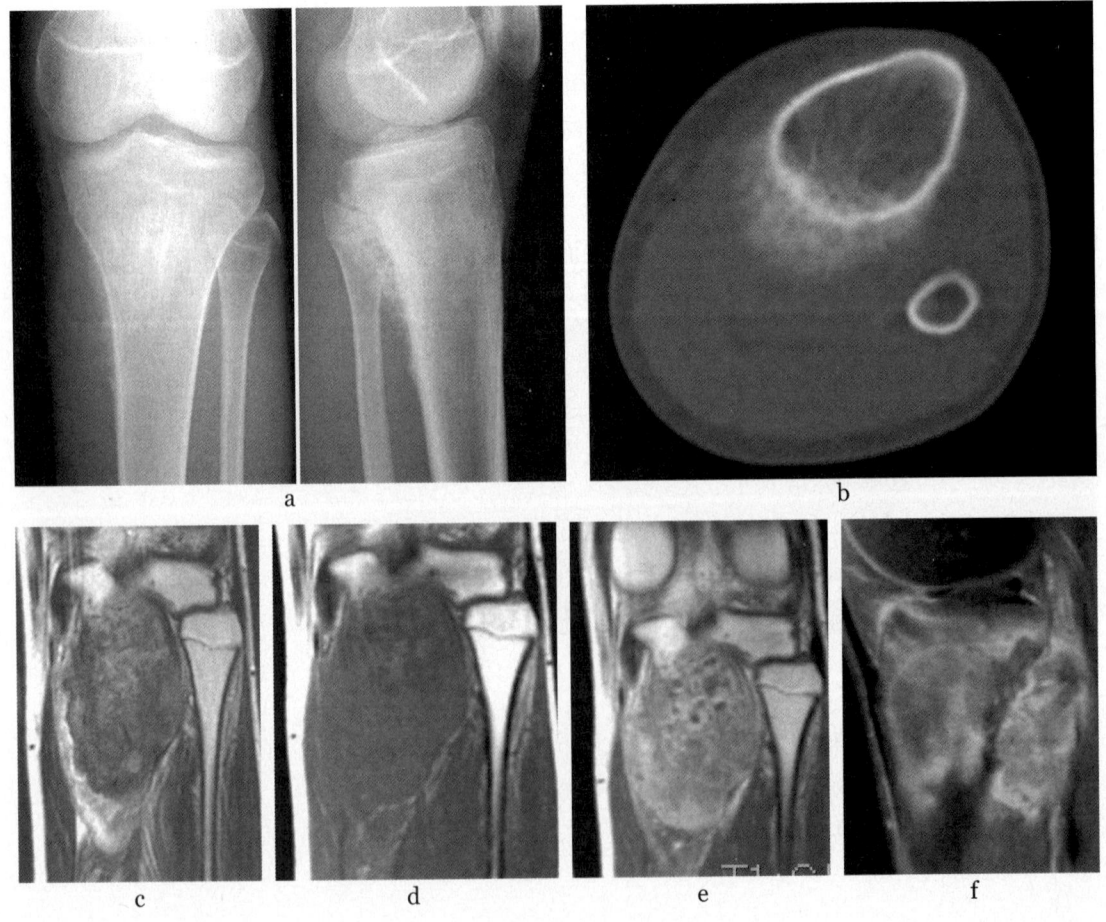

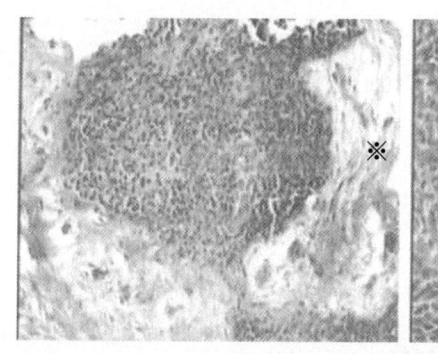
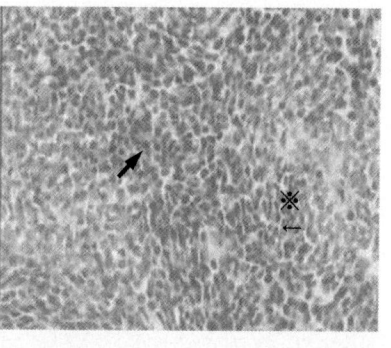

g

**图 2-1-4-27 小细胞型骨肉瘤**

男，17 岁，左小腿上端隐痛不适，加重 2 个月。
**平片**（a）：胫骨上段髓腔内见片状不均匀密度增高区，其周围见针状、放射状骨膜反应。
**CT**（b）：胫骨骨皮质虫蚀样骨质破坏伴放射状骨膜反应及病理骨折。周围软组织肿块内有钙化、骨化。
**MRI**（c-f 分别为 T2WI、T1WI、T1WI 增强冠状位、T1WI 抑脂增强矢状位）：肿瘤呈长 T1 混杂 T2 信号，明显不均匀强化。
**病理切片**（g）：小细胞型骨肉瘤。瘤细胞体积小，形态一致，呈弥漫性分布（→），类似 Ewing 肉瘤，或淋巴瘤。但这些小圆形细胞或梭形细胞可在局部产生骨样基质（※）。

### 三、病理学表现

瘤细胞体积小，圆形或卵圆形，形态单一，弥漫分布；核染色质纤细，核仁不明显。虽在组织形态上与尤文肉瘤和恶性淋巴瘤相似，但本瘤的瘤细胞可直接产生瘤骨样基质。偶见软骨样基质及见软骨岛，而抗体 O13（CD99）在尤文肉瘤呈阳性表达。

## 纤维组织细胞型骨肉瘤

纤维组织细胞型骨肉瘤（fibrohistiocytic osteosarcoma）以含有多形性梭形细胞及巨细胞为特点，似富含巨细胞的骨肉瘤。

### 一、临床表现

1. **好发年龄**　较大，常大于 30 岁。
2. **好发部位**　好发长骨骨端或干骺端。

### 二、影像学表现

[X 线平片]

主要为溶骨性骨质破坏，骨膜反应较髓内型骨肉瘤轻，所见似骨纤维肉瘤及恶性纤维组织细胞瘤，但此型骨肉瘤内常有棉絮样或云雾状瘤骨（图 2-1-4-28），而骨纤维肉瘤及恶性纤维组织细胞瘤内则无成骨性改变（图 2-1-4-29）。

### 三、病理学表现

大部分区域的组织结构与恶性纤维组织细胞瘤无异，但纤维组织细胞型骨肉瘤的瘤细胞可直接产生瘤骨样基质。

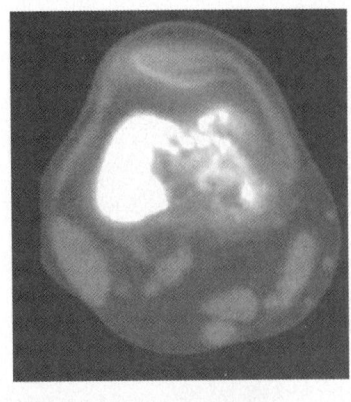

图 2-1-4-28  纤维组织细胞型骨肉瘤
CT：右胫骨上端溶骨性骨质破坏，边界不清，病变区内有多发棉絮状瘤骨形成。

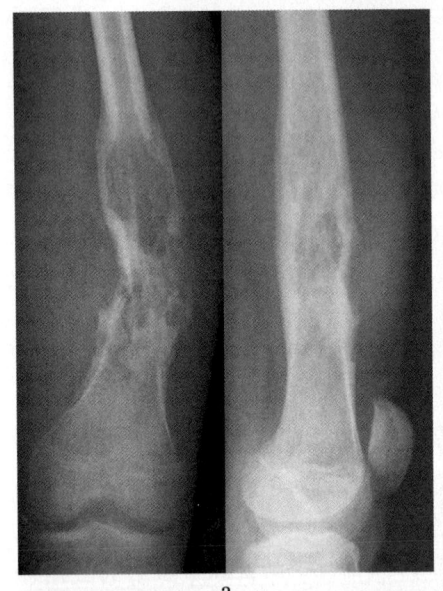

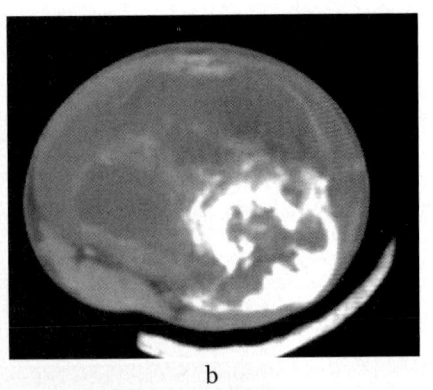

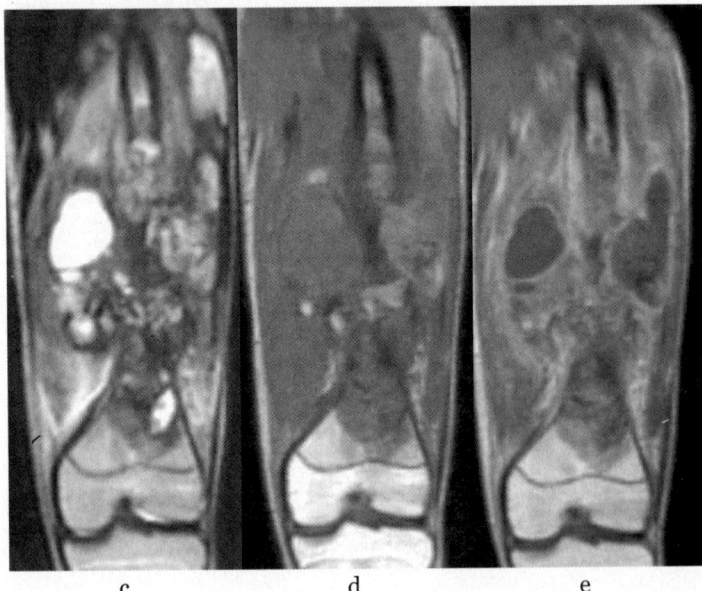

图 2-1-4-29  成纤维型骨肉瘤
男，16岁，左大腿疼痛1月余。
平片（a）：溶骨性虫蚀样骨破坏伴破坏伴粗大索条样结构，形似纤维肉瘤或恶性纤维组织细胞瘤但伴软组织内瘤骨形成且年龄符合骨肉瘤。
CT（b）：恶性（虫蚀样）骨破坏形态，大量瘤骨及巨大软组织肿块，使得骨肉瘤的诊断更明确。
MRI（c、d、e 分别为T2WI、T1WI和增强T1WI）显示病灶范围，远端邻近骺板，肿瘤内囊性变，部分有增强的组织在T2WI上信号并不高，提示这部分组织可能为纤维组织来源。

## 软骨母细胞型骨肉瘤

软骨母细胞型骨肉瘤是中心型骨肉瘤中较少见的类型，其内有较多的具明显异型性的软骨成分（可高达90%）。Geirnaerdt报道软骨母细胞型骨肉瘤的发病率为9%，Dorfman报道的发病率为4.2%，而Dahlin和Huvos报道的发病率分别为21%和23.8%。

### 一、临床表现

1. **好发年龄** 发病年龄中位数为14岁（软骨肉瘤的发病年龄中位数为48岁，骨肉瘤的发病中位数年龄为17岁）。

2. **好发部位** 好发于长骨干骺端。

### 二、影像学表现

常规影像学表现同骨肉瘤，但由于肿瘤内含骨及软骨成分，增强后表现有一定特异性。

MRI与手术标本的相关对照显示：软骨母细胞型骨肉瘤具有特异性MRI强化形式，间隔强化和边缘强化是分化好的软骨类肿瘤的强化形式，代表了软骨结节间和软骨结节周围的含纤维血管束的间隔，软骨本身并无强化，这是由于透明软骨和粘液组织少细胞且无血管。

1. 无强化区的肿瘤内含有成骨成分和钙化的软骨成分。
2. 间隔强化位于分化较好的肿瘤软骨区，代表了软骨结节间含纤维血管束的间隔。
3. 边缘强化位于肿瘤软骨区的周缘，不同厚度的边缘强化代表了肿瘤软骨区周围含纤维束的血管间隔，软骨成分的结节样生长使边缘强化常呈分叶状、扇贝状外观。
4. 不均匀强化位于肿瘤成骨区，在此区也可见软骨成分（图2-1-4-8）。

间隔强化和边缘强化现象的出现表明肿瘤内部含有一定量的软骨成分，而软骨母细胞型骨肉瘤除间隔强化、边缘强化外还可有无强化或不均匀强化，表明了肿瘤组织内含有的非软骨成分。而在软骨肉瘤中，只有高度恶性的软骨肉瘤才为不均匀强化，这与它的多细胞性有关。由于软骨肉瘤往往是由恶性度不同的成分组成，高度恶性的软骨肉瘤常表现为间隔强化、边缘强化和不均匀强化并存。

### 三、病理学表现

软骨母细胞型骨肉瘤的组织病理学诊断标准是肿瘤主要由软骨母细胞组成，但瘤细胞可以直接产生骨样基质和不成熟骨。因此活检组织中存在骨样成分对于软骨母细胞型骨肉瘤的病理诊断十分重要。尽管所有活检都取自病变区，但肿瘤的不均质性常导致活检样本误差，进而直接影响正确的诊断。活检样本误差是导致软骨母细胞型骨肉瘤误诊为软骨肉瘤的重要因素。当影像学涉及骨肉瘤和软骨肉瘤的鉴别时，活检更应谨慎，应该考虑到肿瘤的不均质性。而反复多次的活检势必增加肿瘤局部或全身扩散的风险。因此，利用影像学方法指导进行临床活检，对于提高活检成功率及病理诊断的正确性具有重要作用。

### 四、鉴别诊断

近年的研究表明软骨母细胞型骨肉瘤和其他髓内型骨肉瘤的临床治疗和预后并无差别，鉴别的意义主要是防止误诊为软骨肉瘤，因为两者的治疗和预后有显著差别。软骨肉瘤的治疗方法主要为手术切除，预后与组织学分型和手术切除是否完整有关，预后相对较好。而骨肉瘤除手术切除外需辅以化疗，且总体预后较软骨肉瘤差。

MRI不同增强形式的存在表明了骨肿瘤的不均一性，如果MRI影像显示肿瘤除间隔强化和边缘强化外还含有不均匀强化区，应高度注意软骨母细胞型骨肉瘤和高度恶性软骨肉瘤的鉴别，无强化区或不均匀强化区则同时含有骨和软骨成分，是正确的活检取材部位。对于年轻且既往无良性软骨类病变的患者诊断软骨肉瘤时应考虑到软骨母细胞型骨肉瘤的可能。

## 皮质内骨肉瘤

皮质内骨肉瘤（intracortical osteosarcoma）可能来源于哈伏管的原始间充质细胞，为低度恶性肿瘤，局限于骨皮质内，为很少见的骨肉瘤亚型。

### 一、临床表现

1. 好发年龄　10～44岁（平均24岁）。男多于女。
2. 好发部位　长骨（胫骨及股骨）骨干多见，也有报道在干骺端。
3. 症状与体征　病程进展较其他类型骨肉瘤慢，有局部疼痛或肿胀。

### 二、影像学表现

[X线平片]

长骨骨干或干骺端皮质内有类圆形或不规则形低密度区，约1～4cm大小，周围绕以骨硬化，病变区皮质增厚或增宽，可向内或外鼓凸（图2-1-4-30）。

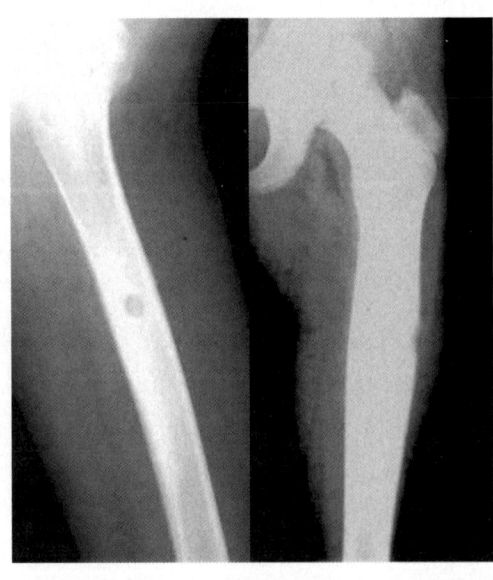

图2-1-4-30　皮质内骨肉瘤
平片：股骨骨干皮质内类圆形低密度灶，边界清楚，周围为骨硬化，病变区域骨皮质显著增厚，似伴有软组织肿块。

### 三、鉴别诊断

皮质内骨肉瘤X线所见可似良性病变，应与骨样骨瘤鉴别。后者有低密度瘤巢，呈类圆形，边缘较整齐，其中心可见有钙化，瘤巢周围伴更广泛骨质硬化，疼痛较重，可有夜间痛，阿司匹林可缓解疼痛，与皮质内骨肉瘤不同。

## 髓内型骨肉瘤

髓内型（低度恶性）骨肉瘤（low grade medullary osteosarcoma）为分化良好的肿瘤，占所有骨肉瘤的 2%。本瘤手术切除后，预后较好。

### 一、临床表现

1. **好发年龄** 偏高，平均 28 岁。
2. **好发部位** 膝部诸骨如股骨、胫骨最多，与髓内型骨肉瘤相同。
3. **症状与体征** 病程较长，有局部不适，疼痛或肿胀。

### 二、影像学表现

[X 线平片]

本瘤好发在长骨干骺端或骨端，大多数为边缘整齐的地图样溶骨性骨质破坏。有的可有硬化缘似良性病变，可有膨胀性改变。其内偶有骨间隔，皮质可变薄，但少有骨膜反应及软组织肿块；也可在骨髓腔内呈不等程度成骨型或呈混合型改变（图 2-1-4-31）。

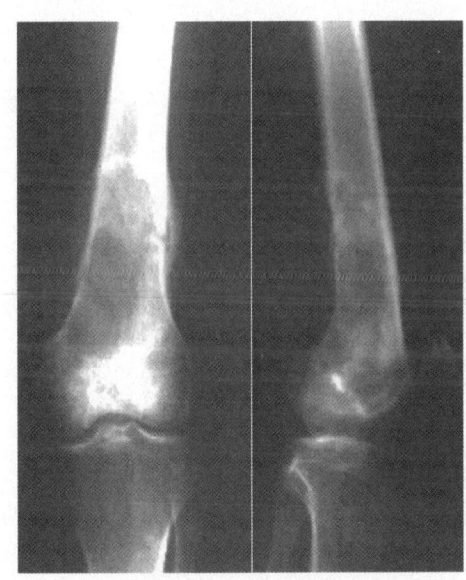

**图 2-1-4-31 低度恶性（髓内型）骨肉瘤**
平片：股骨远端干骺端骨质破坏区，其上、下缘部分似有硬化缘，皮质变薄，外侧皮质病理性断裂骨折致周围可见光滑的连续性层状骨膜反应，软组织肿块不明显。

### 三、病理学表现

瘤细胞呈梭形，分化好，核分裂少见。大量骨样基质呈骨小梁状排列。髓内高分化型骨肉瘤有时需和骨纤维异常增殖症等良性病变鉴别，前者在 X 线上有皮质被破坏的证据，组织学上可见边缘浸润。还有些病变在组织结构上与骨旁骨肉瘤相似。

### 四、鉴别诊断

应与骨纤维异常增殖症、骨巨细胞瘤及软骨性肿瘤鉴别（参见本章第四节 四、骨肉瘤的诊断与鉴别诊断中之（二）鉴别诊断表格）。

## 骨旁骨肉瘤

骨旁骨肉瘤（parosteal osteosarcoma）为恶性程度较低的骨肉瘤。行手术切除，预后好，5年生存率约80%。

### 一、临床表现

1. **好发年龄** 10～70岁，平均31.3岁，发病年龄大于髓内型骨肉瘤。男女无差别，国外报道女：男＝1.4：1。

2. **好发部位** 股骨远段后（腘）面最多，其次为胫骨及肱骨近段，再次为腓、桡、尺、锁及颅骨、下颌骨、骨盆。好发于长骨干骺端表面，也可发生在长骨骨干表面。

3. **症状与体征** 病程较长，症状较轻，有疼痛、肿胀或肿块。

### 二、影像学表现

[X线平片]

长骨干骺端或骨干表面肿块，呈类圆型、半圆形或分叶状。但因其内所含瘤骨、瘤软骨及纤维组织成分不同，密度可不完全相同，表现为致密型、发团型及混合型等不同X线表现。肿块以宽底附着于母体骨皮质表面，边缘不光整；较大肿块，可环绕母体骨生长，与母体骨之间有一特征性透明间隙相隔开是骨皮质的影像。骨膜反应无或少见（图2-1-4-32、图2-1-4-33、图2-1-4-34），晚期毗邻的骨皮质及骨髓腔均可被侵犯破坏，部分病例在主瘤体周围可出现新生瘤骨沉积的卫星状瘤结节，大小不一，数量不等。

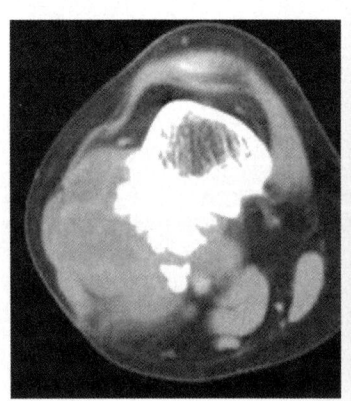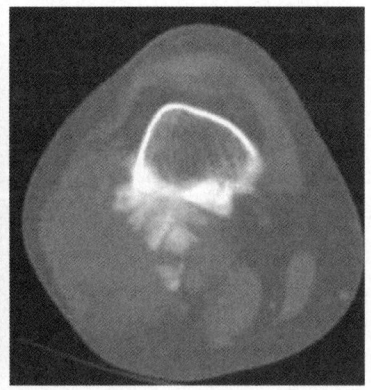

**图2-1-4-32　骨旁骨肉瘤**

女，23岁。
CT：右股骨远侧干骺端后方巨大软组织肿块，其内密度不均匀，并有大量不规则瘤骨及垂直型骨膜反应，后方骨皮质受侵蚀破坏。

[CT]

轴位CT能够准确显示肿瘤与母体骨间的透明间隙及有否侵犯皮质和髓腔（图2-1-4-34）。

[MRI]

在T1WI上呈低信号，在T2WI上呈低信号或不均匀的混杂信号，对肿瘤侵犯骨髓腔显示尤为敏感。

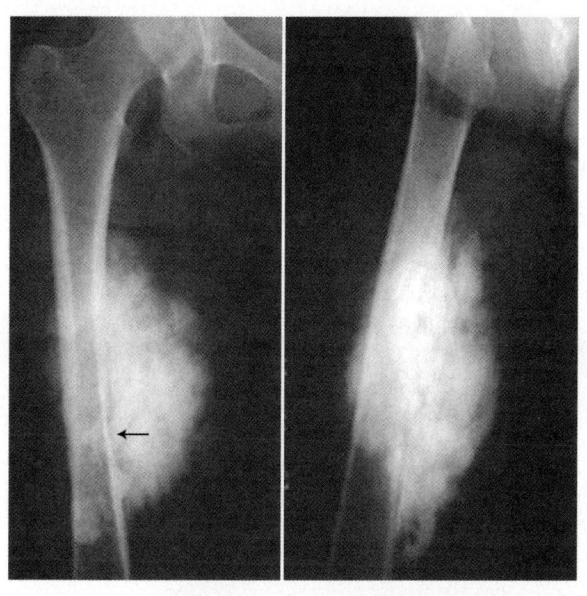

**图 2-1-4-33 骨旁骨肉瘤**
**平片**：股骨骨干骨旁半圆形软组织肿块，绕骨干生长，病变与骨干之间有透明的骨皮质线存在（↑），大量瘤骨形成。

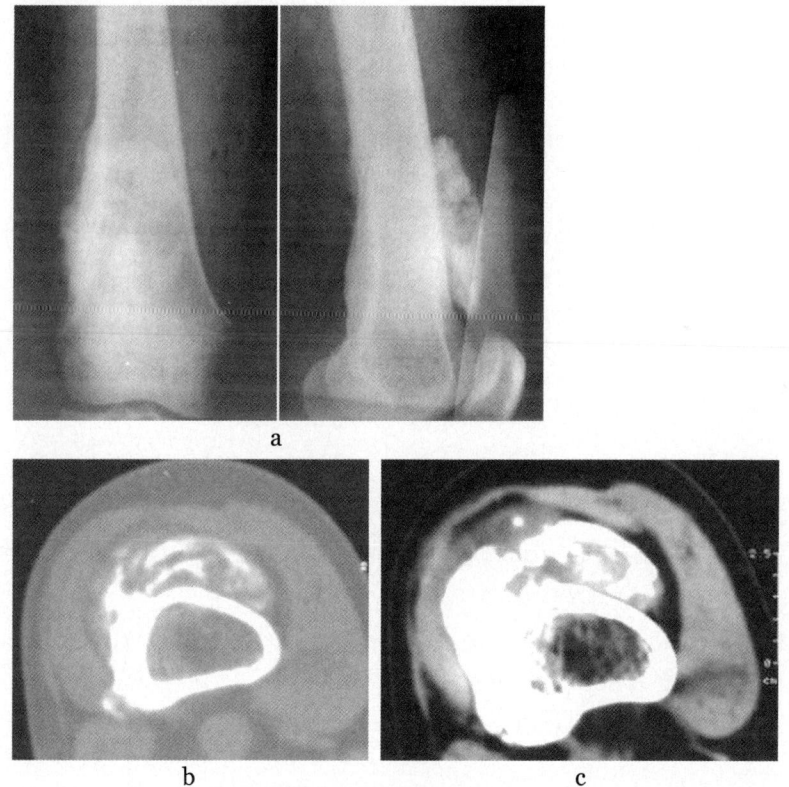

**图 2-1-4-34 骨旁骨肉瘤**
**平片(a)**：股骨远侧干骺端表面软组织肿块，内含瘤骨，肿瘤以宽基底附着于母体骨皮质表面，边缘不光整，并环绕股骨生长，肿瘤与股骨间有透明间隙相隔，未见显著骨膜反应。
**CT(b、c)**：新月形的肿块包绕股骨远端干骺端前外侧，与股骨之间隐约可见线状低密度影，肿块内有瘤骨及瘤软骨钙化形成。

### 三、病理学表现

为高分化成骨性肿瘤。瘤体呈结节状或分叶状，广基性附着于骨皮质外面，外形似蘑菇。巨型肿瘤多以包绕骨干的方式形成肿块，最大直径可达20cm。肿瘤表面常有一层纤维结缔组织包膜。切面实性、灰白色。周边质软，中心和基底部坚硬似骨。早期病变较小，尚可与骨皮质分离。多数肿瘤基底与骨皮质连为一体，但二者之间有一纤维性间隔。晚期病变可累及髓腔、破坏骨皮质、出现卫星结节，但髓内病变范围要比肿瘤主体小得多。镜下：可见在丰富的纤维母细胞性梭形细胞间质背景上，散在分布有成熟程度不等、形状不规则的骨小梁、骨样基质或分叶状软骨，偶见破骨细胞样多核巨细胞。肿瘤外被纤维性包膜，中心和基底部以骨性组织为主。

### 四、鉴别诊断

肿瘤与正常母体骨间透亮线（侧显示尤为清晰）是皮质旁骨肉瘤的特征性影像征象，也是鉴别诊断的要点（表2-1-4-4）。

表2-1-4-4　骨旁骨肉瘤的鉴别诊断

| 病变 | 影像特征 |
| --- | --- |
| 骨旁骨瘤 | 象牙骨样密度均匀的硬化性肿块，边缘锐利清晰，紧密附着于骨皮质，病变与相邻骨皮质之间无透亮间隔线 |
| 骨旁骨肉瘤 | 象牙骨样密度的分叶状肿物，密度均匀或不均，伴周边部X线更透亮区，病变与相邻骨皮质间学有透亮间隔线 |
| 宽基底骨软骨瘤 | 母体骨与骨软骨瘤间皮质骨及松质骨相延续 |
| 皮质旁骨化性肌炎 | 带状现象：病变中心X透亮区与周边成熟骨化的高密度区，常有薄的透亮裂隙分离骨性肿块与相邻骨皮质 |
| 骨膜骨母细胞 | 圆或卵圆形不均密度肿块附着于骨皮质 |
| 骨化骨旁（骨膜）脂肪瘤 | 含有不规则骨化与脂肪密度的分叶状肿块，相邻骨皮质偶有肥厚 |
| 蜡泪样骨病 | 骨皮质增厚似烛旁向下流淌的烛滴 |

1．**骨旁骨瘤**　长骨骨旁骨瘤，体积较小，边缘光滑、整齐，较大者也不环绕骨干生长，无骨皮质破坏及骨膜反应。

2．**骨软骨瘤**　瘤体骨皮质与母体骨皮质相连，瘤体松质骨也与母体松骨质相连通，而骨旁骨肉瘤与骨髓腔不通，有骨皮质隔开。

3．**骨化性肌炎**　病变位于软组织内，不环绕骨干生长，也无蒂或宽底附着在骨皮质上，偶尔，骨化性肌炎紧邻骨皮质时可引起实性骨膜反应，但骨化性肌炎有带状征（zonal phenomenon），即钙化先从周围开始，然后，向中心发展。

## 去分化骨旁骨肉瘤

去分化骨旁骨肉瘤（dedifferentiated parosteal osteosarcoma）是在低度恶性骨旁骨肉瘤中，有原发去分化高度恶性的多形性梭形细胞肉瘤发生。它也可由于低度恶性骨旁骨肉瘤切除后复发引起，或者是放疗后所致。治疗采用彻底切除，辅以化疗的方法，预后比骨旁骨肉瘤差，转移多于骨旁骨肉瘤。

## 一、临床表现

1. 好发年龄　好发于 21～50 岁，女性稍多。
2. 好发部位　与骨旁骨瘤相同，即最多见于股骨远段，胫骨近段。

## 二、影像与表现

[X 线平片]

除有骨旁骨肉瘤的表现外，还有高度恶性侵袭性溶骨性骨质破坏，破坏骨皮质，22% 侵犯骨髓腔，40% 侵犯软组织。

## 三、病理学表现

部分去分化骨旁骨肉瘤中可见灶状分布的高度恶性中心骨肉瘤病灶。这种低分化与高分化病变共存的现象，大多是因骨旁骨肉瘤多次复发所致，部分为原发。

### 骨膜骨肉瘤

骨膜骨肉瘤（periosteal osteosarcoma）是含多量成软骨细胞成分的骨肉瘤，为低到中度恶性。约占骨肉瘤的 1%～2%，属少见肿瘤。需广泛切除，可辅以化疗，预防复发。预后比髓内型骨肉瘤好，比骨旁骨肉瘤差。

## 一、临床表现

1. 好发年龄　10～70 岁，高峰在 10～20 岁。女:男 = 5.5:4.5。
2. 好发部位　好发于胫骨上段、股骨，少见于肱、髂、桡、尺骨。
3. 症状与体征　局部疼痛或肿块。

## 二、影像学表现

[X 线平片]

肿瘤好发于长骨骨干，也可在干骺端，大都位于骨的表面，其内密度常不均匀，高密度为骨肉瘤基质钙化、骨化病变，呈放射状骨针状或斑点状、垂直于皮质排列，也可呈不规则杂草状。低密度为骨质破坏或软骨病变，相邻皮质可被不规则侵蚀，局部凹陷或皮质增厚。肿瘤上或下方可有三角形骨膜反应，一般不侵犯骨髓腔（图 2-1-4-35）。

[CT]

能更好显示肿瘤范围及骨皮质有否侵蚀破坏，其内的瘤骨及骨针，后者常与母体骨的长轴垂直。

[MRI]

T1WI 上病灶呈低信号，T2WI 上呈不均匀高信号，瘤骨及正常骨皮质在 T1 及 T2WI 上均为低信号。肿瘤内软骨成分常呈小叶状排列，骨间隔增强后可强化，颇显特征性。

## 三、病理学表现

生长在长骨表面，大都局限于皮质，偶可侵犯髓腔，病理组织学表现为高分化成软骨型骨肉瘤。高峰年龄在 21～30 岁。镜下：可见肿瘤细胞异型性明显，散在分布于大小不一的

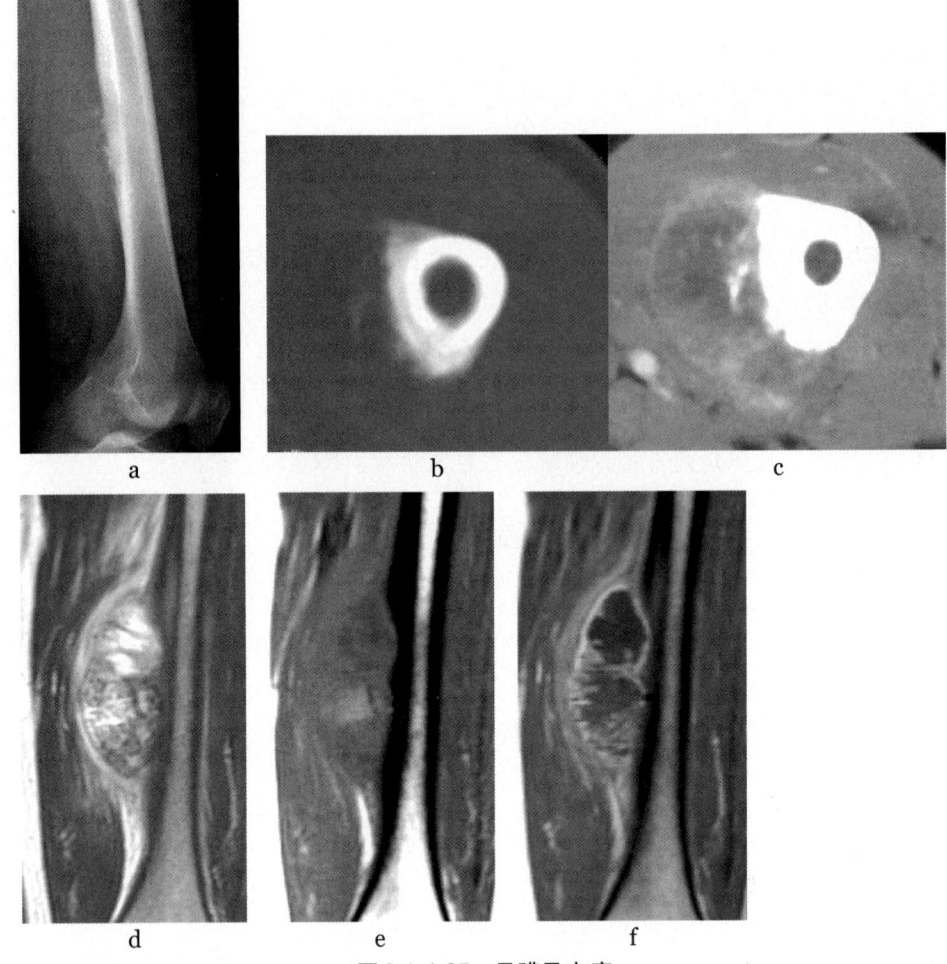

图 2-1-4-35　骨膜骨肉瘤

男，16 岁，左大腿中下段疼痛 2 个月。
**平片**（a）：股骨中下段沿骨干长轴骨的表面骨质破坏，边缘毛糙，骨化病变呈杂乱或针条状垂直于皮质排列，局部骨皮质增厚，髓腔未见异常。
**CT**（b、c）：股骨骨干表面骨质破坏，边缘毛糙，周围可见杂草及三角形骨膜反应，局部骨皮质增厚且密度不均，髓腔未见异常，局部有软组织肿块并有不均匀造影增强。
**MRI**（d-f 分别为 T2WI、T1WI、T1WI 抑脂增强）：股骨中下段骨干表面沿骨干长轴可见一长 T1、混杂 T2 信号的肿块影，边缘及间隔有不均匀强化，局部骨皮质增厚、侵蚀及波浪状凹陷，髓腔未见异常。

软骨岛之间，并直接产生花边样骨样基质。

### 四、鉴别诊断

1. **骨膜软骨肉瘤**　男多于女，男:女 = 7.1 : 2.9。发病年龄较高，有两个高峰，即 10～20 岁及 30～40 岁。本瘤中无瘤骨，不同于骨膜骨肉瘤，但可有瘤软骨钙化。

2. **骨旁骨肉瘤**　发病年龄偏大，平均 31.3 岁。好发股骨远段后（腘）面，包绕骨干生长，与母体骨皮质间有透明间隙，肿瘤边缘常无或少有骨膜反应。

3. **髓内型骨肉瘤**　起自骨髓腔，先破坏骨髓腔，而骨膜骨肉瘤发生在骨的表面，一般不侵犯骨髓腔。

4. **骨膜下血肿钙化** 有急性外伤史，为骨膜下血肿钙化，自表面开始，逐渐形成条或层状宽基底的骨膜新生骨，常随时间演变而密度渐增浓，但范围渐缩小，最后在皮质表面形成与皮质密度一致的骨膜增生，无放射状骨针或瘤骨。

## 高度恶性表面骨肉瘤

高度恶性表面骨肉瘤（high-grade surface osteosarcoma）指的是"位于皮质旁"，兼具"普通型骨肉瘤组织形态和侵袭性行为特征"的肉瘤。位于骨表面皮质旁，组织学所见似髓内型骨肉瘤，很少见，少于全部骨肉瘤的1%。

### 一、临床表现

1. **好发年龄** 9～62岁，多见于10～30岁。男：女=1.6：1。
2. **好发部位** 好发四肢骨骼，股骨占46%，肱骨占16%，多见于长骨骨干的表面。
3. **症状与体征** 疼痛、肿胀。

### 二、影像学表现

[X线平片]

瘤体位于长骨骨干皮质表面，呈软组织肿块，其内可有不等大小及形态的瘤骨，相邻皮质多有不规则侵蚀破坏，可有不规则骨膜反应，少侵犯骨髓腔，可侵犯软组织。

### 三、鉴别诊断

本瘤X线表现类似骨旁骨肉瘤及骨膜骨肉瘤，难于鉴别诊断，需行活体组织检查。

## 继发型骨肉瘤

不少良性骨肿瘤及肿瘤样病变可恶变为骨肉瘤，称为继发型骨肉瘤（secondary osteosarcoma）。较常见者有畸形性骨炎、骨纤维异常增殖症、骨梗死及放疗后骨骼病变。

在原有病变的基础上，如疼痛突然加剧，在X线平片上出现明显的侵袭性溶骨性骨质破坏或有成骨性或混合性改变，并破入软组织内形成肿块，伴有恶性骨膜反应者应考虑恶变为骨肉瘤。

## 多中心骨肉瘤

多中心骨肉瘤（multicentric osteosarcoma）又称多发性骨肉瘤或骨肉瘤病，其X线表现是长骨干骺端同时对称发生大小相仿的多个骨肉瘤，年龄常在10岁左右。若病灶大小不同，年龄较大则应考虑为异时多发，并与骨肉瘤的骨骼内转移瘤不能区别。在我们的医疗实践中，还见到骨肉瘤术后多年，在其他骨骼再发生骨肉瘤的患者，从理论上讲只能是转移，而不能称为多中心骨肉瘤。

## 骨外骨肉瘤

骨外骨肉瘤（extraskeletal osteosarcoma）又称软组织骨肉瘤，起源于间充质，瘤细胞能产生骨样基质、骨组织及软骨的恶性骨肿瘤，本病少见。

### 一、临床表现

1．**好发年龄**　3～81岁，平均44岁，多见于40岁以上。女性较多。

2．**好发部位**　大腿、臀部、上肢肩胛带部、乳房、甲状腺、后腹膜、肾及膀胱，罕见于舌、唇、胆囊、肠系膜、硬脑膜、心包、纵隔、肺及子宫等。

3．**症状与体征**　有或无疼痛，有软组织肿块。

### 二、影像学表现

[X线平片]

局部软组织肿块，边缘不整齐，其内伴不等程度及范围的棉絮状、斑点状、不规则状钙化或骨化影，邻近骨骼多无改变。

[CT]

对软组织内肿块钙化及骨化的显示比X线平片好，有时可见肿瘤内坏死、出血。

[MRI]

在T1WI上呈混杂低信号，在T2WI上呈混杂高信号，有时在肿瘤外缘可见假包膜，在T1及T2WI上均呈低信号。

### 三、鉴别诊断

1．**骨化性肌炎**　本病之钙化和骨化先从病灶周围带开始，以后再向中心发展，即所谓带状现象（zonal phenomenon），与骨外骨肉瘤的钙化和骨化主要发生在病灶中心不同。

2．**肿瘤样钙化**（tumoral calcinosis）　本病多位于关节旁皮下软组织内，常在易受压摩擦部位，有单发或多发钙化性结节，一般1～3cm大小，边缘整齐清楚。病灶内主要是磷灰石沉着并无肿瘤组织。化验血中常有磷酸盐过多，血浆中2D3水平增高，与软组织内骨肉瘤不同。

最近，Sundaram等报道4例不典型骨肉瘤，被作者称为假囊性骨肉瘤，均为膨胀性溶骨性病变，皮质变薄，无骨膜反应或软组织肿块。放射所见似骨囊肿或动脉瘤性骨囊肿，但病理确诊为骨肉瘤。2例位于胫骨干近端、1例位于股骨头颈部、1例在足之舟骨。均为女性，年龄分别为3、7、26及34岁。Sundaram的报道迄今只一篇，做结论为时尚早，尚需观察更多病例，但可供我们在今后工作中注意及参考。

## 参考文献

1．Sundaram M, Totty WG, Kyriakos M, et al. Imaging findings in pseudocystic osteosarcoma. AJR, 2001, 176: 783-788.

2．Earwaker J, Wilson A. Paranasal sinus osteomas: a review of 46 cases (Review). Skeletal Radiol, 1993, 22: 417-423.

3. Klein MH, Shankman S. Osteoid osteoma: radiologic and pathologic correlation (Review). Skeletal Radiol, 1992, 21: 23-31.
4. Assoun J, Richardi G, Railhac JJ, et al. Osteoid osteoma: MR imaging versus CT. Radiology, 1994, 191: 217-223.
5. Greenspan A. Benign bone-forming lesions: osteoma, osteoid osteoma, and osteoblastoma. Clinical, imaging, pathologic, and differential considerations (Review). Skeletal Radiol, 1993, 22: 485-500.
6. Peyser AB, Makley JT, Callewart CC, et al. Osteoma of the long bones and the spine (Review). J Bone Joint Surg Am, 1996, 78: 1172-1180.
7. Edeiken J, DePalma AF, Hodes PJ. Osteoid osteoma. (Roentgenographic emphasis). Clin Orthop Relat Res, 1966, 49: 201-206.
8. Kroon HM, Schurmans J. Osteoblastoma: clinical and radiologic findings in 98 new cases. Radiology, 1990, 175: 783-790.
9. Bloem JL, Kroon HM. Osseous lesions (Review). Radiol Clin North Am, 1993, 31: 261-278.
10. Boyko OB, Cory DA, Cohen MD, et al. MR imaging of osteogenic and Ewing's sarcoma. AJR Am J Roentgenol, 1987, 148: 317-322.
11. Edeiken J, Raymond AK, Ayala AG, et al. Small-cell osteosarcoma (Review). Skeletal Radiol, 1987, 16: 621-628.
12. Jelinek JS, Murphey MD, Kransdorf MJ, et al. Parosteal osteosarcoma: value of MR imaging and CT in the prediction of histologic grade. Radiology, 1996, 201: 837-842.
13. Norton KI, Hermann G, Abdelwahab IF, et al. Epiphyseal involvement in osteosarcoma. Radiology, 1991, 180: 813-816.
14. Okada K, Kubota H, Ebina T, et al. High-grade surface osteosarcoma of the humerus (Review). Skeletal Radiol, 1995, 24: 531-534.
15. Onikul E, Fletcher BD, Parham DM, et al. Accuracy of MR imaging for estimating intraosseous extent of osteosarcoma. AJR Am J Roentgenol, 1996, 167: 1211-1215.
16. Ghelman B, Vigorita VJ. Orthopaedic Pathology. Philadelphia: Lippincott Williams & Wilkins, 1999.
17. Greenspan A, Remagen W. Differential Diagnosis of Tumors and Tumor-like Lesions of Bones and Joints. Philadelphia: Lippincott-Raven, 1998.
18. Burgener FA, Steven P, Tan RK, et al. Differential Diagnosis in Magnetic Resonance Imaging. New York: Thieme, 2002.
19. Sundaram M, Totty WG, Kyriakos M, et al. Imaging findings in pseudocystic osteosarcoma. AJR Am J Roentgenol, 2001, 176: 783-788.
20. Schajowicz F, Lemos C, et al. Malignant osteoblastoma. J Bone Joint Surg Br, 1976, 58: 202-11.
21. Resnick D. Diagnosis of bone and joint disorders. Vol4. 4th ed. Philadelphia, Pa.: London: W. B. Saunders, 2002. 3794-3796.
22. Greenspan A. Orthopedic imaging. 4th ed. Philadelphia: Lippincott Williams & Wilkins, 2005. 689-910.

23. Marchiori DM. Clinical imaging : with skeletal, chest, and abdomen pattern differentials. 2nd ed. St. Louis: Elsevier/Mosby, 2005. 813-819.
24. 李明, 孙鼎元. 骨肉瘤的影像病理对照表现. 临床放射学杂志, 2001, 20: 785-787.
25. 梅炯, 蔡宣松, 杨振燕, 等. 骨肉瘤侵犯骨骺和关节的影像学表现. 实用骨科杂志, 2000, 6: 248-250.
26. 丁晓毅, 陆勇, 江浩, 等. 骨样骨瘤的X线、CT和MRI表现和诊断价值. 实用放射学杂志, 2001, 17: 11-14.
27. 刘光俊, 赵云辉, 陈卫国, 等. 成骨细胞瘤的X线诊断. 华夏医学, 2002, 15: 161-162.

# 第二章 成软骨性肿瘤

软骨性肿瘤（cartilage tumors）是一大类肿瘤，可以按其所含成分、部位及发生进一步分类并命名：①基本上是纯软骨性的，还是除软骨组织外，尚含有其它非软骨性的粘液样纤维性或骨组织等成分；②从部位上分，肿瘤病灶中心是位于骨膜、骨内或软组织；③本肿瘤又分为原发性和继发性，良性和恶性。系统归纳起来，将其分类介绍如下（表2-2-1）。

表2-2-1 软骨肿瘤分类表

| | | 基本上是纯软骨性的肿瘤 | 基本上是非纯软骨性的肿瘤 |
|---|---|---|---|
| 良性 | | 内生软骨瘤、Ollier 病、Maffucci 综合征（多发内生软骨瘤伴软组织血管瘤）、骨膜或皮质旁软骨瘤、软组织软骨瘤 | 骨软骨瘤、多发性遗传性骨软骨瘤，骨骺骨软骨瘤（半肢骨骺发育不良）、甲下外生骨疣、软组织骨软骨瘤、软骨母细胞瘤、软骨粘液样纤维瘤、原发性滑膜（骨）软骨瘤病 |
| 恶性 | 原发性 | 普通型（中央型）软骨肉瘤、皮质旁（周围型）软骨肉瘤 | 间叶性软骨肉瘤、去分化软骨肉瘤、透明细胞软骨肉瘤 |
| | 继发性 | 由单发性内生软骨瘤或多发性内生软骨瘤恶变而来 | 由骨软骨瘤、多发遗传性外生骨疣、软骨粘液样纤维瘤、软骨母细胞瘤、畸形性骨炎、骨纤维异常增殖症及骨骼病变经放疗后恶变为软骨肉瘤 |
| | 按解剖部位分型 | 普通型（中央型或髓腔型）软骨肉瘤<br>皮质旁（周围型）软骨肉瘤<br>软组织软骨肉瘤 | |

## 第一节 骨软骨瘤

骨软骨瘤（osteochondroma）又叫外生骨疣，是最常见的良性骨肿瘤，发生率为良性骨肿瘤的 31.6%～45%，占所有骨肿瘤的 12%。

### 单发性骨软骨瘤

单发性骨软骨瘤（solitary osteochondroma）最多见，占骨肿瘤的12%，占良性骨肿瘤的38.5%，由瘤体及其顶端有一透明软骨帽和外层纤维包膜构成，其外还可有滑膜囊。发病原因可能为骨骺软骨在生长板发生异常时，有小片内生软骨分离后，经过化骨形成骨软骨瘤，一直长到骨骺板闭合时。外伤可能为诱因。如肿瘤已静止，无症状，密切观察即可；如有症状，影响功能或有恶变可疑，应彻底切除。软骨帽完全切除后很少复发。

一、临床表现

1. **好发年龄** 10～35岁，常在20岁前发现。男女之比为2∶1。

**2. 好发部位** 85%发生在股骨、肱骨、胫骨的干骺端，股骨远端多于近端，胫骨近端多于远端，肱骨及腓骨近端，扁骨中的肩胛骨、骨盆、锁骨及肋骨多见，其它骨少见。

**3. 症状与体征** 可无症状，肿瘤长大后压迫临近肌肉、血管、神经及骨骼，可产生疼痛等相应症状。软骨帽外滑囊发炎时也可产生疼痛。部分前臂和下肢骨软骨瘤可能造成生长障碍。肿瘤在骨发育成熟后可以恶变为软骨肉瘤（小于1%），不伴骨折的疼痛提示恶变可能性。

## 二、影像学表现

[X 线平片]

从骨表面（最多见于长骨干骺端）向外生长的骨性肿块，其顶端有软骨帽，成人正常软骨帽的厚度＜1cm，儿童可较厚，其外有一层纤维血管组织包膜，本瘤的瘤体附着在母体骨上，分为有蒂型，因肌腱牵拉常背离骨骺，向外生长，又名外生骨疣（图 2-2-1-1、图 2-2-1-2）；宽广基底型（图2-2-1-4），附着在骨皮质上，该二型共同特点是肿瘤的皮质及髓腔中的骨松质，均与母体的骨皮质及髓腔中的骨松质相连通，不间断，其顶端有软骨帽覆盖，其内可有钙化（图 2-2-1-2、图 2-2-1-3）。当骨骺板愈合后，肿瘤即停止生长。随着年龄的增长，有的软骨帽可以萎缩或消失。本肿瘤的恶变率＜1%，故在骺板闭合后出现无明显原因疼痛，肿瘤继续长大，软骨帽增大（在平片及CT图像上成年人厚度软骨帽＞1cm，在MRI＞2cm），骨皮质遭受破坏，破入软组织或出现骨膜反应，原有钙化斑点变淡、模糊、分散或移位，均应考虑恶变（图 2-2-1-5）。

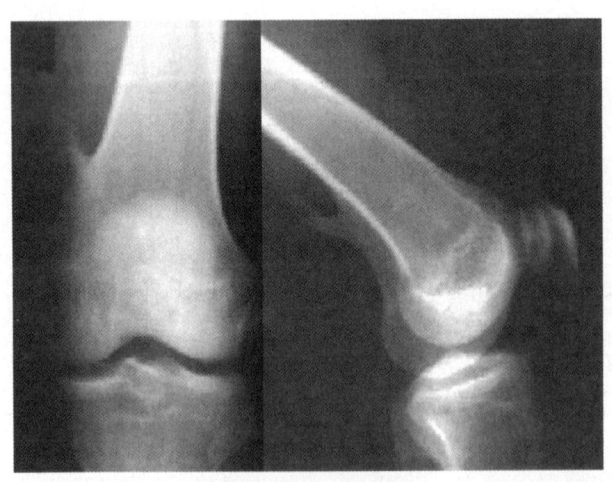

**图 2-2-1-1 骨软骨瘤**
**平片**：股骨远端干骺端背向关节面生长的带蒂骨性占位性病变，其松骨质及骨皮质分别与母骨相连。

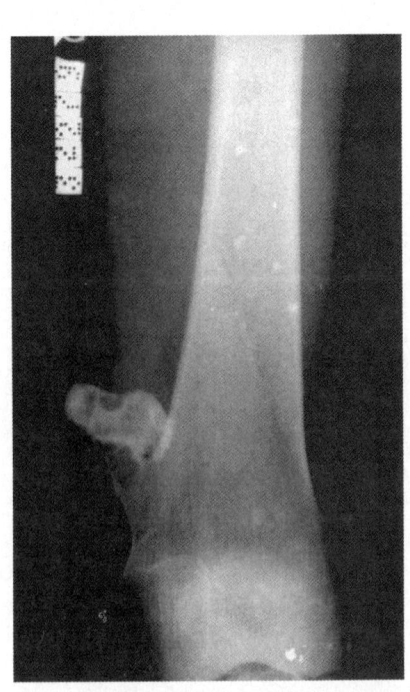

**图 2-2-1-2 骨软骨瘤**
**平片**：股骨远端干骺端外侧背向关节面生长的骨性突起，骨松质与骨皮质分别与母骨相连续，顶端可见一菜花状软骨帽，其表层可见钙化。

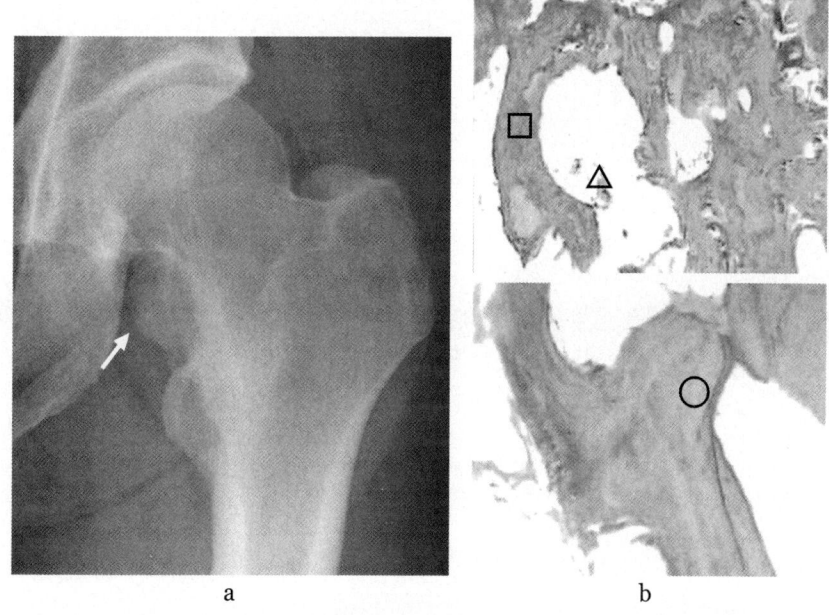

**图 2-2-1-3 骨软骨瘤**

男,52岁,左大腿根部疼痛,活动时加重2个月。

**平片（a）**：股骨颈内侧干骺端背向关节面生长的宽基底的骨性突起,骨皮质及松质骨分别与母骨相连,远侧可见钙化的软骨帽（箭头）。

**病理切片（b）**：可见分化成熟的骨小梁（□）及软骨（○）,伴少量骨髓成分（△）。

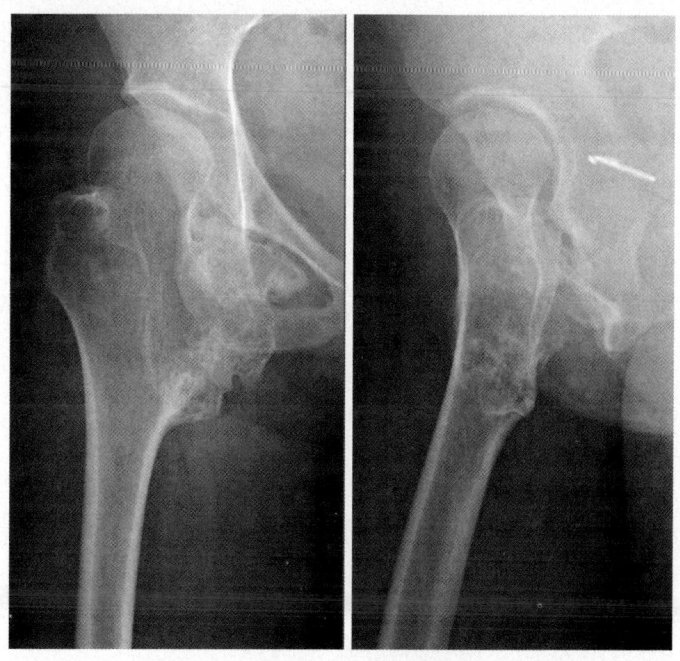

**图 2-2-1-4 骨软骨瘤**

女,40岁,左股骨软骨瘤术后17年,右髋部间断疼痛一个半月。

**平片**：股骨颈内侧宽基底骨性突起,骨皮质和骨松质分别与母骨相连。

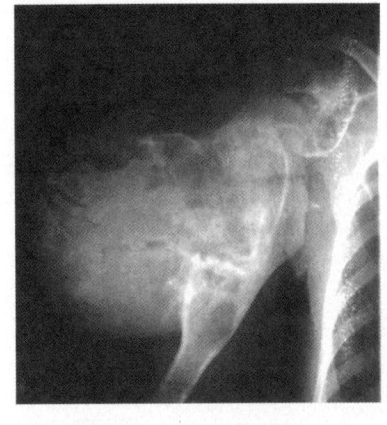

图 2-2-1-5　骨软骨瘤恶变（继发性骨旁型软骨肉瘤）
平片：肱骨近侧干骺端骨软骨瘤软骨帽显著增大，骨皮质破坏中断，肿块破入软组织内，其内钙化斑变淡、模糊。

[CT]

CT可以很好地显示肿瘤与母骨的骨皮质及髓腔均相连通（图2-2-1-6、图2-2-1-7），凭此特点可与骨瘤及皮质旁软骨瘤鉴别，后二者不连通。CT可以显示软骨帽，对软骨帽钙化的斑点状、环状或半环状形态显示较好，后两种钙化对诊断本肿瘤具有特征性。

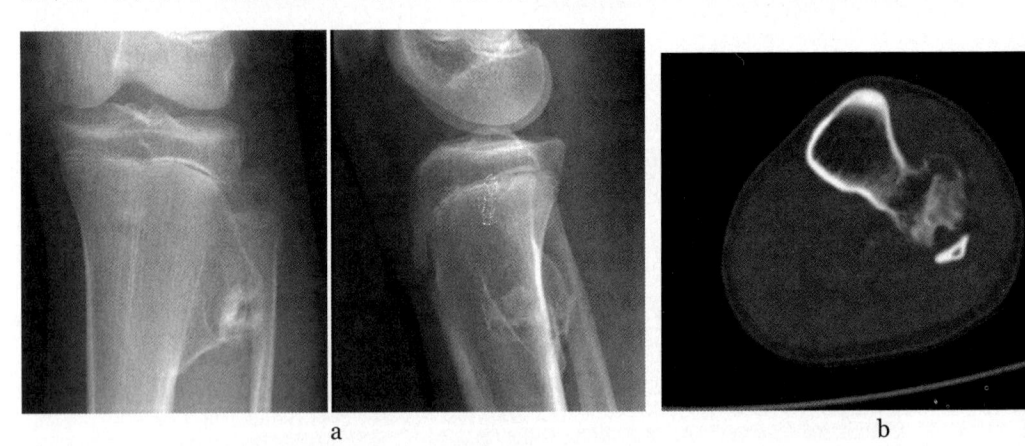

图 2-2-1-6　骨软骨瘤

男，14岁，发现左小腿肿物半个月。
平片（a）：左胫骨近端骨骺端外侧宽基底骨性突起，背向关节面生长。
CT（b）：明确显示骨软骨瘤与母骨的骨质及髓腔相通，此为骨软骨瘤与骨瘤的鉴别要点。

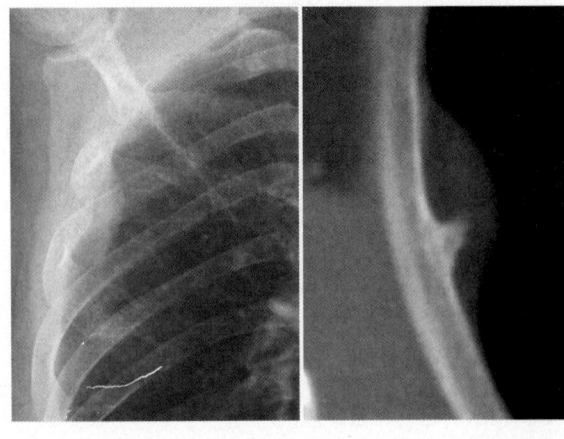

图 2-2-1-7　骨软骨瘤

男，39岁，查体发现右胸壁内侧占位20天。
平片（a）：以侧胸壁肋骨为基底的丘状高密度影。
CT（b）：清晰显示与肋骨皮质及髓腔均相通的骨性突起及其软骨帽。

[MRI]

T2WI软骨帽呈高信号，软骨帽周围的纤维血管膜呈低信号，有造影增强；钙化在T1WI及T2WI上均呈低信号，瘤体骨皮质在T1WI及T2WI上均呈低信号。其内松质骨含骨髓脂肪，在T1WI上呈高信号，在T2WI上呈中低或稍高信号。MRI检查的目的不在于诊断骨软骨瘤，而是评价软骨帽的情况及观察周围结构。在一些专门显示软骨的序列上如3-D SPGR上软骨呈现高信号，可以准确测量软骨帽的厚度，预测骨软骨瘤生长的情况，如骨骼成熟后软骨帽增厚、厚薄不均，甚至局部缺失提示恶变。

### 三、病理学表现

骨软骨瘤的大小不等长径平均为4cm，以三层结构为特征。表层为与骨膜相连的纤维性包膜。其下方为软骨帽，平均厚度为0.6mm，是骨软骨瘤生长最活跃的部位，若其厚度超过1.5cm，则应警惕恶变。肿瘤的主体是位于软骨帽下方的骨松质（骨柄），由成熟的骨小梁构成，并含正常骨髓。在骨与软骨交界处可见软骨成骨（图2-2-1-8）。

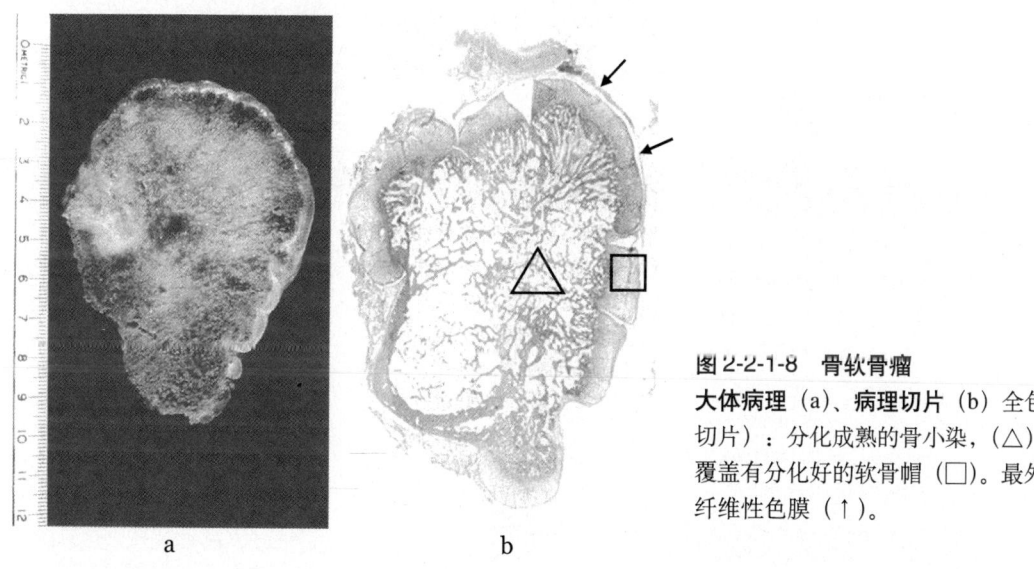

图2-2-1-8 骨软骨瘤
**大体病理**（a）、**病理切片**（b）全包埋大切片）：分化成熟的骨小梁，（△）表面覆盖有分化好的软骨帽（□）。最外层是纤维性包膜（↑）。

### 四、鉴别诊断

1. **骨旁骨肉瘤、骨膜软骨瘤及软骨肉瘤** 与母体骨皮质及髓腔均不相连通，不难鉴别。
2. **胫骨内踝缺血坏死** 因胫骨内踝缺血坏死致胫骨内踝增大变形，并向内下后方倾斜呈鸟嘴状突出，同时胫骨内侧干骺端亦向内延伸突出，骨骺板的内半部凹陷，与骨软骨瘤单个整体性向外的骨性突起不同。
3. **肱骨髁上突** 位于肱骨远端内侧的小骨性突起，为发育性正常变异。
4. **髂骨角** 为双髂角后面外部对称性骨性、指向外方的小突起，不在肌腱附着部位，为正常变异。
5. **骨瘤** 发生在颅骨及副鼻窦等膜化性骨骼，与本瘤发生部位不同，而且骨瘤无软骨帽。骨软骨瘤的皮质与髓腔均与母骨相连，而骨瘤与母骨间有皮质隔开。

## 五、骨软骨瘤恶变的临床及影像特征

1. 不伴骨折、囊性变及相邻神经压迫时所产生的疼痛。
2. 病变增大。
3. 软骨帽增厚（＞2～3cm）。
4. 软组织肿块。
5. 生长闭合后，同位素摄取增加（并不十分可靠）。

# 多发性遗传性骨软骨瘤

多发性遗传性骨软骨瘤（multiple hereditary osteochondroma）又称多发性外生骨疣或骨干续连症，是一种遗传性软骨发育异常，约2/3有遗传性，以形成多发性骨软骨瘤为特征。典型者为多骨性、双侧性；也可单骨多发（图2-2-1-9），有蒂、无蒂可同时存在。由于本病除了多个骨软骨瘤外，同时伴有内生软骨及骨化障碍，可引起骨骼及关节畸形，长管状骨干骺端缩短增宽等塑形障碍，这种继发性畸形又称为假性Madelung畸形。

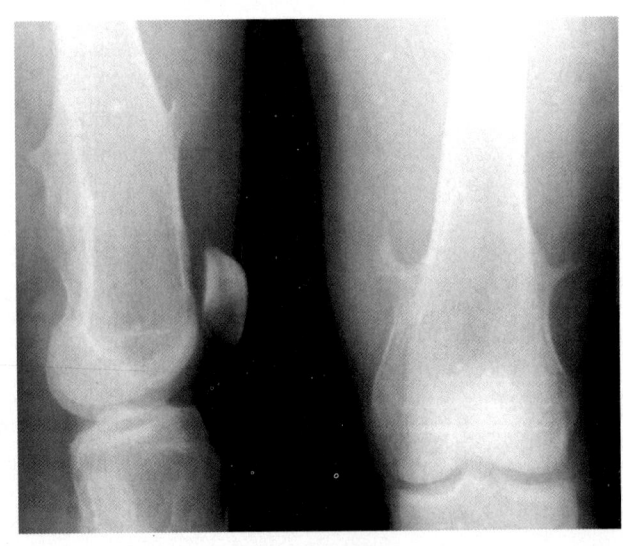

**图2-2-1-9 多发性骨软骨瘤**
平片：股骨远侧干骺端多发外生性骨性突起，内侧者带蒂，外侧者为宽基底，且局部骨质轻度增宽变形。

如肿瘤已停止生长，无需治疗，密切观察。如有症状，影响功能，骨骼畸形或有恶变可疑时，应手术彻底切除，一般预后良好。

## 一、临床表现

1. **好发年龄** 2～12岁，80%在10岁前发现。男：女＝2：1。
2. **好发部位** 位于长骨干骺端，如膝、踝、腕、髋、肩、肘关节各骨，也见于躯干骨、骨盆、肋骨、跗骨等处。
3. **症状与体征** 早期无症状、肿瘤长大压迫邻近软组织、血管、神经及相邻骨骼可引起疼痛、肿胀或其它相应症状。由于病骨内生软骨的骨化障碍，使肢体不等长、前臂二骨、膝、腕、踝关节畸形，如尺偏、膝内及外翻，尺及腓骨缩短及弯曲、桡骨远端削尖、倾斜、桡尺及胫腓远端关节分离脱位，指骨缩短。可使前臂、小腿旋转活动障碍。

## 二、影像学表现

[X 线平片]

本瘤多发，数量不一，最多的可达 100 个左右，有一定的对称性倾向，有蒂及无蒂可同时存在（图 2-2-1-10、图 2-2-1-11）。其 X 线表现同单发。

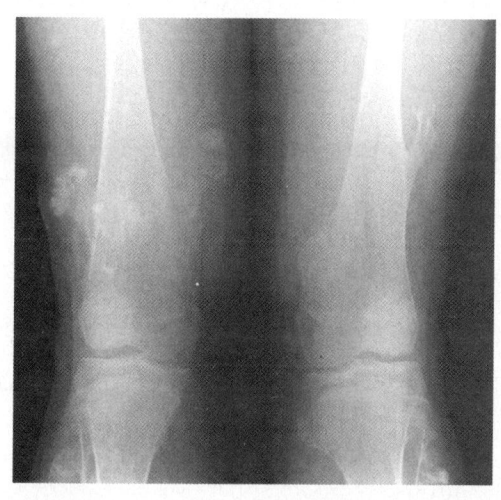

**图 2-2-1-10　多发骨软骨瘤**

男，13 岁，全身多发骨软骨瘤病史，右股骨中下段病变疼痛增大。

**平片**：双侧股骨远端内侧及双腓骨多发性骨性突起，右股骨干骺端外侧者，其软骨帽有钙化，测其厚度远＞1cm，提示有恶变可能。

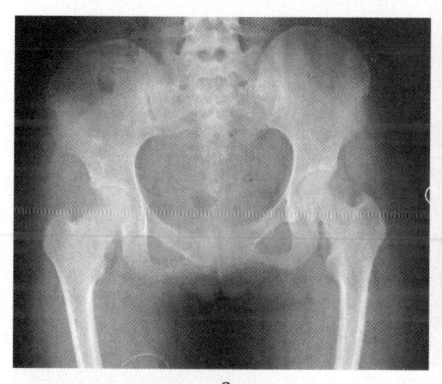
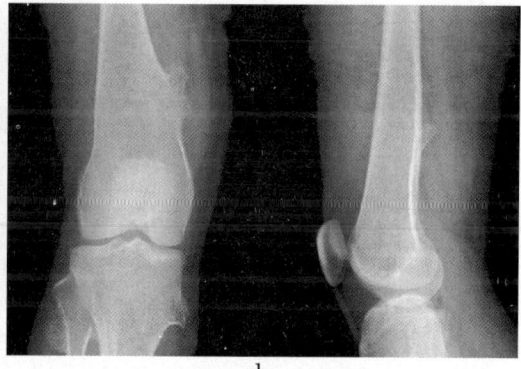

a　　　　　　　　　　　　　　b

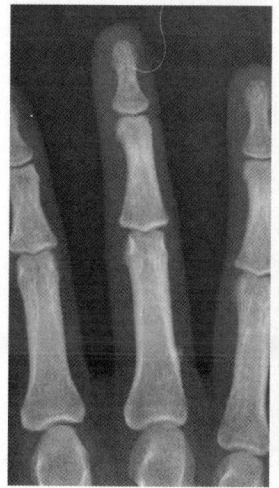
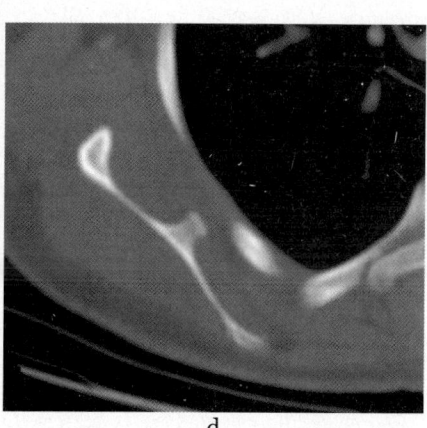

c　　　　　d

**图 2-2-1-11　多发骨软骨瘤**

女，15 岁，发现左肩胛区肿物伴疼痛 3 个月。

**平片（a-c）及 CT（d）**：双侧股骨近端、远端、胫骨近端（a、b）、指骨（c）、及肩胛骨（d）多发骨性突起。

本病较单发性骨软骨瘤恶变率高，约 5%～28%，其恶变征象，与单发性骨软骨瘤同。

### 三、病理学表现

多发性骨软骨瘤的病理形态和单发者相似，以三层结构为特征。但多发性骨软骨瘤，尤其是当其软骨帽的厚度超过 1.5cm 时，应高度警惕恶变。据载，多发性骨软骨瘤（即骨软骨瘤病）中恶变为继发性软骨肉瘤的比率高达 10%～20%。

### 四、鉴别诊断

奥利埃病（多发内生软骨瘤病）病灶多发生在骨内，与多发性骨软骨瘤多从骨骼皮质向外生长不同，容易鉴别。

## 骨骺骨软骨瘤

骨骺骨软骨瘤（epiphyseal osteochondroma）又称半肢骨骺发育不全症，或 Trevor 病，为发育性疾病，其特点是一侧肢体的骺软骨异常增殖，过度生长、形成骨软骨性包块，并向外突出而成。治疗需手术切除骨骺表面的整个骨软骨性包块，一般无复发。

### 一、临床表现

1. **好发年龄**　幼儿。男：女 =3：1。
2. **好发部位**　股骨远端、胫骨近及远端、距骨，偶见于上肢，典型者侵犯单侧，一个或多个骨骺的骺软骨出现瘤样骨软骨包块。

### 二、影像学表现

[X 线平片]

发生在一侧肢体的一或多个关节。以膝、踝关节最多见。也可一处在内侧，另一处在外侧。病变累及骨骺及跗骨或腕骨，各有一不规则骨性包块向外突出，包块增大，可致关节畸形，有时会波及临近干骺端，使其增宽而影响临近骨骼增长，导致关节内或外翻畸形。

## 甲下外生骨疣

甲下外生骨疣（subungual exostosis）：为足部常见病变，常发生在指趾甲下，位于跚趾背侧或旁侧，少数发生于其它趾（指）或拇指。

### 一、临床表现

1. **好发年龄**　20～30 岁。男：女 =2：1。
2. **好发部位**　跚趾，也可发生在其它指（趾）骨。
3. **症状与体征**　病灶一般 <1cm，有疼痛及肿胀。如磨破皮肤可引起感染、溃疡。

### 二、影像学表现

[X 线平片]

肿瘤为发生在跚趾或其它指（趾）骨甲下的骨性突起，多位于背或旁侧，边缘整齐或不整齐，可附着或不附着在其下骨骼上。

### 三、病理学表现

发生在指、趾（以踇趾居多）远端甲下的骨软骨瘤又名甲下骨疣，其软骨帽大多由纤维软骨构成，有别于一般骨软骨瘤的透明软骨。镜下为纤维软骨性骨软骨瘤改变，瘤体周围为松质骨，但母体骨常不受影响。

## 第二节　内生软骨瘤

内生软骨瘤（enchondroma）是第二位常见的良性骨肿瘤，好发于指、趾短管状骨，位于髓腔内，有单发或多发之分。

### 单发性内生软骨瘤

单发性内生软骨瘤（solitary enchondronma）占良性骨肿瘤的12%，因骨生长板异常，软骨细胞不能进行正常的软骨内化骨程序而停留在骺板及干骺端内，形成内生软骨瘤，随着骨干生长，可向骨干的骨髓腔内发展，偶尔发生于骨骺内，叫骺生型软骨瘤。

发生在手足短管状骨者，若无症状可随诊观察；发生在长骨的内生软骨瘤如已完全钙化，无需处理；如有症状，或可疑恶变需手术彻底切除。除恶变者外，一般预后良好。

### 一、临床表现

1. **好发年龄**　10～30岁。男：女=1:1。
2. **好发部位**　50%发生在手足短管状骨，其次股、肱、胫、尺及肋骨，偶见于胸骨、椎体、骨盆、颞骨。
3. **症状与体征**　一般无症状，可有无痛性肿胀或病理性骨折。不伴骨折的疼痛性内生软骨瘤提示恶变可能。

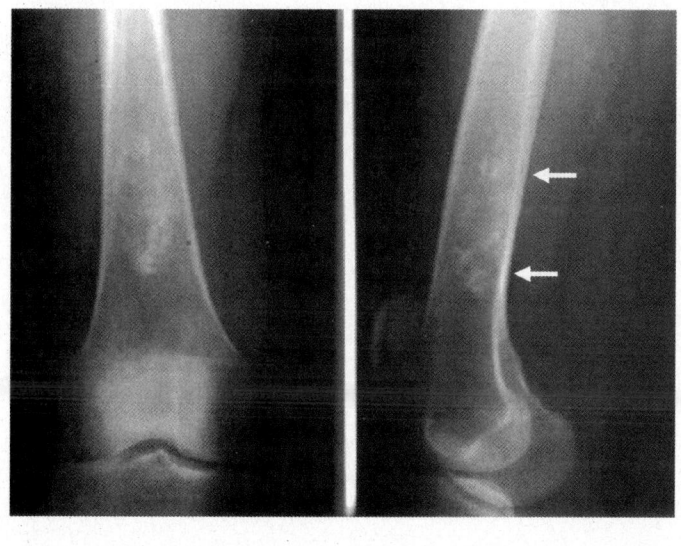

图 2-2-2-1　内生性软骨瘤
**平片**：股骨远侧干骺端地图状骨质破坏，内有多发斑点状、环形及半环形钙化（↑）。

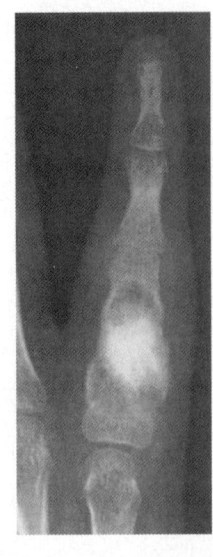

**图2-2-2-2　内生软骨瘤**
女，17岁，无临床症状。
**平片**：小指近节指骨内，长圆形中心性膨胀性骨质破坏，有硬化缘，内有钙化。

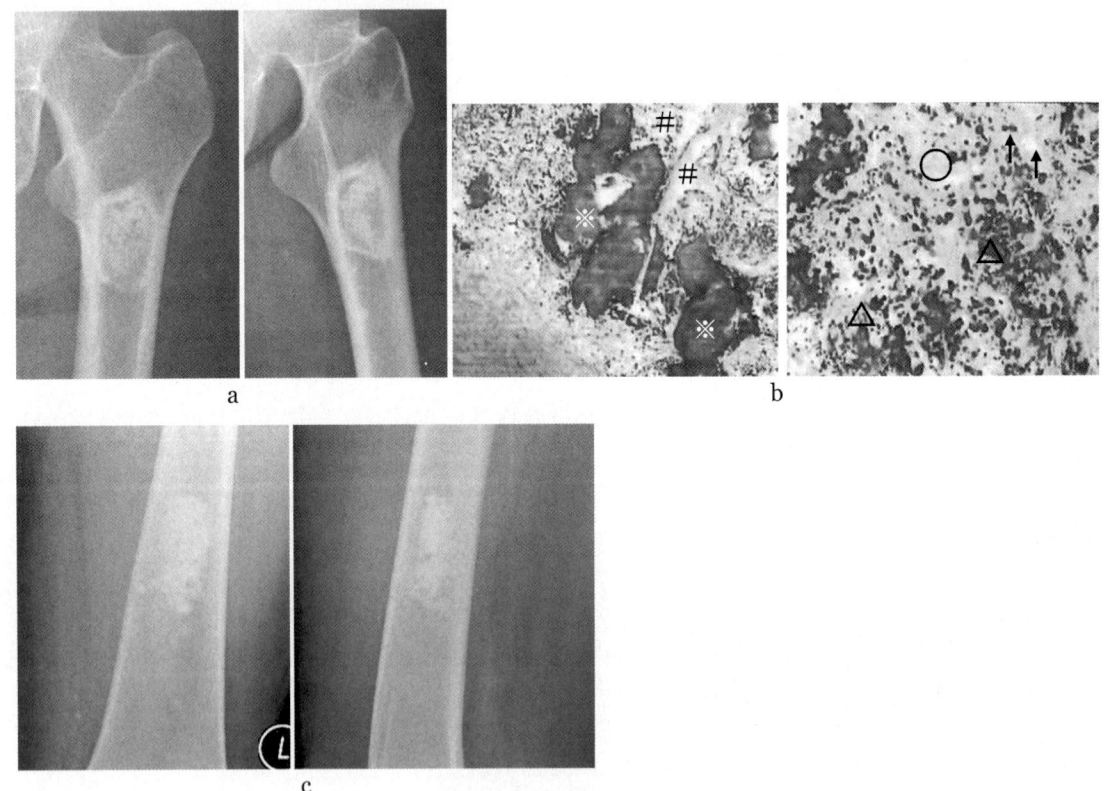

**图2-2-2-3　内生软骨瘤**
女，43岁，左大腿酸胀不适6个月。
**平片**（a）：左股骨上端内生软骨瘤，伴广泛钙化及硬化缘。
**病理切片**（b）：伴有广泛钙化（△）之内生性软骨瘤。肿瘤由透明软骨细胞（○）和软骨基质（↑）构成；伴局灶性骨化（※）和粘液变性（#）。
**平片**（c，另一患者）：左股骨中下段内生软骨瘤伴广泛钙化，有的钙化呈典型"环形软骨钙化征"，无硬化缘。

## 二、影像学表现

[X线平片]

指（趾）骨病变多位于骨干近中段，掌（跖）骨者多位于骨干中远部，与正常生长板所在部位有关。长骨病变起自骺板或干骺端，边缘整齐，呈类圆形或长圆形的中心性地图状骨质破坏；因为软骨瘤呈分叶状生长，致皮质内缘分叶状，可有硬化缘。其内可见斑点状、多环形、环形或半环状钙化，后三种钙化是诊断本病的依据（图2-2-2-1、图2-2-2-2）。如肿瘤钙化很广泛，可叫做钙化性内生软骨瘤（图2-2-2-3）。指骨病变有一部分其内可无钙化，皮质较薄，可对称或不对称性扩张，也可呈云雾状或模糊片状，表示其内含有软骨样成分（图2-2-2-4、图2-2-2-5）。骺生型软骨瘤表现为骨骺内有软骨性低密度肿块、局部可有钙化，典型者呈环状。

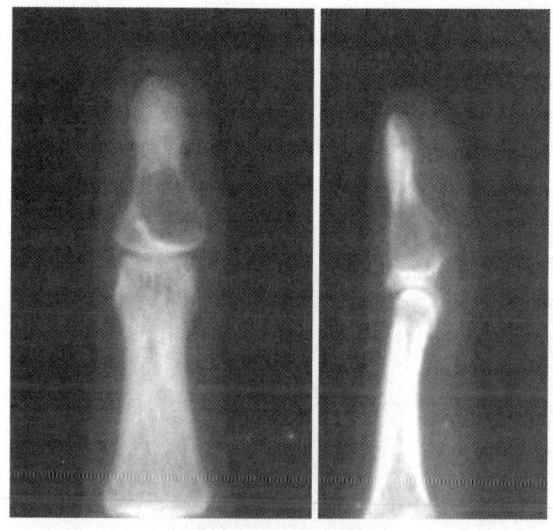

图 2-2-2-4　内生软骨瘤
**平片**：中指远节指骨近端限局性地图样溶骨性骨质破坏，边界清晰，部分有硬化缘，局部皮质变薄，呈轻度膨胀性改变，病变内呈云雾状改变，无钙化。

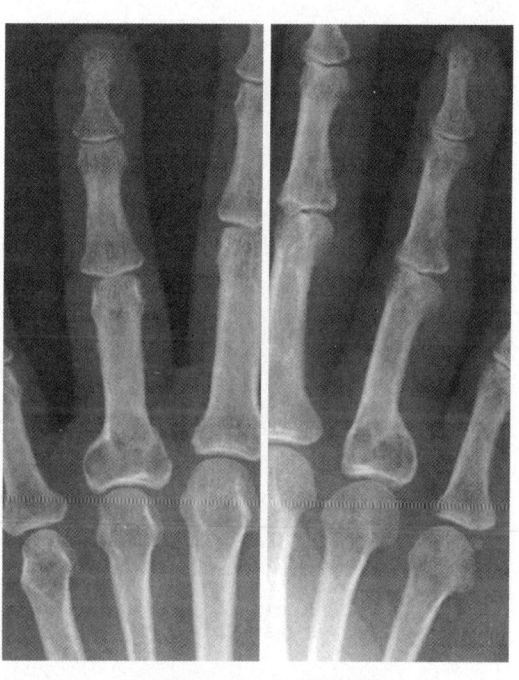

图 2-2-2-5　内生软骨瘤
女，64 岁，左手无名指酸胀 10 天。
**平片**：无名指近节指骨近端呈类圆形骨质破坏，骨皮质较薄，髓腔轻度膨胀性改变，其内呈云雾状，无钙化。

[CT]

可显示髓腔内低密度肿块影，密度略低于肌肉，其内可有钙化，皮质内缘可有分叶状改变，CT对显示钙化及骨质改变优于MRI，典型钙化的边缘锐利还是模糊是软骨瘤与软骨肉瘤的鉴别要点，良性者边缘锐利。（图 2-2-2-6）

[MRI]

能更好地显示内生软骨瘤的大小及范围，T1WI上低到中等信号，T2WI上高信号，肿瘤内的钙化无信号，因此，在 T2WI 病灶中有散在斑点状低信号影（图 2-2-2-7）。

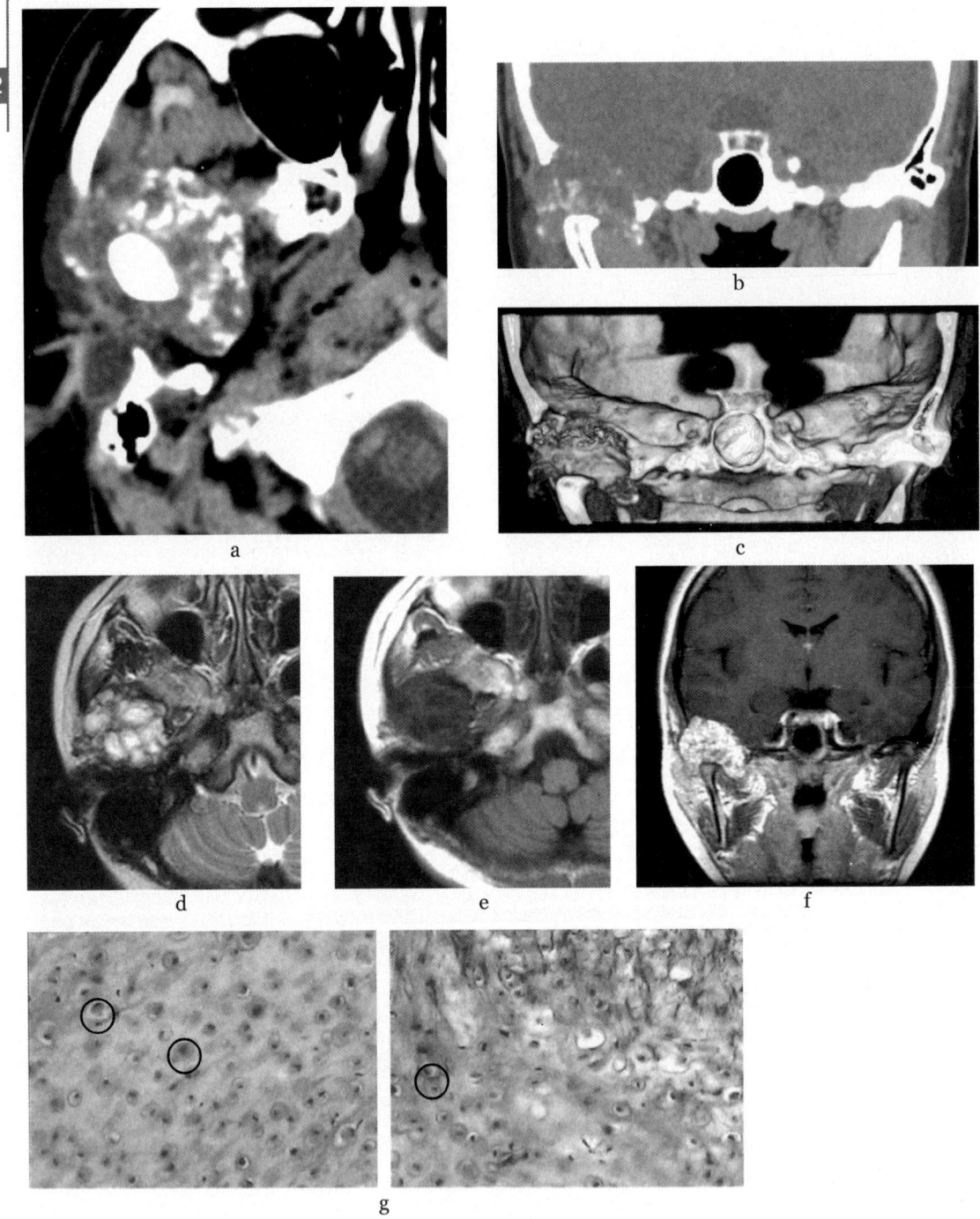

图 2-2-2-6 软骨瘤

女,21岁,右颞部疼痛3年,加重3个月。

**CT(a-c)**:右侧颞骨骨质破坏,伴多发环状半环状钙化,边缘锐利,提示良性软骨源性肿瘤可能。

**MRI(d-f 分别为 T2WI 轴位、T1WI 轴位、T2WI 冠状位)**:不规则透明软骨在 T2WI 信号很高,T1WI 信号降低,有明显造影增强。

**病理切片(g)**:右颞下颌关节软骨性肿瘤,肿瘤呈分叶状结构,部分区域细胞较丰富(左图),可见少数异型细胞(○),未见核分裂象,未见周围组织浸润。诊断为生长活跃的软骨瘤。

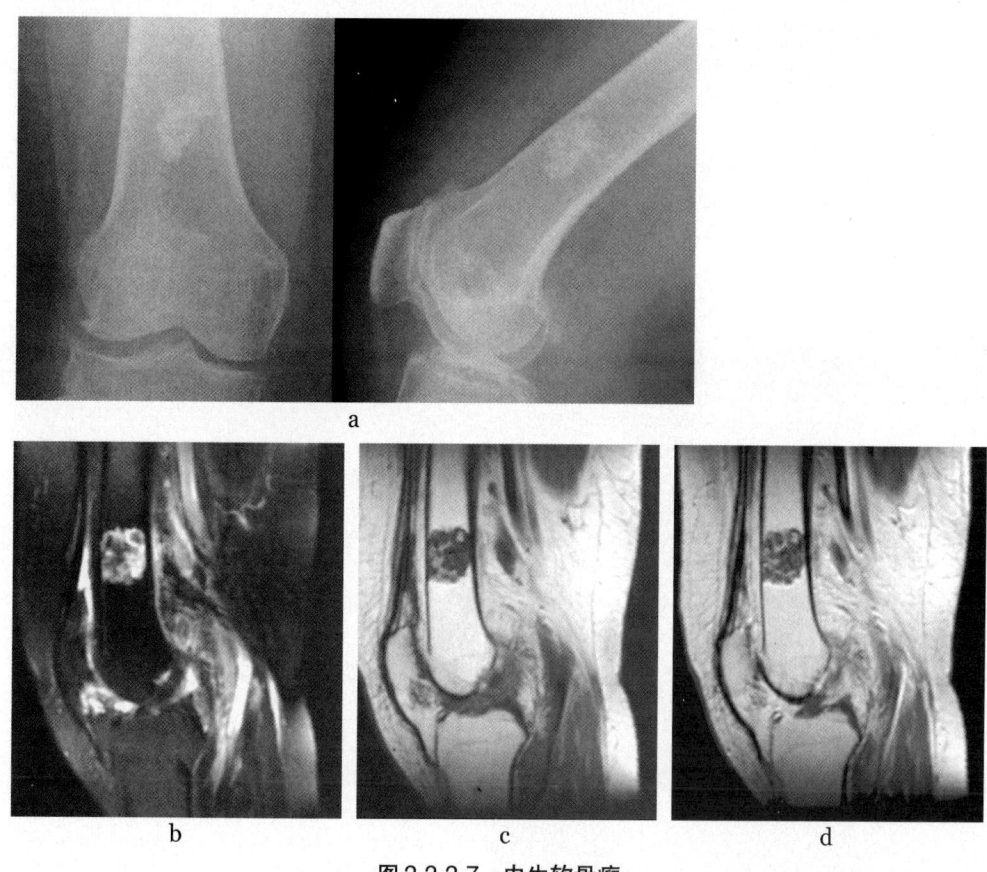

图 2-2-2-7 内生软骨瘤

女，79岁。

**平片**（a）：股骨下段髓腔内不规则菜花样高密度灶。

**MRI**（b-d 分别为 T2WI 抑脂、T1WI、T1WI 增强）：肿瘤主要为长 T1 长 T2 信号，其内杂有异常低信号的钙化，造影增强不明显。

### 三、病理学表现

多数病变始于骨松质，大体上，软骨瘤的膨胀性生长使骨皮质变薄，并将基底部的骨皮质侵蚀呈碟状，碟底及周边部骨质增生、硬化。镜下：肿瘤由透明软骨细胞和软骨基质构成，分叶状（图2-2-2-8）；瘤细胞分化好，可伴钙化、骨化和粘液变性。单发在短管状骨者罕有恶变。

### 四、鉴别诊断

**1. 低度恶性软骨肉瘤** 内生软骨瘤与低度恶性软骨肉瘤有时不好区别，除非能证实为良性，否则难以除外恶变。其恶变征象为肿瘤突然迅速长大、疼痛加剧，有侵蚀性骨皮质破坏（图2-2-2-9），破入软组织内，骨膜反应，肿瘤内原有钙化灶模糊、增多或减少、移位。单发病变的恶变主要发生在长骨、扁骨，几乎不发生在短管状骨。

**2. 指骨骨结核** 好发于小儿，常整个指骨呈膨胀性骨破坏，皮质无分叶状改变，周围有明显骨膜反应，又名"骨气臌"。

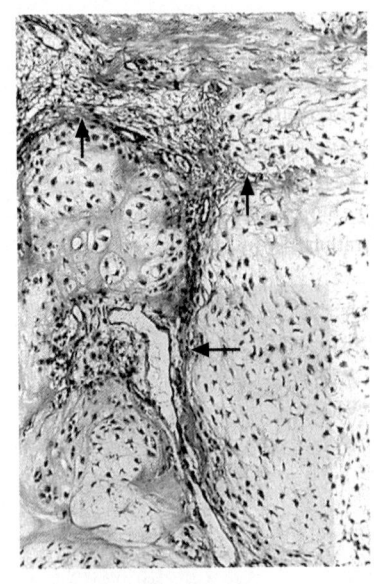

**图 2-2-2-8　内生性软骨瘤（指骨）**
**病理切片：**典型分叶状结构，（↑）示小叶间隔。

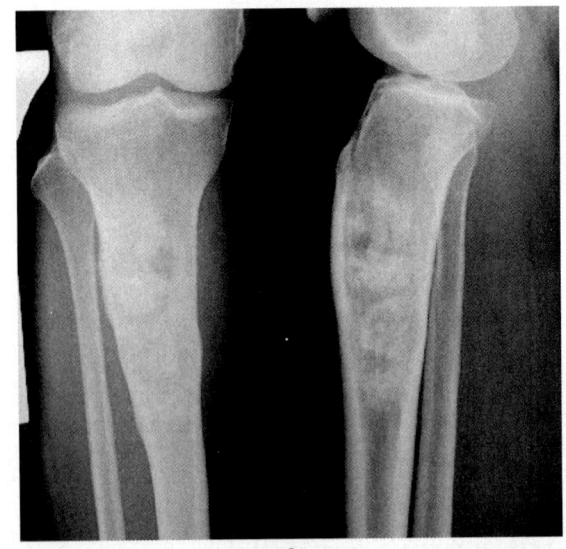

**图 2-2-2-9　去分化型软骨肉瘤（内生软骨瘤恶变）**
女，59 岁，右胫骨上端疼痛 1 个月，局部包块。
**平片（a）：**胫骨近端髓腔内地图样骨质破坏，病灶内多量钙化但边界模糊。
**MRI**（b-e 分别为 T2WI 抑脂、T1WI、T1WI 增强冠状位、T1WI 抑脂增强轴位）：病灶有明显造影增强，轴位明确显示肿瘤破坏骨皮质向软组织内蔓延侵犯。

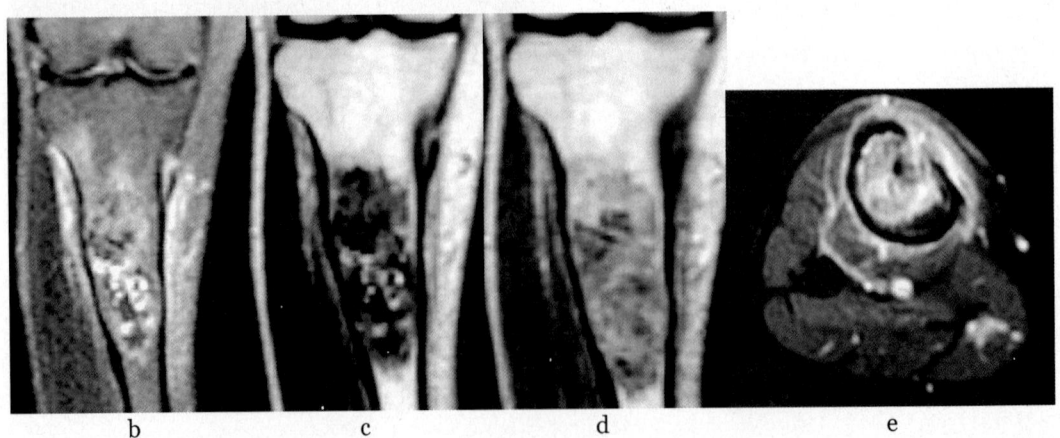

3. **表皮样植入性囊肿** 常有外伤史，多在末节指骨远端，内无钙化。

4. **血管球瘤** 好发末节指骨远端，内生软骨瘤不发生在该部位，血管球瘤无钙化，有明显疼痛及触痛，内生软骨瘤则不明显。

5. **骨巨细胞瘤** 肿瘤无或少有硬化缘，无钙化。

6. **骨梗死** 骨内边缘清晰，致密硬化性改变。皮质骨内缘无分叶状改变，也不使骨干扩张，内生软骨瘤的钙化灶在瘤体中央居多，而骨梗死周围有纤维钙化壁，故钙化以周围较明显。

7. **骨纤维异常增殖症** 凡发生于短管状骨者常同时侵犯其它骨骼，病灶内常有典型的磨砂玻璃样改变，虽然少数病例中也可有软骨组织，但典型的软骨环状钙化出现率不高。

8. **软骨肉瘤** 肿瘤大于4cm提示恶性可能，肿瘤破入软组织内形成肿块，有骨膜反应。无外伤的疼痛症状，也能提示软骨肉瘤的可能性。

## 多发性内生软骨瘤病

多发性内生软骨瘤病（enchondromatosis）又称Ollier病（1899年首次Ollier报道），合并软组织血管瘤者称为Maffucci综合征（1881年Maffucci首次报道）。Ollier病属非遗传性软骨发育异常，其特点是多发性内生软骨瘤，好发于干骺端、骨干的髓腔内，也可发生在骨骺。Ollier病有单侧发病倾向，但常累及双侧手、足，而且凡经软骨化骨的骨骼均可发病。短骨状骨内的内生软骨瘤多为Ollier或Maffucci综合征有症状者，需手术切除；如有手术矫形指征，则行矫形术，对恶变病灶，应彻底切除。

### 一、临床表现

1. **好发年龄** 多见于青少年，10～30岁。男女发病率无差别。

2. **好发部位** 好发于股、胫、腓骨、骨盆、手足、椎体、肋骨、腕、跗骨等。很少发生在膜样化骨，如颅骨及面骨。

3. **症状与体征** 肿瘤生长致局部肿胀、畸形，如手指结节样粗大畸形，尺桡骨不等长，前臂短缩，弯曲，下桡尺关节脱位，腕关节尺侧倾斜，双下肢长短不等，膝内或外翻畸形、跛行；脊柱侧弯、骨盆倾斜、部分有疼痛或病理骨折。多发性内生软骨瘤病恶变率15%～35%，也有高达50%，与单发性者不同，发生在手足上的多发性内生软骨瘤也可恶变。

Maffucci综合征，除有多发内生软骨瘤病外，还在软组织内发生血管瘤，血管瘤也可恶变。

### 二、影像学表现

[X线平片]

1. **手足短管状骨** 单或双侧发病，表现为大小不等地图样骨质破坏缺损区，部分边缘硬化，皮质变薄，甚至突破皮质进入软组织，干骺端显著增宽、可广泛累及整个骨骼，并向四周膨胀生长。因软骨发育及骨质异常，可使受累骨出现多种骨关节畸形。（请参见3症状与体征），病变有一侧生长的倾向，病灶内出现软骨钙化。

2. **长管状骨** 多见于干骺端，其X线表现基本同短管状骨。肿瘤较小时，为中心性或偏心性局限性地图样骨质破坏。肿瘤长大后，病变广泛时干骺端喇叭样扩展、膨胀或弯曲畸形，其内可见钙化及粗大骨性间隔，间有多数条状透明软骨影，自生长板伸向骨干，在骨盆、自髂骨嵴有并列小条状透亮影，扇形伸向髂骨体部。

**3. Maffucci 综合征** 为先天性非遗传性中胚层发育不良。以骨骼的骨软骨瘤病及软组织内血管瘤病为特征。其骨骼的内生软骨瘤与 Ollier 病患者所见相同，其血管瘤主要为海绵性，少数为毛细血管性，可位于皮肤、皮下组织或肌肉等的任何部位。

[CT]

比平片能更好地显示内生软骨瘤病的范围、数目及大小，Maffucci 综合征的血管瘤表现为软组织肿块，其内可见小圆形钙化，增强 CT 检查血管瘤可强化。

[MRI]

多发内生软骨瘤的 MRI 基本同单发性内生软骨瘤。软组织内血管瘤，T1WI 呈低或中信号（信号常不均），T2WI 高信号（信号也常不均），能增强。

以上两病均可恶变，与单发内生软骨瘤不同，即使生长在手足短管骨也可发生恶变，表现为近期突然迅速增大，疼痛加剧，出现骨皮质破坏，有骨膜反应，软组织肿块增大明显，肿瘤内原有钙化灶模糊、增多、减少、移位（图 2-2-2-10）。

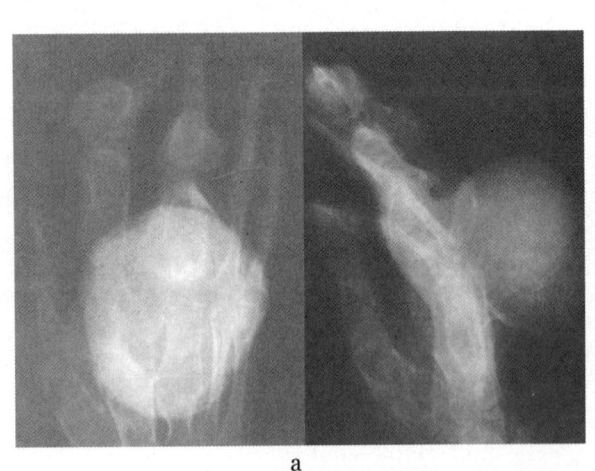 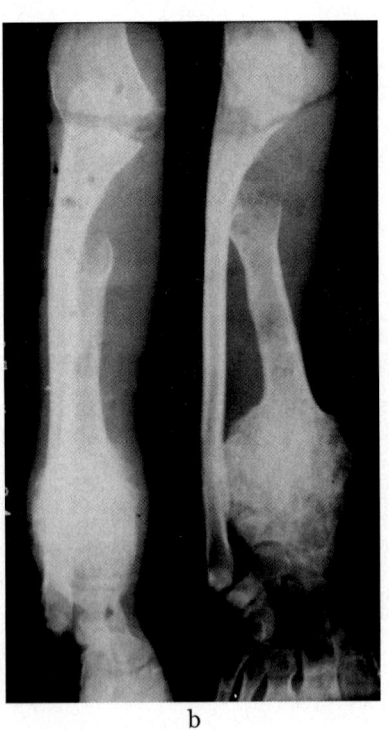

a　　　　　　　　　　　　　　　b

**图 2-2-2-10　多发性内生软骨瘤病（Ollier）**

**平片**：示指近节指骨及中节指骨近端、中指中节指骨近侧端、第一掌骨呈轻度膨胀性改变，骨皮质变薄，其内未见钙化影。第二、三掌骨及中指近节指骨变形，呈不同程度膨胀性改变，并有巨大的软组织肿块形成，局部骨质中断，病变中可见模糊不清的点、环及半环状钙化，疑有恶变。桡骨缩短增宽变形，远侧干骺端显著膨胀增大，内有钙化，与腕骨关系改变，尺骨受压变形。

## 三、病理学表现

软骨瘤中约有 30% 为多发。多发性内生软骨瘤病（Ollier's disease）和多发性内生软骨瘤合并血管瘤综合征（Maffucci's syndrome）二者的病理组织学形态和单发者相同，但后者可伴发其它肿瘤，有小脑胶质瘤、性索间质细胞瘤等。多发性软骨瘤病有明显的恶化倾向，恶变率在 30%～50% 之间（图 2-2-2-11）。

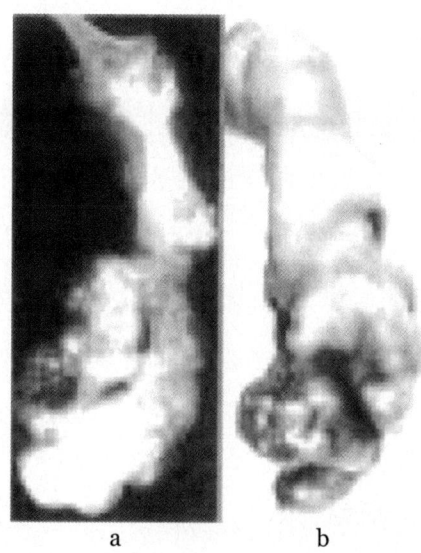

**图 2-2-2-11 Maffucci 综合征患者的前臂**
a 为 X 光片，b 为大体标本。可见不计其数的软骨瘤聚集在肢体远端。该患者髋骨上的软骨瘤恶变为软骨肉瘤，伴肺转移。
（Dr. O. Urteaga, A. Lima, Peru 同意转载）

## 骨膜软骨瘤

骨膜软骨瘤［periosteal（Juxtacortal）chondroma］为骨膜下或骨表面生长的软骨瘤，少见，约占骨肿瘤的 0.66%。

### 一、临床表现

1．**好发年龄** 10～30 岁。男女无差异。
2．**好发部位** 好发于长、短管状骨，以肱骨及股骨最多，占 49%，扁平骨较少，可侵犯骨盆、肋骨及脊柱。
3．**症状与体征** 疼痛、局部肿胀及肿块。

### 二、影像学诊断

[X 线平片]
常单发，位于管状骨干骺端之表面，有小的软组织肿块，可压迫其下方骨皮质，使呈碟形侵蚀性骨质缺损，边缘较整齐，可有硬化缘；其旁可有骨质增生、骨壳形成或三角形骨膜反应，肿瘤内可含环形或半环形等钙化，一般不侵犯骨髓腔。

[CT]
可显示病灶大小、范围以及邻骨的压迫性骨质缺损，显示钙化较 X 线平片以及 MRI 好。

[MRI]
显示病灶大小及范围比 CT 好，本瘤一般不侵犯髓腔。

## 三、病理学表现

骨膜软骨瘤罕见，倾向于比内生性软骨瘤更富细胞性，偶具轻度异型性，并特征性地侵蚀相邻皮质，并致其硬化。手术不彻底常可复发。骨膜软骨瘤与相对应的骨膜软骨肉瘤相比，体积小、边缘更清楚。

## 四、鉴别诊断

1. **无蒂型骨软骨瘤** 骨膜软骨瘤与骨髓腔间有骨皮质隔开，而骨软骨瘤的皮质、松质均与母体骨皮质及骨松质相连通，无皮质隔断。

2. **骨膜（皮质旁）软骨肉瘤** 年龄较大，常为20岁以上，好发股骨两侧干骺端及骨盆，肿块也较大，边缘不规则，常附着在骨皮质上，必要时需要活体检查鉴别。

3. **骨膜骨肉瘤** 好侵犯胫、股、肱、桡、尺骨的干骺端及骨干，与骨干形成垂直的骨针及含软骨基质为其特点。常侵犯皮质，高度恶性者可侵犯髓腔，均于本瘤不同。

4. **骨膜下脓疡** 局部有红、肿、热、痛，骨皮质可有不规则侵蚀破坏，呈碟形压迫性缺损，骨膜反应明显且广泛。

5. **神经纤维瘤病** 常伴有皮肤色素沉着及皮下神经纤维瘤，有周围神经增粗、脊柱侧弯、颅骨缺损等。

## 第三节 成软骨细胞瘤

成软骨细胞瘤（chondroblastoma）又名软骨母细胞瘤，占原发骨肿瘤的1.9%，良性骨肿瘤的3.5%。本病一经诊断多采用手术根治，预后良好。

### 一、临床表现

1. **好发年龄** 好发 5～25 岁，可发生在 6 个月～67 岁的任何年龄。男：女 = 2：1。

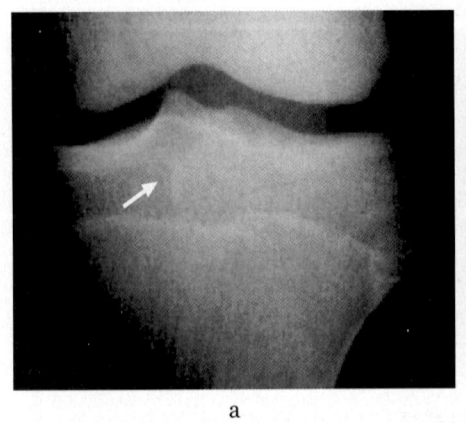
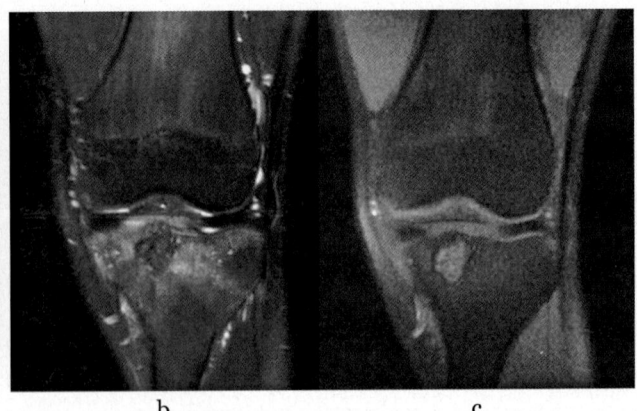

图 2-2-3-1 成软骨细胞瘤

平片：胫骨骨骺类圆形骨质破坏，瘤内不规则高密度钙化点，周围可见部分硬化缘。
MRI（b、c 分别为 T2WI 抑脂、T1WI 抑脂）：在 T2WI，病灶内高信号为软骨组织或出血，钙化呈低信号，在 T1WI 上，病灶内出血呈高信号，其间杂有多数点、斑点状低信号影为软骨组织及钙化，周围低信号环，为病灶周围的硬化缘。

2. **好发部位** 好发在长骨骨骺或骨突（如股骨粗隆，肱骨结节），可伸向干骺端（图2-2-3-1）。常单发，可发生在任何软骨化骨的骨骼，约3/4发生在下肢及肱骨，如股骨近及远端、肱骨近端、距骨、跟骨、骨盆、肋骨、桡骨、腓骨、手足骨、脊椎、髌骨（图2-2-3-2）等。

3. **症状与体征** 发病缓慢，局部疼痛，肿胀，关节积液或功能障碍，30%有关节积液，病理性骨折罕见。

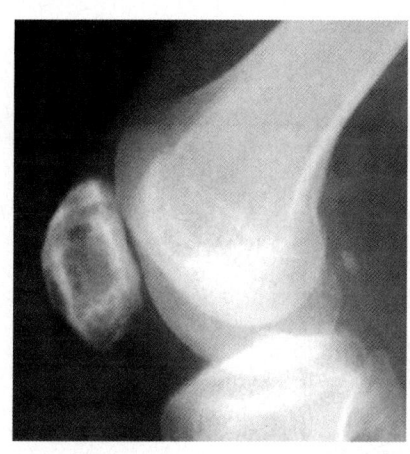

图2-2-3-2 成软骨细胞瘤
平片：髌骨内溶骨性骨质破坏，边界清晰，有硬化缘，边缘部分呈轻度分叶状，瘤内有分隔。

## 二、影像学表现

[X线平片]

1. 48%病灶常局限于骨骺或骨突，52%位于骨骺-干骺端者，多为圆或椭圆形偏心性溶骨性地图样骨质破坏，多数边缘整齐，有不同程度硬化缘（图2-2-3-3），部分病灶边缘呈分叶状，多房或皂泡状，间隔厚度不等（图2-2-3-4）。

2. 如肿瘤侵蚀破坏骨皮质，可在皮质旁形成软组织肿块（图2-2-3-5）。

3. 约25%～60%肿瘤内可见钙化（图2-2-3-6）。

4. 约22%可有良性骨膜反应。

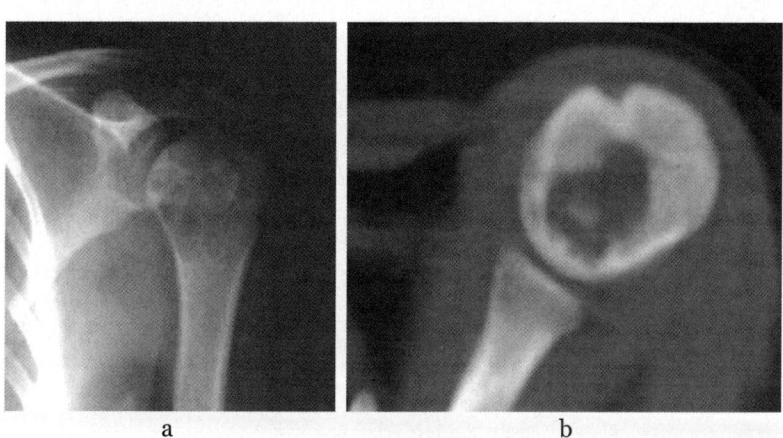

a　　　　　　　b
图2-2-3-3 成软骨细胞瘤
平片（a）：肱骨近侧骨端内类椭圆形偏心性溶骨性地图状骨质破坏，边界清晰，近侧有硬化缘，远侧硬化缘不明显，近侧边缘呈分叶状。
CT（b）：肱骨近侧骨端偏心性溶骨性地图状骨质破坏，边界清晰，内有钙化。

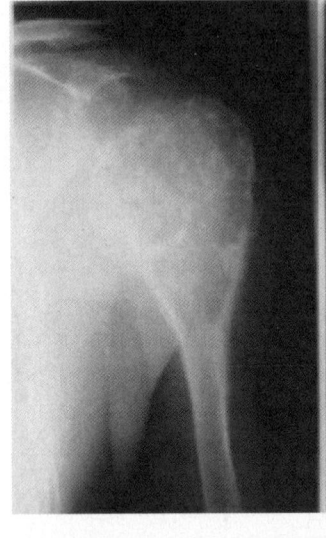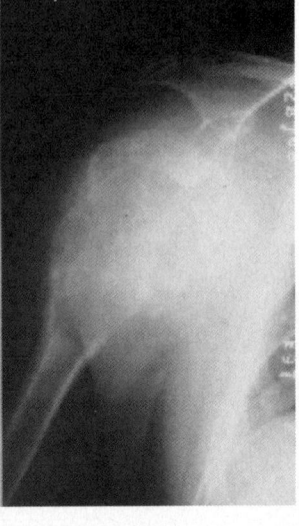

**图 2-2-3-4 成软骨细胞瘤**
平片：肱骨近端呈膨胀性的溶骨性破坏，多分隔，皂泡状，边界不规则，远侧可见层状骨膜反应。

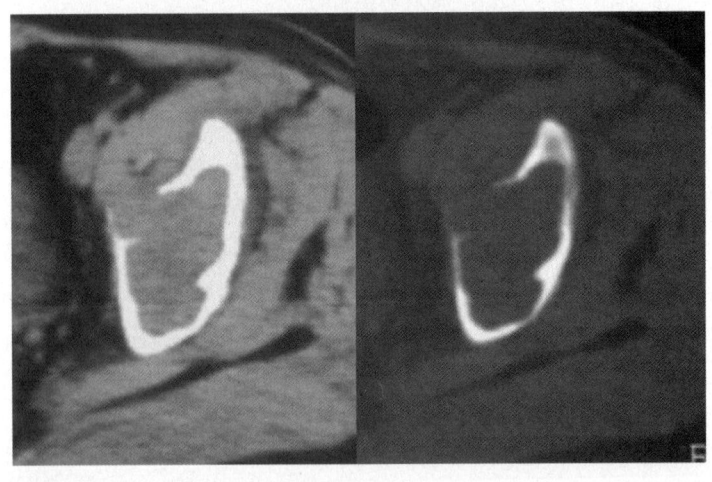

**图 2-2-3-5 成软骨细胞瘤**
女，27 岁。
CT：左髋溶骨性骨质破坏，边界清晰，有分叶，内侧肿瘤侵蚀破坏骨皮质，于皮质旁形成软组织肿块。

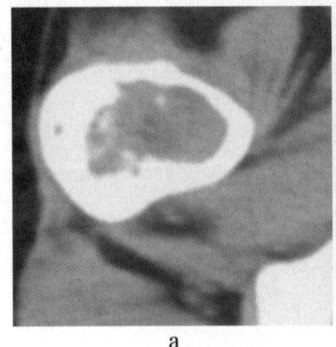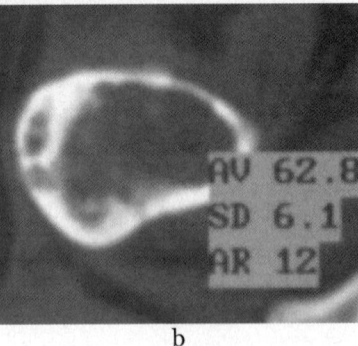

a　　　　　　　b

**图 2-2-3-6 成软骨细胞瘤**
CT（a 软组织瘤、b 骨窗）：股骨近端溶骨性骨质破坏，密度不均，内有多发形态不同的钙化，外侧部分骨皮质中断。

5．位于扁骨及不规则骨者，常呈类圆形溶骨性破坏，边缘可有硬化。

6．发生在短管状骨或窄细长管状骨，如腓骨者，则常呈中心性骨质破坏，易有膨胀性改变。

7．关节受累：关节肿胀、积液、滑膜增厚等。

8. 骨外成软骨细胞瘤，虽文献上有报道但极罕见。

[CT]

对瘤内钙化的检出、邻近关节积液、滑膜炎、骨皮质破坏的发现均优于X线平片（图2-2-3-3、图2-2-3-5、图2-2-3-6、图2-2-3-7）。另外CT还可以发现成软骨细胞瘤继发动脉瘤样骨囊肿的成分。增强扫描后病变明显强化，强化一般不均匀，可以呈现与其它软骨类肿瘤相似的软骨结节周围的间隔强化。

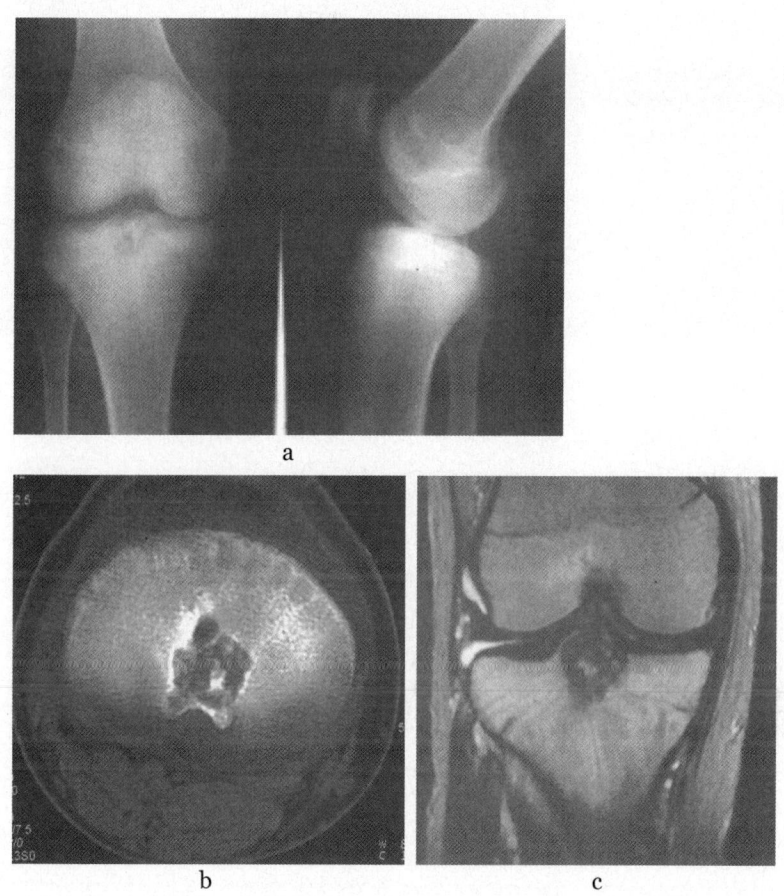

图 2-2-3-7　成软骨细胞瘤

男，17岁，右膝关节肿痛功能受限1年半。

平片（a）：胫骨骨骺限局性溶骨性骨质破坏，边界清晰，周边有硬化。

CT（b）：胫骨骨骺分叶形溶骨性骨质破坏，边界清晰，有硬化缘，肿瘤内有不规则钙化，病变显示较平片清楚。

MRI（c为T2WI）：胫骨骨骺限局性低到高的不均匀信号病变，高信号为软骨组织，低信号为钙化，边界有硬化环呈低信号，关节腔内少许高信号积液。

[MRI]

本瘤在T1WI上常呈低信号；在T2WI上，因兼有软骨基质及钙化，信号常有降低，为低到高的不均匀信号（图2-2-3-8），病灶内软骨组织及关节积液呈高信号，钙化呈低信号，只有MRI检查才能够反映骨髓水肿的情况，但由于大范围的骨髓水肿造成广泛的髓内信号异常，常导致对病变范围的过度估计。MRI还能较好显示肿瘤破入软组织后的大小及范围。50%的病灶周围的软组织由于水肿表现为T1WI低信号、T2WI高信号。此外MRI还可较好的显示邻近关节的积液情况（图2-2-3-7）。MRI增强扫描强化方式类似于CT、比CT显示更清晰，对继发动脉瘤样骨囊肿的显示也优于CT。

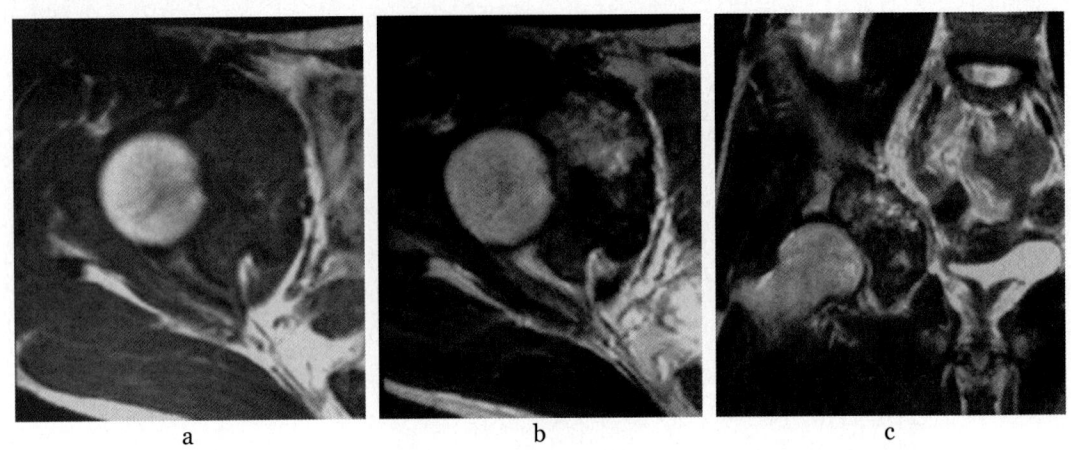

图2-2-3-8　成软骨细胞瘤

MRI（a-c分别为T1WI轴位，T2WI轴位，T2WI冠状位）：髋臼长T1混杂T2信号病灶，与正常骨组织分界清晰，邻近脂肪被推压移位。

### 三、病理学表现

肉眼上，肿瘤直径3～5cm，很少大于10cm。肿瘤多位于骺板软骨或尚未消失的长骨骺端。肿瘤外围多有皮质骨包绕。肿瘤组织多为灰色，质地松脆，可伴钙化、出血、坏死和囊性变，囊内容物为血液。

镜下，主要由胚胎性软骨母细胞和多核巨细胞构成。前者为本瘤的基本细胞成分。瘤细胞呈多边形，细胞膜较厚，故细胞界限分明；细胞核从圆形、锯齿状到分叶状变化不等，核分裂罕见。因瘤细胞的分化不完全而不能产生足够量的细胞间软骨基质，但这少量基质的钙化却可形成特征性的"格子样钙化"结构，具有诊断意义。病例之间的钙化程度不等。多核巨细胞在肿瘤组织中分布弥漫，但并不均匀，各处多少不等。人们对多核巨细胞的组织来源和病理意义尚有争议，一般认为它是反应性的，属异物巨细胞。约1/4的原发肿瘤和1/2的复发病例中可见囊性变。

有个别软骨母细胞瘤的组织结构与其它大多数病例并无不同，但它们生长迅速，侵入血管、淋巴管，侵袭软组织，甚至发生肺转移。这种病例大多发生在原发肿瘤术后。

### 四、鉴别诊断

1. **骨巨细胞瘤**　好发年龄大于本瘤，为20～40岁，瘤内无钙化，瘤周无硬化缘。如果软骨母细胞瘤内未见钙化，又发生于不典型的部位和年龄，两者鉴别困难，MRI扫描有助于鉴别，软骨母细胞瘤在压脂像上可见到周围髓腔及软组织的水肿，骨巨细胞瘤如不合并病理骨折一般没有水肿。

2. **透明细胞软骨肉瘤**　好发年龄20～50岁，平均39岁，大于本瘤，最多见于股骨及

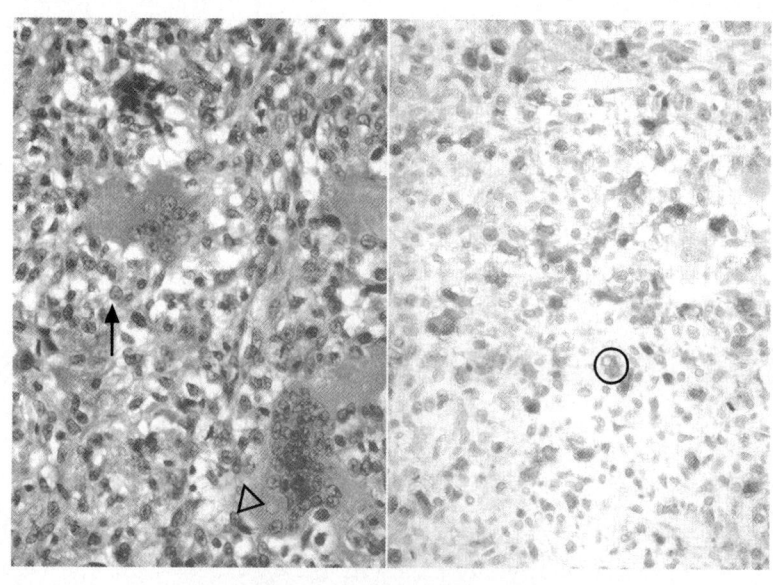

**图 2-2-3-9　软骨母细胞瘤**

男，17岁，右膝关节肿痛、功能受限1年半。

**病理**（a、b）：（a）肿瘤主要由小圆形瘤细胞（↑）和散在其间的多核巨细胞（破骨细胞）（△）构成，偶可见软骨样分化。（b）免疫组化染色：瘤细胞呈 S-100 阳性（○）。

肱骨近端骨端，单凭影像学表现鉴别困难。

3．**骨内腱鞘囊肿**　MRI及CT检查为液性病灶，有特征性，成软骨母细胞瘤为实性病灶。

4．**内生软骨瘤**　长骨病变，生长自干骺端，向骨干延伸，罕见于骨骺。

5．**骨骺、干骺端结核**　无硬化缘，常有死骨，少有骨膜反应。长骨的结核好发于干骺端，可跨骺板累及骨骺，病变的主体部分在干骺端，而软骨母细胞一般起源于骨骺内，跨骺板累及干骺端，病变的主体部分在骨骺内。增强扫描也有助于鉴别诊断，结核一般内部为干酪样坏死，无强化，周边肉芽组织壁可强化，而软骨母细胞瘤内瘤可强化，一般强化不均匀，可以呈现与其它软骨类肿瘤相似的软骨结节周围的间隔强化。

6．**Brodie脓肿**　为一种亚急性局限型骨髓炎，常隐袭发生，全身症状轻微或缺乏，病变多位长管状骨，如胫骨或股骨干骺端或骨端，周边可有反应性骨硬化环绕，通常无死骨。脓肿可跨越骺板，但很少有脓肿发生于骨骺并保留在骺内，MRI上有比较特异的表现，周边在各序列上均匀为环状低信号，代表反应性骨硬化边，内层为与之伴行的环状中等 T1 稍长 T2 信号影，代表脓肿壁的肉芽组织，内部为长 T1 更长 T2 信号影，代表内部的脓液，病变周围为片状长 T1 长 T2 信号影，代表周围炎性水肿，增强扫描后可见脓肿壁的均匀环状强化。病灶周边可有窦道形成（图 2-2-3-10）同位素可显示放射性示踪剂摄取增加。

**五、恶性成软骨细胞瘤的发生**

有以下三种情况：

1．成软骨细胞瘤恶变即肉瘤样变时，呈侵袭性骨质破坏，可穿破皮质形成软组织肿块，及有恶性骨膜反应，瘤内钙化也呈不规则状。

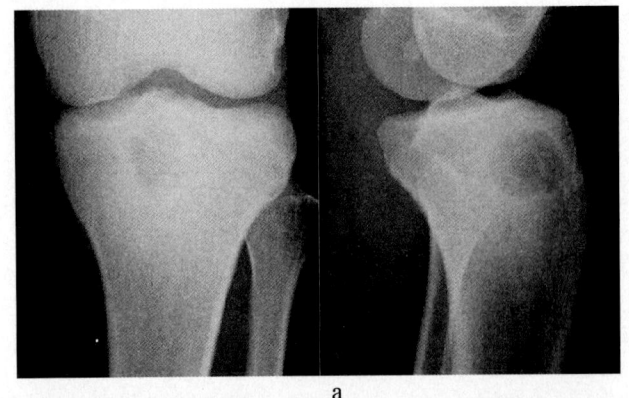

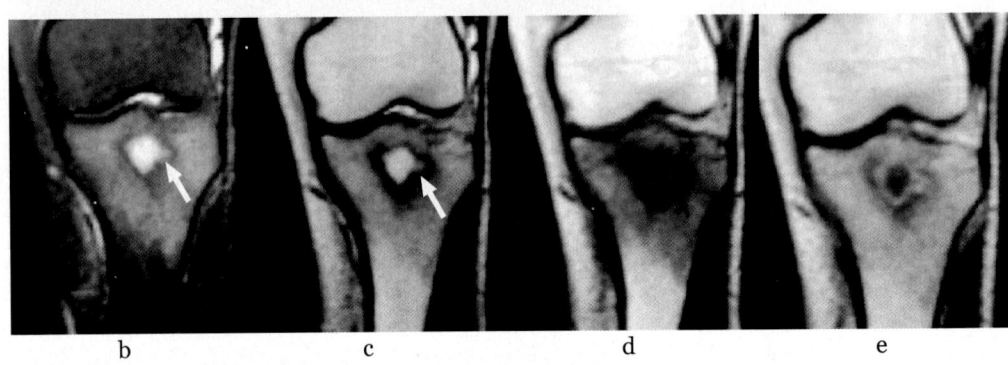

图 2-2-3-10 Brodie 脓肿

男，22 岁，无明显诱因右胫骨近端疼痛 1 年。

**平片**（a）：病变发生在干骺端，累及骺板，周边有反应性骨硬化缘环绕。

**MRI**（b-e 分别为抑脂 T2WI、T2WI、T1WI、增强 T1WI）：胫骨干骺端 T2WI 很亮的病灶，外围绕以一圈黑色信号带，有环形造影增强，T2WI 及 T1WI 增强显示病灶左侧有一窦道生成（↑）。

**病理**：左胫骨上段小块穿刺活检组织，增生的骨组织中可见多量淋巴浆细胞及多形白细胞浸润，符合慢性或亚急性骨髓炎改变。

**镜下**：左胫骨上端炎性肉芽组织，纤维组织增生，局部胶原玻变并可见多量炎细胞浸润及出血。

2．成软骨细胞瘤与骨巨细胞瘤一样，在临床上可发生转移。

3．与软骨肉瘤类似的成软骨细胞瘤又称为成软骨细胞瘤样的软骨肉瘤，其影像学表现似软骨肉瘤。

## 第四节 软骨粘液样纤维瘤

软骨粘液样纤维瘤（chondrmyxoid fibroma, CMF）由软骨、粘液及纤维组织构成，占原发骨肿瘤的 1.04%，占良性骨肿瘤的 2.31%。

### 一、临床表现

1．**好发年龄** 10～30 岁（范围 4～79 岁），平均 16 岁。男：女 = 2：1。

2．**好发部位** 可侵犯任何骨，但 80% 见于下肢长管状骨，包括胫、腓骨近端，股骨、胫骨远端，次为跟、跗、趾（指）骨、骨盆、肋骨、桡骨、肱骨等，还有极少数发生在颅骨、下颌骨。

**3. 症状与体征** 起病缓慢，可有局部疼痛、肿胀或肿块，5%有病理骨折，恶变率<3%。

## 二、影像学表现

[X 线平片]

长管状骨病变位于干骺端或干骺端-骨干，也可侵犯骨端，为局限性偏心性地图样骨质破坏灶，大小不等，约 2～10cm，顺长轴方向发展，随着病灶长大，骨膨胀改变日趋明显，可呈单或多囊状，边缘锐利或有分叶（软骨小叶的边缘是呈分叶状的），其外有厚、薄不等的硬化缘，有骨嵴或骨间隔深入病灶内，呈蜂窝状（图2-2-4-1）。单囊型，病灶长大可穿破骨皮质，并在长骨内顺长轴形成半月形骨质缺损区，外有残余骨壳包绕，囊状包骨与正常骨干相交接处，可有层状或实性骨膜反应；形成蚌壳样改变或称为伏壁状骨膜反应；多囊性者，病灶呈不同程度膨胀，其内有多数大小不等囊状骨质破坏，有的呈蜂窝状，有的呈大囊套小囊改变，囊壁厚薄不等，囊状病灶向外鼓凸与正常骨皮质相交接处，常有骨皮质局限性增厚或有实性伏壁状骨膜反应进行支撑。肿瘤内钙化出现率不多，约占2%。位于窄管状骨（如腓、尺、桡骨）病变可呈中心性生长。扁骨内病变为地图样膨胀性溶骨性破坏，常呈单或多囊状，边缘硬化，其间间隔常厚薄不等。

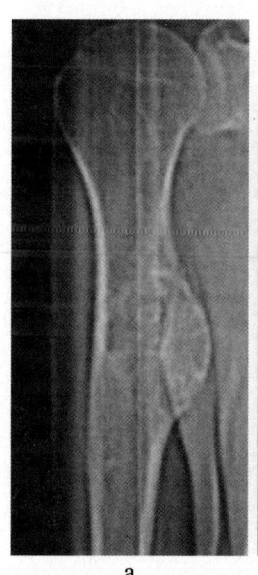
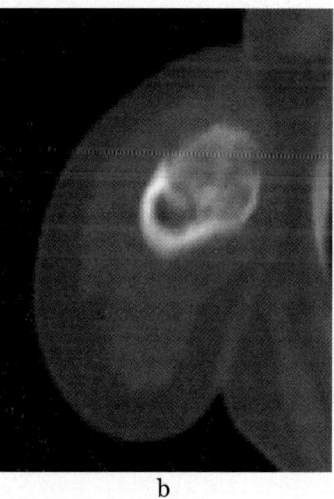

**图 2-2-4-1 软骨粘液样纤维瘤**
女，26 岁。
**平片**（a）：肱骨近侧骨干限局性偏心性地图样膨胀性骨质破坏，病变沿长轴方向发展，边界清晰，有分叶及硬化缘，病变内有骨间隔，使病变呈蜂窝状改变，局部骨皮质变薄。
**CT**（b）：肱骨限局性偏心性地图样溶骨性骨质破坏，边界清晰，局部皮质变薄，内有分隔，及无定型钙化。

a　　　　b

[CT]

CT可以更好地显示复杂部位的病灶边界，骨皮质有否破坏，有否破入软组织，对于钙化的显示比 X 线平片好（图 2-2-4-1）。

[MRI]

典型病灶，在T1WI上呈低到中信号，T2WI上呈中到高信号，明显不均匀增强；但本瘤内既有软骨组织还含有粘液及纤维组织，甚至有出血性囊性成分，因此MRI的具体信号改变还取决于这些成分多少而定。

## 三、病理学表现

大体上表现为境界清楚的分叶状肿块，质地坚实，色泽灰白。切面实性，无坏死，囊性变或液化。镜下，肿瘤的名称代表了它的组织学特征，病变呈分叶状，小叶间可见纤维性间隔，其间可见血管和多核巨细胞。粘液和软骨样组织主要位于小叶内，小叶内细胞稀疏，基质丰富。部分小叶内间叶细胞可呈明显的软骨分化。小叶周边的细胞密度高，也是肿瘤的增生带，偶可见核分裂，但这并不代表肿瘤有恶性倾向（图2-2-4-2）。免疫组化S-100蛋白阳性。局部刮除术后复发率为25%左右，但未见有远处转移的报道。

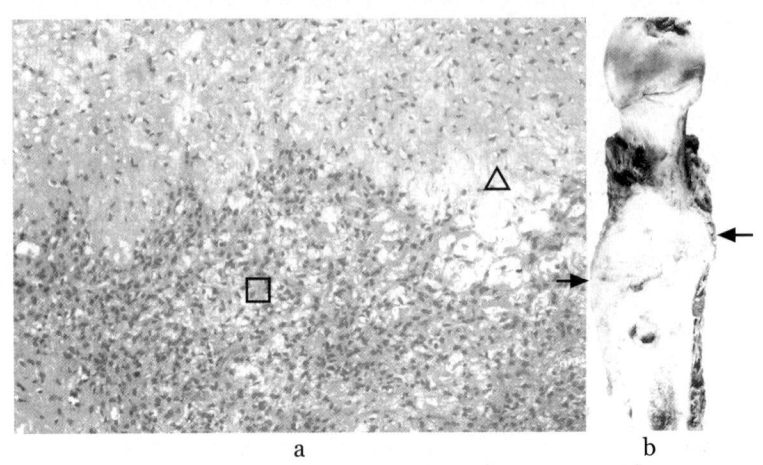

**图2-2-4-2 软骨粘液样纤维瘤**

女，25岁，肱骨近段骨干限局性地图样膨胀性骨质破坏。

**病理（a、b）：**（a）肿瘤呈分叶状结构，其间交替出现岛状粘液软骨样病灶（△）和细胞密集区域（□）偶可见多核巨细胞。（b）股骨近端软骨粘液样纤维瘤扩散至软组织（↑），但这种罕见的情况不应被视为恶性证据。

## 四、鉴别诊断

1．**骨囊肿** 长骨中心性溶骨性囊性病变，易发生病理骨折，可有骨片陷落征。

2．**骨巨细胞瘤** 一般无硬化缘，无钙化。

3．**造釉细胞瘤** 它主要侵犯胫骨（少数在腓骨）中远段前部皮质内，好发于30~50岁，大于软骨粘液样纤维瘤的发病年龄。

4．**骨纤维结构不良** 也主要侵犯胫骨（少数在腓骨）前部皮质，无骨膜反应，好发于1~10岁，年龄低于CMF。

5．**非骨化性纤维瘤** 罕有骨皮质破坏及骨膜反应，皮质膨胀也较轻。

6．**骨纤维异常增殖症** 长骨中心性毛玻璃样骨质破坏变形，病变范围广，有骨膨胀改变，一般无骨膜反应。

# 第五节 软骨肉瘤

软骨肉瘤（chondrosarcoma）是第三位常见的恶性骨肿瘤，占所有原发骨骼肉瘤的10%~25%，按WHO统计，原发软骨肉瘤占原发恶性骨肿瘤的12.53%，占国内原发恶性骨肿瘤的

19.7%。肿瘤细胞源自软骨而不是骨样组织，可以是原发性软骨肉瘤，亦可从骨软骨瘤或内生软骨瘤恶变而来。去分化型软骨肉瘤中可见有纤维肉瘤、恶性纤维组织细胞瘤或骨肉瘤成分。肺转移少见。软骨肉瘤的分类如下：

解剖部位分类：
1. 中央型（髓腔型，占 80%）
2. 周围型（骨膜型或骨皮质旁型）
3. 软组织型（骨外型）

组织学分类：

原发性：
普通型（中心型）
透明细胞型
去分化型
间叶型
软组织粘液型

继发性：
由内生软骨瘤或内生软骨瘤病恶变而成
由骨软骨瘤或多发性骨软骨瘤恶变而成
由畸形性骨炎、骨纤维异常增殖症、成软骨细胞瘤、软骨粘液样纤维瘤、滑膜软骨瘤病等恶变而来

## 一、临床表现

1．**好发年龄** 成年人，高峰年龄是 30～60 岁。20 岁以下人群很少发生。男：女 = 2：1。

2．**好发部位** 扁骨（骨盆）、长骨的干骺端-骨干（特别是股骨），可侵犯到骨骺，其次是下颌骨、肋骨、肩胛骨、躯干骨、颅面骨，其余骨骼少见。

3．**症状与体征** 伴或不伴软组织肿块，休息时有钝痛，夜间加重。病理骨折少见。骨盆骨肉瘤可以累及膀胱和结肠。

## 二、影像学表现

[X 线表现]

1．地图样破坏多见，夹杂渗透样及虫噬样溶骨性骨破坏，肿瘤常破坏骨皮质进入软组织内，形成肿块（图 2-2-5-1、图 2-2-5-2）。

2．环行或半环形软骨样基质是肿瘤的特征性表现。

3．软骨肉瘤也可以不出现钙化，恶性度越高，钙化越少，密度越低，钙化越分散。

[CT]

1．瘤软骨的特征性"环形或弧形"钙化。随着软骨肉瘤恶性程度增高，环形或弧形钙化形态可模糊不清楚但钙化仍可见到（图 2-2-5-3）。

2．肿瘤未矿化的部分与肌肉比较呈低密度，因透明软骨含水量高。

[MRI]

肿瘤在髓腔内及对周围软组织的侵犯范围（图 2-2-5-4）。

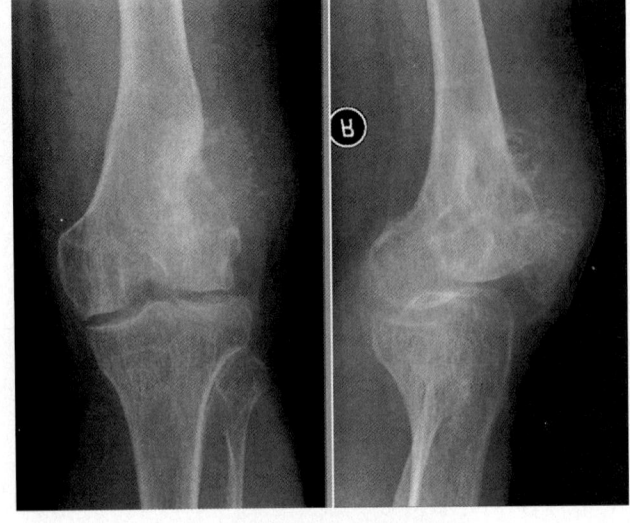

图 2-2-5-1 软骨肉瘤
男，41岁，右膝关节扭伤后疼痛半年，右股部肿物3年伴右膝活动受限。
平片：右股骨远端不规则溶骨性骨质破坏伴软组织肿块形成，内可见边缘模糊的钙化。

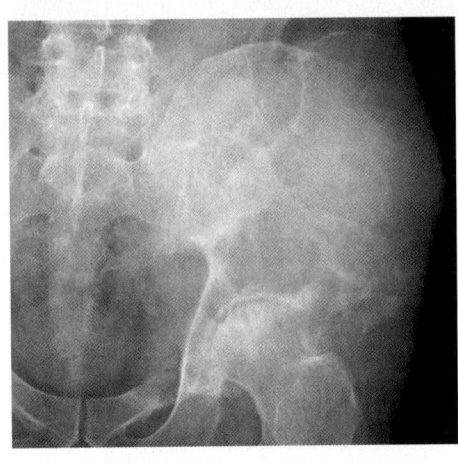

图 2-2-5-2 软骨肉瘤
男，43岁，左髂骨内侧包块1年余，左下肢肿胀10个月。
平片：髂骨广泛的溶骨性骨质破坏，皮质破坏，软组织肿块形成，伴多发不定型及环形、半环形模糊钙化。

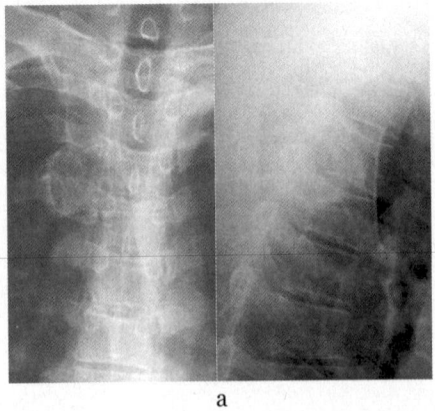

图 2-2-5-3 软骨肉瘤
平片（a）：T3、T4右侧椎旁类圆形高密度影。
CT（b）：右侧肋骨头不规则膨胀性骨质破坏，突破骨皮质形成软组织肿块，其内可见模糊环形钙化。

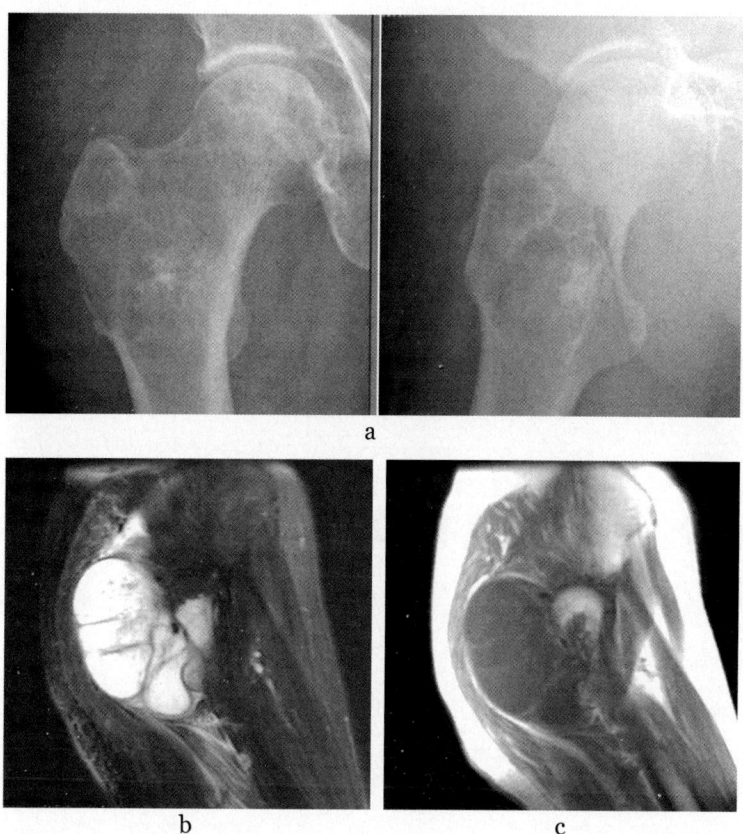

图 2-2-5-4 软骨肉瘤

男，60岁，右股部疼痛8个月余，右大腿上段后外侧包块5个月余。

平片（a）：股骨近端溶骨性骨质破坏，内见不规则钙化。

MRI（b、c分别为T2WI抑脂、T1WI增强）：股骨近端巨大的肿块，在T2WI上呈高信号者为分叶状的软骨组织，内有典型分隔，呈低信号，在T1WI增强上，无强化部分为典型的分叶状软骨组织，呈低信号，而分隔则强化呈高信号。

1．T1WI　低至中等信号强度。

2．T2WI　高信号（透明软骨），低信号（矿化物质）。

3．T1增强　环行或弧形间隔有造影增强；少细胞的透明软骨、囊性粘液样组织没有造影增强；能检出肿瘤的髓腔内漫延及软组织受累。

[核素骨显像]

1．放射示踪剂浓聚。

2．由于周边充血和水肿可能导致病灶的过度评估。

### 三、病理学表现

大体病理或术中所见为半透明蓝－灰色坚实的透明软骨，尤其在高度恶性肿瘤中有出血和坏死，病灶中心侵蚀并破坏骨皮质后延伸到周围软组织中。镜下特点有不规则形软骨小叶，窄的纤维束分隔，软骨细胞排列成簇，可以是单核或多核，基质为成熟透明软骨或粘液样间质。

### 四、鉴别诊断

内生软骨瘤，软骨母细胞瘤，骨肉瘤、恶性纤维组织细胞瘤。

### 五、治疗

软骨肉瘤大多对放疗及化疗不敏感，主要采用广泛性外科手术切除，切除范围应取决于肿瘤的组织学分级及肿瘤所侵犯的确切范围，对软组织侵犯明显及所有去分化者常需截肢。周围型软骨肉瘤广泛切除很重要，边缘切除也可采用。局部复发率较低，复发后可再手术切除并治疗，对去分化周围型软骨肉瘤，必须进行广泛或根治手术，并辅以化疗。其5年生存率为48%~60%。Ⅰ级5年生存率90%，Ⅱ级5年生存率81%，Ⅲ级5年生存率29%。

## 中央型（髓腔型）软骨肉瘤

中央型（髓腔型）软骨肉瘤（central chondrosarcoma）。

### 一、临床表现

1．好发年龄　30~60岁，平均40~50岁，20岁前少见。男：女=1.5~2:1。

2．好发部位　骨盆、股骨、肱骨、胫骨、肩胛骨、肋骨、胸骨、脊椎、腓、桡及尺骨、手足骨、颅、面及下颌骨。

3．症状与体征　原发性者，一般生长缓慢，局部持续性疼痛，肿胀或肿块引起肌肉、神经、血管相应的压迫症状，继发性者，常有肿瘤突然迅速生长及疼痛加剧史。

### 二、影像学表现

[X线表现]

髓腔内溶骨性（图2-2-5-7），可伴轻度膨胀性骨破坏，其内的斑点状，多环状，单环状或半环状钙化影，伴大的软组织肿块。Bjorsson报告180例软骨肉瘤在X线上的平均最大径达9.5cm，直径大于8cm者，几乎均是恶性（图2-2-5-5）。局部骨皮质内缘可呈分房状或波浪状改变，皮质可增厚，变薄或扩张，也可呈侵蚀性破坏（图2-2-5-6）。骨膜反应可有可无，呈良性层状不间断骨膜反应，也可呈恶性阳光状或三角形骨膜反应。有些病例呈侵袭性的渗透状或虫蚀状骨质破坏（图2-2-5-6），穿破皮质形成软组织肿块。长骨干骺端骺板闭合后可侵犯骨端。偶尔早期病例与内生软骨瘤的X线表现类似，不能区别（图2-2-5-8）。因此对所有长骨中央型软骨类肿瘤在未确诊良性前，不能排除恶性。扁骨软骨肉瘤的X线所见与长管骨的病变相类似（图2-2-5-9）。手足短管状骨软骨肉瘤少见，不到6%，X线表现为不等程度的溶骨性骨质破坏，软骨钙化灶模糊变淡，可使骨骼膨胀或破入软组织内形成肿块。

[CT]

70%的病例可见环状钙化，无钙化部分密度低于肌肉组织，肿瘤可侵入软组织（图2-2-5-10），随着软骨肉瘤恶性程度增高，环形钙化可模糊或不清楚，但钙化仍可见到。病变内非矿化组织的密度可以预测软骨肉瘤的恶性程度，高分化软骨肉瘤密度一般低于肌肉，而低分化软骨肉瘤由于细胞成分增多，导致密度与肌肉密度相似。

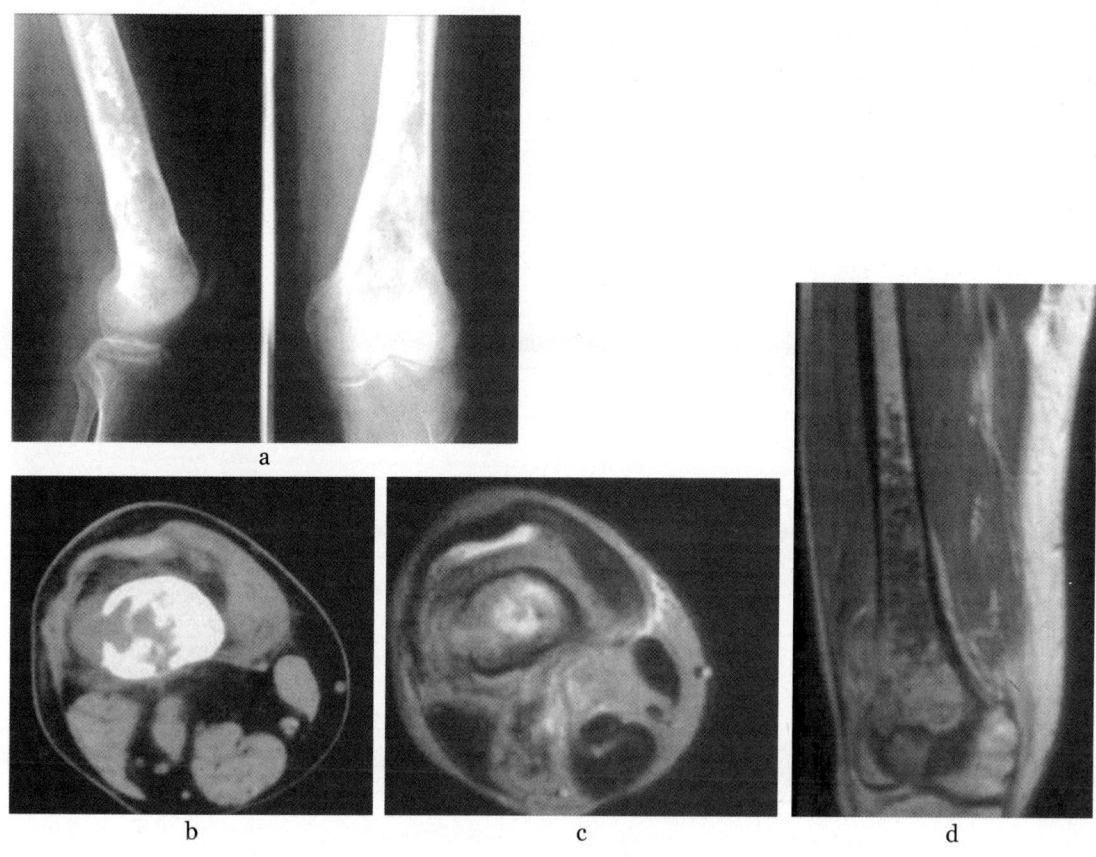

图 2-2-5-5 软骨肉瘤

**平片**（a）：股骨中远段髓腔内骨质破坏，累及骨端，有多发斑点状、多环状或半环状钙化，为本病的特征性表现。外侧骨皮质中断，局部有层状骨膜反应中断，软组织内有肿块形成。

**CT**（b）：股骨中远段髓腔内骨质破坏，髓腔密度增高，内有钙化灶，肿瘤突破外侧骨皮质进入软组织内，形成软组织肿块，肿块密度较周围肌肉密度稍低。

**MRI**（c-d 分别为 T2WI 轴位抑脂、T1WI 增强冠状位）。肿瘤在 T2WI 上呈不均匀混杂信号（软骨组织呈高信号、钙化呈低信号），骨端骨皮质破坏中断，软组织肿块形成，呈不均匀强化，强化部分为软骨小叶间隔，未强化部分主为分叶状软骨组织，但所含粘液组织、钙化及坏死也不强化。

[MRI]

病灶 T1WI 为低到中等信号；T2WI 为高信号，其内可见低信号的钙化和纤维间隔；增强扫描可见纤维间隔强化（图 2-2-5-11、图 2-2-5-12）。

### 三、病理学表现

大体上，中心型（图 2-2-5-13）、外周型和皮质旁型软骨肉瘤三者之间除了肿瘤发生的部位特点外，还反映出某些病变组织结构上的差异，如外周型软骨肉瘤大都源于骨软骨瘤病恶变，而皮质旁软骨肉瘤则是特指那种源于骨皮质表层、并与皮质旁骨肉瘤相对应的软骨源性肉瘤。

镜下，上述三型软骨肉瘤的共性是瘤细胞直接产生软骨基质，而不直接成骨。但三者的分化有广泛而显著的差异。低分化软骨肉瘤因其瘤细胞表现高度异型性、大量核分裂和常见

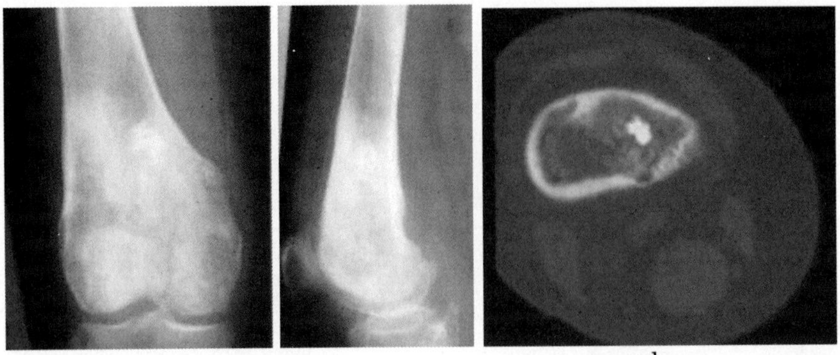

图 2-2-5-6 软骨肉瘤

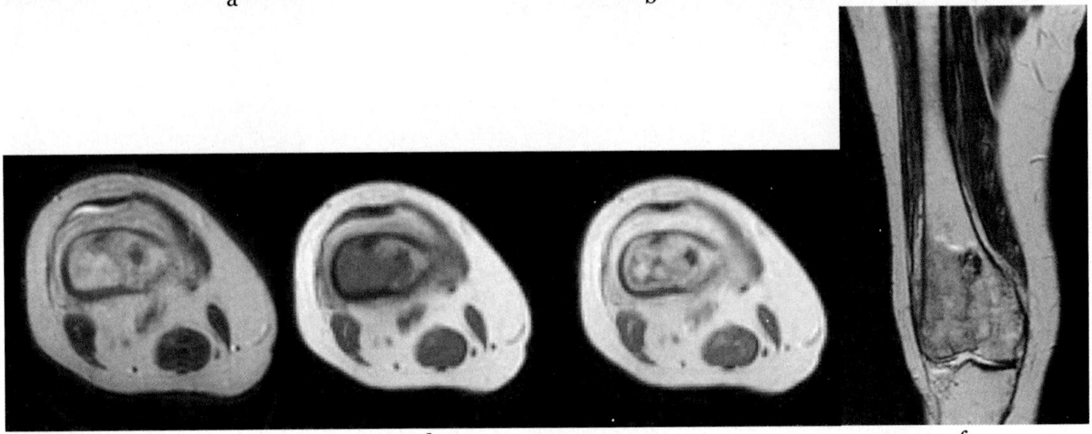

女，85 岁，右膝肿胀、疼痛 20 日。

**平片**（a）：股骨远端骨质破坏，边界欠清晰，骨皮质厚薄不均，肿瘤内有不均质钙化及典型的软骨的环形、半环形钙化。

**CT**（b）：股骨骨质破坏，部分皮质呈渗透及虫蚀状破坏，密度不均，皮质厚薄不均，内有钙化。

**MRI**（c-f 分别为 T2WI 轴位、T1WI 轴位、T1WI 增强轴位和 T2WI 冠状位）：肿瘤以长 T1 混杂 T2 信号为主，杂有多发圆形及半环形的低信号灶，边界较清晰，增强后，大部分显著强化，但前述低信号病变无明显强化。冠状位肿瘤边界显示较清晰，部分骨皮质中断。

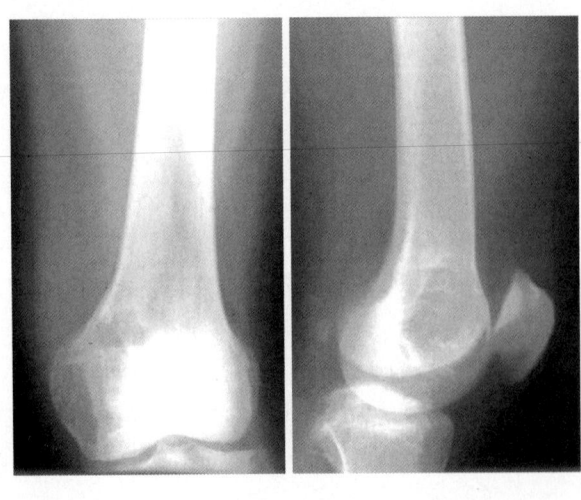

图 2-2-5-7 软骨肉瘤
平片：股骨远端地图样溶骨性骨质破坏区，边界不规则，局部骨皮质变薄。

有出血、坏死，故诊断比较容易。高分化软骨肉瘤常常要和软骨瘤鉴别。鉴别要点是：软骨肉瘤浸润骨髓，并完全破坏骨皮质；其细胞和组织结构的异型性在肿瘤边缘表现更为明显（图 2-2-5-14）。在这种情况下，将病理形态、X 线表现和临床密切结合是至关重要的。发生在长骨或肋骨的巨大肿瘤、或于青春期后开始迅速生长、直径达 8cm 或更大者，几乎无一例外的都是恶性，即便瘤细胞异型性不明显，也可诊断为软骨肉瘤。相反，在骨软骨瘤、滑膜软骨瘤病、手足软骨性肿瘤和软组织软骨瘤中，相似或更大的异型性也远没有那么重要。常伴有粘液变性和囊性变。

软骨肉瘤和骨肉瘤之间的鉴别在于前者的瘤细胞不直接产生骨基质，不直接成骨，软骨肉瘤中的成骨系源于骨化生，而非肿瘤性成骨。免疫组化 S-100 蛋白、c-cerbB-2 阳性，低分化软骨肉瘤 p53 阳性。

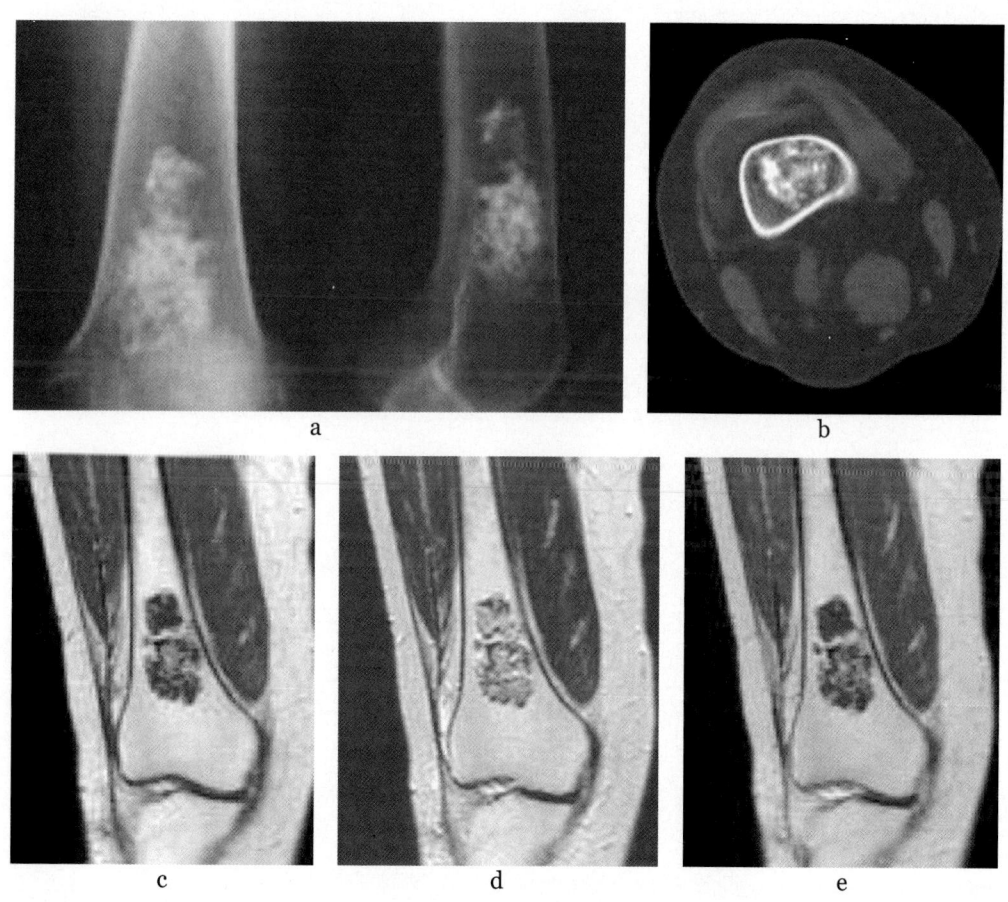

图 2-2-5-8　软骨肉瘤

女，62 岁。
平片（a）：股骨远端骨髓腔内环状、半环状多发钙化，局部骨质破坏，与内生软骨瘤的 X 线表现鉴别点仅限于钙化的软骨边缘较模糊。
CT（b）：股骨远端环状、半环状及斑点状钙化，病变局限于髓腔内。
MRI（c-e 分别为 T1WI、T2WI、T1WI 增强）：股骨远端以长 T1 长 T2 信号为主的病灶，其内杂有不增强的低信号灶，为钙化。

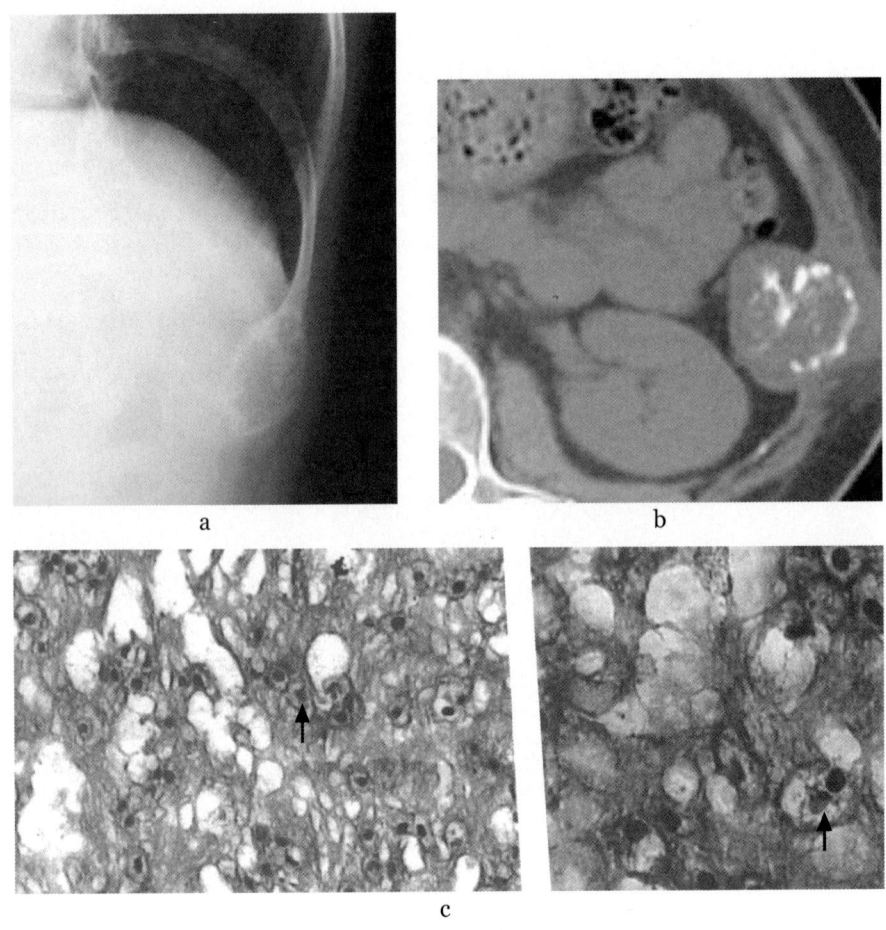

图 2-2-5-9 软骨肉瘤

女，55 岁。

**平片**（a）：肋骨软骨端膨胀性溶骨性骨质破坏，边界欠清晰，在软组织内形成肿块，病变内有多发点状、半环状及不定型钙化。

**CT**（b）：肋骨软骨端膨胀性溶骨性骨质破坏，局部软组织肿块形成，内有多发点状、半环状钙化，部分模糊。

**病理切片**（c）：纤维性软骨基质中可见大量软骨肉瘤细胞（↑），异型性明显。

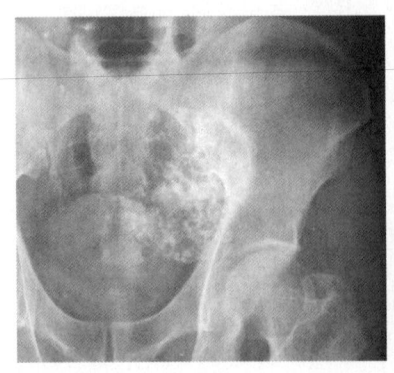
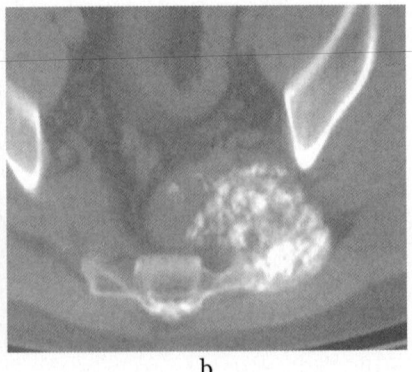

**图 2-2-5-10 软骨肉瘤**
**平片**（a）：骶骨左侧正常形态消失，多发环状、半环状及斑点状钙化灶。
**CT**（b）：骶骨左侧限局性骨质破坏，形成较大的软组织肿块，内含点状、环状、半环状模糊钙化。

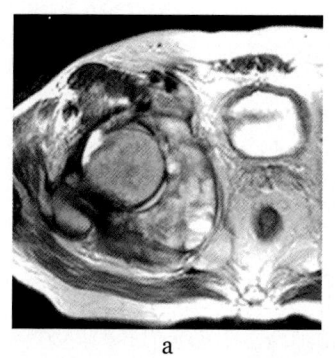 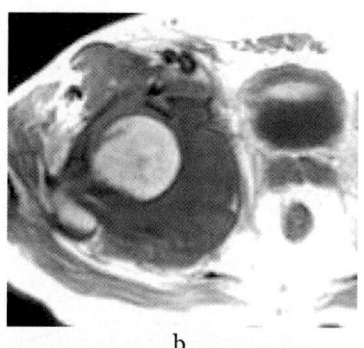 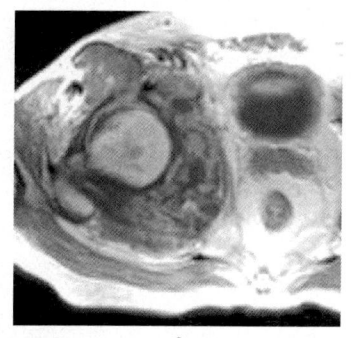

图 2-2-5-11 软骨肉瘤

男，58岁。

**MRI**（a-c 分别为 T2WI、T1WI、T1WI 增强）：髋臼膨胀性骨质破坏呈长 T1 混杂 T2 信号，其中 T2WI 上软骨组织呈高信号，中低信号为钙化及纤维间隔，在 T1WI 上，软骨组织、钙化及纤维间隔呈低信号，增强后不均匀强化者为纤维间隔。

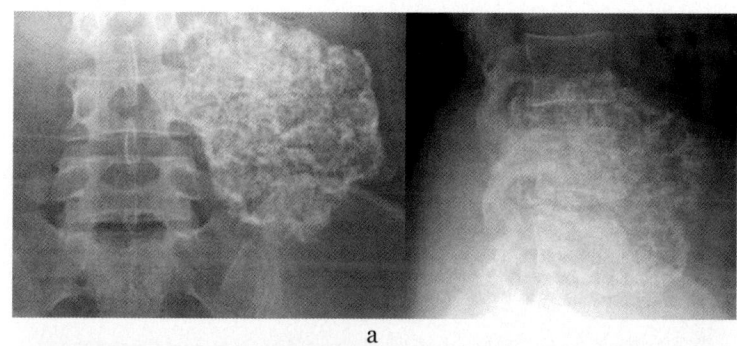

图 2-2-5-12 软骨肉瘤

女，48岁，左上腹包块4年余，间断疼痛。

**平片**（a）**及CT**（b、c）：于L4椎体左侧横突骨质破坏，形成较大的软组织肿块，病变内有典型的多发点状、半环状及不定型模糊钙化。

**MRI**（c-e 分别为 T2WI、T1WI、T1WI 增强）：长 T1 长 T2 信号的肿块内杂有低信号钙化，纤维间隔有强化。

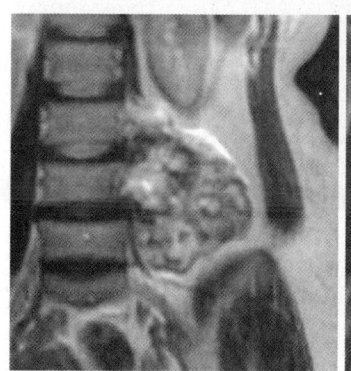 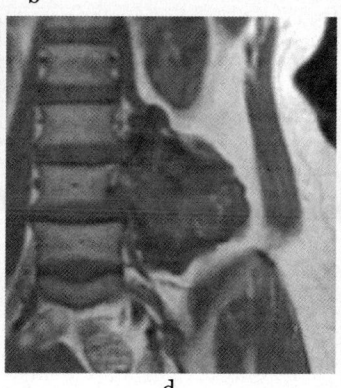 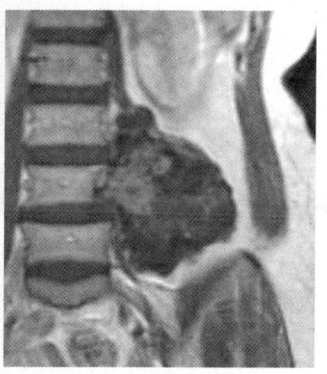

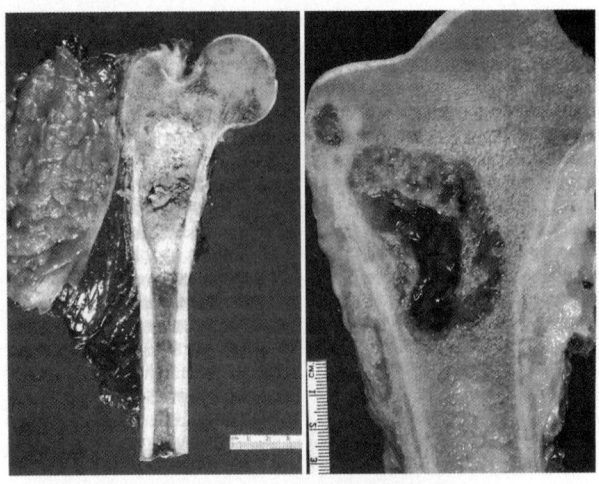

图 2-2-5-13  中心型软骨肉瘤
**大体病理**：左右两个软骨肉瘤都发生在股骨。

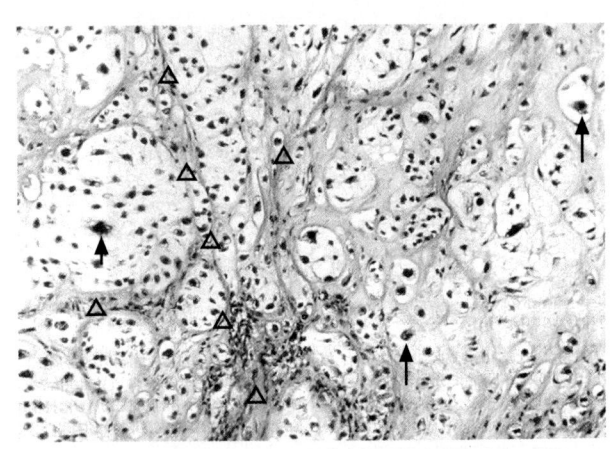

图 2-2-5-14  高分化软骨肉瘤
**病理切片**：瘤细胞异形性明显（↑），但仍保留分叶状结构（小叶间隔△）。

应特别强调指出：活检（含穿刺术）手术后的种植性转移是软骨肉瘤的常见并发症。无论是根据细胞加组织结构分级还是单项细胞核分级，软骨肉瘤的镜下分级都有重要的预后意义。有报告称：低、中、高三个分化级别的软骨肉瘤的5年存活率分别是78%、53%和22%，同类指标的其它报告有稍高稍低之别，但差异程度相似。

### 四、鉴别诊断

1．**骨肉瘤**  发病年龄10～25岁，低于本瘤，病灶内有瘤骨呈斑片或大块状，有恶性骨膜反应如日光状、垂直状、葱皮状及三角形等。

2．**骨巨细胞瘤**  其内一般无钙化，部位在骨端。

3．**长骨内生软骨瘤**  骨皮质多完整，无骨膜反应及软组织肿块，但高分化软骨肉瘤也可似上述表现，钙化的出现及范围也不能区分二者，但是骨内膜扇贝样改变的深度和长度两者有区别，软骨肉瘤扇贝样改变比内生软骨瘤深并且长，而且一般呈分叶状改变。MRI动态增强扫描后早期强化提示软骨肉瘤可能性大。以前无症状的内生软骨瘤出现疼痛及肿胀提示有恶变的可能性。

## 骨旁型软骨肉瘤

骨旁型软骨肉瘤（peripheral juxtacortical chondrosarcoma）又分为原发与继发，占所有软组织肉瘤的2%。

*原发性骨旁型软骨肉瘤*
本瘤少见。

### 一、临床表现

1．好发部位  多见股骨、骨盆。
2．好发年龄  20岁以前较少，多见于30～50岁。男多于女。
3．临床症状  有的无症状，有的有疼痛、肿胀及肿块。

### 二、影像学表现

[X线表现]

肿瘤多见于股骨干骺端或干骺端-骨干之皮质旁，呈类半圆形或分叶状软组织肿块，其内有软骨钙化、骨皮质可受侵蚀，也可附着在皮质上，无硬化缘，可有骨膜反应（图2-2-5-15）。

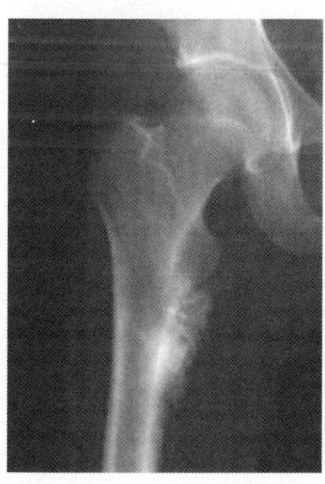

图2-2-5-15  骨旁型软骨肉瘤
平片：股骨近端皮质旁软组织肿块，内有软骨钙化，其下部骨皮质受侵蚀。

[MRI检查]

呈分叶状软组织肿块，T2WI上呈高信号，一般不侵犯，偶尔可侵犯髓腔，钙化呈低信号。

### 三、病理学表现

此型少见，肿瘤表面可有一薄层不完整包膜。可有不同程度的钙化，但在肿瘤外围生长活跃处钙化不明显。本型软骨肉瘤与皮质旁骨肉瘤关系密切，不仅表现在它们有相同的病变部位、相似的瘤体大小、都有骨化、钙化，而且可见Codman三角。二者的区别在于：前者为软骨内骨化生，后者为肿瘤性直接成骨。

### 四、鉴别诊断

1. **皮质旁骨肉瘤** 病灶内有大量瘤骨形成，可有放射状骨膜反应，肿瘤底部与骨皮质以宽底相连其余部分与骨皮质分开，其间有一窄的透明间隙隔开。

2. **骨膜骨肉瘤** 好发10~30岁，为含大量软骨成分的骨肉瘤，罕见，好发胫骨、股骨（股骨骨干），亦可发生在桡尺骨。为骨表面生长软组织肿块，长轴与骨干一致，肿瘤内有条状钙化影，呈垂直或放射状，自骨干增厚的皮质向外放射，颇具特征，与周围型软骨肉瘤不同。部分肿瘤内也可伴有点或环状软骨钙化，相邻皮质有不规则侵蚀破坏或局限性凹陷，一般不侵犯髓腔，肿瘤二端可有三角形骨膜反应。

*继发性骨旁型软骨肉瘤*
继发性骨旁软骨肉瘤多为骨软骨瘤的软骨帽恶变而来。

### 一、影像学表现

[X线表现]
骨软骨瘤恶变时，软骨帽不规则变厚，增大，其内原有钙化影变淡、模糊、数目增多、减少或移位，出现骨质破坏及骨膜反应，可破入软组织形成肿块。

[CT]
软骨帽增厚，在CT图像上＞1cm，常呈分叶状；软骨帽内夹杂有软骨钙化，常分散且模糊；肿瘤密度高于正常骨髓腔内脂肪性骨髓的密度，可有骨皮质破坏，软组织肿块及骨膜反应。

[MRI]
软骨帽增厚，MRI显示＞2cm（CT图上＞1cm），肿瘤外形呈分叶状，在T1WI上呈中到低信号，在T2WI上呈高信号，钙化在T1WI及T2WI上均呈低信号，肿瘤可穿透骨皮质，破入软组织内形成肿块。

### 二、鉴别诊断

骨软骨瘤未发生恶变时，软骨帽厚度＜1cm，无骨皮质破坏、骨膜反应及软组织肿块。

## 骨外软骨肉瘤

骨外软骨肉瘤，又称软组织软骨肉瘤（soft-tissue chondrosarcoma），至少有以下三种类型。

1. **粘液样软骨肉瘤** 又称脊索样肉瘤。在组织学上，为在大量粘液基质中，有圆形细胞条或索，中心缺乏血管。

2. **间叶性软骨肉瘤** 由未分化间叶细胞及分化好的软骨小岛组成，其中有钙化，关于本病与粘液样软骨肉瘤的诊断及鉴别诊断要点请详见表2-2-5-1。

表 2-2-5-1　软组织内粘液型软骨肉瘤及间叶性软骨肉瘤的诊断及鉴别诊断要点

|  | 粘液型软骨肉瘤 | 间叶性软骨肉瘤 |
| --- | --- | --- |
| 年龄 | ＞35岁 | ＜35岁 |
| 软组织肿块大小 | 小 | 大 |
| 好发部位 | 下肢及深筋膜 | 头、颈、眼眶、鼻咽部 |
| 钙化情况 | 少或无钙化 | 不规则钙化 |
| CT | 均匀低密度 | 密度不均匀 |
| 核素骨显像 | 浅淡摄取 | 高度浓聚 |
| 动脉造影 | 边缘富血管 | 弥漫性富血管 |
| 生长速度 | 慢性生长 | 迅速侵袭性生长 |
| 切除方法 | 广泛切除 | 根治或截肢 |
| 化疗/放疗 | 无效 | 可能有效 |
| 局部复发 | 罕有 | 常有 |
| 转移 | 罕有或晚期 | 常见且早期 |
| 预后 | 好 | 差 |

引自 Casdei R, et al. Chondrosarcoma of the soft tissues：Two different sub-groups. J Bone Joint Surg Br, 1991;73-B:162-168

**3. 滑膜软骨肉瘤**　最多见于膝关节，原发性者很少，常由滑膜软骨瘤病恶变而来，恶变指征为生长迅速，疼痛加剧，侵犯到邻近关节外软组织并有骨骼遭破坏。

透明细胞软骨肉瘤（clear-cell chondrosarcoma）、间叶性软骨肉瘤（mesenchymal chondrosarcoma）、去分化软骨肉瘤（dedifferentiated chondrosarcoma）三个疾病的诊断及鉴别诊断要点参见表 2-2-5-2。

表2-2-5-2　透明细胞软骨肉瘤、间叶性软骨肉瘤及去分化软骨肉瘤的诊断及鉴别诊断要点

| 病名 | 透明细胞软骨肉瘤 | 间叶性软骨肉瘤 | 去分化软骨肉瘤 |
| --- | --- | --- | --- |
| 好发年龄 | 20～50岁，平均39岁，男：女 = 2：1 | 5～70岁，10～30岁最多、男稍多 | 20～80岁，平均55岁（国外），国内10～50岁；男多女少 |
| 好发部位 | 最多见于股骨近端骨端或肱骨近端，其它骨少见 | 股骨、肋骨、面骨、骨盆、肩胛骨、头颅、腓骨、跖骨、下颌骨、脊柱、肱骨、胫骨、锁骨。软组织内以四肢、躯干为多 | 股骨最多，其次骨盆、肱骨、胫骨、肩胛骨、肋骨、脊椎、腓骨 |
| 发病率 | 少见，占软骨肉瘤2%～4% | 很少见，占软骨肉瘤<1% | 不少见，占软骨肉瘤的10% |
| 临床症状 | 本瘤为低度恶性，生长慢，关节痛、积液、关节活动受限等，只10%发生转移 | 较长期持续疼痛，肿胀，软组织肿块及其引起相应压迫症状，病理骨折。虽然本瘤远方转移率高，有的诊断后即发生转移，但也有切除肿瘤后20年内未发生转移的病例 | 在原有低度恶性肿瘤长期疼痛基础上，突然加剧，肿块迅速长大或突发病理骨折，常出现远方转移瘤，表示有更恶性的肿瘤成分在生长。本瘤恶性度最大，预后最差 |
| 影像学表现 | 本瘤好发股骨或肱骨近端骨端，地图样溶骨性破坏灶，可伴骨膨胀，病灶边缘与正常骨质相交处锐利并可有硬化缘。偶见病灶边缘呈分叶状，约1/3病 | 本瘤2/3发生在骨骼，1/3发生在软组织。本瘤内含①向软骨分化的瘤细胞②未分化间叶细胞，X线平片有两种不同表现：一部分与普通型软骨肉瘤相似，即为地图样溶骨性骨质破坏低密度区，边缘可呈分叶 | 本瘤既有普通型软骨肉瘤的所见，又可有纤维肉瘤、恶性纤维组织细胞瘤、骨肉瘤、横纹肌肉瘤、血管肉瘤及未分化肉瘤等所具有的X线表现。例如，肿瘤在典型软骨肉瘤的基础上，其内又含有 |

| | | | |
|---|---|---|---|
| | 灶有钙化，病变很少向软组织内伸展，骨膜反应罕见。成软骨细胞瘤也好发在该部，但发病年龄较低为5～25岁，骨巨细胞瘤也好发生在长骨骨端，但无硬化缘，也无软骨钙化 | 状，内有软骨钙化，典型者呈环形、半环形或多环形；分化好者还有硬化缘，也可穿破皮质形成软组织肿块及骨膜反应。另一部分分化差者，呈侵袭性，可有进展快的渗透性、虫蚀样溶骨性破坏与正常骨组织移行带增宽，边缘模糊，不整齐，可破入软组织形成肿块并引发骨膜反应，软骨环形，钙化可模糊或不清楚，本瘤至少有75%含有钙化，有助于术前诊断（图2-2-5-16） | 去分化的纤维肉瘤成分时，则可出现巨大无钙化的软组织肿块，其骨质破坏呈高度恶性的渗透性虫蚀状形态（图2-2-5-17），可有骨膜反应若去分化成分是以骨肉瘤为主，则肿瘤内除软骨钙化灶外，还含有斑片状高密度的瘤骨。可伴有骨膜反应 |
| 组织学所见 | 肿瘤内有软骨肉瘤成分、透明细胞及软骨母细胞成分 | 未分化小圆细胞及梭形细胞与通常分化好的软骨小叶构成 | 低度恶性的软骨肉瘤组织中伴有高度恶性的肉瘤成分，如纤维肉瘤、骨肉瘤、恶性纤维组织细胞瘤、未分化肉瘤等所组成 |
| 治疗及预后 | 手术治疗，预后良好 | 手术彻底切除或截肢，预后不良 | 手术彻底切除或截肢，并辅以化疗，预后不良 |

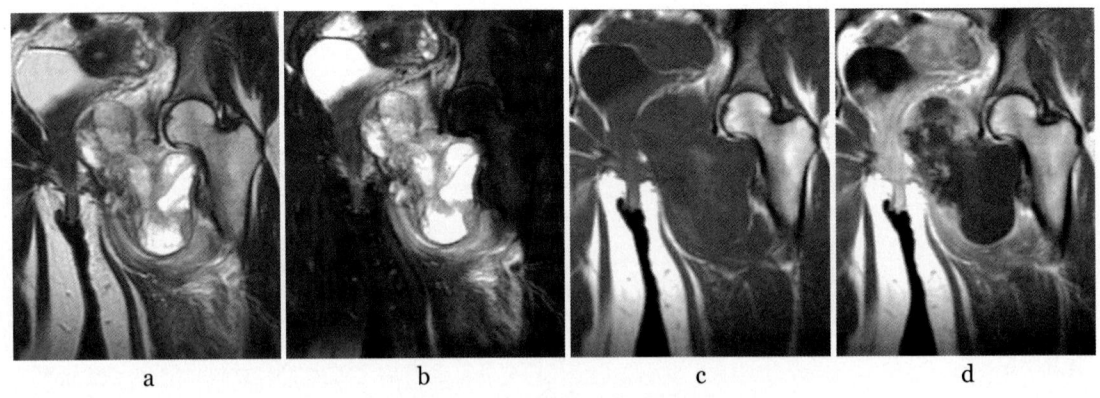

图2-2-5-16 间叶性软骨肉瘤

男，45岁，左髋部间断疼痛4年余。
MRI（a-d分别为T2WI、T2WI抑脂、T1WI、T1WI增强）：左髋巨大的软组织肿块呈分叶状，为长T1混杂T2信号，有不均匀强化。肿瘤内侧可见T1WI及T2WI均无信号的钙化灶。

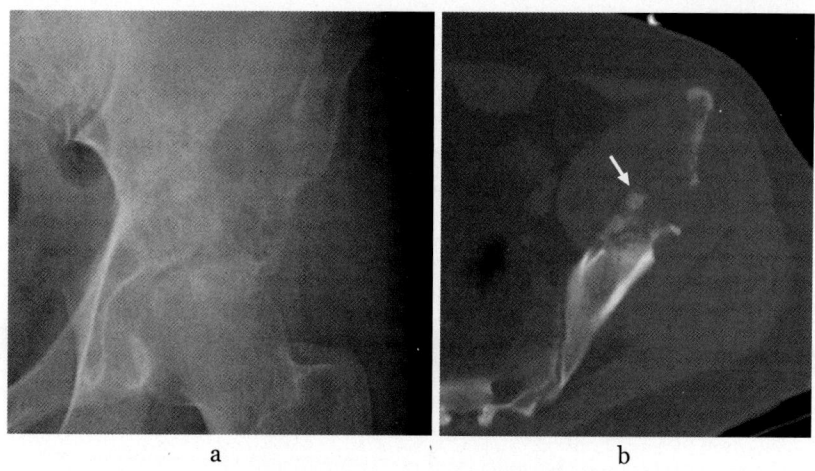

**图2-2-5-17 去分化软骨肉瘤**

男，39岁，左髂部间断性疼痛6月余，疼痛进行性加重半月余。

平片（a）及CT（b）：髂骨虫蚀状骨质破坏，形成巨大的软组织肿块，内有环状及不规则状钙化（↑）。

## 继发性软骨肉瘤

继发性软骨肉瘤（secondary chondrosarcoma）为骨的其它病变如内生软骨瘤、骨软骨瘤、骨纤维异常增殖症、畸形性骨炎等恶变而来，约占软骨肉瘤的34%。

### 一、临床表现

1. **好发年龄** 30岁以上成年人。男多于女。
2. **临床症状** 在原有骨病变的基础上，肿块迅速长大，疼痛加剧。

### 二、影像学表现

[X线平片]

继发性软骨肉瘤根据原有病变不同，表现各异。

1. **骨软骨瘤病** 单发性恶变率1%～4.1%，多发性者5%～28%。

骨软骨瘤恶变征象主要包括在青春期生长迅速、直径超过8cm，软骨帽不规则增厚，CT>1cm，MRI>2cm；新出现数量不等，不规则浅淡钙化灶或原有钙化数目减少，模糊移位，出现骨皮质破坏及软组织肿块或骨膜反应。

2. **内生软骨瘤或内生软骨瘤病** 单发内生软骨瘤恶变，主要在长骨或扁骨。而多发性的内生软骨瘤病不论是Ollier或Maffucci综合征，恶变率都很高，前者在30%～50%，后者15%～35%恶变率。单发性者，其恶变几乎不发生在手足短管状骨；但多发性者，恶变也可发生在手足短管状骨上，恶变时，病灶边缘模糊，骨皮质破坏，可破入软组织中形成肿块，有骨膜反应。

3. **骨纤维异常增殖症恶变** 少于1%，多见于多骨者，常见于股骨近段等骨，在原病变区内磨玻璃样改变消失，出现溶骨性骨质破坏，骨皮质可断裂，出现骨膜反应或破入软组织内形成肿块，其内有环形软骨钙化灶等。

4．**滑膜骨软骨瘤恶变**　少见。恶变时软骨瘤迅速长大，侵犯破坏关节，关节内外邻近组织内形成软组织肿块等。

5．**其它的良性软骨性病变也可发生恶变**　其X线表现为在原有病变的基础上，出现明显的溶骨性骨皮质破坏，淡而模糊的钙化灶，分叶状软组织肿块或骨膜反应。

## 小　结

软骨的肿瘤有以下特点：

1．肿瘤性软骨组织在X线平片及CT上均呈低密度，在MRI，T1WI上呈低信号，T2WI上呈高信号。

2．肿瘤边缘呈分叶状，可能与软骨小叶边缘是分叶状形态有关。

3．肿瘤内有软骨钙化，非特征性钙化呈斑、点、片状，特征性钙化为环状、半环状或多环状，因软骨小叶是分叶状的，单个小叶钙化可能形成半环状或环状，多个小叶钙化时，可能形成多环形钙化，良性及低度恶性软骨肉瘤可有上述典型软骨钙化，随着软骨肉瘤恶性程度增高，环形或半环形钙化可模糊或不清楚，但钙化一般仍可见到。

4．不论良性或恶性，所有软骨性肿瘤免疫组化S-100蛋白都呈阳性，有时对鉴别诊断有帮助。

## 参考文献

1．Giudici MA, Moser RP Jr, Kransdorf MJ. Cartilaginous bone tumors (Review). Radiol Clin North Am, 1993, 31: 237-259.

2．Greenspan A. Tumors of cartilage origin. Orthop Clin North Am, 1989, 20: 347-366.

3．Sundaram M, McLeod RA. MR imaging of tumor and tumorlike lesions of bone and soft tissue (Review). AJR Am J Roentgenol, 1990, 155: 817-824.

4．Karasick D, Schweitzer ME, Eschelman DJ. Symptomatic osteochondromas: imaging features. AJR Am J Roentgenol, 1997, 168: 1507-1512.

5．Weatherall PT, Maale GE, Mendelsohn DB, et al. Chondroblastoma: classic and confusing appearance at MR imaging. Radiology, 1994, 190: 467-74.

6．O'Connor PJ, Gibbon WW, Hardy G, et al. Chondromyxoid fibroma of the foot. Skeletal Radiol, 1996, 25: 143-148.

7．White PG, Saunders L, Orr W, et al. Chondromyxoid fibroma (Review). Skeletal Radiol, 1996, 25: 79-81.

8．Berquist TH. Magnetic resonance imaging of primary skeletal neoplasms (Review). Radiol Clin North Am, 1993, 31: 411-424.

9．Brien EW, Mirra JM, Luck JV Jr. Benign and malignant cartilage tumors of bone and joint: their anatomic and theoretical basis with an emphasis on radiology, pathology and clinical biology. II. Juxtacortical cartilage tumors (Review). Skeletal Radiol, 1999, 28: 1-20.

10．Crim JR, Seeger LL. Diagnosis of low-grade chondrosarcoma. Radiology, 1993, 189: 503-504.

11. Hatano H, Ogose A, Hotta T, et al. Periosteal chondrosarcoma invading the medullary cavity. Skeletal Radiol, 1997, 26: 375-378.
12. Kumar R, David R, Cierney G 3rd. Clear cell chondrosarcoma. Radiology, 1985, 154: 45-48.
13. Mercuri M, Picci P, Campanacci L, et al. Dedifferentiated chondrosarcoma. Skeletal Radiol, 1995, 24: 409-416.
14. Shapeero LG, Vanel D, Couanet D, et al. Extraskeletal mesenchymal chondrosarcoma. Radiology, 1993, 186: 819-826.
15. Burgener FA, Steven P, Tan RK, et al. Differential Diagnosis in Magnetic Resonance Imaging. New York: Thieme, 2002.
16. Greenspan A, Remagen W. Differential Diagnosis of Tumors and Tumor-like Lesions of Bones and Joints. Philadelphia: Lippincott-Raven, 1998.
17. Ghelman B, Vigorita VJ. Orthopaedic Pathology. Philadelphia: Lippincott Williams & Wilkins, 1999.
18. Casadei R, Ricci M, Ruggieri P, et al. Chondrosarcoma of the soft tissues. Two different subgroups. J Bone Joint Surg Br. 1991, 73: 162-168.
19. Greenspan A. Orthopedic imaging: a practical approach. 4th ed. Philadelphia: Lippincott Williams & Wilkins, 2004.
20. Resnick D, Kransdorf MJ. Bone and joint imaging. 3rd ed. Philadelphia, Pa. : Elsevier Saunders, 2005.
21. 段成祥, 张覃泉, 俞深甫, 等. 良性成软骨细胞瘤（附14例分析）. 中华放射学杂志, 1982, 16: 122-123.
22. 徐德永, 曹来宾, 徐爱德, 等. 软骨肉瘤206例, 临床X线分析. 中华放射学杂志, 1989, 23: 161-164.
23. 曹来宾, 徐德永, 宫尚君, 等. 骨外软组织-软骨肉瘤的X线诊断. 中华放射学杂志, 1990, 24: 74-76.

# 第三章 骨巨细胞瘤

骨巨细胞瘤占原发骨肿瘤的4%～9.5%，发生率在原发骨肿瘤中排名第六。中国及东南亚国家骨巨细胞瘤发病较高，为14%～16%，明显多于美国（5%）和其它国家及WHO统计（8.63%）。骨巨细胞瘤可以发生肺转移，发生率1%～3.5%，但预后良好，曾有报道，切除肺转移瘤后存活率可达22年。2002年WHO第三版骨肿瘤分类将骨巨细胞瘤分为骨巨细胞瘤和含恶性成分的骨巨细胞瘤（malignant in giant all tumor）。

## 一、临床表现

1. **好发年龄** 骨巨细胞瘤好发20～40岁，20岁以下、40岁以上较少见。男女发病率无差异或女性略多。

2. **好发部位** 经典的发病部位是长骨的骺部。以发生率之高低为序排列，受累部位分别为股骨远端、胫骨近端、桡骨远端、肱骨近端；15%见于扁骨、骶骨、蝶骨。骨巨细胞瘤大多单发，少数为多中心，Averiell［1980］报道发生于手部骨巨细胞瘤18%为多发。

3. **症状与体征** 疼痛、局部肿胀或肿块，关节活动受限，偶有病理骨折，发生于脊柱者，可致椎体压缩骨折引起相应的神经症状；位于骶骨者，可出现骶区疼痛及大小便障碍等临床症状。

## 二、影像学表现

1. **地图样膨胀性溶骨性骨质破坏**（图2-3-1） 巨细胞的骨破坏类型属于进展较慢的地图样破坏，明显不同于恶性肿瘤如骨肉瘤、Ewing瘤等进展较快的渗透性及虫蚀样骨质破坏，骨质破坏区与正常骨交界处移行带很窄。膨胀性改变是骨巨细胞瘤的影像特征。本病的横向与纵向破坏近似，也有横向破坏大于纵向的，这点在其它肿瘤很少见。巨细胞瘤的宿主反应不明显，病灶周围无或罕有硬化缘（图2-3-2），从而它与骨母细胞瘤、骨囊肿、非化骨性纤维瘤等具有地图样膨胀性骨质破坏且移行带也窄的一类病变也有不同之处，因为后者的病灶周围

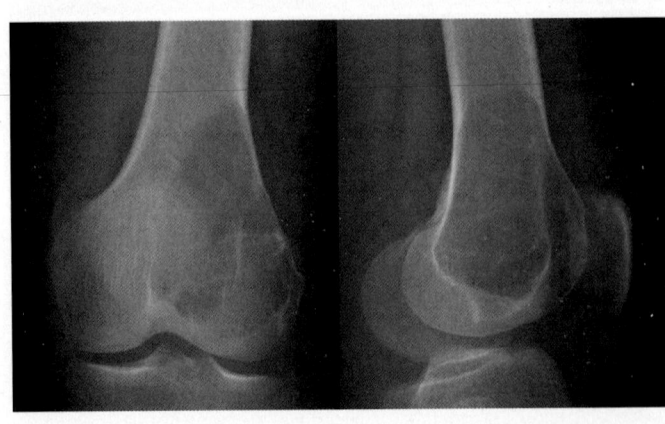

图2-3-1 骨巨细胞瘤
平片：股骨远侧骨端偏心性膨胀性地图样溶骨性骨质破坏，无硬化缘，内有细小骨嵴，移行带窄。

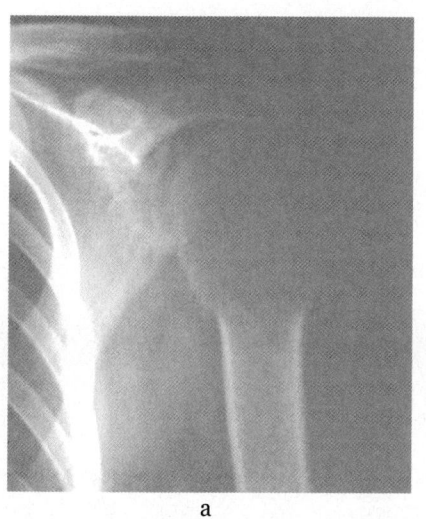
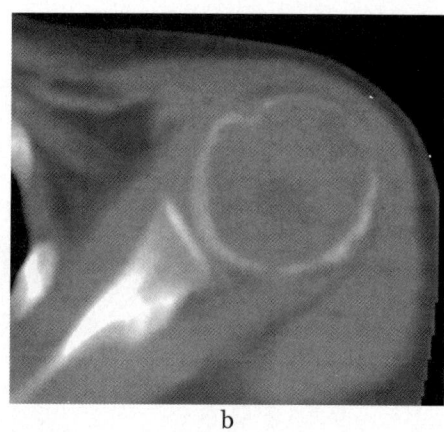

图 2-3-2　骨巨细胞瘤

**平片**（a）：肱骨近侧骨端地图样膨胀性溶骨性的骨质破坏，移行带窄，无硬化缘。
**CT**（b）：肱骨近侧骨端地图样膨胀性溶骨性骨质破坏，骨皮质连续性欠佳，无软组织肿块。

都可有不等程度硬化缘，唯独骨巨细胞瘤周围无或罕有硬化缘。

2. **骨巨细胞瘤多位于长骨骨端**　还倾向于一直扩展达关节面下（图2-3-3），可侵蚀、穿透骨皮质，关节面可塌陷或包埋于肿瘤内。本瘤在未成年人骺板未闭合时，生长在长骨的干骺端，但临床发现率低，只占1.7%（个别老年人也有发生在长骨干骺端的报道）。待成年后，临床上发现率高，此时，长骨的巨细胞瘤几乎已全部生长在骨端，即干骺端加上原来骨骺的部位。

3. **骨嵴与皂泡状骨质破坏**　像"破骨细胞"一样巨细胞瘤内的间质细胞和多核巨细胞破坏正常骨结构，一些未被彻底破坏的骨质残留下来，形成模糊索条或粗糙骨嵴（图2-3-4）；

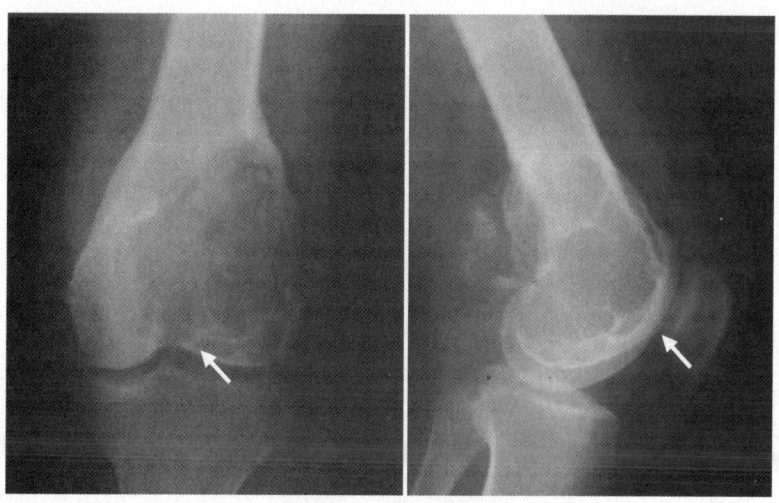

图 2-3-3　骨巨细胞瘤

**平片**：股骨远侧骨端膨胀性溶骨性骨质破坏，内有皂泡样改变并可见残留骨嵴（↑），外侧骨皮质中断，局部软组织内可见肿块，病变达关节面皮质下。

肿瘤内皂泡状改变（图2-3-5、图2-3-6），皂泡的壁多由纤维母细胞和间质细胞组成，后者是巨细胞瘤中的肿瘤性增生成分，有造影增强；不是所有骨巨细胞都有皂泡状改变（图2-3-7、图2-3-8），无皂泡状的单房性溶骨性破坏的巨细胞瘤，有的可与溶骨性骨肉瘤X线所见相似。

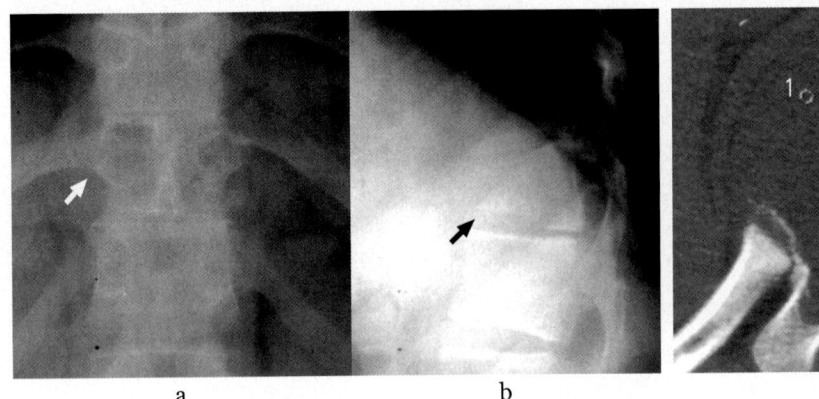
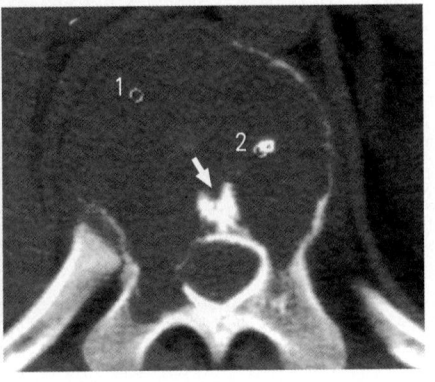

图2-3-4　骨巨细胞瘤

平片（a、b）：T11椎体及双侧椎弓地图样溶骨性骨质破坏（↑），边界不清，伴右侧软组织肿块。
CT（c）：椎体及两侧椎弓膨胀性溶骨性骨质破坏，椎体部分骨皮质中断，伴软组织肿块，椎体内有残留骨嵴（↑）。

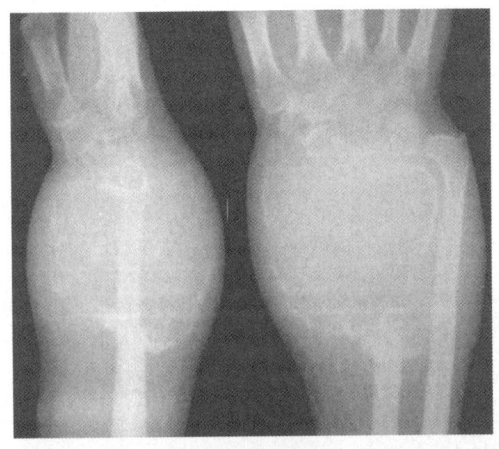

图2-3-5　骨巨细胞瘤
平片：桡骨远端骨端膨胀性溶骨性骨质破坏，其内见皂泡状改变，移行带窄，尺骨被推压移位。

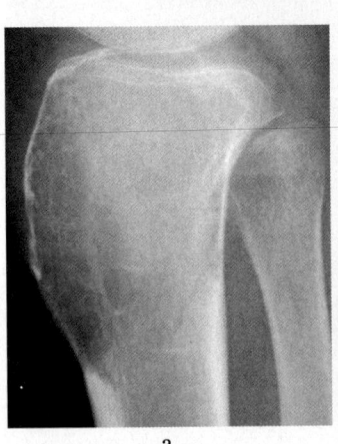
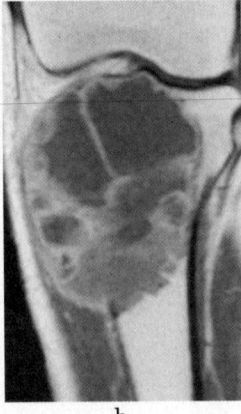

图2-3-6　骨巨细胞瘤
平片（a）：胫骨侧位近端骨端膨胀性骨质破坏区，内有皂泡样改变。
MRI（b为T1WI增强）：胫骨近端冠状位显示骨质皂泡样改变更加一目了然，并有造影增强，这种改变占骨巨细胞瘤的1/3。

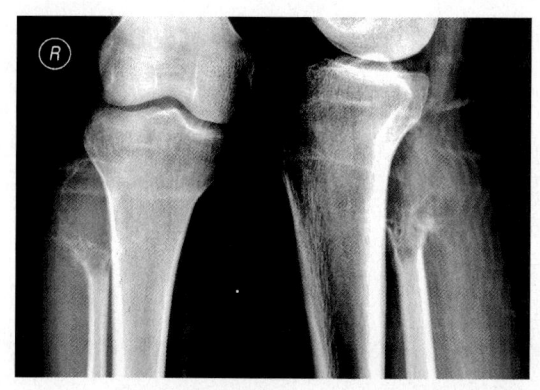

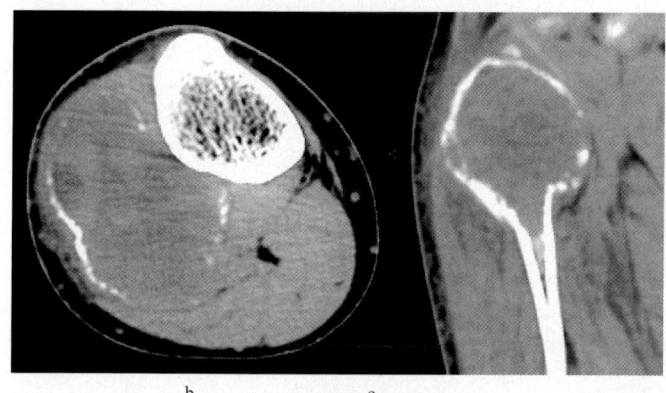

**图 2-3-7 骨巨细胞瘤**

男，24岁，右小腿肿块4个月伴疼痛，夜间加重。

**平片**（a）：腓骨近端膨胀性骨质破坏，病变横径与纵径相等。

**CT**（b、c分别为轴位、冠状位重建）：更清晰显示病灶的膨胀性骨质破坏特征，骨皮质中断。

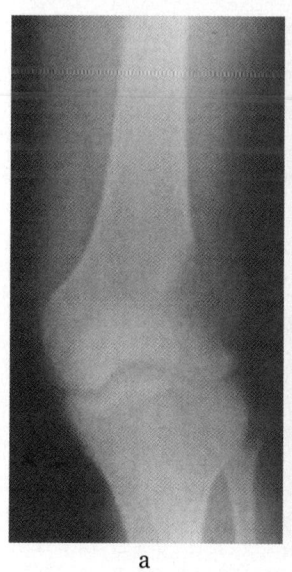
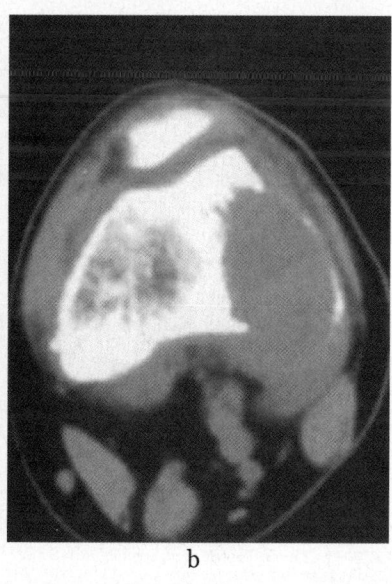

**图 2-3-8 骨巨细胞瘤**

**平片**（a）：股骨远侧骨端偏心性溶骨性骨质破坏，移行带窄，无硬化缘，骨皮质变薄中断，病变突破骨皮质，在软组织内形成肿块。

**CT**（b）：肿瘤突破骨皮质，在软组织内形成肿块。

4．**骨巨细胞瘤的骨质破坏偏心性多见**（图2-3-9） 文献报道分别占93.3%、42%及47%，少数骨巨细胞瘤也有中心性生长的。

5．**骨巨细胞瘤内无钙化、骨化** 因本瘤内无骨样组织及成骨细胞，故一般影像上看不到高密度钙化（图2-3-10）。此点有助于鉴别下列一些发生在干骺端、骨骺或其后长入骨端的骨膨胀性肿瘤如软骨母细胞瘤、骨母细胞瘤、非骨化性纤维瘤等，后述这些肿瘤均可有不同程度钙化骨化，还有硬化缘。

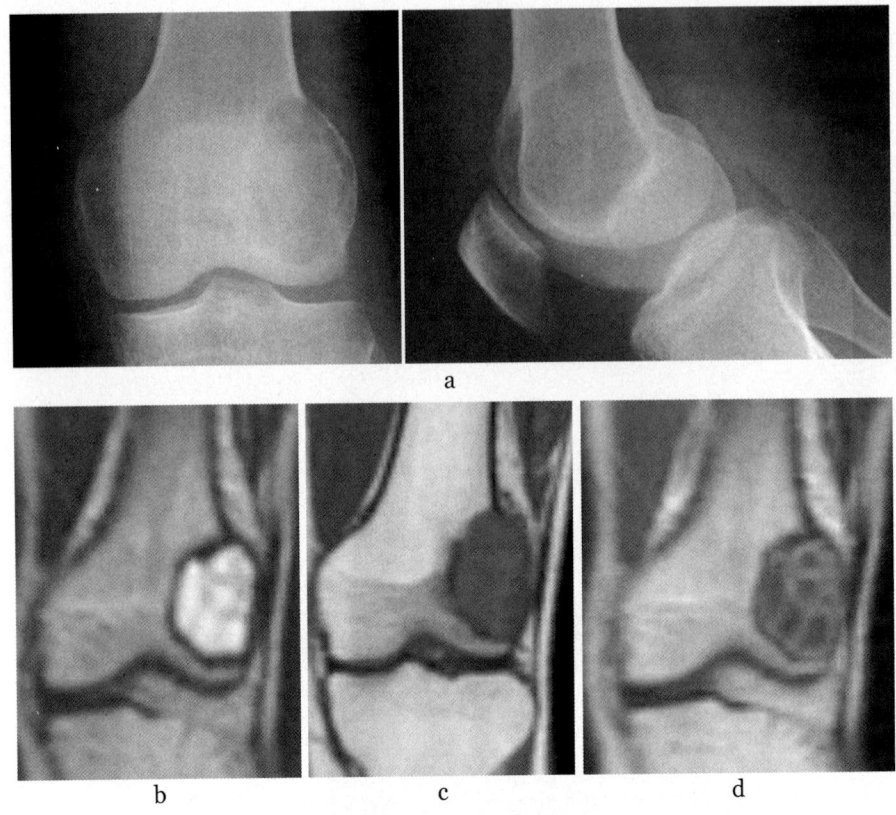

图 2-3-9　骨巨细胞瘤

男，32 岁，左下肢酸痛 2 个月，加重 10 天。
平片：股骨远侧骨端偏心性膨胀性溶骨性骨质破坏，其内明显的皂泡样改变。
MRI（b-d 分别为 T2WI、T1WI、T1WI 增强）：特征性显示皂泡间纤维间隔 T2 信号略低，T1 等信号，有明确造影增强。

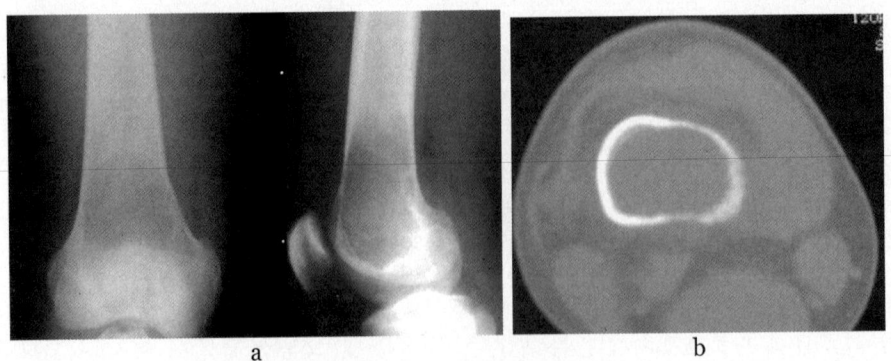

图 2-3-10　骨巨细胞瘤

平片（a）及 CT（b）：股骨远侧骨端地图样溶骨性骨质破坏，皮质变薄，移行带窄。这种中心性生长的骨巨细胞瘤比较少见。

**6. 骨膜反应** 骨巨细胞瘤一般无骨膜反应，但病理骨折或尚未骨折而皮质已裂开或皮质梗死时也可产生骨膜增生，一般为平行形或三角形，除非已恶变，否则不发生垂直或放射状骨膜反应。

**7. 单层或多层骨包壳形成** 骨巨细胞瘤长大后，皮质被瘤组织胀破，断裂时可产生单层或多层包壳（图2-3-11），为刺激骨膜后产生的反应性新生骨；肿瘤继续破坏性生长，可再次侵蚀，破坏老的包壳，外面再形成新的包壳，为瘤组织生长活跃的表现。

**8. 含恶性成分骨巨细胞瘤影像学表现** 原发性恶性骨巨细胞少于5%，约70%为巨细胞瘤恶变（肉瘤样变），2/3以上变为纤维肉瘤，其次变为骨肉瘤及恶性纤维组织细胞瘤；恶变还可以发生在放疗以后。骨巨细胞瘤伴有下列征象时应考虑恶性：①骨质破坏从慢速的地图样破坏发展为进展迅速的渗透性（筛孔样）及虫蚀样骨质破坏，皮质断裂或局部消失，病变区与正常骨交界处移行带明显增宽（图2-3-12）。②皮质穿破后，穿入软组织内形成肿块且与骨膨胀程度不成比例。③出现骨膜反应。

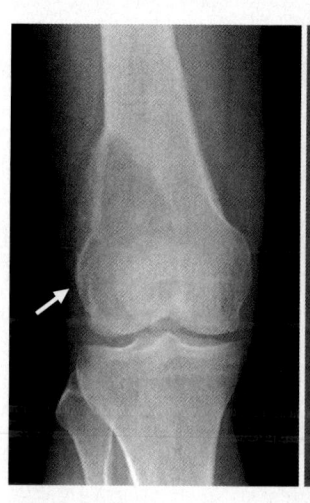
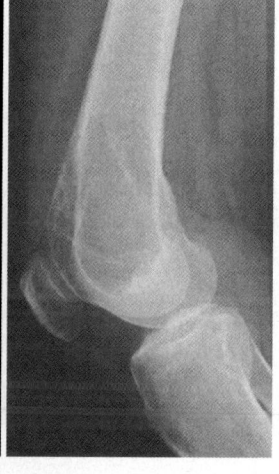

**图2-3-11 骨巨细胞瘤**
男，47岁，间断右膝不适8月余，发现右股骨下端肿物半月。
**平片**：右股骨远侧骨端偏心性膨胀性地图样溶骨性骨质破坏，无硬化缘，肿瘤内有皂泡样改变及细小骨嵴，右侧骨皮质欠完整，有不规则骨包壳形成（↑）。

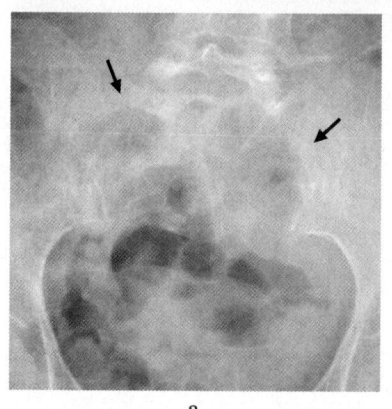
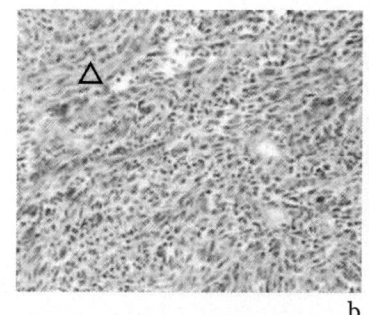
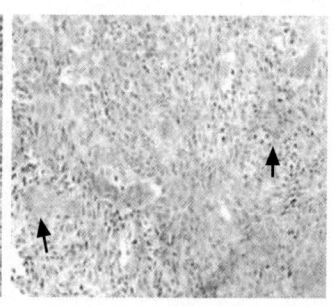

a　　　　　　　　　　b

**图2-3-12 含恶性成分骨巨细胞瘤**
女，54岁，腰骶部疼痛数月余，伴双下肢疼痛2月余。
**平片（a）**：骶骨大范围溶骨性骨质破坏，骶孔消失，肿瘤边界模糊，移行带宽。骶骨骨巨细胞瘤恶变率较高。
**病理切片（b）**：骶骨肿瘤大部分呈梭形细胞肉瘤结构（△），部分区域可见多量巨细胞成分（↑），考虑恶性巨细胞瘤。

**9. 早期骨巨细胞瘤** 未成年者长骨干骺端偏心性单纯溶骨性1～2cm左右骨质透亮缺损区（即小的地图样骨质破坏区），无硬化缘，病灶与正常骨质交界处移行带窄，其内无钙化，部分病灶内可见网状结构，这些特点结合好发部位及年龄有助于本病的早期诊断。

**10. 骨巨细胞瘤复发** 复发病例多发生在病灶刮除术后，临床以疼痛、肿胀为主要表现。

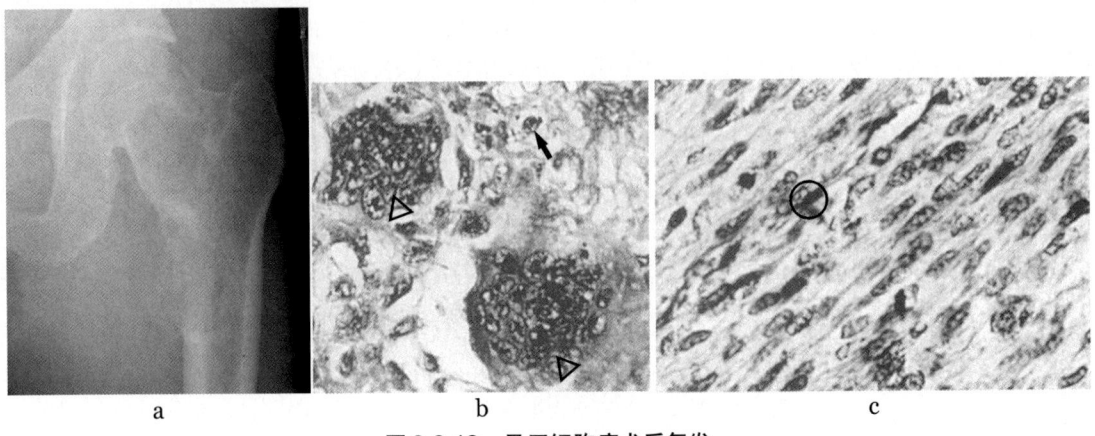

**图 2-3-13 骨巨细胞瘤术后复发**

男，31岁，左髋部疼痛3年，左股骨上段骨巨细胞瘤术后19个月。

**平片**（a）：左股骨上段病变区下部骨结构破坏并软组织肿块，提示复发可能。

**病理切片**（b、c）：（b）术前原发肿瘤切片，间质细胞（↑）呈良性形态，并可见多核巨细胞（△），表现为良性病变。(c) 术后复发再次手术的肿瘤组织结构为纤维肉瘤，瘤细胞异型性明显（○）。病变中未见骨样基质或骨样组织形成。

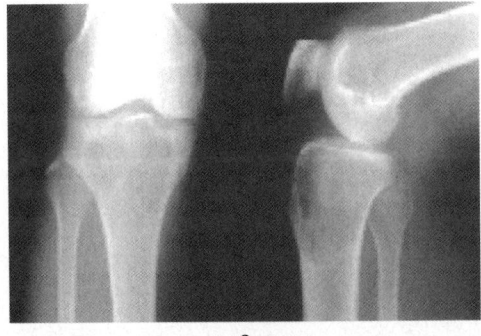

**图 2-3-14 骨巨细胞瘤术后复发**

男，45岁。

**平片**（a）：胫骨近端骨巨细胞瘤术后，病灶内已有骨水泥充填，呈高密度影像，关节面尚完整，平片难以提供肿瘤复发证据。

**MRI**（b-d 分别为 T2WI、T1WI、T1WI 增强）：胫骨近端内侧病灶旁长条状长T2长T1异常软组织信号，有造影增强，提示肿瘤复发（↑）；病灶中心无信号区为骨水泥填充物。

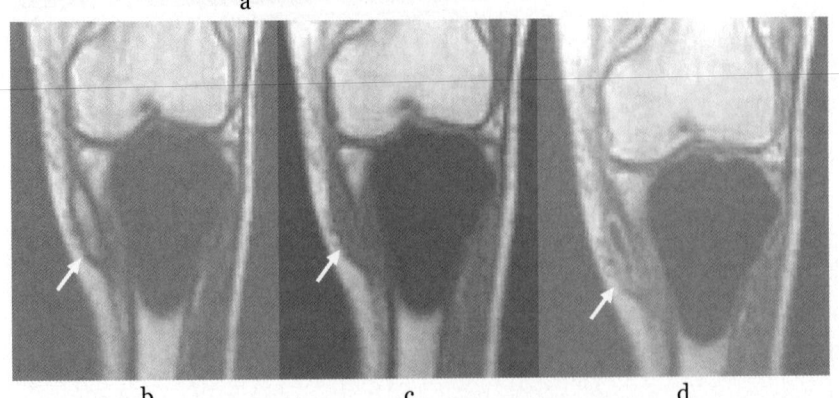

增强CT可以显示复发的瘤组织有异常强化。MRI扫描复发的瘤组织，在T2WI信号增高，且有强化。骨巨细胞瘤复发时，在CT及MRI上出现增强征象可以早于临床发现4个月发现病变（图2-3-13、图2-3-14、图2-3-15）。

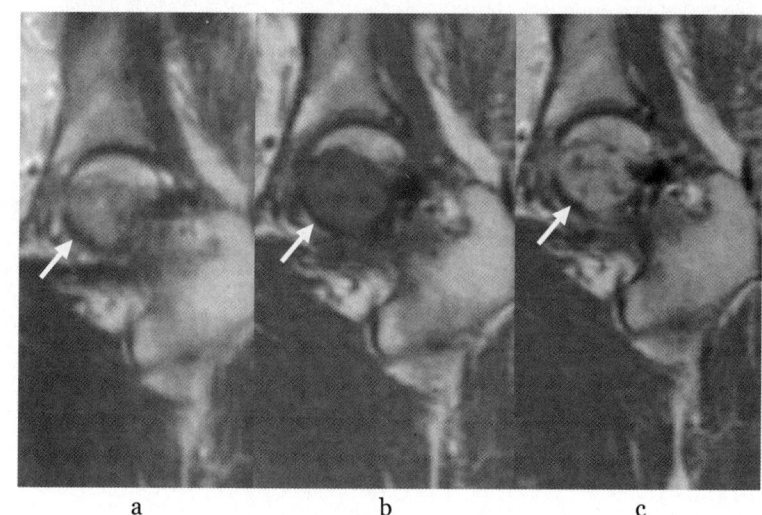

图2-3-15 骨巨细胞瘤术后复发
男，39岁。
MRI（a-c 分别为 T2WI、T1WI、T1WI增强）：左股骨颈骨巨细胞瘤外院术后7个月，肿瘤复发（↑），呈长T2长T1异常信号改变，有明显造影增强。

11. 特殊部位骨巨细胞瘤的一些特点

（1）脊柱及骶骨巨细胞瘤：脊柱骨巨细胞瘤占总发病率的7%，其中90%在骶骨。发生在椎体者，单椎体多见。发生在椎体多于后部附件，依次为：①椎体（图2-3-16）、②椎体及椎弓（图2-3-17）、③椎弓。此点有助于区别X线表现与巨细胞瘤相似的骨母细胞瘤及动脉瘤样骨囊肿，后二者在脊柱好发于后部附件。骶骨巨细胞瘤的特点是好发于上部骶椎，常呈偏心性膨胀性溶骨性骨质破坏，可达骶髂关节面，甚至穿过关节向髂骨蔓延（图2-3-18），其内无钙化或骨化，周围也无硬化缘，典型者有皂泡状改变，也可能是单房性纯溶骨型；骨巨细胞瘤在MRI的T1WI上，呈低到中等信号，因病灶内有胶原纤维组织及含铁血黄素，在T2WI上有63%～96%混杂低到中信号（图2-3-19）。这些特点，结合好发年龄在20～40岁，有助于骶骨的脊索瘤（有钙化，好发骶椎下部），转移瘤（老年，有原发瘤，T2WI呈高信号），神经源性肿瘤（骶孔扩大，有硬化缘），软骨肉瘤（有典型软骨钙化），浆细胞瘤（T2WI高信号），淋巴瘤（T2WI高信号）的鉴别。至于骶骨发生的动脉瘤样骨囊肿及骨母细胞瘤的鉴别，请参见各章的鉴别诊断。骶骨巨细胞瘤可恶变，当肿瘤巨大，生长快，穿破骨皮质，形成软组织肿块或有骨膜反应时提示恶变可能。

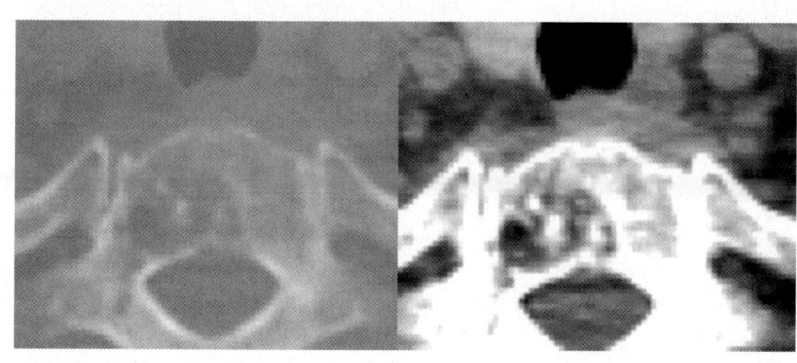

图2-3-16 骨巨细胞瘤
女，65岁。
CT：胸椎椎体偏右侧地图样骨质破坏，边界清晰，其内有残留骨嵴。

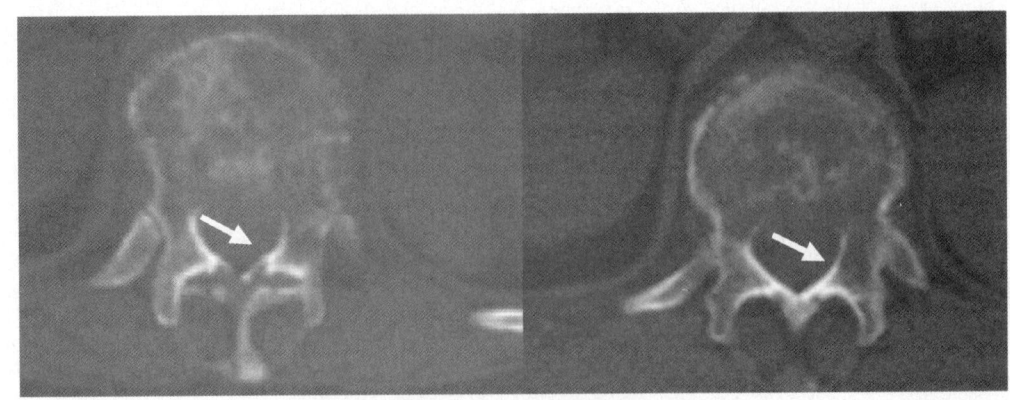

图 2-3-17 骨巨细胞瘤

女,51 岁。
**CT**:椎体及左侧椎弓溶骨性膨胀性骨质破坏(↑),密度不均,边界清晰,未见硬化缘,骨皮质变薄,椎体后缘骨皮质不连续。

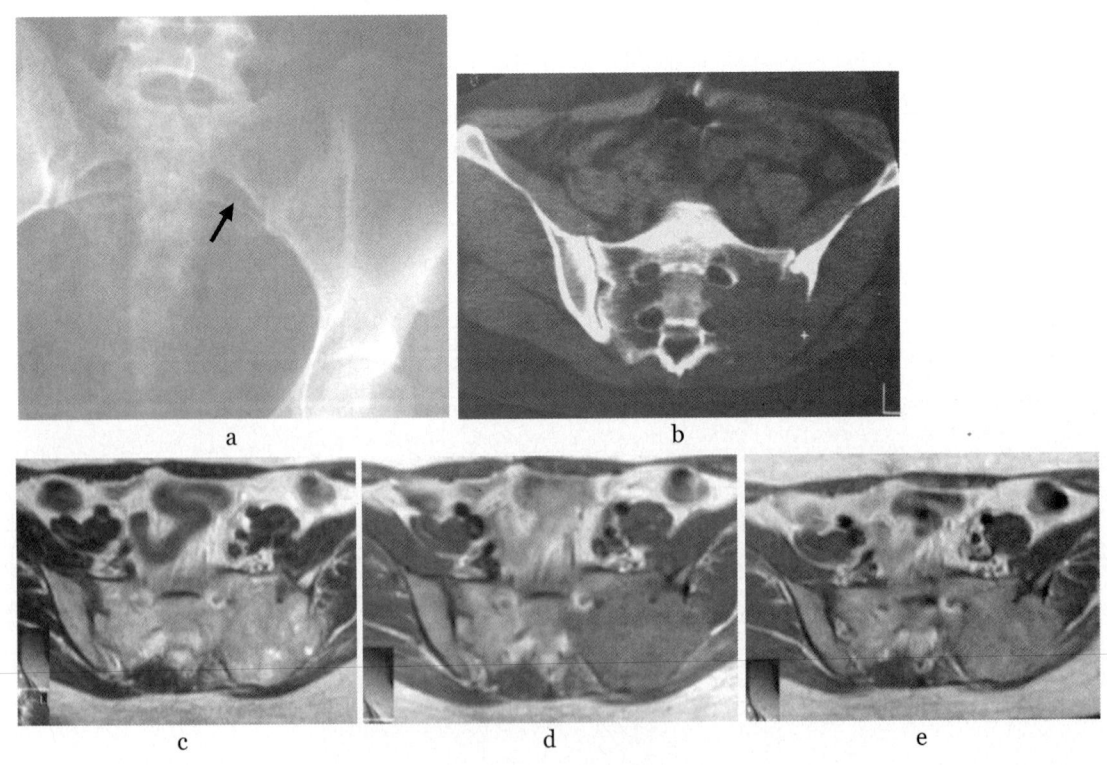

图 2-3-18 骨巨细胞瘤

**平片**(a):上部骶骨偏左侧膨胀性溶骨性骨质破坏,通过骶髂关节侵犯到左侧髂骨,无硬化缘及钙化、骨化。
**CT**(b):骶骨左侧膨胀性骨质破坏区,边界有硬化缘,病变通过骶髂关节达左侧髂骨,局部骨皮质变薄中断,软组织内肿块形成。
**MRI**(c-e 分别为 T2WI、T1WI、T1WI 增强):骶骨左侧及左侧部分髂骨膨胀性稍长 T1 长 T2 骨质破坏区,有不均匀的显著强化。

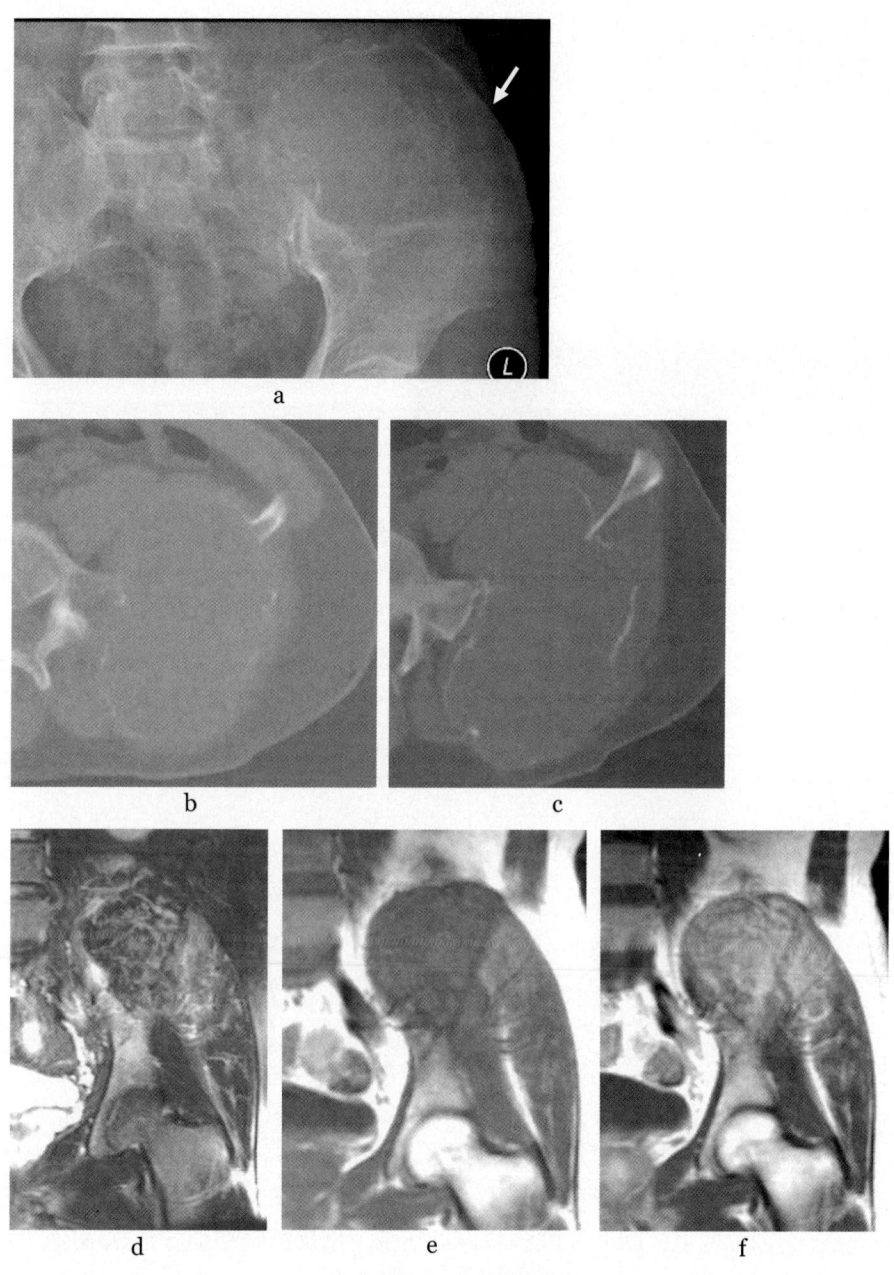

**图 2-3-19　骨巨细胞瘤**

男，38岁，左髂部间断疼痛2年，加重伴麻木6个月。
**平片**（a）：左髂骨大范围地图状溶骨性骨质破坏（↑），移行带窄，无硬化缘。
**CT**（b、c）对肿瘤的膨胀性生长显示尤为明显。
**MRI**（d-f 分别为T2WI抑脂、T1WI、T1WI增强）：肿瘤为长T1混杂T2信号，内部可见皂泡样结构，有造影增强。

（2）手短管状骨巨细胞瘤（图2-3-20）：18%手部短管状骨的巨细胞瘤是多发的，如发现手部有骨巨细胞瘤时，应行核素扫描，检查其它部位有否多发灶。而且，棕色瘤也可多发，一经发现骨内有多发地图样骨破坏时还要排除甲旁亢的棕色瘤。

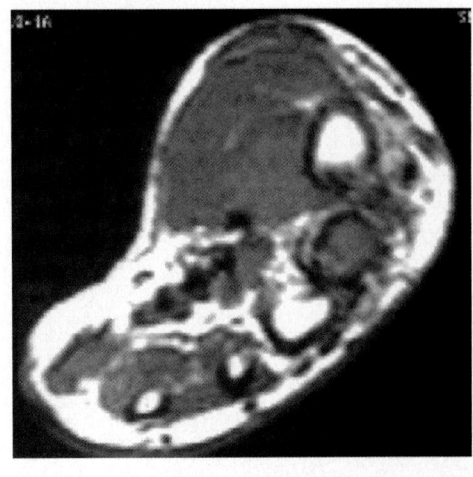

图 2-3-20　骨巨细胞瘤
MRI（T1WI）：第二掌骨膨胀性骨质破坏，其内正常骨髓信号消失，呈长 T1WI 信号改变，骨皮质变薄。

（3）髌骨的骨巨细胞瘤应注意与甲旁亢的棕色瘤鉴别：二者X线所见颇为相似，我们曾遇到1例髌骨棕色瘤与髌骨巨细胞瘤膨胀性皂泡状骨质破坏几乎完全一样，难于鉴别，鉴别的方法是摄取双手平片，检查其有否骨质稀疏、指簇及中指中节指骨有无骨膜下骨质吸收等甲旁亢征象，并化验血钙有否增高进行鉴别，对于髌骨或其它扁骨出现巨细胞瘤样改变时应该想到排除棕色瘤的可能性。Paget 病合并骨巨细胞瘤也可多发，其X线表现为溶骨性骨质破坏，常合并软组织肿块，平均发病年龄60岁，病灶周围可伴或不伴Paget病的异常改变，可资鉴别。

### 三、病理学表现

大体上，骨巨细胞瘤的经典部位是长骨的生长板的偏骺部，并可从此处扩展到干骺区，穿透骨皮质，侵犯肌间隔，甚至横跨过关节腔。肿瘤大小不等，大者可伴病理性骨折。切面实性、棕色，瘤组织间有纤维小梁分隔，常见出血，皮质变薄（图2-3-21）。镜下，骨巨细胞瘤的主要细胞成分是间质细胞和多核巨细胞。后者常有二三十个核，大都集中在细胞中心（图2-3-22、图2-3-23）。研究表明它们在细胞形态、超微结构、酶组织化学、免疫组化、降钙素受体等各个方面都和破骨细胞相似，因此得名"破骨细胞瘤"。但所有的证据都表明这些多核巨细胞并非肿瘤成分，而是成于单核细胞的融合。间质细胞是骨巨细胞瘤中唯一的肿瘤性增生成分，是决定肿瘤良、恶性的细胞，可发生核分裂，其体外培养传代亦可致瘤。而多核巨细胞则不行。在细胞结构上，间质细胞和纤维母细胞、骨母细胞相似。近1/3病例中可见骨样基质或成骨。免疫组化 Vimenting 阳性，S-100 局灶阳性。

骨巨细胞瘤转移病例几乎全都发生在原发肿瘤术后和放疗后。在这里，手术方式对预后的影响最大，有报告称，刮除术后的复发率为37%，广泛切除术后为7%。此外，临床分期和预后之间也呈正相关。所有已经发生转移的病例都被认为是Ⅲ期病变（即肉瘤）。而镜下组织学分型对骨巨细胞瘤的预后并没有多大意义。

学术界对所谓病理形态学上的恶性骨巨细胞瘤的提法尚有争议，持反对意见的人认为：从概念和实际操作上，很难将它与富含巨细胞的骨肉瘤、恶性纤维组织细胞瘤相鉴别。另外，几乎所有类型的骨病变都可能出现数量不等的多核巨细胞。因为巨细胞的形态、数量、分布、组织结构等方面表现相似而必须随时注意与之鉴别的肿瘤主要有软骨母细胞瘤、干骺纤维性

第三章　骨巨细胞瘤

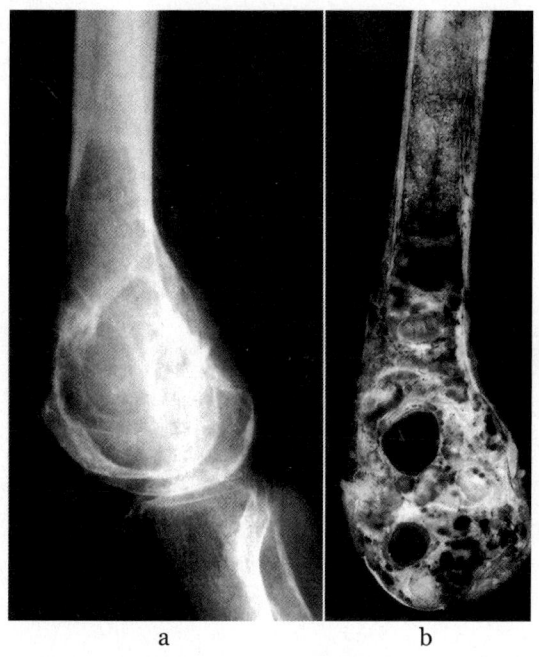

图 2-3-21　骨巨细胞瘤

**平片**（a）：股骨远端骨巨细胞瘤的典型X线表现，肿瘤累及骺部和干骺部。

**大体病理**（b）：该患者的术后大体标本。

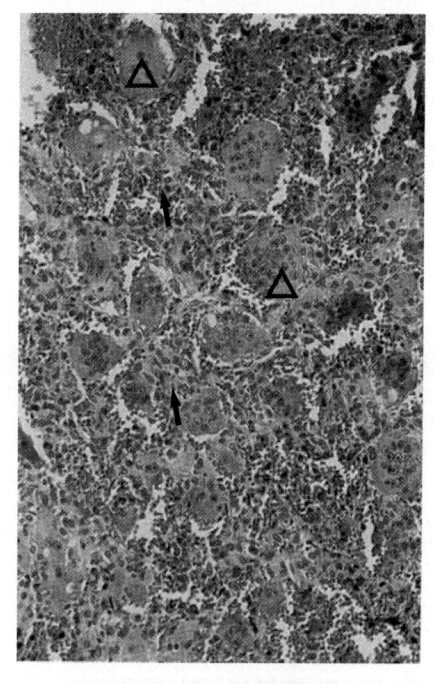

图 2-3-22　骨巨细胞瘤

**大体病理**：骨巨细胞瘤的主要细胞成分是间质细胞（↑）和多核巨细胞（△）。后者常有二三十个核，大都集中在细胞中心。

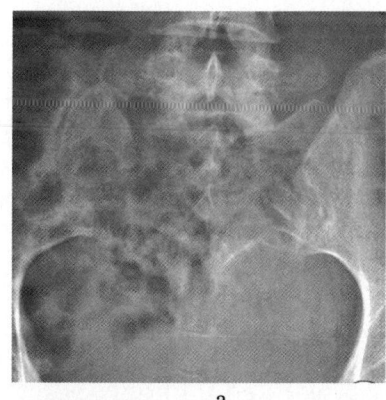

图 2-3-23　骨巨细胞瘤

女，23岁，右下肢麻木7月余，左下肢麻木3月余，腰骶部麻木4月余，双下肢活动功能障碍半月余。

**平片**（a）：右侧骶骨膨胀性地图样骨质破坏。

**病理切片**（b、c）：(b) 骨巨细胞瘤的主要细胞成分是间质细胞（↑）和多核巨细胞（△）。后者常有二三十个核，大都集中在细胞中心。(c) 酸性磷酸酶染色显示：在细胞构成和免疫组化等许多方面，骨巨细胞瘤中的多核巨细胞（△）与破骨细胞十分相似。

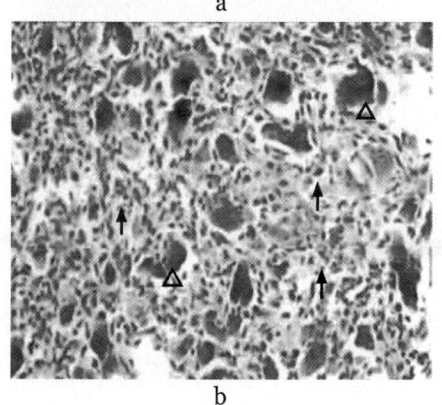
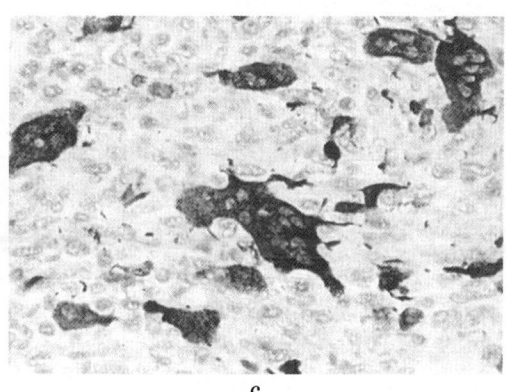

缺损、非骨化性纤维瘤、软骨粘液样纤维瘤、腱鞘巨细胞瘤、纤维组织细胞瘤等。瘤样病变主要有动脉瘤样骨囊肿、孤立性骨囊肿、骨纤维异常增殖症、甲状旁腺功能亢进性纤维性囊性骨炎等。在这种情况下，主要须根据年龄、发病部位、临床症状、尤其是X线表现进行鉴别。这种鉴别是非常必要的，因为上述病变的患者中绝大多数预后较好。

### 四、鉴别诊断

1. **软骨母细胞瘤** 好发5～25岁，部位在骨骺，常有硬化缘，30%～50%有钙化。

2. **骨母细胞瘤** 多见于10～20岁，部位在长骨干骺端，骺板愈合后可长入骨端，在脊柱好发于后部附件，本病有明显瘤内钙化及骨化，还可有不同程度的硬化缘。

3. **骨囊肿** 好发于长骨干骺端，呈中心性溶骨性骨质破坏，沿骨干纵轴发展，膨胀程度轻于巨细胞瘤，很少超过骺板，可伴有硬化缘。

4. **动脉瘤样骨囊肿** 80%发生在20岁以下，好发于长骨干骺端，可有硬化缘，MRI检查病变为囊性，常有液－液平面，而巨细胞瘤为实性肿瘤，但当巨细胞瘤内合并有动脉瘤性骨囊肿时，则也可有液－液平面（图2-3-24、图2-3-25），或在MRI上表现出含铁血黄素沉着的信号（图2-3-26）。

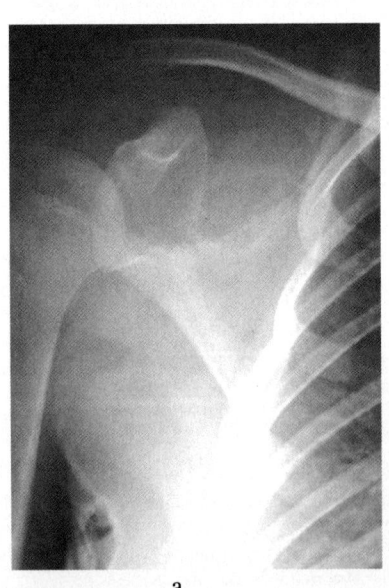

**图2-3-24　骨巨细胞瘤并动脉瘤样骨囊肿**
女，13岁，右侧肩胛部肿物半年，加重伴疼痛1个月。
平片（a）：肩胛骨膨胀性溶骨性骨质破坏。
MRI（b-d分别为T2WI、T1WI、T1WI抑脂增强）：肩胛骨破坏，代之主为短T1（为血性液体）长T2信号的囊实性占位，可见液－液平面，囊壁及间隔有造影增强。

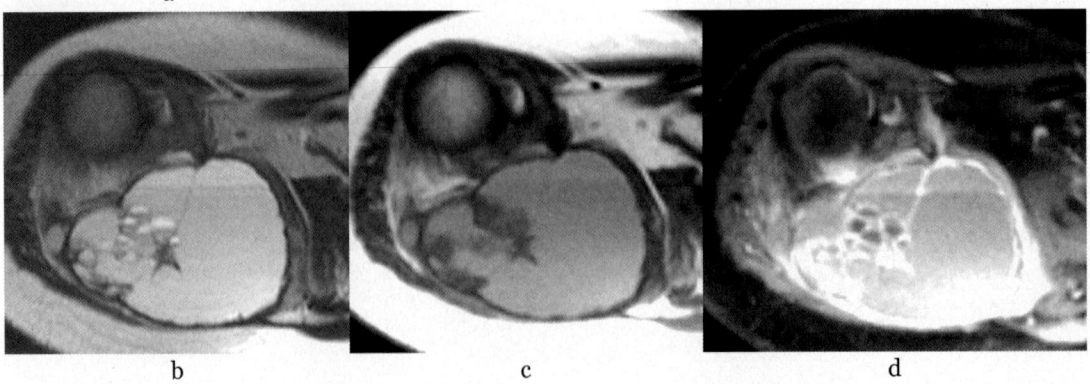

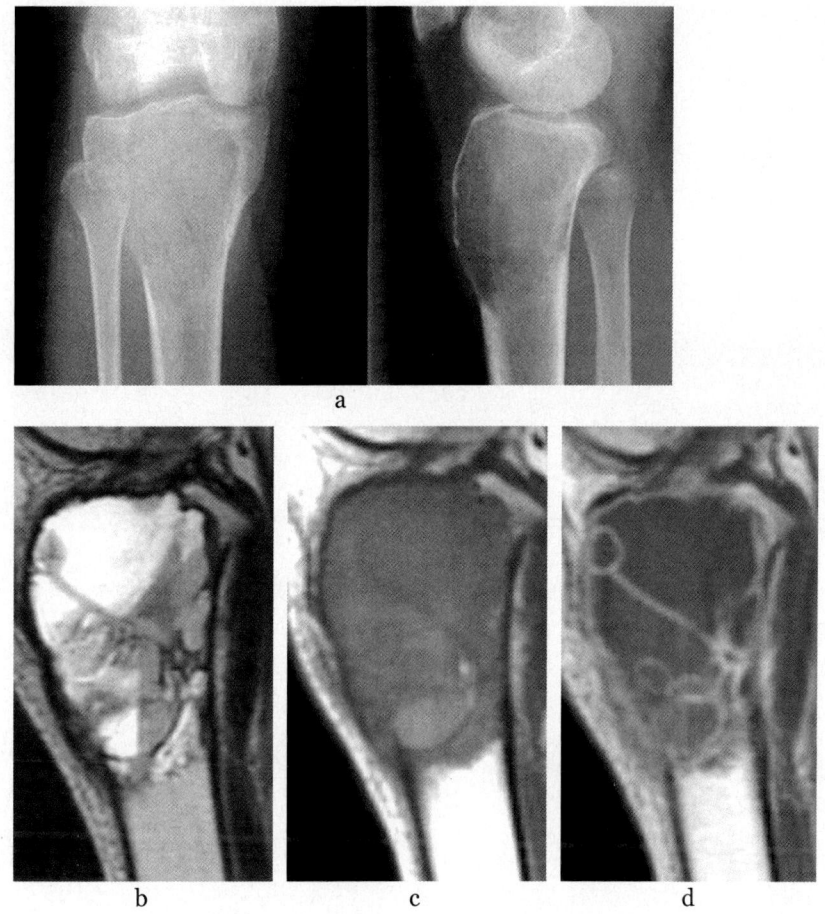

图 2-3-25 骨巨细胞瘤合并动脉瘤样骨囊肿

女，20岁，右小腿上段肿胀伴疼痛1月余。

**平片**（a）：胫骨近侧骨端偏心性膨胀性溶骨性骨质破坏，骨皮质变薄，边界较清，无钙化。

**MRI**（b-d 分别为 T2WI、T1WI、T1WI 增强）：胫骨近侧骨质破坏，呈长 T1 混杂 T2 信号，可见液-液平面，间隔及边缘有强化。

5. **棕色瘤** 单从骨棕色瘤形态与巨细胞瘤在平片上不好区别，棕色瘤不一定长在长骨骨端，也可长在骨干等。且有全身性骨质稀疏，指簇或中指中节指骨骨膜下有骨质吸收可以区别，化验血钙增高。

6. **膨胀性骨髓瘤** 指慢性发展的骨髓瘤呈膨胀性骨质破坏，皮质变薄，内可有皂泡状改变，局部形态与巨细胞瘤不好区别，但在长骨上，不一定长在骨端，年龄较大，血清球蛋白增高，尿本-周蛋白阳性，骨髓可找到瘤细胞。

7. **膨胀性骨转移瘤** 其内也可有皂泡状改变，单靠平片所见与骨巨细胞瘤也不能鉴别，但有原发瘤且常见于甲状腺癌及肾癌，少见于乳癌、肺癌、结肠癌等。发病年龄较高，即使发生在长骨也不一定发生在骨端。

8. **溶骨性骨肉瘤** 主要有两个：①纤维组织细胞性骨肉瘤，类似恶性纤维组织细胞瘤，发病年龄常在30岁以后，且均可侵犯长骨骨端与骨巨细胞瘤及纤维肉瘤有相似之处，但纤维

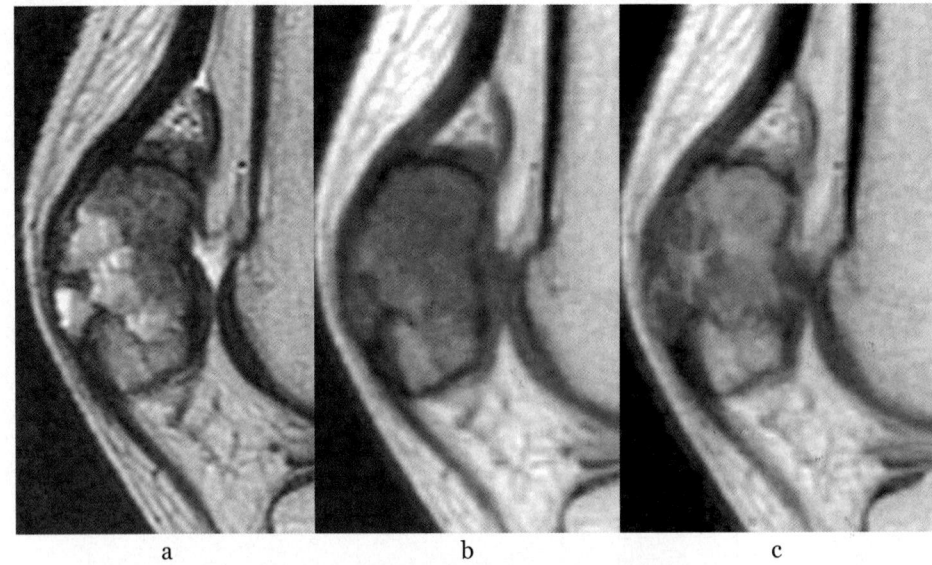

图 2-3-26　骨巨细胞瘤合并动脉瘤样骨囊肿

女，21岁，左膝关节疼痛，活动受限2年，加重1个月。
MRI（a-c 分别为 T2WI、T1WI、T1WI 增强）：髌骨膨胀性骨质破坏，髌骨上部病灶内 T2WI、T1WI 信号均不高，提示大量含铁血黄素沉积，但中下部病灶内两个序列均有升高，尤其是 T1WI 信号有不规则升高，符合出血改变。在 T1WI 增强图像上，出血区不增强，上部病灶内除含铁血黄素区不增强外，其余肿瘤组织明显强化。

组织细胞性骨肉瘤其内常有瘤骨出现可资鉴别，恶性纤维组织细胞瘤及纤维肉瘤内无瘤骨，但有骨膜反应与骨巨细胞瘤不同。②毛细血管扩张性骨肉瘤：好发10～30岁，其内有出血性囊腔及纯溶骨性骨质破坏，大多有恶性骨膜反应（放射、分层或三角形），部位常在干骺端，能伸向骨干，可与骨巨细胞瘤鉴别。

9．**软骨粘液性纤维瘤**　好发于10～30岁，多见于长骨干骺端，骺板闭合后也长入骨端，本病边缘有明显骨硬化，易于区别。

10．**内生软骨瘤**　好发于手足的短管状骨及长骨干骺端，有硬化缘或瘤内软骨钙化。

11．**嗜酸性肉芽肿**　多见于5～20岁，长骨的嗜酸性肉芽肿好发于骨干及干骺端，呈中心性溶骨性骨质破坏，多呈类圆形，且常有层状骨膜反应，活动期周围无硬化缘，但修复期可有硬化缘。

12．**骨内腱鞘囊肿**　好发于近关节的胫骨、股骨头、腕关节，呈单房性，少数为多房性囊性溶骨性病变，边缘锐利均有硬化缘与巨细胞瘤不同。

骨巨细胞瘤与一组具有骨膨胀性伴有不等程度皂泡征或骨间隔病变的鉴别诊断，请参见表 2-3-1。

表2-3-1 骨巨细胞瘤与一组具有骨膨胀性伴有不等程度皂泡征或骨间隔病变的鉴别诊断

| 病名 | 好发年龄 | 好发部位 | 骨破坏形式 | 边缘硬化 | 钙化 | 骨膜反应 | 多发 | 其它重要特点 |
|---|---|---|---|---|---|---|---|---|
| 骨巨细胞瘤 | 20~40岁 | 长骨骨端 | 地图样 | 无或罕有 | 无 | 无 | <1% | 好发股骨远端、胫骨近端，桡骨远端及肱骨近端，髌骨，呈进行性溶骨性地图样破坏灶，常偏心性，横向膨胀破坏，肉可见皂泡征，也可超过纵向直径 |
| 动脉瘤样骨囊肿 | 80%在20岁以内 | 50%在长骨干骺端，25%在脊柱，附件多见。 | 地图样 | 有 | 无 | 平片可见或不可见，呈实性或层状 | 无 | 开始期仅限局限性溶骨性破坏，骨膨胀后，在干骺端或中心性，偏心性多球性，常气球状膨胀，其内可见皂泡征，骨间隔。外有皮质包壳或骨膜反应。愈合期可呈进行性骨化，MRI检查有典型液-液平面反出血信号，但有的骨巨细胞瘤也可合并动脉瘤性骨囊肿，但发部位及年龄不同 |
| 骨母细胞瘤 | 91%≤30岁 11~30岁最多 | 脊椎40%，附件多见。长骨30%，干骺端多见，可伸入骨骺或骨干 | 地图样 | 有 | 病灶成熟后有云絮状或斑片状钙化及骨化影 | 良性者呈实性。侵袭性者呈针状或多层 | 无 | 病变初期骨溶骨型骨破坏，进入成熟期有不等度钙化及不等度硬化缘，可有良性骨膜反应，如皮质破坏，有针状骨膜反应及软组织肿块形成，提示为侵袭型。在X线平片上分四型：①所见同骨样骨，但病灶常>2cm，②骨膨胀型，③侵袭型，④极少数为骨囊型，局部皮质有压迫性骨质吸收 |
| 孤立性骨囊肿 | 20岁以内 | 长骨干骺端向骨干发展 | 地图样 | 可有 | 无 | 无 | 无 | 为中心性骨质破坏，部分病灶内可有骨间隔甚至皂泡征。长轴平行于骨干，骨膨胀程度轻，很少超过骨骺板宽度，平片上，有时可见到骨片沉落征，CT及MRI上均呈典型液性病变，不强化 |
| 软骨母细胞瘤 | 70%在11~20岁 | 骨骺 | 地图样 | 有 | 无定形、斑点状、环形、半环形 | 有实性或分层状骨膜反应 | 无 | 本瘤在未成年时起自骨骺，可伸向干骺端，但罕见于骨干单发，部分病灶内可有骨间隔或皂泡征。3/4在下肢，多见于膝部（包括髌骨），20%在肱骨（90%在近端），股骨（48%），骨骺+干骺端（即骨端）52%，纯骨骺35%，37%有硬化缘，骨骺骨质有硬化24%，边缘整齐74%，皮质有侵蚀或破坏89%，周围骨质破坏22%，骨膜反应22% |

续表

| 病名 | 年龄 | 部位 | 形态 | 膨胀 | 骨化 | 骨膜反应 | 多发 | 描述 |
|---|---|---|---|---|---|---|---|---|
| 软骨粘液样纤维瘤 | 11~30岁 | 干骺端 | 地图样 | 有 | 少有 | 有 | 无 | 本病好发长骨干骺端，下肢约占70%，胫骨近端达32%，也可发生在扁骨，呈膨胀性，偏心性，地图样骨破坏灶，1~10cm大小，边缘硬化，可呈分叶状，其内有骨嵴或间隔，将病灶分隔成：①单囊型，可穿破皮质，形成半月状残余包壳，有时可有骨膜反应，状似蜂窝或皂泡状改变，肿瘤内钙化少见。②多囊状，其外可见骨质缺损 |
| 非骨化性纤维瘤 | 2~20岁 | 干骺端 | 地图样 | 有 | 晚期，可以骨化 | 无 | 可多发 | 纤维性骨皮质缺损症，指病灶主要在皮质内（见于2~10岁），如皮质长到髓腔内，称为非骨化性纤维瘤，但二病同为骨内纤维组织病变，平片上，好发于长骨干骺端，下肢多见，皂泡状或一串葡萄状，大小自0.5~7cm，与骨干长轴平行，常单发，也可多发，皮质内缘可变薄扩张，本病灶较小可以经过硬化而自愈 |
| 棕色瘤（甲旁亢） | 任何年龄 | 任何部位 | 地图样 | 无 | 无 | 无 | 可多发 | 有的棕色瘤病灶与骨巨细胞瘤可以相似，但前者都有全身性的骨质稀疏，指簇或指中节中指骨膜下骨质吸收，牙硬板吸收，颇为特征，不难鉴别 |
| 骨膨胀性转移瘤 | 老年人 | 长骨多见 | 地图样、虫蚀样、渗透性 | 无 | 无 | 无 | 尚少记载 | 此种骨转移瘤可呈膨胀性，其内有间隔或皂泡状膨胀征，似骨巨细胞瘤，骨松质及皮质均遭破坏，模糊 |
| 骨膨胀性骨髓瘤 | 老年人 | 椎体多见 | 地图样 | 可有（少见） | 无 | 无 | 可多发 | 多发骨髓瘤在椎体上有两种表现：①纯溶骨性骨质破坏致椎体压缩骨折，可有椎旁软组织肿块。②膨胀性改变：其骨松质骨质遭破坏，可残留骨间隔呈皂泡状，有的可见硬化缘，其外皮质变薄及膨胀，与瘤性骨转移瘤不同，后者常常松骨及皮质均被破坏 |
| 骨硬化性纤维瘤 | 平均10~15岁（范围6~54岁）| 2/3在长骨干骺端，也可在骨端或扁骨 | 地图样，少数可有渗透性或虫蚀性 | 可有 | 无 | 大多无，少数可有 | 尚少记载 | 常呈地图样膨胀破坏病灶，75%其内有粗大骨间隔，较巨细胞瘤者粗厚，呈皂泡状，树根或乱发状，皮质变薄或增厚，可有硬化反应，大多无骨膜反应，少数具囊袋性者，可穿破皮质，侵入软组织形成层状骨膜反应 |

## 续表

| 疾病 | 年龄 | 部位 | 骨质破坏形态 | | 血肿内钙化 | 长骨病变 | 可多发 | 特点 |
|---|---|---|---|---|---|---|---|---|
| 血友病性骨内假肿瘤 | 9~55岁，均为男性发病 | 四肢长骨，骨盆、足部骨 | 地图样，偶有虫蚀样 | 可有 | | 长骨病变常有 | 可多发 | 为骨内出血致骨质破坏，吸收形成大小不等的多房性、囊性溶骨质破坏，皮质骨膨胀变薄，因出血侵蚀，也可使皮质轻度不规则，甚至虫蚀状，其内有残留骨间隔。周围轻度硬化，常伴病理骨折，有家族史，男性发病，凝血时间延长 |
| 骨包虫病 | 30~60岁 | 髋骨、耻骨、坐骨、脊柱、股骨、肱骨、胫骨 | 地图样 | 无 | 可有 | 无 | 可多发 | 早期为小囊状，长大后，呈大小不等囊状纯溶骨性地图样破坏，常伴骨膨胀，皮质厚薄不均，母囊又子囊壁可呈蜂窝状或皂泡状，椎体病变可压缩呈楔形，可累及后部附件，但不犯间盘。无反应性硬化及骨膜反应。如病灶穿破皮质可在软组织内形成包虫囊肿，并可见弧形或环形钙化影。包虫抗原皮内试验阳性 |
| 骨巨细胞修复性肉芽肿 | 一组13例颌骨病理中，男:女=9:4，8~64岁，平均25岁 | 多见于上、下颌骨，其次手足骨、胫骨、鼻、颞、筛、岩、锁、肋及椎骨 | 地图样、囊状 | 无 | 骨质可边破坏、边修复，病灶内可有少量骨化影，周边密度可增高，但无明确硬化边缘 | 少 | 少见 | 巨细胞修复性肉芽肿（GCRG）及巨细胞瘤（GCT）均为溶骨性膨胀性破坏病变，皮质变薄，骨膜反应病理、骨质反应少见，后二者GCRG比GCT稍多 |
| 良性纤维组织细胞瘤 | 15~60岁常在25岁以上 | 长骨骨干及骨端，其次骨盆、肋骨、锁骨、脊柱、头颅 | 地图样 | 有 | 无 | 无 | 尚无报道 | 良性纤维组织细胞瘤（BFH）与非骨化性纤维细胞瘤（NOF）的光镜形态相似，故有人认为是同一疾病，但发病部位表现也相似，但发病部位不同（参见年龄表达好发部位）；NOF好发长骨干骺端，多数病人无症状并可自行消退，BFH有一定侵袭性，故其影像学表现及症状也较重，常有疼痛 |

## 参考文献

1. Averill RM, Smith RJ, Campbell CJ. Giant-cell tumors of the bones of the hand. J Hand Surg [Am], 1980, 5: 39-50.
2. Manaster BJ, Doyle AJ. Giant cell tumors of bone (Review). Radiol Clin North Am, 1993, 31: 299-323.
3. Kransdorf MJ, Sweet DE, Buetow PC, et al. Giant cell tumor in skeletally immature patients. Radiology, 1992, 184: 233-7.
4. Tubbs WS, Brown LR, Beabout JW, et al. Benign giant-cell tumor of bone with pulmonary metastases: clinical findings and radiologic appearance of metastases in 13 cases. AJR Am J Roentgenol, 1992, 158: 331-334.
5. Rietveld LA, Mulder JD, Brutel de la Riviere G, et al. Giant cell tumour: metaphyseal or epiphyseal origin? Diagn Imaging, 1981, 50: 289-293.
6. Bacchini P, Bertoni F, Ruggieri P, et al. Multicentric giant cell tumor of skeleton. Skeletal Radiol, 1995, 24: 371-374.
7. Carrasco CH, Murray JA. Giant cell tumors (Review). Orthop Clin North Am, 1989, 20: 395-405.
8. Dahlin DC. Caldwell Lecture. Giant cell tumor of bone: highlights of 407 cases. AJR Am J Roentgenol, 1985, 144: 955-960.
9. Nojima T, Takeda N, Matsuno T, et al. Case report 869. Benign metastasizing giant cell tumor of bone. Skeletal Radiol, 1994, 23: 583-585.
10. Burgener FA, Steven P, Tan RK, et al. Differential Diagnosis in Magnetic Resonance Imaging. New York: Thieme, 2002.
11. Aoki J, Tanikawa H, Ishii K, et al. MR findings indicative of hemosiderin in giant-cell tumor of bone: frequency, cause, and diagnostic significance. AJR Am J Roentgenol, 1996, 166: 145-148.
12. Laredo JD, el Quessar A, Bossard P, et al. Vertebral tumors and pseudotumors (Review). Radiol Clin North Am, 2001, 39: 137-63.
13. Marchiori DM. Clinical imaging: with skeletal, chest, and abdomen pattern differentials. 2nd ed. St. Louis: Elsevier/Mosby, 2005. 887-885.
14. Greenspan A. Orthopedic imaging: a practical approach. 4th ed. Philadelphia: Lippincott Williams & Wilkins, 2004. 664-671.

# 第四章 尤文肉瘤/原始外胚层肿瘤和造血系统肿瘤

## 第一节 尤文肉瘤/原始神经外胚层肿瘤

过去，学界一直认为尤文肉瘤是发生在儿童骨骼的未分化型肉瘤，现在把它和原属软组织肿瘤的 PNET 联系到一起，构成一个家族，并以 ES/PNET（Ewing's sarcoma, ES/Primitive neuroectodermal tumor, PNET）统名之，从病变发生学上把它们视为一体，是根据此病变家族成员中普遍存在的基因畸变；但二者在发病年龄、临床表现及影像学特征上均有不同。本节重点对尤文肉瘤加以阐述。

### 一、临床表现

1．**好发年龄** 好发于 5～25 岁，高峰年龄 10～15 岁。通常，长骨病变以青少年为主，扁骨病变 20 岁以上多见。男：女＝2：1。

2．**好发部位** 70%发生在长骨的骨干，25%发生在扁骨，5%发生在脊柱。长骨的股骨、胫骨、肱骨与腓骨、骨盆、肋骨、椎骨、下颌骨和锁骨最为常见。在长骨中 33% 侵犯骨干，45% 侵犯骨干－干骺端，15% 在干骺端，6% 在干骺端－骨骺，少于 2% 在骨骺。本瘤一般起源于骨干髓腔，向外穿破皮质，并侵犯周围软组织。肿瘤主体位于骨膜者罕见。

3．**症状与体征** 本肿瘤临床症状与骨髓炎有相似之处，局部疼痛、肿胀、发热、血沉快及白细胞增高。也有些 ES/PNET 在临床上很像是软组织肿瘤，相邻骨的 X 线平片表现正常。但 CT、MRI 扫描和病理活检显示：这些肿瘤起源并弥漫性浸润骨髓腔，可在不破坏骨小梁总体结构的基础上扩散到骨外，这是常规 X 线无法检测到的病变。故在诊断原发性骨外 ES/PNET 时，应对这种可能性了然于胸。小于 5% 的肿瘤可累及多骨，20% 有远方转移。另有研究显示：该肿瘤不仅局限于骨及软组织，其发生部位甚是宽泛，其中包括皮肤和实质性脏器。

### 二、影像学表现

[X 线平片]

1．**长骨**

（1）骨干中心型：最多见，早期主要为渗透状（筛孔样）、虫蚀状溶骨性骨质破坏，界限不清，移行带宽；早期，平片尚难以显示骨质破坏，瘤细胞已经通过哈氏管达骨膜下产生平行型骨膜反应；随着溶骨区范围扩大可融合成斑片状，产生多量骨膜反应，典型者呈葱皮样骨膜反应；肿瘤经皮质破入软组织时，骨膜反应同时被破坏，形成骨膜三角，软组织内常有无钙化的肿块形成。当骨膜新生骨沿着 Sharpey 纤维沉积时，也可产生垂直或放射状骨针（图 2-4-1-1），但较少见。

骨质破坏主要以进展较快的溶骨性渗透样或虫蚀样破坏为主，部分也可呈地图样改变，少数还伴发反应性骨硬化（非真性瘤骨形成）或者是溶骨性与骨硬化的混合性改变（图2-4-1-1）。少数肿瘤在骨干内不断膨胀性生长向骨外破坏时，骨膜新生骨在骨外持续堆积便形成一包壳，此时，须与良性膨胀性病变鉴别。本瘤在膨胀性改变的同时，尚有其它恶性征象同时存在，诸如渗透性骨质破坏、恶性骨膜反应及软组织肿块，可资鉴别。Bhagia（1997）曾报道一例尤文肉瘤像单发骨囊肿，迄今极为罕见。

（2）骨干周围型：少见，在骨皮质外缘呈局限性碟形侵蚀性骨质缺损，其旁有类圆形软组织肿块，常较大。

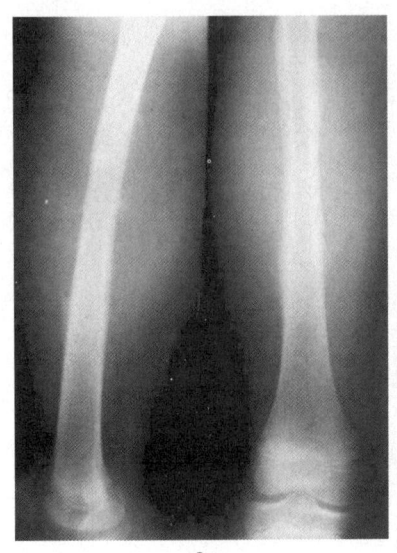
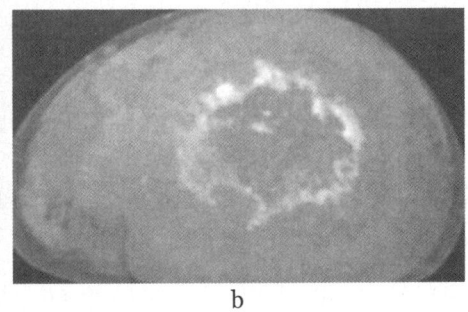

图2-4-1-1　股骨尤文肉瘤

**平片**（a）：股骨骨干骨皮质渗透状骨质破坏，界线不清，移行带宽，伴垂直骨针的骨膜反应及巨大软组织肿块。
**CT**（b）：股骨渗透状骨质破坏，部分区域有反应性骨硬化，伴轻度放射状的骨膜反应及巨大软组织肿块。

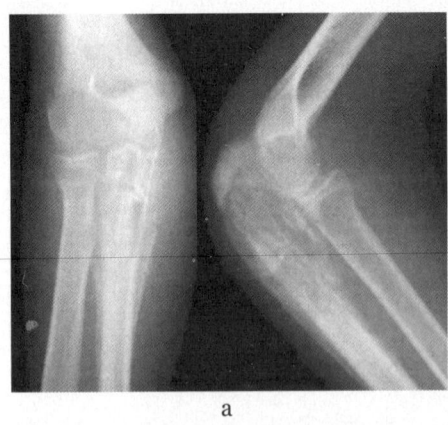
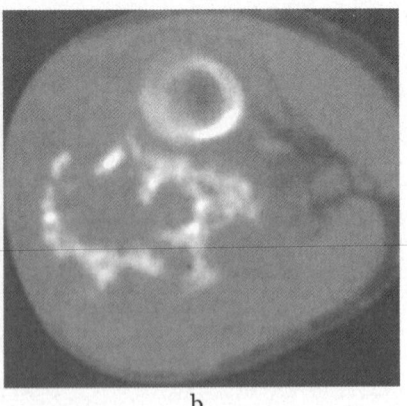

图2-4-1-2　尤文肉瘤

**平片**（a）：尺骨干骺端渗透样骨质破坏，边界不清，移行带宽，伴葱皮样骨膜反应，病变未累及骨骺。
**CT**（b）：尺骨明显的渗透样骨质破坏，骨皮质中断，有反应性骨硬化，并伴有不甚规则的骨膜反应及软组织肿块。

（3）干骺中心型：较少见，病变位于干骺端中央，其X线表现与骨干中心型相似，也以进展较快的渗透样或虫蚀样骨质破坏，平行型或葱皮样骨膜反应及软组织肿块为主；但长骨干骺端松骨质多，较易产生反应性骨硬化（图2-4-1-2）。

（4）干骺周围型：也较少见，病变位于干骺端一侧，多呈溶骨性骨质破坏，伴有骨膜反应与软组织肿块，少数病变可侵犯骨骺称干骺骨骺型。

2. 扁骨及其它骨

可分为溶骨（图2-4-1-3）、混合及硬化（图2-4-1-4）三型，以溶骨型为主，虽然尤文肉瘤不产生瘤骨，但扁骨病变常有丰富骨膜新生骨形成（图2-4-1-5），约1/3扁骨病变可有弥漫性骨硬化，似骨肉瘤，此种骨硬化为瘤细胞引起反应性成骨所致，并非瘤骨。

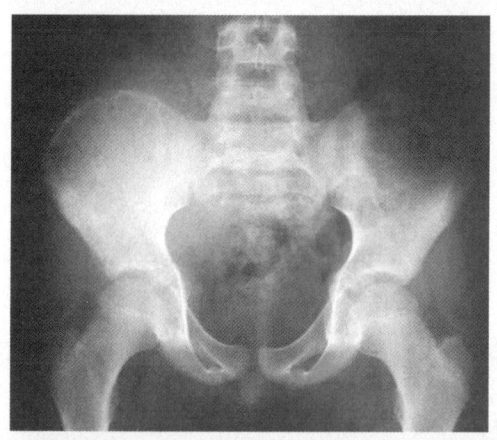

a

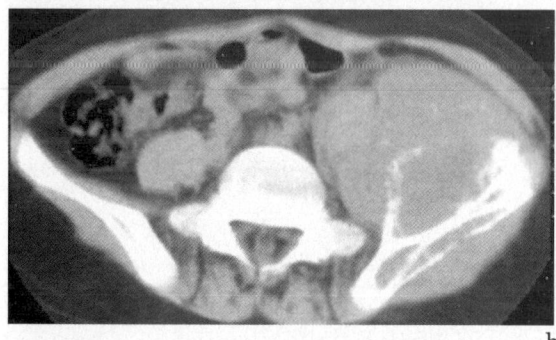

b

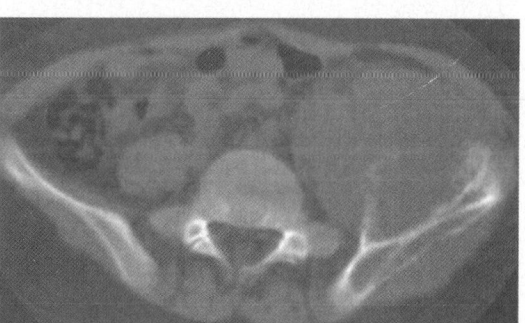

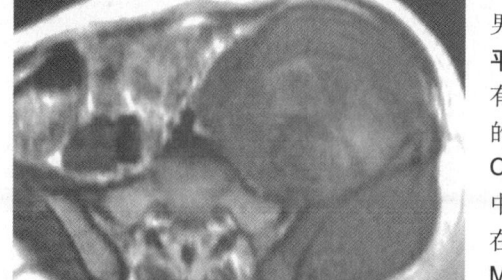

c

图2-4-1-3 尤文肉瘤

男，10岁。

**平片**（a）：左髂骨翼大片的溶骨性破坏，其内密度不均匀，杂有小斑片状高密度影，病变边界欠清晰，移行带较宽，伴巨大的软组织肿块。

**CT**（b）软组织窗及骨窗：左侧髂骨翼膨胀性骨质破坏，皮质中断，病变边界欠清晰，伴巨大软组织肿块，其内可见残留散在小骨片。

**MRI**（c为T1WI）：左侧髂骨翼信号较正常右侧髂骨翼内信号降低，骨皮质之低信号欠连续，伴巨大软组织肿块。

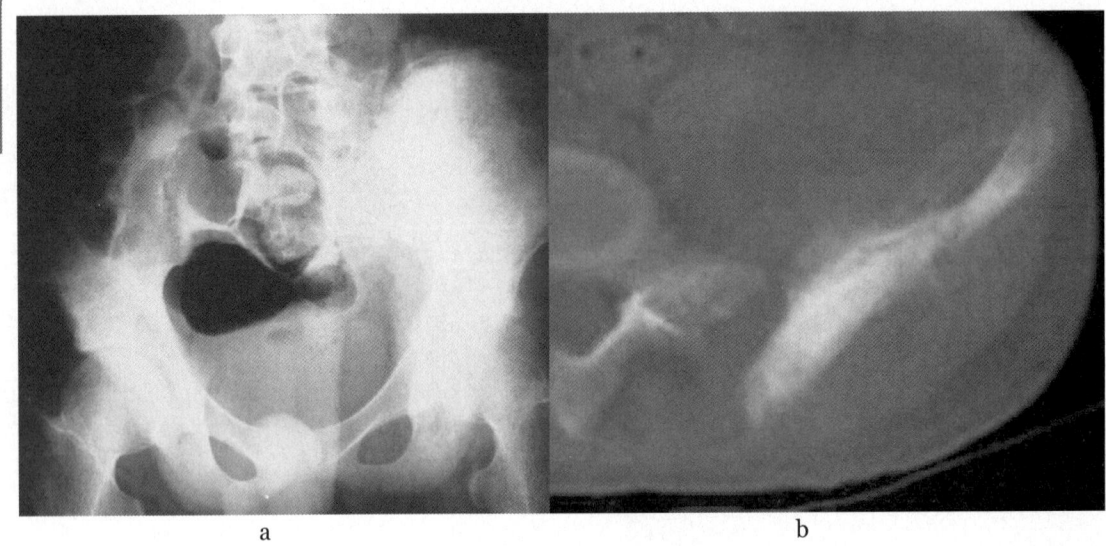

图 2-4-1-4 尤文肉瘤

男，16 岁。

**平片**（a）：左侧髂骨翼弥漫性高密度影，似象牙质样，病变边界欠清晰，约 1/3 扁骨的尤文肉瘤可呈弥漫性骨硬化似骨肉瘤。

**CT**（b）：左髂骨翼正常骨纹理消失，呈弥漫性致密影，边界不清，伴放射状及花边状骨膜反应，病变突破骨皮质在软组织内形成巨大肿块。

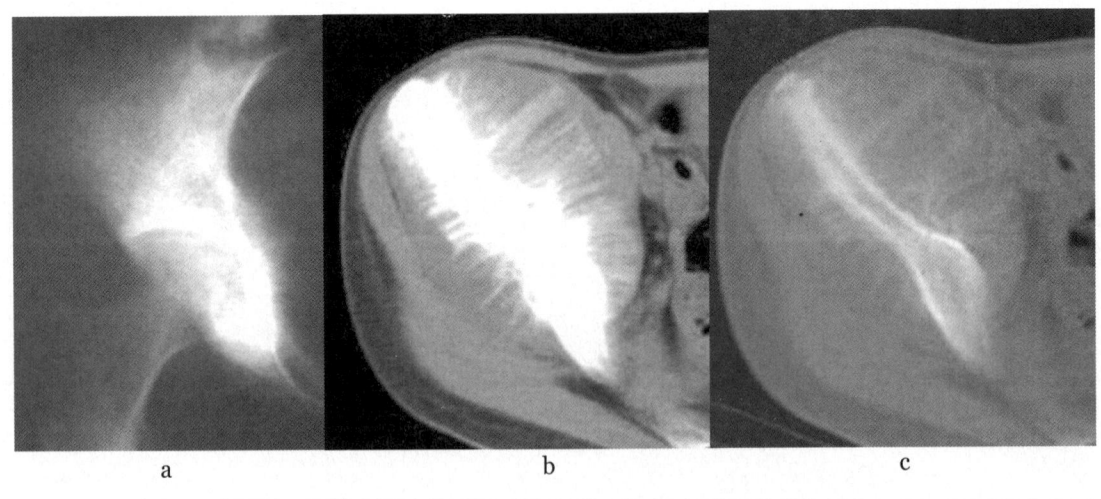

图 2-4-1-5 尤文肉瘤

女，18 岁。

**平片**（a）：右髂骨较弥漫的骨密度增高，邻近髋臼内侧可见明显的放射状骨膜新生骨形成。

**CT**（b、c 分别为软组织窗及骨窗）：右髂骨骨质硬化，较平片更为清晰，可见局部骨质硬化，巨大的软组织肿块内可见垂直于髂骨表面的放射状骨针。

（1）肋骨：局部溶骨性骨质破坏，常有较大软组织肿块。可有膨胀性改变，可突入胸廓内，伴有骨膜反应或胸腔积液。

（2）骨盆及肩胛骨：主要为溶骨性骨质破坏，呈斑片（图2-4-1-6）或大片状，可伴不规则膨胀性改变（图2-4-1-7、图2-4-1-8）及分层状或垂直针状骨膜反应，病灶内可有反应性骨硬化，软组织肿块较长管骨者相对大些（图2-4-1-8、图2-4-1-9）。

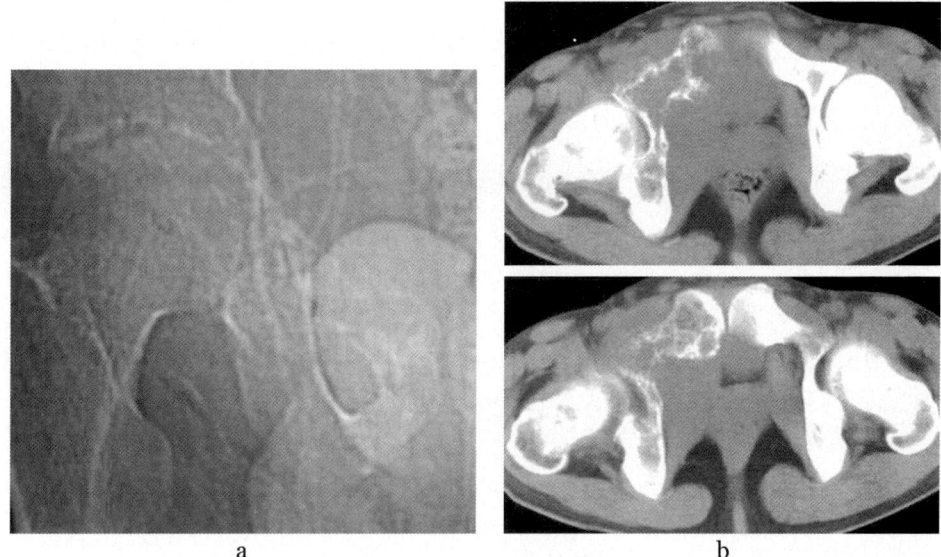

图2-4-1-6　尤文肉瘤

**平片**（a）：右侧耻骨斑片状骨质破坏区，与正常骨质分界不清，周围软组织密度增高。
**CT**（b）：右侧耻骨斑片状、渗透状及虫蚀状溶骨性骨质破坏区，皮质断裂，累及髋臼，与正常骨质分界不清，伴软组织肿块。

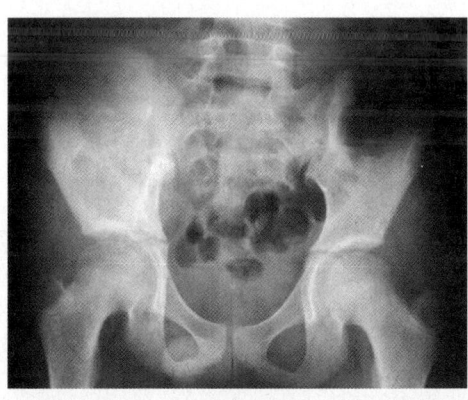

图2-4-1-7　尤文肉瘤
男，12岁。
**平片**（a）：右侧髂骨地图样骨质破坏区，部分病变边缘似有硬化缘。
**CT**（b、c）：右侧髂骨膨胀性、溶骨性骨质破坏，其内有残留不规则分隔骨，部分区域轻度骨质硬化，周围花边样（c）及层状的骨膜反应、骨膜新生骨形成，较大的软组织肿块影，伴放射针样骨膜反应（b）。

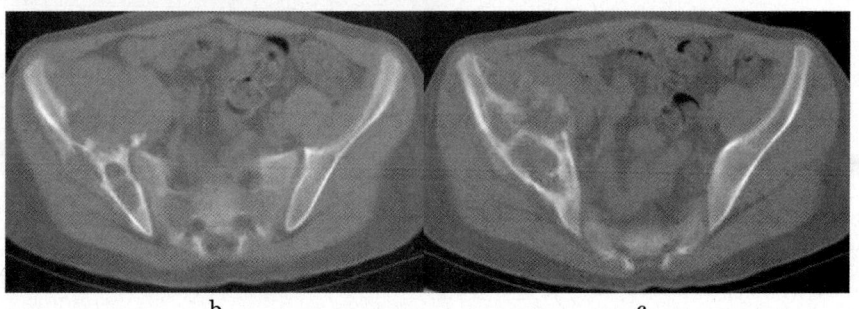

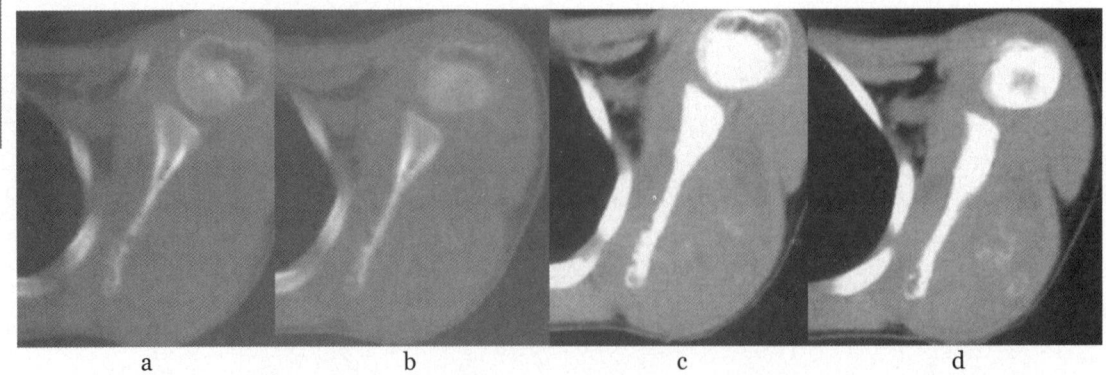

图2-4-1-8 尤文肉瘤

CT（a、b为骨窗，c、d为软组织窗）：肩胛骨可见渗透样骨质破坏，周围可见巨大的软组织肿块影，较一般长骨病变软组织肿块大，并可见其内有反应性骨硬化。

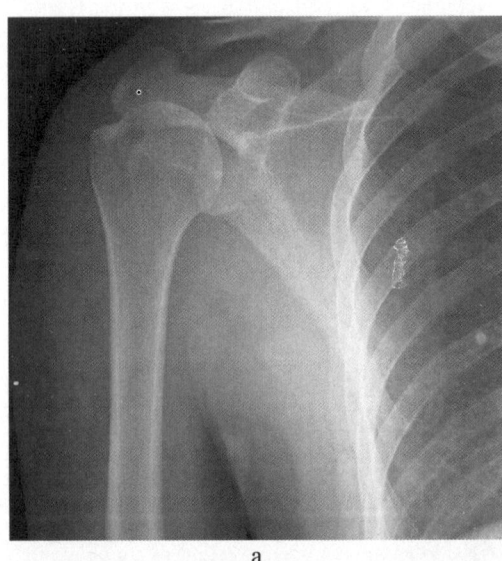

图2-4-1-9 尤文肉瘤

男，35岁，右肩胛部肿物2月余。

平片（a）：肩胛骨皮质缘有渗透性及虫蚀状骨质破坏伴软组织肿块。

MRI（b-d分别为T2WI、T1WI、T1WI增强）：肿块内部长T1长T2的肿瘤信号，并有造影增强。

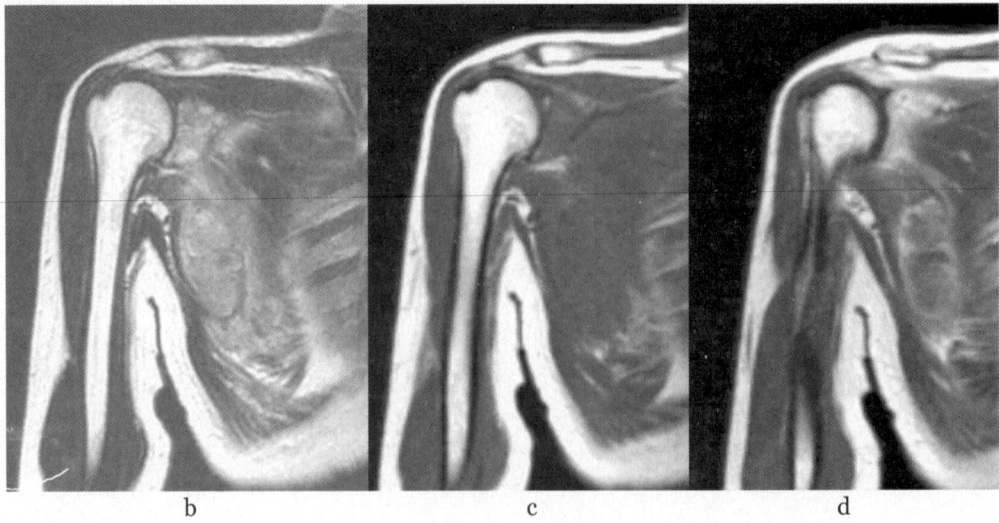

(3) 脊柱：椎体溶骨性破坏常较广泛，很快累及全部椎体致楔形变，并侵犯后部附件，一般无骨膜反应，脊旁可出现较局限软组织肿块。

3. 放疗后 X 线所见

尤文肉瘤经放疗后，软组织肿块缩小或消失，骨膜新生骨融合骨化，骨内破坏渐修复，甚至恢复正常。

[CT]

可较好显示骨质破坏情况，软组织肿块大小及范围，尤其是对肩胛骨破坏及骨盆软组织肿块的检出更为准确（图2-4-1-10、图2-4-1-11）。对髓腔内肿瘤扩展显示好，还可测量CT值作出较正确的估计。

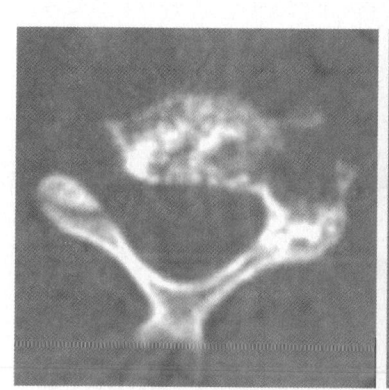 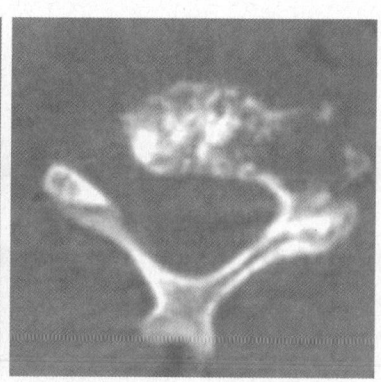 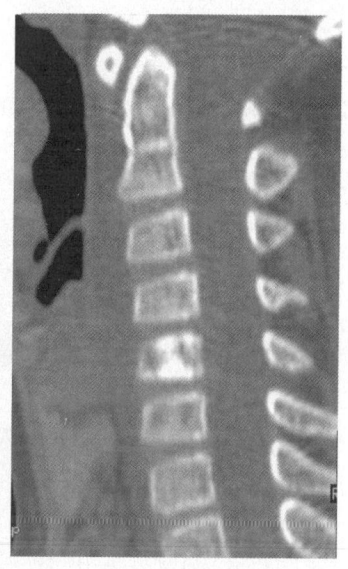

图 2-4-1-10　尤文肉瘤

CT：C5 椎体渗透性骨质破坏，累及后部附件，矢状位重建椎体呈楔状，前方软组织肿块。
（宁夏医学院附属医院放射科供图）

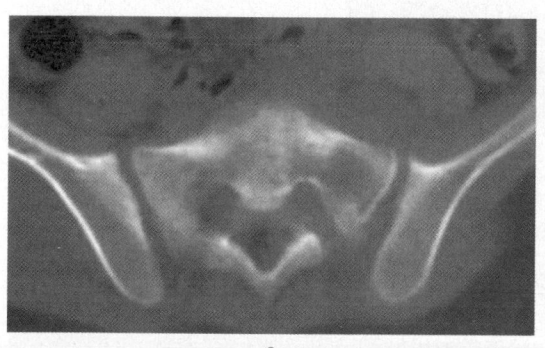 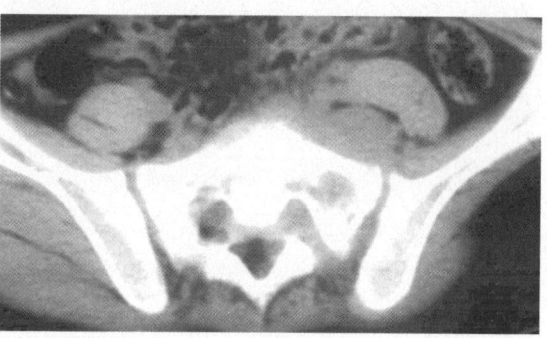

图 2-4-1-11　尤文肉瘤

女，9岁。
CT（a、b 分别为骨窗及软组织窗）：骶骨左侧限局性骨质破坏，与正常骨质分界不清，伴左侧骶前软组织肿块。

[MRI]

能更好显示骨内、外病变，有否经过骺板侵犯骨骺，肿瘤组织在T1WI上呈低信号，在T2WI信号增高，因常有出血、坏死，密度及信号常不均匀；肿瘤组织有造影增强，坏死组织及周围水肿区不增强（图2-4-1-12、图2-4-1-13）。多发尤文肉瘤及跳跃式转移均很少见，约各占5%，大范围的MRI对多发病变的敏感性较高（图2-4-1-14）。

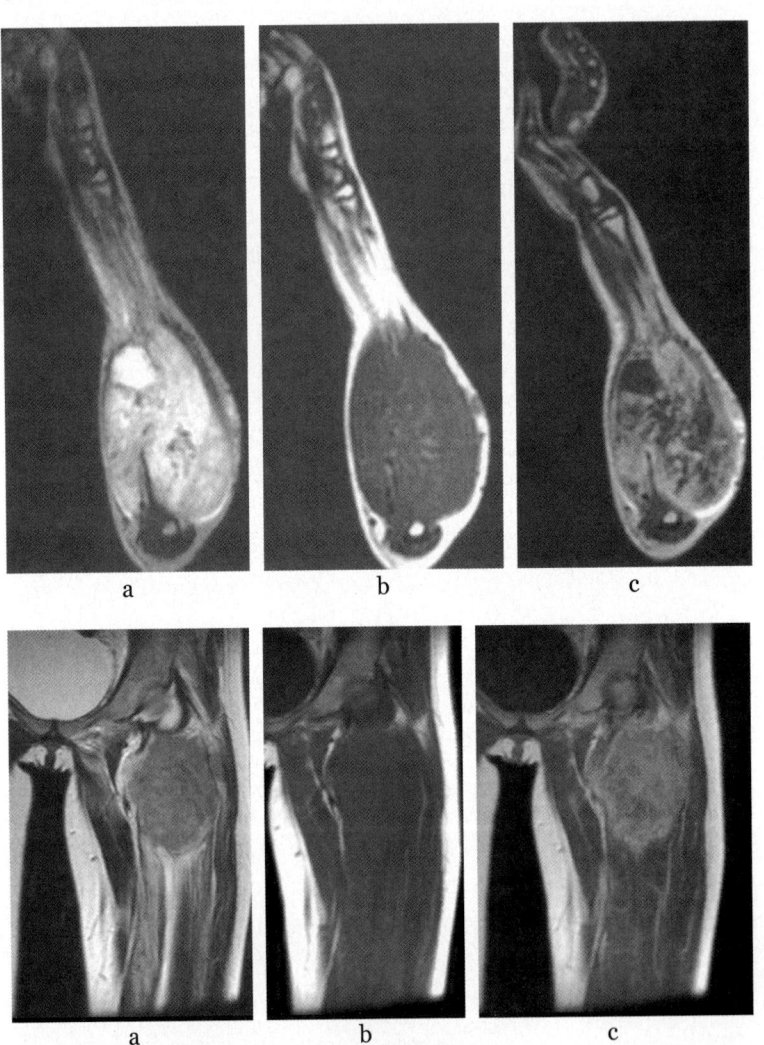

**图2-4-1-12 尤文肉瘤**
男，8岁。
MRI（a-c分别为T2WI、T1WI、T1WI+C）：右桡骨骨质破坏伴巨大软组织肿块影，主呈长T1长T2信号，边界较清晰，与正常组织分界清楚，有明显强化，其内夹杂的不强化区为肿瘤坏死区。

**图2-4-1-13 尤文肉瘤**
女，15岁，左盆腔左大腿肿物进行性增大伴疼痛20余天。
MRI（a-c分别为T2WI、T1WI、T1WI增强）：左股骨近端，长T1长T2信号肿块，边界清，有明显强化。
**病理（d）**：肿瘤由形态一致的小圆形瘤细胞（↑）构成，瘤细胞呈弥漫性生长；纤维性间隔（△）将其分隔为形状不整的片状，并常伴有大片变性坏死，免疫组化染色CD99（+）、LCA（-）、NSE（-）、CgA（-）、Syn（-）、Vimentin（+）、PAS（-）。

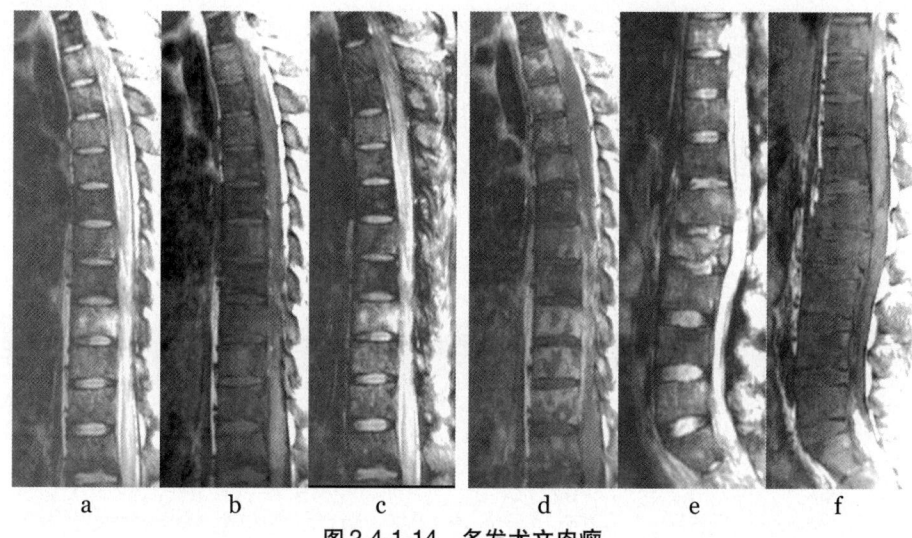

**图 2-4-1-14　多发尤文肉瘤**

男，18 岁，胸背部疼痛 1 个月余，截瘫 1 个月。
MRI（a-f 分别为胸椎 T2WI 矢状位、胸椎 T1WI 矢状位、胸椎 T2WI 抑脂矢状位、胸椎 T1WI 增强矢状位、腰椎 T2WI 矢状位、腰椎 T1WI 矢状位）：胸腰椎多发性椎体内呈长 T1 及长 T2 异常信号，增强扫描病灶明显强化。其中 L2 椎体呈现骨质缺损及压缩变扁畸形为病理骨折。

骨原始神经外胚层肿瘤的影像与上述骨尤文肉瘤相似，但侵犯骨骼、病理骨折、远方转移比尤文肉瘤更多见，PNET 还有跨越关节生长的趋势，在髂骨的 PNET 具有很强的穿透潜力，能直接穿透骶髂关节，侵犯对侧。

在发病部位上，尤文肉瘤在四肢骨骼占 53%，轴心骨骼占 47%，几乎相等。2/3 在骨旁及下肢；另外可以发生在软组织内。PNET 则大部分分布在轴心骨骼及软组织，且 60% 在胸部。此二病均有局部侵袭及扩展性，皆能形成大的软组织肿块，有时可以达到难于分辨肿瘤究竟是起自骨骼还是软组织。

### 三、病理学表现

大体上，肿瘤在髓腔部位形成多个灰白色结节，然后融合成片，鱼肉状，常见出血坏死。如破坏骨皮质、侵犯软组织，则形成肿块（图 2-4-1-15），并可有假包膜形成。

镜下 ES / PNET 由小而一致的圆形瘤细胞构成，弥漫性生长，纤维性间隔将其分隔成形状不整的片状（图 2-4-1-16）。瘤细胞边界不清，呈"合体"状。细胞核为圆形，常有凹痕；有小核仁；核分裂象多见，但数量不等。血管丰富，部分瘤细胞围绕血管呈环状排列，形成所谓假菊形团；偶见真菊形团（中心无血管者）。它们是神经外胚层分化的早期证据。坏死常见，甚至可成为优势病变。部分 ES / PNET 的瘤细胞较大，更具多形性，而且核仁明显（即所谓大细胞型或间变型病变）。有些肿瘤具有器官样结构；两个并排的细胞条索之间有一朦胧的血管性间隔，即所谓"掐丝线"结构。

ES / PNET 的瘤细胞常含有大量胞浆糖原，PAS 阳性。人们一直视其为与其它小圆形细胞肿瘤的鉴别诊断要点。但实际情况并非如此。有些瘤细胞胞浆中很少、或根本没有糖原；但另一方面，大量胞浆糖原却可偶见于转移性神经母细胞瘤和恶性淋巴瘤，常见于胚胎性横纹肌肉瘤。

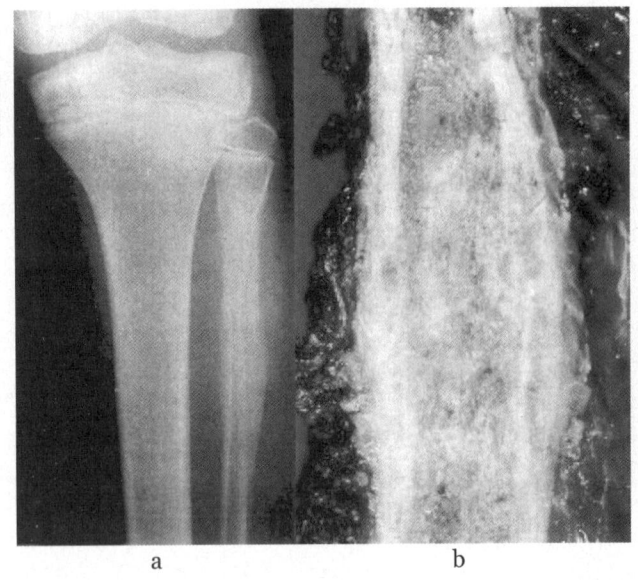

**图 2-4-1-15 尤文肉瘤**
**平片**（a）：肿瘤界限不清，伴有明显的骨膜反应。
**大体病理**（b）：肿瘤边界不清，弥漫地浸润髓腔和骨皮质，伴有骨膜的抬起。

免疫组化染色：CD99（O13、HBA7I、P30/32、MIC-2）（图 2-4-1-16）是一种细胞膜蛋白，在 ES／PNET 有稳定表达。但它并非为此肿瘤家族所特有，在胚胎性横纹肌肉瘤、某些软组织肉瘤和淋巴母细胞性淋巴瘤都有表达。此外，Vimentin 呈稳定阳性；低分子量 CK 经常阳性；CgA、NSE、蛋白基因产物 9.5、Leu7 以及外神经微丝等都可呈阳性表达。

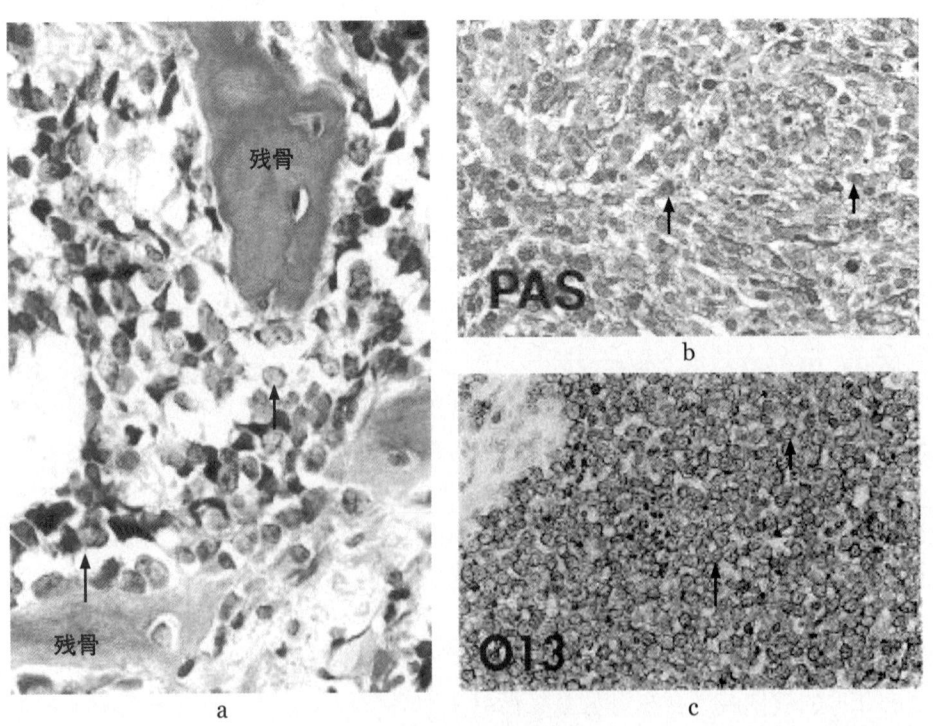

**图 2-4-1-16 尤文肉瘤**
尤文肉瘤的组织形态（a）：瘤细胞呈小圆形，核深染，胞浆少，形态单一（↑）。肿瘤浸润髓腔。
尤文肉瘤的 PAS 染色（b）显示瘤细胞胞浆内有大量糖原。O13 免疫组化染色（c）细胞膜阳性。

电镜下，ES/PNET 瘤细胞的超微结构特征是原始未分化。胞浆或细胞突起中偶可见有神经内分泌颗粒。

细胞遗传学研究显示：超过 95% 的 ES/PNET 患者表现有 11；22（q24；q12）的交互易位，该易位可导致尤文肉瘤基因与 FLI 基因或与 ERG 基因的融合；其中最常见的是那种能够导致尤文肉瘤基因外显子-7 和 FLI 基因外显子-6 形成"框内连接（in-frame-linking）"式融合。尽管学界在基因融合是否为 ES/PNET 所特有的问题上还有争议，但它们二者之间密切相关是不能否认的。

ES/PNET 主要转移到肺和胸膜、某些骨（尤其是颅骨）和中枢神经系统，偶可转移到局部淋巴结。大约 25% 的患者在就诊时就已有多处骨和/或内脏转移。

ES/PNET 是一个家族，二者间重叠带很宽，所谓"骨外尤文肉瘤"和"骨内 PNET"之类的名称就是从这种重叠区域派生的。此外，用二丁基环 AMP 和视黄酸一类的药物可在经典尤文肉瘤中诱导发生神经分化，在术后标本上表现更为明显。这种一元化的概念同样适用于发生在胸主-肺动脉区的恶性小圆形细胞肿瘤（Askin 瘤），它现被认为是一种发生在胸壁的 ES/PNET。应明确指出：此一元化概念并不适用于神经母细胞瘤以及交感神经系统的相关肿瘤，因为它们没有 ES/PNET 所特有的基因畸变。

## 四、治疗与预后

ES/PNET 的治疗是肿瘤治疗学中的一个成功范例。过去，外科切除（含截肢）加放疗的结果是 5 年存活率小于 10%。当时，如果某尤文肉瘤患者的存活期长，病理诊断就会被怀疑有误。但大剂量放疗加上多种药物化疗（有时再加上局限性外科治疗）的联合疗法已使这种现象得到彻底改观。目前，85% 以上的患者都能得到局部控制，5 年无病存活率可达 75%。但应注意到：治疗可能导致多形性的增加，并出现怪异形的瘤巨细胞。治疗有效的 X 线证据包括骨质破坏减轻，软组织肿块缩小。原发病灶内出现新的局限性溶骨，则被视为复发的征象。

## 五、鉴别诊断

ES/PNET 的病理鉴别诊断对象实际上包括所有的"小圆细胞肿瘤"，尤其是淋巴母细胞型恶性淋巴瘤、促纤维增生型小细胞肿瘤和胚胎性/腺泡状横纹肌肉瘤。免疫组化染色和分子遗传学检测是非常有用的方法，有时甚至是鉴别诊断的关键证据。影像学方面需要与如恶性神经鞘瘤、转移瘤、淋巴瘤、骨髓瘤、恶性纤维组织细胞瘤、纤维肉瘤、横纹肌肉瘤等其它类型的骨或软组织恶性肿瘤鉴别。附表为未分化的尤文肉瘤与向神经分化的原始神经外胚层肿瘤及转移性神经母细胞瘤的鉴别诊断（表 2-4-3-1）。

所谓经典的尤文肉瘤的诊断需要满足以下几个条件：5～20 岁；原发部位最常发生在长骨、骨盆、肋骨、椎骨、下颌骨和锁骨的骨髓腔，再穿透皮质，侵犯软组织；临床症状类似骨髓炎，以疼痛、发热和白细胞计数增高为主要特点。尤文肉瘤在 CT、MRI 和病理切片上，可见肿瘤原发在髓腔内，弥漫性浸润骨髓腔隙。对于发病年龄较小，病史较短，骨质破坏严重，软组织肿块异常大的病例应考虑 PNET 的可能性。对于具有恶性周围浸润性表现的沿脊神经蔓延的肿瘤应考虑到 PNET 的可能。对于年龄较轻，脊柱弥漫多发单纯溶骨性骨质破坏又有明显沿硬膜下蔓延倾向的患者，应首先考虑 PNET。

1. **急性骨髓炎及骨嗜酸性肉芽肿**　骨髓炎及骨嗜酸性肉芽肿与尤文肉瘤的 X 线表现相似，难区别；但可从临床症状及病史长短鉴别，骨嗜酸肉芽肿在症状发生 1 周后，平片上所显示的骨破坏情况常与骨髓炎在发生症状后 4～6 周后及尤文肉瘤 3～4 个月后的骨破坏情况相似，因此骨嗜酸性肉芽肿及骨髓炎病史短，以周计，而尤文肉瘤以月计。骨髓炎只有软组织肿胀而尤文肉瘤多有肿块，前者常有死骨，而后者却无。

2. **骨肉瘤及骨淋巴瘤**　请参见本章第四节骨髓瘤与尤文肉瘤、骨肉瘤、骨淋巴瘤等鉴别诊断表（表 2-4-4-1）。

3. **应力骨折**　常伴有骨膜下出血，血肿钙化及层状骨膜反应，但无骨质破坏，CT、MRI 检查可见低信号横行骨折线，有助于鉴别。

4. **骨干结核**　主要与儿童短管状骨干结核鉴别，可有骨干膨胀，层状骨膜反应。但无骨外软组织肿块，且常多发，发展慢，可资区别。

5. **原始神经外胚层肿瘤**　请参见表 2-4-3-1。

6. **骨转移性神经母细胞瘤**　平均发病年龄 1.8 岁，常在 3 岁以内发病，较尤文肉瘤小，病灶常对称，发生在长骨干骺端呈溶骨性骨质破坏，尿内儿茶酚胺阳性。

## 第二节　骨外尤文肉瘤

骨外尤文肉瘤(extraosseous Ewing's sarcoma)，又名骨髓外尤文肉瘤。

### 一、临床表现

1. **好发年龄**　1～65 岁，平均 22 岁。男:女 =2:1。
2. **好发部位**　多见于脊柱旁，后腹膜区，盆腔及四肢软组织。
3. **症状与体征**　疼痛及局部肿胀，也可有发热、白细胞增多、贫血。当病变被发现时，20% 已有肺、骨或淋巴结转移，5 年生存率 38.5%。

### 二、影像学表现

[X 线表现]

病变区有大小不等软组织肿块，边界不清，大多不累及骨，少数可有邻近骨骼的外压性骨侵蚀或硬化或骨皮质增厚，骨膜反应可有可无，这些骨骼改变有时很难区别本病来自软组织、骨膜或骨内病变，虽然其组织学检查似尤文肉瘤，但不少病变的免疫组化及电镜下为 PNET。值得注意的是 Askin 肿瘤，属于 ES/PNET 家族，后者典型病例见于胸肺区的软组织、也可见于后腹膜、骨旁及四肢软组织，好发于儿童及青少年。

## 第三节　原始神经外胚层肿瘤

原始神经外胚层肿瘤（primitive neuroectodermal tumor，PNET）1993 年被 WHO 确认。近年来的许多研究表明，它与骨组织的尤文肉瘤在组织形态、免疫组化和分子生物学改变方面有许多相似之处，尤文肉瘤为未分化型，而PNET则伴有神经分化，故将其称为 ES（尤文肉瘤）/PNET家族（参见本章第一节 尤文肉瘤／原始神经外胚层肿瘤）。但PNET影像学有一定特征，预后较尤文肉瘤稍差，本节加以进一步阐述。

## 一、临床表现

1. **好发年龄** 发病年龄比尤文肉瘤稍大,平均15岁。
2. **好发部位** PNET全身各处均可发生,好侵犯骨骼及软组织,以胸部最多见,包括脊柱旁、胸壁,其次为骨盆及四肢、头及颈、腹部/后腹膜等。实质性脏器有肾脏、胰腺、卵巢和睾丸,发生于皮肤的也有报道。
3. **症状与体征** 疼痛、肿块、发热或病理骨折等。

## 二、影像学表现

[X线平片]

进展迅速的渗透性、虫蚀样骨质破坏,病灶融合后成斑、片状扩大区,边界不清,常有层状骨膜反应,伴病理骨折或有较大软组织肿块。如在胸肺区生长,病变常破坏肋骨,有较大软组织肿块突入胸廓,引起胸腔积液。

[CT及MRI]

1. **大软组织肿块**

大软组织肿块是PNET的重要表现,浸润性迅速生长及肿瘤组织明显不均匀强化为PNET软组织肿块的特征。DSA检查时可见非常丰富的肿瘤血供及肿瘤染色。

2. **骨质改变**

溶骨性骨质破坏及骨膜反应,胸腰椎弥漫性破坏者,其骨的改变除有沿硬膜外跨节段浸润的趋势外,与转移瘤极其相似。MRI显示的病变范围明显大于X线和CT所显示的范围,反映PNET骨髓浸润情况。MRI有明显的优势,对发现骨骼有侵犯的病例应常规行MRI检查。

3. **椎管内PNET的表现**

与良性神经源性肿瘤相似的椎管内外跨越生长的软组织肿块,经过椎间孔向椎管外侵犯,形成哑铃状表现,并压迫脊髓;椎体及附件可以受侵,被肿瘤组织包绕。对于具有恶性周围浸润性表现的沿脊神经蔓延的肿瘤应考虑到PNET的可能。

4. **PNET跨关节生长的趋势**

发生在髂骨的PNET具有很强的穿透性浸润生长的潜力,直接穿透骶髂关节侵犯骶骨是PNET的另外一个特点。

## 三、病理学表现

参见本章第一节尤文肉瘤/原始神经外胚层肿瘤。

## 四、鉴别诊断

影像学方面PNET需要与如恶性神经鞘瘤、转移瘤、淋巴瘤、骨髓瘤、恶性纤维组织细胞瘤、纤维肉瘤、横纹肌肉瘤等其它类型的骨或软组织恶性肿瘤鉴别。表2-4-3-1为未分化的尤文肉瘤与向神经分化的原始神经外胚层肿瘤及转移性神经母细胞瘤的鉴别诊断。

经典的尤文肉瘤在CT、MRI和病理切片上,可见肿瘤原发在髓腔内,弥漫性浸润骨髓腔隙,但对骨小梁的破坏次之,故虽已扩散到骨外,骨X线表现有时仅见到轻度骨膜反应。对于发病年龄较小,病史较短,骨质破坏严重,软组织肿块异常大且沿神经分布跨越生长的病例应考虑PNET的可能性。对于具有恶性周围浸润性表现,沿神经蔓延且跨越生长的肿瘤应考虑到 PNET 的可能。对于年龄较轻，脊柱弥漫多发单纯溶骨性骨质破坏又有明显沿硬膜下蔓延倾向的病例，应首先考虑 PNET。

表2-4-3-1　尤文肉瘤、骨原始神经外胚瘤及转移性神经母细胞瘤的鉴别诊断

| 病名 | 尤文肉瘤 | 骨原始神经外胚层肿瘤 | 转移性神经母细胞瘤 |
| --- | --- | --- | --- |
| 年龄 | 平均11.6岁（5~20岁） | 平均15.1岁 | 平均1.8岁（5岁以下） |
| 尿儿茶酚胺 | — | — | ++ |
| Homer-Wright 玫瑰花结 | 偶有 | 有 | 有 |
| 糖原（光镜） | ++（16/18） | +（7/9） | +（3/9） |
| 神经分泌颗粒（电镜） | 少有 | + | + |
| NSE（免疫组织化学） | 少有 | + | + |

## 第四节　骨髓瘤

浆细胞性骨髓瘤是一种骨髓衍生的单克隆性浆细胞肿瘤，以血清单克隆性免疫球蛋白（M-蛋白）升高和溶骨性骨质破坏为特征，常伴有骨痛、病理性骨折、高钙血症、贫血和肾功能不全。

根据重、轻链氨基酸组成与抗原性，可将免疫球蛋白分为五类：IgG、A、M、D 和 E，轻链分为 κ 轻链和 λ 轻链。每株浆细胞只能合成一种重链和一种轻链。故来自不同浆细胞株的同类免疫球蛋白，其重链、轻链的免疫特性也存在差异而呈多克隆性。人体血清中的免疫球蛋白是五类免疫球蛋白的混合体，而每类免疫球蛋白之重、轻链蛋白亦呈多克隆性，它们既属同类，又有差异。浆细胞瘤表现为单克隆浆细胞系异常增生，合成并分泌化学结构与免疫特性完全相同的单克隆免疫球蛋白或其多肽亚链，临床上称之为"M"成分（monoclonal component）或"M"蛋白。当单克隆浆细胞异常增生时，正常的多克隆细胞增殖受到抑制，正常多克隆免疫球蛋白的合成与分泌减少。

骨髓瘤的病变谱非常广泛，从局限性、隐匿性病变，到进行性、弥漫性浸润骨髓，再到浸润髓外各脏器，甚至发生浆细胞性白血病，还包括因异常免疫球蛋白沉积而导致的各种病变。在西方，尤其是在黑人社区，骨髓瘤是最常见的恶性骨肿瘤。美国梅约医学中心（Mayo Clinic）收集了 3749 例骨髓瘤，占全部恶性骨肿瘤的 43.6%。但在亚洲，骨髓瘤的发病率明显低于西方。

### 多发性骨髓瘤

#### 一、临床表现

**1. 好发年龄**　骨髓瘤好发于老年人，男性的中位年龄是 68 岁，女性 70 岁。男:女＝3:2，40 岁以下很少发生（<10%）。

**2. 好发部位**　成人有造血性红骨髓的部位均可发生骨髓瘤。以发生率高低为序排列：椎骨、肋骨、骨盆骨、股骨、锁骨、肩胛骨、颅骨。全身骨髓受累伴多发性溶骨性骨质破坏是

骨髓瘤的典型表现。

3．症状与体征

（1）最早期和最常见的症状是与创伤无关的骨痛，负重时加重。故在确诊之前常被误认为是椎间盘脱出、坐骨神经痛或关节炎。晚期可有剧痛，伴体弱和体重下降。

（2）反复感染，发热。患者的正常体液免疫功能被单克隆性免疫球蛋白取代并抑制。

（3）高钙血症和贫血。与骨质破坏和正常造血组织被骨髓瘤广泛取代有关。

（4）约20%有病理性骨折，以胸椎、腰椎压缩性骨折最为常见。

（5）软组织肿块。骨髓瘤破坏骨皮质，侵犯周围软组织所致。

（6）肾功能损伤。主要源于单克隆性轻链蛋白对肾小管的损害。

（7）神经系统症状：源于肿瘤对神经的直接浸润、压迫，或继发于椎骨骨折。

（8）患者中10%～25%具有系统性淀粉样变性所引起的各种症状。

（9）各种继发性症状，如高粘稠血综合征、局部循环障碍、组织缺氧、出血等。

4．实验室检查

（1）99%的骨髓瘤患者血清或尿中含有单克隆性免疫球蛋白（M蛋白），其中半数为IgG，20%为IgA，而IgM、D、E少见；75%以上的血清或尿中含有单克隆性轻链蛋白（本－周蛋白）。部分患者有低γ-球蛋白血症。

（2）血常规：中～重度贫血。外周血涂片上可见红细胞钱串现象。70%外周血中可见肿瘤性浆细胞。血沉加快。

（3）20%～50%高钙血（或尿）症。部分患者呈肾功能不全之血液改变。

（4）骨髓穿刺检查：骨髓浆细胞增殖在10%以上，有细胞形态异常即可诊断。

二、影像学诊断

[X线平片]

1．正常　少数患者临床已确诊，但骨质尚未被侵犯或病灶太小，平片不能显示，MRI可以早期发现。

2．骨质稀疏　骨密度普遍减低，骨小梁少而细，皮质变薄。脊柱可发生椎体压缩骨折（图2-4-4-1），也可发生肋骨骨折。

3．溶骨性骨质破坏有以下五种形式

（1）穿凿状：为多发类圆形骨质破坏区，无硬化缘（图2-4-4-1）。

（2）囊状：为多个囊状病灶，小者可融合成蜂窝状（图2-4-4-2）。

（3）地图状：为多或单发，大小不等片状溶骨性病灶（图2-4-4-3、图2-4-4-4），偶可伴有渗透性或虫蚀状骨质破坏。

（4）鼠咬状：长骨皮质内缘边缘模糊的齿咬状破坏区。

（5）皂泡状：病变进展较慢者，可呈骨膨胀改变，其内松质骨呈皂泡状，典型者见于椎体骨髓瘤，亦可见于肋骨、骨盆、肩胛骨（图2-4-4-4）、长骨。

4．骨质硬化，很少见，可分五种形式

（1）病灶周围有骨膜反应或放射状骨针。

（2）破坏与硬化兼有。

（4）破坏灶周围有反应性硬化。

(4) 弥漫性骨硬化

(5) 经过放疗后的骨髓瘤也可出现骨硬化改变。

5. 软组织改变

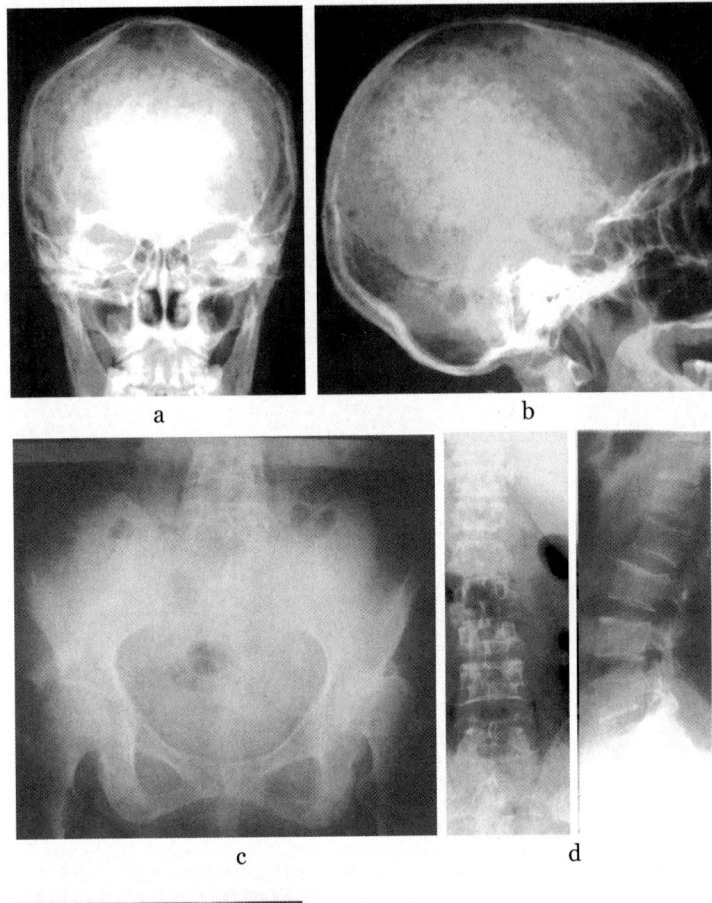

图 2-4-4-1 多发骨髓瘤

女，52 岁。

平片（a、b）：额、顶、枕骨多发大小相近的穿凿状小类圆形低密度影，边界较清晰，未见硬化缘。

平片（c）：两侧耻骨多发小的穿凿状类圆形低密度影，边界较清晰，未见硬化缘。

平片（d）：L1 椎体骨质稀疏，略呈栅栏样改变，椎体楔形压缩变高改变。

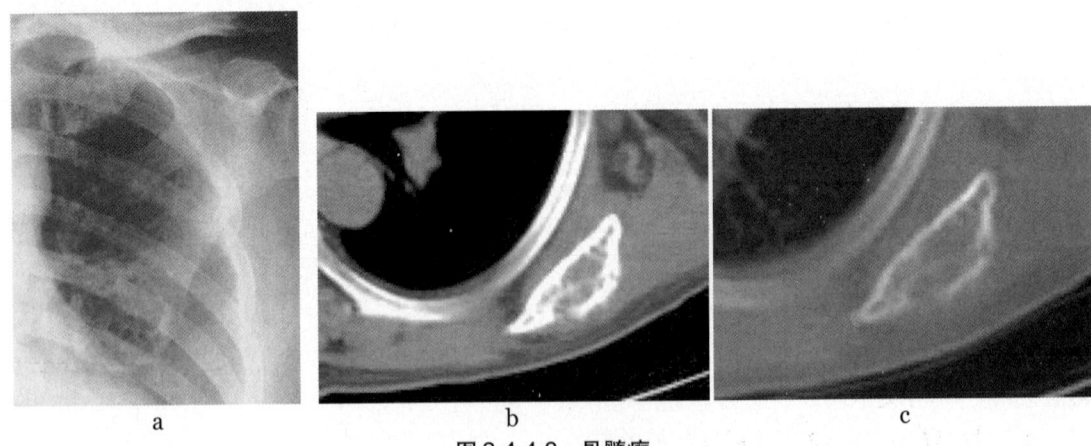

图 2-4-4-2 骨髓瘤

男，57 岁。

平片（a）：肩胛骨下部虫蚀状骨质破坏灶，边界较锐利。

CT（b、c）：肩胛下角骨质破坏，其内可见分隔的残留骨，骨皮质中断，伴较小的软组织肿块。

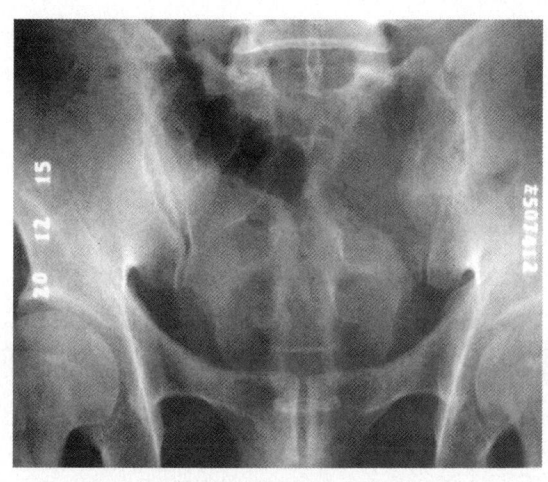

**图 2-4-4-3　浆细胞骨髓瘤**

男，46 岁。

平片：骶骨左侧大片地图样溶骨性病变，边界清晰。

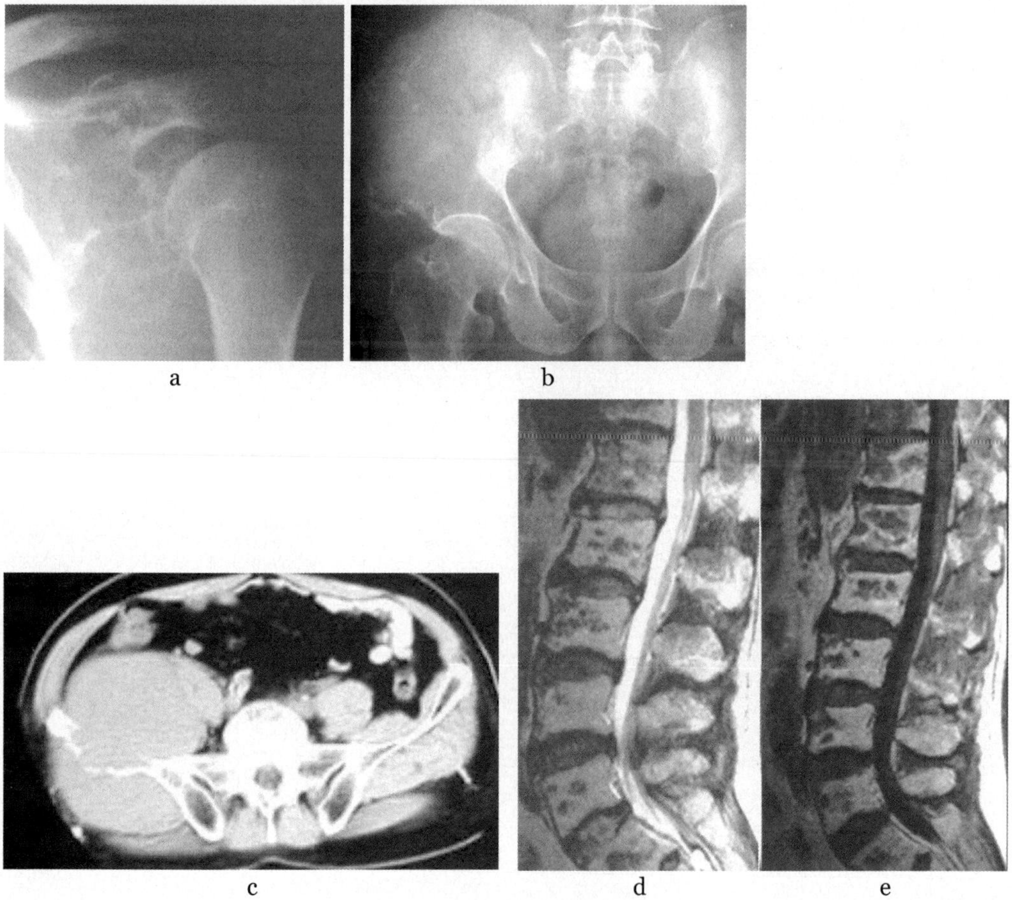

**图 2-4-4-4　多发骨髓瘤**

男，66 岁。

平片（a）：左肩胛盂周围皂泡状骨质破坏，边界较清晰，部分骨皮质中断。

平片（b）：右侧髂骨可见大片地图状溶骨性破坏区，边界欠清晰，其内密度较均匀。

CT（c）：右髂骨骨质破坏，骨皮质中断，伴局部巨大的软组织肿物。

MRI（d、e 分别为 T2WI、T1WI）：腰椎诸骨多发类圆形低信号骨质破坏。

骨髓瘤可累及软组织，椎体骨髓瘤可伴或不伴椎旁软组织肿块，但肿块较局限；肋骨及骨盆等处骨髓瘤容易形成局部软组织肿块。

6. 常见受累骨骼的X线改变

（1）椎体：发生率最多，好发于胸、腰椎，其次为颈椎及骶骨。常多个椎体受累，也可单

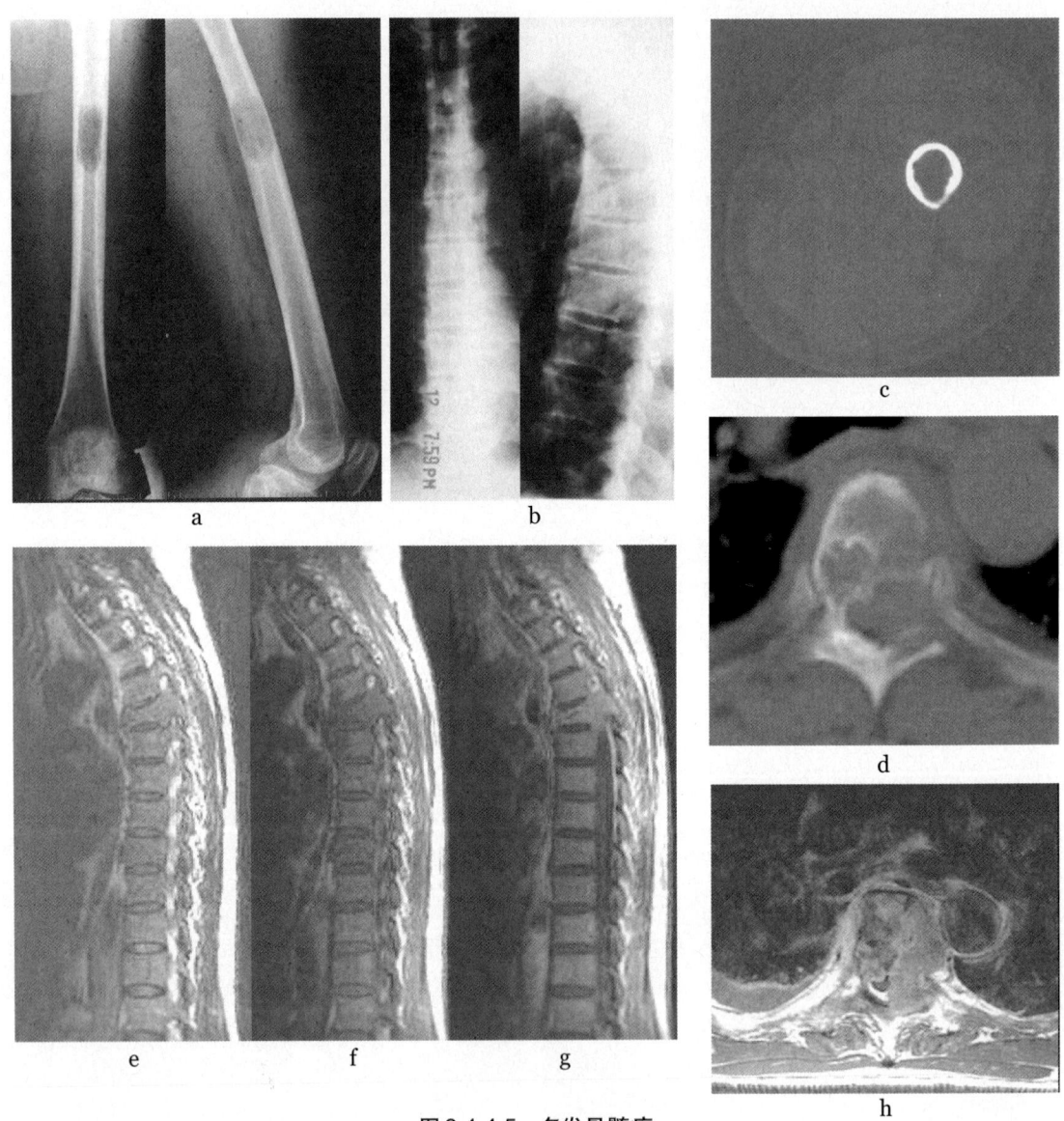

图 2-4-4-5　多发骨髓瘤

男，55岁。

**平片**（a）：左股骨上段地图状骨质破坏区，边界清晰，其内密度欠均匀，局部骨皮质变薄不规则。

**平片**（b）：T6椎体变扁，其内密度欠均匀。

**CT**（c）：局部骨质破坏，邻近骨皮质受侵变薄。

**CT**（d）：T6椎体内明显的类圆形溶骨性破坏区，左前部似可见少许硬化缘，其后方附件似亦可见破坏。

**MRI**（e-h分别为T2WI矢状位、T1WI矢状位、T1WI增强矢状位、T1WI增强轴位）：T6椎体变扁，为病理性压缩骨折，呈等T1等T2信号改变，有明显强化，病变累及椎弓，并突入椎管压迫胸髓。

发，表现为骨质稀疏、压缩骨折（图2-4-4-1、图2-4-4-5）或不等程度骨质破坏。少数椎体松骨质可呈皂泡状膨胀性改变，其外皮质相对保持。晚期可破坏后部附件，但不侵犯椎间盘，部分可出现椎旁较局限的软组织肿块，很少数病变可呈硬化性或破坏与硬化同存的混合型改变。

（2）肋骨：常呈骨质疏松或局限性骨质破坏，可有囊性膨胀性改变，其特点是易发生病理骨折，单或多发（图2-4-4-6），可伴有软组织肿块。

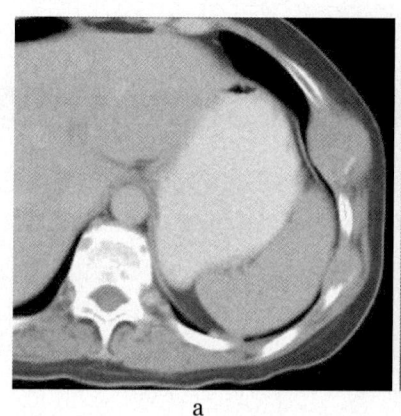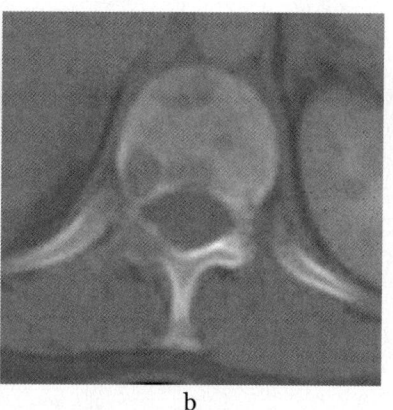

图2-4-4-6  多发骨髓瘤

女，46岁。
CT：(a) 左侧第7、9肋膨胀性骨质破坏，骨皮质中断，伴软组织肿块形成；(b) 椎体及其右侧椎弓内多发类圆形骨质破坏区，边界较清晰，无骨质硬化征象，右侧椎弓病变略呈膨胀性改变。相邻右侧肋骨内亦可见较小的骨缺损区。

（3）颅骨：国外统计占20%为第四位，国内统计占第三位。多见于额、顶、枕骨，呈多发性大小相近或不等的穿凿性或鼠咬状骨质破坏，边缘模糊或清楚（图2-4-4-1），无硬化缘，病灶大者，内外板可膨胀变薄，可有放射状骨膜反应。

（4）骨盆：常呈骨质稀疏及大小不等地图样溶骨性破坏区（图2-4-4-3），边缘模糊，可破入软组织形成肿块。偶有囊状膨胀性改变。

（5）长骨：好发于股骨及肱骨，多见于骨干近段，早期表现为骨质稀疏及斑点状溶骨性破坏病灶，边界不清，中晚期病灶扩大呈大小不等囊状、穿凿状或地图样溶骨性破坏区，皮质变薄或消失，可伴发病理骨折或软组织肿块，但常无骨膜反应（图2-4-4-5、图2-4-4-7）。

[CT]

对有些较小病灶，在椎体等较厚骨骼内平片不能显示，CT可以检出（图2-4-4-5）；CT对肿瘤侵犯范围，有否破坏皮质及破入软组织等的（图2-4-4-8）显示也比平片优越，尤为重要的是CT可以揭示骨内病变分布的特点。

[MRI]

对病变检出比平片、CT及核素骨显像更敏感，骨髓瘤病灶在T1WI上呈低或等信号，T2WI上呈高信号。MRI对骨内、外病变侵犯范围显示也佳。增强后可中度到重度强化（图2-4-4-9）。有些骨髓瘤在T1WI上呈弥漫均匀等信号，往往容易漏诊，压脂像或DWI上病灶信号增高有助于诊断。另外MRI可用于检测骨髓瘤治疗的情况，如果骨髓内异常信号消失或永久存在，但没有强化，表示治疗好转；如果骨髓异常信号由弥漫性转变为斑杂状式局凿状，并且范围

## 第二篇 骨肿瘤与瘤样病变各论

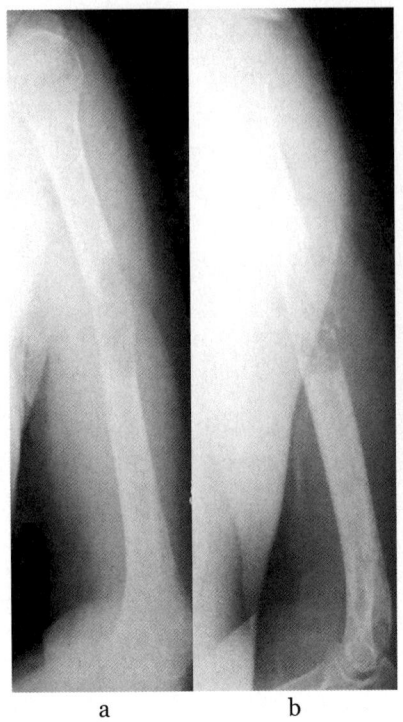

图 2-4-4-7 骨髓瘤

男,68 岁。
**平片**:肱骨骨干中段溶骨性骨质破坏,边界欠清,局部骨皮质变薄、断裂为病理骨折,无骨膜反应。

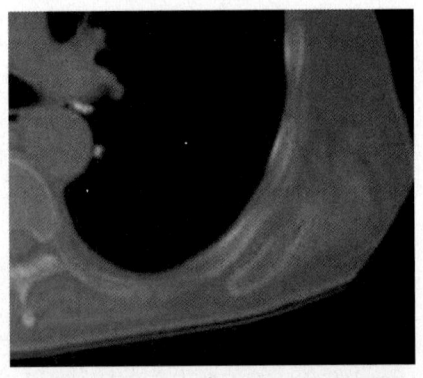

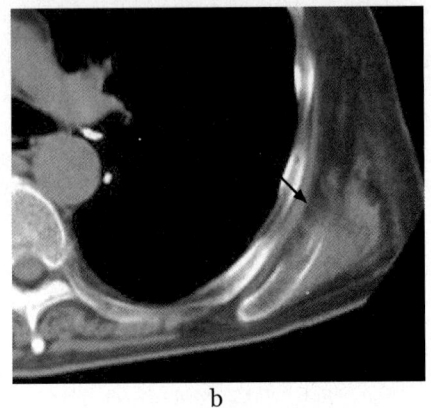

图 2-4-4-8 浆细胞骨髓瘤

男,70 岁。
**CT**:左肩胛骨偏前方骨质缺损,骨质破坏(↑),局部形成小的软组织肿块影,与正常软组织分界欠清晰。

缩小,提示部分好转。

[核素扫描]

多发骨髓瘤绝大部分为溶骨性病变,核黄扫描常阴性,Daffner 曾将 30 例多发骨髓瘤用核素扫描,只有 6 例阳性,24 例为阴性;用平片检查,20 例阳性,10 例阴性;而用 MRI 检查,则全部阳性。

### 三、病理学表现

大体上,受累骨的外观可无明显改变,但在锯面的骨髓腔内可见多数肿瘤结节,小者如绿豆,大者如橘,偶可似拳。肿瘤质软,可伴出血、坏死和溶骨性改变。大型瘤结节可致骨皮质变薄,并浸润骨膜和骨外软组织。

镜下,典型的组织学改变为:肿瘤性浆细胞呈弥漫分布,细胞成分单一,间质很少。分化较好者类似成熟浆细胞,瘤细胞大小一致、类圆形、胞浆多嗜碱性;核圆、偏位,核染色质浓集形如车辐轮状,可见核周晕,异型性不明显。分化差者瘤细胞呈浆母细胞样,显示高度异型性,核分裂多见。瘤细胞分化越差,核越大,核浆比越高,核仁越明显。极端未分化的骨髓瘤细胞在形态上无法与大 B 细胞型淋巴瘤鉴别,被称为间变型骨髓瘤,预后极差。骨

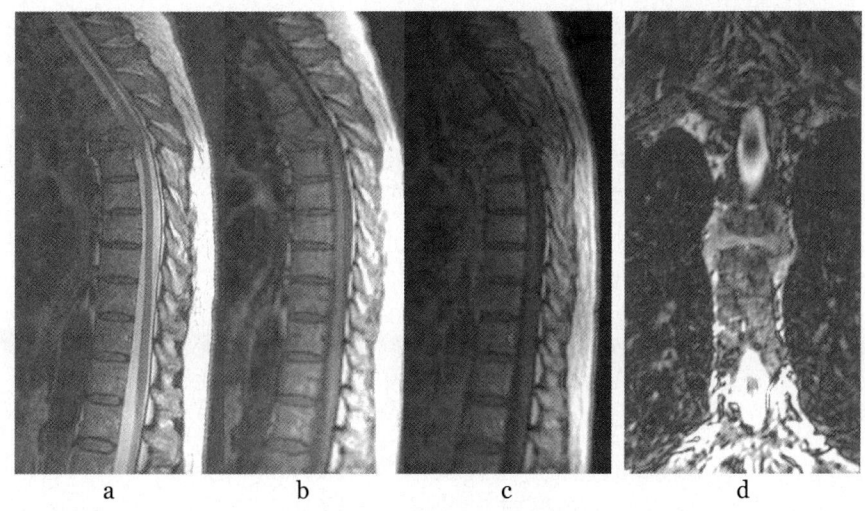

**图 2-4-4-9 浆细胞骨髓瘤**

62 岁。

MRI（a-d 分别为 T2WI、T1WI 增强、T1WI、3D fiesta）：T5 椎体病理性压缩变扁，呈等 T1 稍长 T2 信号，有较明显的强化，椎体后缘突向椎管，压迫脊髓。3D fiesta 像病变呈较高信号，并伴有软组织肿块。

髓瘤间质少而血管丰富；可见胞浆内包涵体（Russell 小体）。约 1/5 病变中可见不同程度的骨髓纤维化。根据瘤细胞的异型性和浸润范围所做的病理学分级具有重要的预后意义，瘤细胞越不成熟，侵犯越广泛，预后就越差。免疫组化 κ、λ 轻链和 IgG、IgA 重链阳性。

间变型骨髓瘤虽然具有大 B 细胞型，即 B-细胞免疫母细胞性淋巴瘤的病理形态学特点，但二者之间在临床表现和细胞免疫学方面存在差异：前者，瘤细胞大都为 IgG 或 IgA，不表达全 B 细胞抗原；而后者为 IgM，表达全 B 细胞抗原。

所谓非分泌型骨髓瘤指的是：具有骨髓瘤临床、X 线征、和病理组织学特点的患者之血清或尿中没有单克隆免疫球蛋白生成的证据。所以，非分泌型骨髓瘤的诊断应十分慎重，因为反应性浆细胞增多症可见于多种非肿瘤性病变，包括肝病、结缔组织病、慢性肉芽肿性病变、过敏状态和药物反应。

多发性骨髓瘤的病理分级（含浸润范围）和临床分期二者常常表现不平行，有些骨髓瘤患者已经到了临床晚期，但其肿瘤侵犯的范围还很局限。

### 四、诊断与鉴别诊断

1. **早期诊断** 以下要点有助于早期诊断。
（1）中老年有不明原因骨痛。
（2）贫血，血沉增快，血清异常蛋白增高。
（3）平片检查见有病因不明骨质稀疏，病理骨折或溶骨性骨质破坏。
（4）骨髓检查，如果浆细胞＞10%，并伴形态异常，可以诊断。

2. **鉴别诊断**
（1）老年性骨质稀疏：无贫血、血沉增快、球蛋白增多及高血钙；尿中亦无凝溶蛋白；骨髓中无浆细胞增多及形态异常。

(2) 甲旁亢所致骨质稀疏：有骨膜下骨质吸收，尤中指指骨；血中无球蛋白增多，尿中无凝溶蛋白。

(3) 骨转移瘤：核素扫描一般均阳性，而骨髓瘤如不合并病理骨折大多阴性，骨髓瘤早期椎体破坏，椎弓根保留，而转移瘤常二者同时破坏，骨转移瘤尚可有原发瘤，且病灶周围骨密度常正常，而多发骨髓瘤常伴病灶周围有骨质稀疏。

(4) 骨髓瘤与尤文肉瘤、骨肉瘤、原发骨淋巴瘤、骨巨细胞瘤及骨转移瘤的鉴别参见下表（表2-4-4-1）。

表2-4-4-1 骨髓瘤与尤文肉瘤、骨肉瘤、原发骨淋巴瘤、骨巨细胞瘤及骨转移瘤的鉴别诊断表

| 病名 | 骨髓瘤 | 尤文肉瘤 | 骨肉瘤 | 原发骨淋巴瘤 | 骨巨细胞瘤 | 骨转移瘤 |
|---|---|---|---|---|---|---|
| 常见年龄 | 40岁以上 | 5~20岁 | 10~25岁 | 任何年龄，平均40岁 | 20~40岁 | 一般40岁以上，有的40岁以下，如乳癌骨转移 |
| 常见部位 | 富含红骨髓的骨骼如：头颅、脊椎、肋骨、骨盆、股骨及肱骨近端等 | 长骨骨干或骨干-干骺端，干骺端 | 长骨干骺端 | 股骨，骨盆其它长骨，脊椎、肋骨、肩胛骨、头颅、下颌骨、胸骨、锁骨等 | 主在长骨骨端 | 多见于富含红骨髓骨骼，少数在肘、膝以下，甚至手、足小骨 |
| 单或多发 | 主为多发，单发少见 | 主为单发 | 主为单发 | 单发或多发 | 主为单发 | 单或多发 |
| 骨质破坏或硬化 | 主为溶骨型，多发性者常伴骨质稀疏，硬化型只占1%~3% | 主为溶骨型骨破坏，少数有反应性骨硬化 | 混合型多见，纯溶骨型及纯成骨型均较少 | 70%溶骨型，5%硬化型，其余为混合型 | 膨胀性皂泡状地图样溶骨性骨破坏 | 溶骨型、成骨型、混合型 |
| 瘤骨骨膜反应 | 无 一般无 | 无 层状，葱皮状，三角形，少数可呈针状 | 有 针状，层状，三角形 | 无 可有可无 | 无 一般无 | 见于成骨型及混合型 无或少有 |
| 软组织肿块 | 可有可无 | 常有 | 常有 | 可有可无 | 一般无 | 无或少有 |
| 病理骨折 | 可有可无 | 较少 | 常有 | 少 | 少 | 可有可无 |
| 核素骨显像 | 大多阴性，如合并病理骨折等可呈阳性 | 阳性 | 阳性 | 阳性 | 阳性 | 阳性 |
| 转移 | 无或极少转移至肺 | 早期可转移至骨、肺或其它器官，骨最多 | 早期转移至肺骨或其它器官，肺最多 | 可转移至淋巴结 | 良或恶性骨巨细胞瘤均可发生肺转移 | 可伴骨外转移如肺转移等 |
| 放射治疗 | 有效易复发 | 有效易复发 | 不敏感 | 有效易复发 | 有效、显效慢 | 视原发瘤对放疗是否敏感而定 |

(5) 原发性巨球蛋白血症：又称 Waldenstrom 病是 B 淋巴细胞疾病，伴有血中免疫球蛋白增高，骨骼改变有弥漫性骨质稀疏及溶骨性骨质破坏等。在平片、CT 及 MRI 上与多发性骨髓瘤的表现很相似，但前者全血细胞减少，淋巴细胞相对增多并有与淋巴细胞增生有关的肝、脾、淋巴结肿大，骨髓像有淋巴细胞及浆细胞增多可与骨髓瘤相鉴别。

## 单发性骨髓瘤

单发性骨髓瘤（solitary myeloma）少见，占骨髓瘤 < 10%，病理上同多发性骨髓瘤。诊断标准：①骨或软组织内单发病灶经病理诊断为骨髓瘤；②全身其它部位及骨髓检查均无异常；③血及化验检查无异常蛋白；④上述条件持续 3 年以上。但经长期追查以后，约有 30% 发展为多发性骨髓瘤，最长进展期间可达 12 年。可用手术切除或放疗，经有效放疗可获得治愈，但约有 2/3，在 3 年后发展成多发性，另 1/3 得到了治愈。

### 一、临床表现

1. **好发年龄** 较多发性为轻，16～62 岁，平均 44.2 岁。男女无差别。
2. **好发部位** 为富含红骨髓的骨骼与多发性骨髓瘤相似。

### 二、影像学表现

主为溶骨性骨质破坏，硬化型及混合型均较少，与多发性骨髓瘤的表现类同，我们曾报道 1 例 L3 椎体单发性弥漫性硬化型骨髓瘤，年龄只有 8 岁的男孩（图 2-4-4-10）。在 MRI 上骨髓瘤的信号与周围骨组织比较 T1WI 为等信号，抑脂 T1WI 病灶信号均匀增高；T2WI 信号升高。

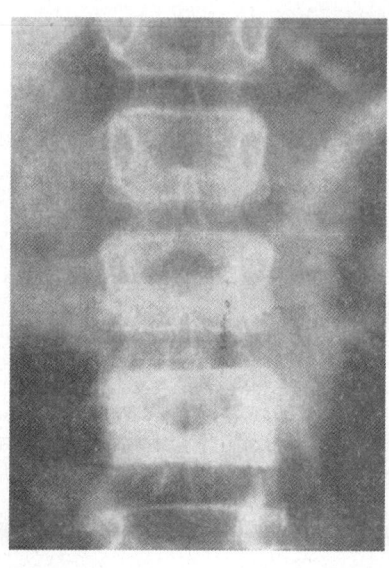

**图 2-4-4-10 儿童硬化型骨髓瘤**
男，8 岁，腰腿痛 8 个月，近来发作频繁加剧，伴双下肢不全瘫痪，大小便失禁。**平片**：L3 椎体呈广泛硬化改变，上下椎间隙正常。

### 三、病理学表现

孤立性骨髓瘤一般称为浆细胞瘤，可按发病部位将其分为两类：骨的浆细胞瘤和髓外浆细胞瘤，学术界对这两类浆细胞瘤的预后意见分歧，有人认为前者更倾向于进展为多发性骨髓瘤，也有报告称二者的多发性骨髓瘤发生率相差无几。前者多侵犯椎骨、髂骨和颅骨，后者大都发生在鼻前庭、上颌窦和鼻咽部。

镜下，孤立性浆细胞瘤的病变形态和多发性者相似，由分化不等的浆细胞构成，瘤细胞呈片状分布。间质少而血管丰富，约1/4的病变中可见淀粉样变性。免疫组化κ、λ轻链和IgG、IgA重链阳性。

浆细胞瘤的组织分化程度有重要的预后意义，肿瘤分化越差，多发性骨髓瘤的发生率越高；血清和尿的免疫学指标的预后意义不大。

### 四、鉴别诊断

1. **溶骨性转移瘤** 为单或多发的溶骨性破坏区，病灶周围密度常正常，早期可见椎弓根破坏，即单眼征。临床检查多数可以找到原发病灶。
2. **甲状旁腺功能亢进之棕色瘤** 血钙增高，血磷降低，碱性磷酸酶代偿性升高，X线可见指簇及指骨骨膜下骨质吸收，弥漫性骨质疏松。
3. **骨巨细胞瘤** 以20～40岁为好发年龄，多为位于长骨骨端的单发病变，偏侧性膨胀性生长，多房性皂泡样表现，无骨膜反应，一般无软组织肿块。
4. **骨肉瘤** 好发年龄为20岁以下，好发于长骨干骺端，尤以膝关节周围最常见，骨破坏不规则，常有瘤骨，骨膜反应多见，并可被突破中断，形成的软组织肿块中可见瘤骨。
5. **Brodie 脓肿** 局限性骨质破坏周围环以硬化带，破坏边缘光整，不具有膨胀性改变，常伴有病变区骨干增粗及骨皮质增厚，有时可见窦道形成。

还应与孤立性骨囊肿及嗜酸性肉芽肿等鉴别，请参见第十章转移性骨肿瘤中2.不同类型骨转移瘤与应该鉴别的疾病一览表（表10-1）。

## 髓外浆细胞瘤

髓外浆细胞瘤（extramedullay plasmacytoma）或称软组织浆细胞瘤，约占浆细胞瘤20%，可发生在身体的任何部位，但90%在头部，上呼吸道最多，包括口咽、鼻咽、鼻窦、喉，其它少见部位有胃肠道、膀胱、中枢神经系统等处，呈软组织肿块，在CT上呈肌肉密度或低密度、边缘清楚或不清楚，无钙化。在MRI的T1WI上呈低或等信号，T2WI上呈高信号，有造影增强。

## POEMS综合征

POEMS综合征又名Crow-Fukase综合征，由Shimpo（1968）首先报道，近来才获放射学界认同。本病是骨髓瘤的一个临床亚型，被称为骨硬化型骨髓瘤。骨髓中有特征性的浆细胞浸润，伴骨小梁反应性增粗，故有人认为是浆细胞的疾病，不是真性肿瘤，本病在X线片上的特点主要是骨质硬化征象，临床上又有POEMS五种特点（见以下临床与体征）。

### 一、临床表现

1. **好发年龄** 发病年龄较多发骨髓瘤年轻。男多女少。

2. **好发部位** 多见于盆腔、脊柱、肋骨、头颅、肱骨、股骨等骨。

3. **症状与体征** 本病在临床上可有下列五种特征：P：多发感觉或运动神经元病；O：肝、脾或淋巴结肿大；E：闭经阳痿，男乳女化，糖尿病；M：血中有异常的免疫球蛋白，但尿中则无，故尿中凝溶蛋白常为阴性，有别于多发骨髓瘤；S：皮肤色素沉着，多毛症。

## 二、影像学表现

[X 线表现]

1. 单或多发骨硬化改变 呈斑点及结节状硬化灶或弥漫性骨硬化，如像牙椎体改变；
2. 混合性改变 溶骨性骨质破坏兼有骨硬化或溶骨性病灶边缘有硬化缘；
3. 多发肌腱及韧带附着处不规则状骨质增生，尤好发于胸腰椎后部。

## 三、鉴别诊断

本病应与骨斑点症、骨岛、成骨性转移瘤、骨肉瘤进行鉴别诊断（请参阅第十章转移性骨肿瘤中的鉴别诊断）。

## 第五节 骨恶性淋巴瘤

骨恶性淋巴瘤指的是恶性淋巴瘤原发或继发性地累及骨并在骨内形成肿瘤的一类疾病，本节主要讨论原发性骨恶性淋巴瘤。

### 原发性骨恶性淋巴瘤

1939 年 Parker 和 Jackson 首先将骨恶性淋巴瘤与尤义肉瘤区分开，并指出其预后要好于尤文肉瘤。骨恶性淋巴瘤占全部骨恶性肿瘤的 8% 左右，约占结外恶性淋巴瘤的 5%。影像学研究表明：16% 的系统性骨外恶性淋巴瘤有骨受累的证据，此为十分常见的现象。但如何界定其为原发还是继发却十分困难，如，位于椎体或颌骨的恶性淋巴瘤即如是。故有许多标准都是人为的。

目前，根据WHO的规定：1. 单骨性淋巴瘤，伴或不伴局部淋巴结受累；2. 多骨性淋巴瘤，无内脏或淋巴结受累，这两种情况都被认为是原发于骨的恶性淋巴瘤；但是，如果1，某患者既有骨肿瘤，又有内脏或多处淋巴结受累的证据，或2，某患者已知患有淋巴瘤，做骨活检只是想了解是否有骨转移，那么无论该活检阳性与否，都不是原发性骨淋巴瘤。据此标准，美国梅奥医学中心（Mayo Clinic）收集的684例骨淋巴瘤中，267（39.0%）例被认为是原发性病变。

### 一、临床表现

1. **好发年龄** 可见于任何年龄，但成人多见，60% 在 30 岁以上。男:女 = 1.5～2:1。
2. **好发部位** 骨恶性淋巴瘤源自红骨髓。股骨是单骨中最为常见的部位。原发性骨恶性淋巴瘤多见于四肢，少见于中轴骨（为2.3:1），且多为单骨发生（75%以上），股骨下段、胫骨上段骨干－干骺端（40%在膝关节周围），其次是骨盆、脊椎、肱骨、肋骨、肩胛骨、头颅、锁骨、骶骨和下颌骨，手足小骨少见。骨转移性淋巴瘤则反之，发生在鼻窦、鼻咽、硬脊膜外的恶性淋巴瘤一般都被视为继发性病变。

3．临床症状　缺乏特异性表现，大都表现为局部持续疼痛，偶可及肿块，50%患者病史超过一年。

## 二、影像学表现

[X 线平片]

松质骨受侵蚀是最早的征象，70%为溶骨型，5%为硬化型，其余为混合型。溶骨型表现为进展迅速的渗透性（筛孔状）、虫蚀状或斑点状骨质破坏（图2-4-5-1），散在病灶可融合呈地图样，可残留部分骨壳或网状骨间隔，边缘不清，移行带宽；常可侵犯骨干大部分，肿瘤穿破皮质发生病理骨折或形成软组织肿块，其内无瘤骨或钙化（图2-4-5-2）；可有层状或三角形骨膜反应，但骨膜反应及软组织肿块出现率均比尤文肉瘤为少。硬化型者除呈局限性破坏腔边缘硬化外，还表现为在骨质破坏灶间夹杂有斑片或颗粒状硬化影（图2-4-5-3），椎体及扁骨内可形成"象牙骨"样改变（图2-4-5-4），霍奇金病更多见。混合性者兼有溶骨性及硬化型的 X 线征象。

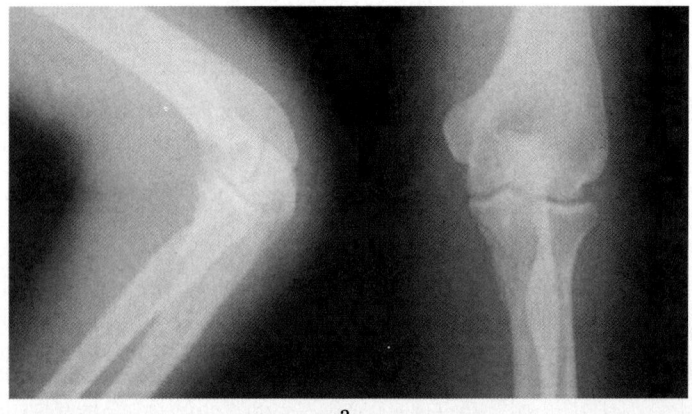

a

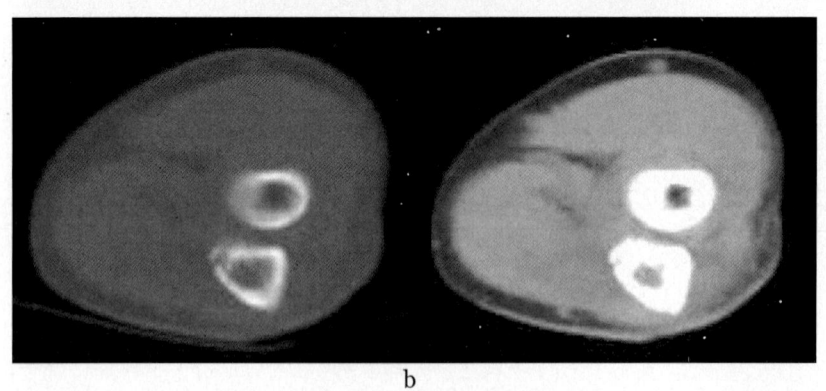

b

图 2-4-5-1　恶性淋巴瘤

63 岁。

平片（a）：尺骨近段、虫蚀样骨质破坏，骨皮质中断。

CT（b）：尺骨髓腔密度增高，骨皮质中断，伴软组织肿块影。

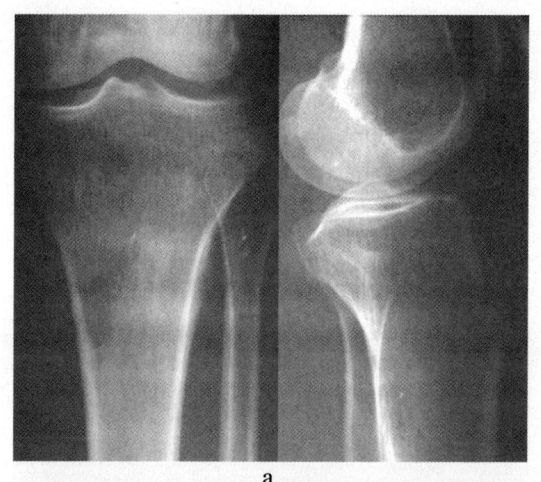

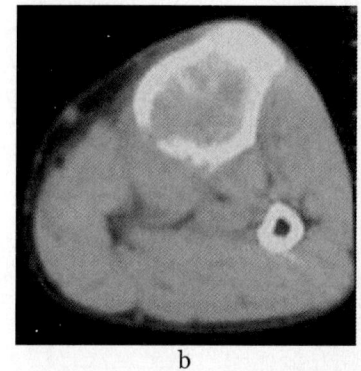 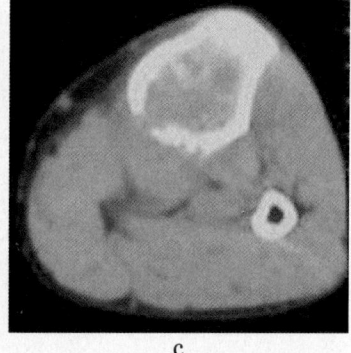

**图 2-4-5-2 恶性淋巴瘤**
男，68岁。
**平片**（a）：胫骨近侧干骺端虫蚀样骨质破坏，边缘不清，移行带宽，其内未见瘤骨及钙化。
**CT**（b、c）：胫骨骨皮质破坏，呈渗透状及虫蚀状，髓腔密度增高，伴软组织肿块。

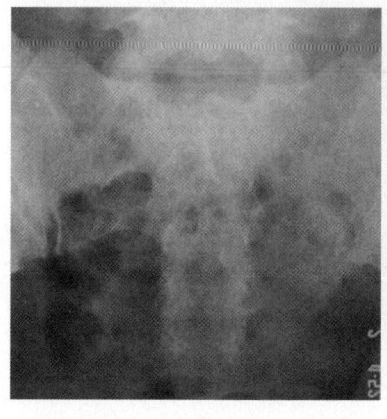 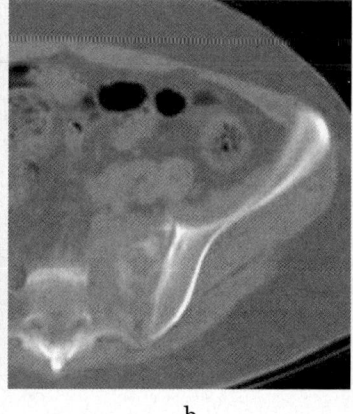 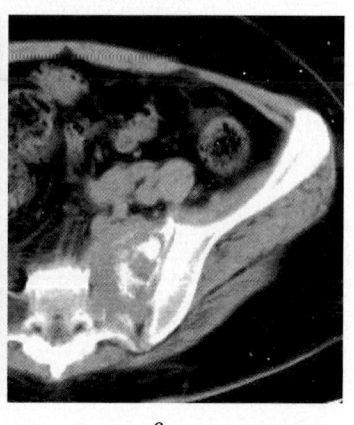

**图 2-4-5-3 非霍奇金淋巴瘤**

女，55岁。
**平片**（a）：骶骨左侧混合性骨质破坏，其内密度不均，杂有斑片状高密度影。
**CT**（b、c）：骶骨左侧混合性、密度不均骨质破坏区，夹杂有片状及不规则硬化性致密影伴局部软组织肿块。

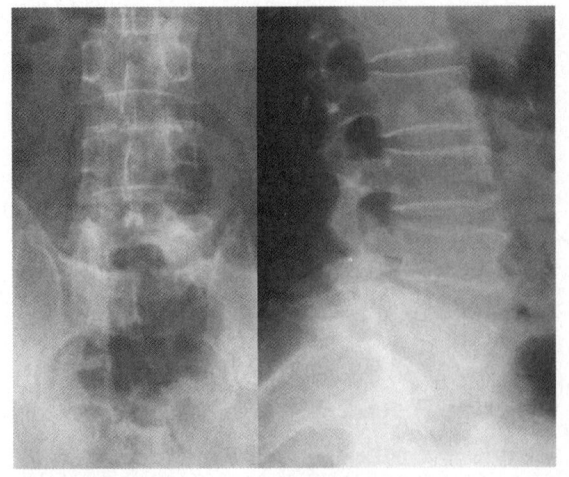

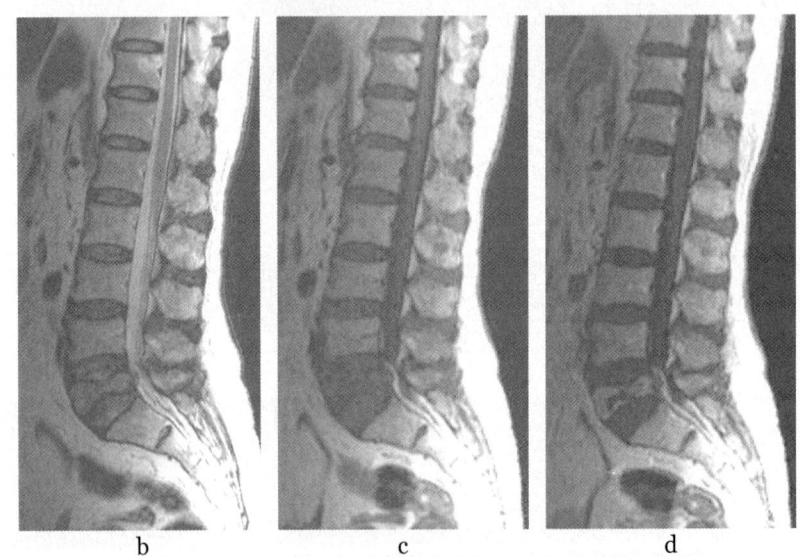

图 2-4-5-4 非霍奇金淋巴瘤

男，76岁。

**平片**（a）：L5 椎体密度增高，较均匀，呈象牙质样改变，椎体高度降低。

**MRI**（b-d 分别为 T2WI，T1WI，T1WI 增强）：L5 椎体病理性压缩变扁，信号欠均匀，主呈长 T1 短 T2 信号，有明显强化。

[CT]

能显示骨质破坏及侵犯软组织情况，Mulligan（1993）指出，原发骨淋巴瘤在 CT 上有 11% 可显示死骨（图 2-4-5-5）。

[MRI]

能更好显示骨内外侵犯、病变范围及病变进展的情况（图 2-4-5-5），病变区在 T1WI 上呈低信号，T2WI 呈高信号，信号常不均匀。

## 三、病理学表现

骨恶性淋巴瘤的组织学分类与骨外者相似，但其浸润性的生长方式却很少破坏原有的组织结构，而是在骨小梁之间浸润渗透，并取代正常的骨髓造血组织。故在大体上，多数病变仅在长骨骨干或干骺部的皮、髓质切面上见有补丁样骨质破坏，伴轻度层状骨膜反应。病变呈粉灰色肉芽状，匀质；可穿透骨皮质，浸润周围软组织，偶可形成肿块。当淋巴瘤大范围浸润骨组织，但尚未造成骨的结构破坏，在X线平片上也难发现病变证据。

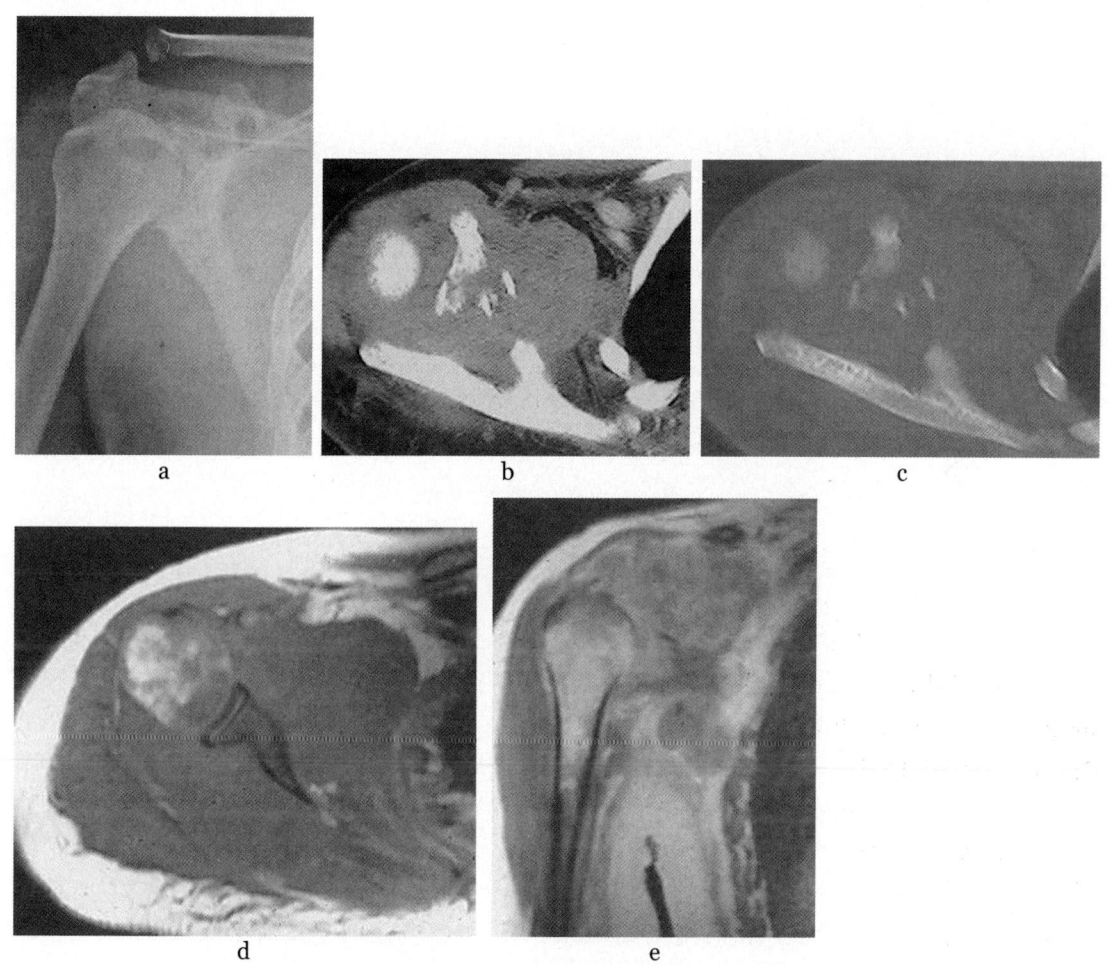

图2-4-5-5 非霍奇金淋巴瘤

女，37岁。
**平片**（a）：右肩胛骨之肩胛盂、体及岗区有渗透性及虫蚀状骨质破坏，边界不清，移行带宽。
**CT及MRI**（b-e分别为肩关节CT软组织窗、肩关节CT骨窗、T1WI轴位、增强T1WI冠状位）：CT显示巨大软组织肿块，肩胛骨破坏，可见三片分离小骨片（死骨）。MRI显示冈上、冈下、肩胛下肌群高度肿胀，病灶内部信号不均，有坏死，有增强高信号区；肱骨头及近端骨干骨破坏，信号异常。

镜下，骨恶性淋巴瘤以Non-Hodgkin弥漫性大B细胞型者多见（约92%），其余为弥漫性滤泡中心细胞型、间变性大细胞型和免疫母细胞型。大B细胞型淋巴瘤可由细胞成分单一的瘤细胞构成，瘤细胞核大，形状不规则，可有核裂或呈分叶状，核仁明显；胞浆嗜碱性，细胞边界清。瘤细胞之间常有纤细网状纤维（图2-4-5-6）。此型病变以前曾有"网织细胞肉瘤"之称，现已弃置不用。但在多数情况下，具有上述形态特征的瘤细胞只是大B细胞型恶性淋巴瘤的优势成分，其中还混杂有多少不等的中、小型瘤细胞。

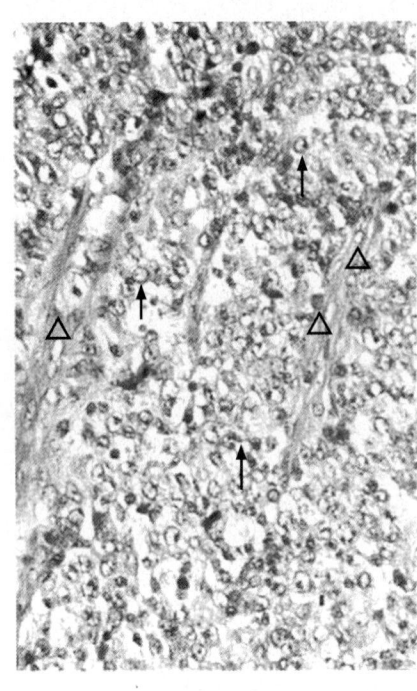

图2-4-5-6　原发于骨的恶性淋巴瘤
大细胞型（↑），伴不同程度的纤维化（△）。

原发性骨 Hodgkin 淋巴瘤非常罕见，而且很难找到典型的 R-S 细胞，只能在其肉芽肿样的病变背景上看到散在的 R-S 样细胞。免疫组化标记 CD15、CD30 阳性可有助于确诊。

诊断上的问题一直集中在骨恶性淋巴瘤和尤文肉瘤、浆细胞性骨髓瘤等小细胞性恶性骨肿瘤之间的鉴别上。前者的瘤细胞较大，异型性明显，细胞核可呈交齿状或马蹄状，核仁清楚，而且细胞界线分明；而后者则否。二者在免疫组化上区别明显，前者LCA、Ki-1和（绝大多数病变）B细胞系列的标记抗体阳性；而后者则需用Vimentin、低分子量CK、NSE、O13（CD99）、κ、λ轻链、IgG、IgA重链、plasme cell、CgA、Syn 等抗体加以鉴别。另外，四种类型的骨小细胞性恶性肿瘤在超微结构上的区别明显，在它们四者的鉴别诊断上具有独特优势。文献上，骨恶性淋巴瘤的五年存活率介于30%～60%之间。临床分期和组织学类型都和预后有明确关系。

## 勃基特淋巴瘤

勃基特淋巴瘤（Burkitt's lymphoma）病理上是小淋巴细胞瘤，为高度恶性肿瘤。在热带非洲多见,世界各地有散发报告。

### 一、临床表现

1．好发年龄　10岁以下儿童。
2．好发部位　面骨尤其上颌骨最多；其次，下颌骨、长管骨（股、肱、胫骨）、扁骨及椎体等，可单发或多发。

## 二、影像学表现

[X 线表现]

在颌骨常呈溶骨性大小不等骨质破坏，可累及上颌窦，鼻腔，口腔甚至眼眶骨质被广泛破坏，可伴放射状骨膜反应及软组织肿块；长骨病变多见于干骺端或骨干。亦可发生于椎体及其它扁骨，其放射学改变与原发骨淋巴瘤相似。本病可同时发生在多种组织及器官，如发生在腹腔，盆腔，腹膜后或肾脏等器官则形成巨大软组织肿块。

## 霍奇金病

霍奇金淋巴瘤（Hodgkin's lymphoma），约 7%～26% 可继发侵犯骨骼，原发于骨者极罕见。

### 一、临床表现

1. **好发年龄** 可发生在任何年龄段，但大多见于 20～60 岁。男:女 = 2:1。
2. **好发部位** 椎体、骨盆、股骨、头颅、肋骨、肱骨、胸骨、肩胛骨，少见于其它长骨等。
3. **症状与体征** 浅表部位触及淋巴结肿大，侵犯骨骼后有局部疼痛或肿胀。

### 二、影像学表现

[X 线表现]

病变可单发或多发。

1. **溶骨型** 多见，占57%，又可分为常见的一般溶骨型及少见但较特殊的囊状与皂泡状溶骨型。

（1）一般溶骨型病变：破坏自髓腔的松质骨开始，呈渗透性、虫蚀样、蜂窝状、地图状或呈穿凿性骨质破坏，病灶增大或融合后，皮质变薄；有的可呈不同程度膨胀性改变，有的可穿破皮质形成软组织肿块、或产生病理骨折，骨膜反应可有或无。由淋巴结直接侵犯者，多由外向内造成局部骨质破坏；椎体破坏者，常先破坏前或侧缘，椎旁可出现局限性软组织肿块，并可形成椎体压缩骨折，楔状变形。

（2）囊状骨质破坏型：呈大小不等类圆形，穿凿性囊状骨质缺损，可多发，多见于长骨。

（3）皂泡状溶骨型破坏型：见于髂骨，胸骨，肋骨，颅骨及桡骨，表现为皂泡状骨质破坏，其间有粗细不等骨间隔，有的有硬化缘，有的伴软组织肿块，个别有花边样骨膜反应。

2. **混合型** 较常见，约占33%，兼有溶骨性骨质破坏及骨硬化两种 X 线表现。
3. **硬化型** 较少见，约占10%表现为骨密度局部或弥漫性增高，严重者呈象牙质样，如发生在椎体，可单或多发，很少侵犯附件偶可伴平行或放射状骨膜反应，也有仅有骨膜反应。

### 三、病理学表现

Hodgkin恶性淋巴瘤骨髓受累大都是病变广泛播散的结果，少数病变来自淋巴结的直接扩散。诊断标准同淋巴结 Hodgkin 恶性淋巴瘤。所谓骨原发性 Hodgkin 恶性淋巴瘤十分罕见，其诊断也需除外了淋巴造血系统及其它部位的原发病变之后才能成立。

**淋巴瘤的X线鉴别诊断**

主要与转移性肿瘤、多发性骨髓瘤及白血病相鉴别。幼儿及儿童时期应与转移性神经母细胞瘤及骨嗜酸性肉芽肿鉴别；青少年时期应与尤文肉瘤相鉴别；中老年时期应与骨转移瘤、骨髓瘤、恶性组织细胞瘤及纤维肉瘤鉴别；硬化型或混合型恶性淋巴瘤应与畸形性骨炎、成骨性转移瘤、硬化型骨髓瘤及POEMS综合征鉴别；霍奇金病中有皂泡状骨质破坏者，应与骨巨细胞瘤、甲旁亢之棕色瘤鉴别。有关鉴别诊断可参阅表2-4-4-1骨髓瘤与尤文肉瘤、骨肉瘤、原发骨淋巴瘤、骨巨细胞瘤及骨转移瘤的鉴别诊断表。

1．**尤文肉瘤**　发病年龄较轻，20岁以下多见，且病程短，症状急，骨质呈渗透型（筛孔样）破坏的同时，可合并数量不等及形态不同的反应性新生骨，多见于扁骨，特别是较常见的葱皮样骨膜反应和放射状骨针。

2．**骨髓瘤**　发病年龄较大，主为溶骨型破坏，硬化型只占1%～3%，血中免疫球蛋白增高，尿中可有凝溶蛋白。

3．**骨髓炎**　早期有急性感染表现，病程短。随病程延长，骨质破坏区可出现死骨，骨膜反应及骨质增生明显。

4．**恶性纤维组织细胞瘤**　主为渗透性或虫蚀状骨破坏病灶，无或少有骨硬化与原发淋巴瘤及霍奇金病的溶骨型单凭放射学表现难于区别。

5．**转移瘤**　多见于50岁以上患者，大多有原发瘤。

骨恶性淋巴瘤放射学表现多样，无特征性，与以上所述及各种疾病类似，难于鉴别时，应联系临床、化验及免疫组化进一步鉴别。

# 第六节　绿色瘤

粒细胞肉瘤是一种少见的髓细胞恶性病变。表现为由原粒细胞（或混有分化程度不等的中性粒细胞）构成的髓外肿瘤性包块。由于新鲜肿瘤的切面呈绿色（白血病细胞中的过氧化物酶所致），故而得名绿色瘤（chloroma）。关于是绿色瘤播散形成白血病，还是绿色瘤为潜在的血液系统疾病的表现，或者是独立的病变，说法不一。目前主张早期抗白血病化疗，对无白血病发生的绿色瘤也应该早期进行抗白血病治疗以延长生存期。本病预后较差，多数在起病后几个月死于贫血、全身衰竭、败血症和肺炎等。

## 一、临床表现

1．**好发年龄**　可以发生在任何年龄，多发生在12岁以前的健康儿童。如果在成年发病，则在40岁年龄组多见。男性多于女性。

2．**好发部位**　绿色瘤多发生于急性粒细胞性白血病，可发生于任何骨骼，但最好发于眼眶骨膜下和颅骨，也可以发生在颞骨、副鼻窦、胸骨、肋骨或骨盆，管状骨病变较少见，还可发生在乳腺、肝、肾及肌肉等处。

3．**症状与体征**　临床上多以眼球突出为首发症状，可以出现眼睑水肿，视乳头水肿，视网膜出血等，全身情况可以由肝、脾、淋巴结肿大。肿瘤累及骨膜可以引起明显骨痛。

## 二、影像学表现

[X 线平片]

多可以见到眼眶骨质破坏，软组织肿块或骨膜反应，也可以见到颅骨、肋骨和骨盆等处的骨质破坏等，发生于管状骨病变呈现类似白血病或骨淋巴样骨质破坏，骨膜反应及软组织肿块。

[CT]

表现为眼球突出，绿色瘤大多发生在眼眶外侧壁，表现为眼眶外侧壁梭形软组织肿块，增强扫描呈中等强化，眶壁骨质破坏呈筛状，伴有刷状或带状骨膜反应。

[MRI]

肿块在T1WI多呈稍低或等信号，T2WI呈稍高信号，边界多较清楚，增强扫描强化不明显或中度强化，同时可以见到眼球突出等。

## 三、病理学表现

镜下，绿色瘤由相对一致的未成熟瘤细胞构成，常常被误诊为恶性淋巴瘤。有时，分化程度不等的粒细胞，如中幼粒细胞的存在，可提示该病变的真正属性。

病理学上根据分化程度将其分为三型：母细胞型、未成熟型和分化型。母细胞型主要由原粒细胞构成，瘤细胞胞浆宽广，嗜碱性，核染色质细，可见2～4个核仁。未成熟型粒细胞瘤主要由原粒、早幼粒、和嗜酸性中幼粒细胞构成。分化型主要由有早幼粒、嗜酸性中幼粒细胞和成熟分化的粒细胞构成。母细胞型和未成熟型的诊断常常要依靠免疫组化，瘤细胞的过氧化物酶、Kp-1、CD15阳性。此外，电镜和瘤组织印片上找到Auer干状小体即可确诊。

## 四、鉴别诊断

需要与眼眶其它恶性肿瘤鉴别。原发于眼眶的恶性肿瘤、转移瘤等肿块不规则，边界不整齐，密度不均匀，增强扫描强化显著，骨质破坏广泛，但无特征性，需要时应结合病史或进行组织学检查。同时有时还需要与眼眶炎性病变鉴别，但炎性病变范围常较广泛，多累及眼外肌及眼环，引起眼外肌肿大，眼环增厚，增强扫描骨膜下脓肿多强化不明显。

## 参考文献

1．Eggli KD, Quiogue T, Moser RP Jr. Ewing's sarcoma (Review). Radiol Clin North Am, 1993, 31: 325-337.

2．Steiner GC, Matano S, Present D. Ewing's sarcoma of humerus with epithelial differentiation. Skeletal Radiol, 1995, 24: 379-82.

3．Davies AM, Makwana NK, Grimer RJ. Skip metastases in Ewing's sarcoma: a report of three cases. Skeletal Radiol, 1997, 26: 379-384.

4．Damron TA, Sim FH, O'Connor MI, et al. Ewing's sarcoma of the proximal femur. Clin Orthop Relat Res, 1996, 322: 232-244.

5．Aggarwal S, Goulatia RK, Sood A, et al. POEMS syndrome: a rare variety of plasma cell dyscrasia

(Review). AJR Am J Roentgenol, 1990, 155: 339-341.

6. Libshitz HI, Malthouse SR, Cunningham D, et al. Multiple myeloma: appearance at MR imaging. Radiology, 1992, 182: 833-837.

7. Hall FM, Gore SM. Osteosclerotic myeloma variants. Skeletal Radiol, 1988, 17: 101-105.

8. Hillemanns M, McLeod RA, Unni KK. Malignant lymphoma (Review). Skeletal Radiol, 1996, 25:73-75.

9. Malloy PC, Fishman EK, Magid D. Lymphoma of bone, muscle, and skin: CT findings (Review). AJR Am J Roentgenol, 1992, 159: 805-809.

10. Schmidt D, Herrmann C, Jurgens H, et al. Malignant peripheral neuroectodermal tumor and its necessary distinction from Ewing's sarcoma. A report from the Kiel Pediatric Tumor Registry. Cancer, 1991, 68: 2251-2259.

11. Ghelman B, Vigorita VJ. Orthopaedic Pathology. Philadelphia: Lippincott Williams & Wilkins, 1999.

12. Laredo JD Quessar A, Bossard P, et al. Vertebral tumors and pseudotumors (Review). Radiol Clin North Am, 2001, 39: 137-163.

13. Daffner RH, Lupetin AR, Dash N, et al. MRI in the detection of malignant infiltration of bone marrow. AJR Am J Roentgenol, 1986, 146: 353-358.

14. Greenspan A. Orthopedic imaging. 4th ed. Philadelphia: Lippincott Williams & Wilkins, 2005. 728-731.

15. Resnick D, Kransdorf MJ. Bone and joint imaging. 3rd ed. Philadelphia, Pa.: Elsevier Saunders, 2005. 1192-1193.

16. 谢绍聪,严光庆,陈巨坤.多发性骨髓瘤的影像诊断(附84例报告).中国医学影像技术,2000, 16: 887-888.

17. 韩莘野,王小林.尤文氏瘤的X线诊断(附4例报告).上海医学,1991, 482.

18. 王为岗,曾辉,梁长虹,等.骨尤文氏瘤与原始神经外胚层肿瘤的鉴别诊断:临床、影像与病理对比研究实用医学影像杂志,2001, 2: 141-142.

19. 朱绍同,赵钟岳,吕瑞勉,等.儿童硬化型骨髓瘤1例报告.中华外科杂志,1980, 18: 191.

# 第五章 骨内脉管系统肿瘤

## 第一节 骨血管瘤

骨血管瘤（hemangioma of bone）由毛细血管、海绵状血管的新生血管构成，国内统计，占原发骨肿瘤的2.1%。

### 一、临床表现

1. **好发年龄** 发生于任何年龄，中年人多见。男女无显著差异。
2. **好发部位** 可发生于任何骨，但以脊椎、颅骨、长骨多见，其次颌骨、肋骨、骨盆及手足短骨等。
3. **症状与体征** 病灶小时无症状，长大后出现疼痛，位于脊椎者，可有局部肌肉痉挛及脊髓神经根及马尾压迫症状。颅骨血管瘤有胀感、眩晕或呕吐等，大的血管瘤可导致病理骨折。

### 二、不同部位血管瘤及其影像学表现

（一）**脊椎血管瘤**

约占全部血管瘤的14%，单发或多发，多见于胸椎，其次为腰椎，颈椎、骶椎较少。

[X线平片]

椎体内非受力横向骨小梁因血管瘤组织穿行被吸收破坏，残存纵向受力骨小梁代偿性增粗，为本病最特征表现，故在侧位片上常见增粗的纵向骨小梁在椎体内成栅栏状改变。

[CT]

在椎体内可见多发小圆点状增粗的骨小梁横断面显影，其周围伴有骨质吸收破坏后造成局限性低密度区（图2-5-1-1），除了上述代偿性增粗骨小梁呈纵向较规则排列外，还有部分病灶的代偿性骨小梁扭曲不规则，交叉排列呈网格状改变；若病灶内为纯溶骨型骨质吸收、破坏，则表现为囊状低密度。血管瘤主要侵犯椎体，可以渐侵入后部附件，使椎体椎弓膨胀，椎弓根增宽，椎板增厚，所有这些征象均是本病特征（图2-5-1-1、图2-5-1-2）。椎体进行性压缩骨折呈楔形，如血管瘤破裂或骨膜下出血，则椎旁可见局限性软组织影。

[MRI]

病变呈圆形、卵圆形或弥漫分布，边界清楚。在T1及T2WI上呈高信号（血管成分及脂肪组织），增粗的骨小梁在所有序列上均呈低信号，在增强的CT及MRI上均有增强。

（二）**颅骨血管瘤**

1. 约占骨血管瘤的10%，海绵状居多。好发于额、顶、枕及眼眶部位，血管瘤起自板障，渐向内、外板膨胀破坏，以外板为主。

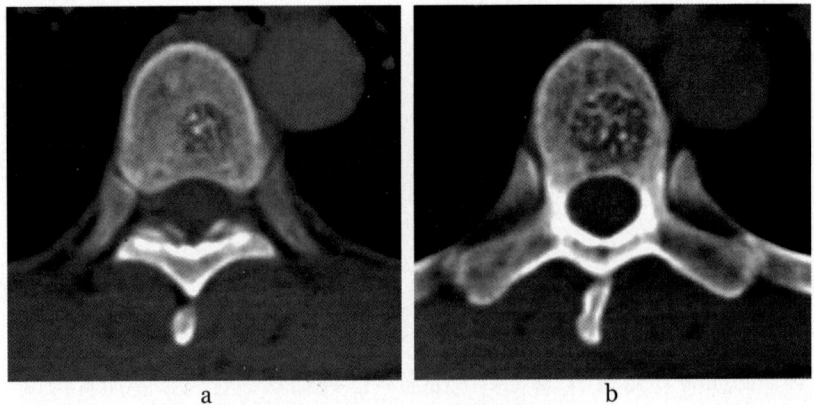

图 2-5-1-1　T8 椎体内血管瘤

男，54，上腹部疼痛 3 个月。
CT（a、b，骨窗）病灶呈局限性密度减低区，其内可见多数小圆点状增粗、加强的纵向骨小梁影，病灶前缘可见少许硬化缘为本瘤典型改变。

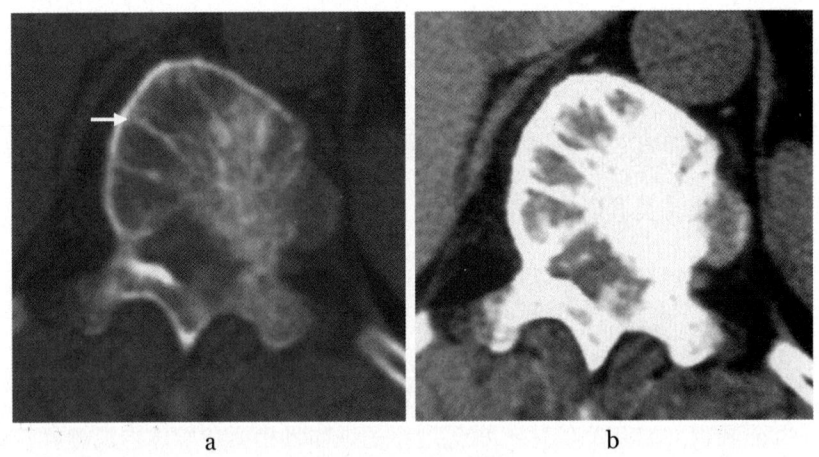

图 2-5-1-2　骨血管瘤

女，67 岁。
CT（a 骨窗，b 软组织窗）：T11 椎体右侧呈多房囊状低密度骨质破坏，骨小梁扭曲不规则，交叉成网状，椎体左侧多发骨质破坏区，其周围有代偿性增粗的骨小梁。病变侵犯左侧附件（↑），椎体后缘骨质受累，并均有不等度膨胀改变。椎管前后径缩小。椎体左侧限局性软组织影，为血管瘤破裂后局部骨膜下出血。左侧椎管后部限局性高密度影，为膨胀性破坏后进入椎管的骨质。

2．影像表现　呈类圆形骨质缺损区，边清，常有硬化缘，少数有双边现象，其内可见自中央向周围呈放射状排列的粗大骨小梁（即骨针），有的呈轮辐状或蜂窝状；切线位观察，见放射状骨小梁起自板障内，并垂直于颅板向外延伸，为颅骨血管瘤特征。有的颅骨血管瘤仅呈骨质破坏，可伴骨质硬化而无放射状骨针。还有的骨质破坏广泛，并向颅外突出形成软组织肿块，内有条状或云絮状钙化影。毛细血管性血管瘤少见，可仅有骨质破坏，而无骨质增生或骨针。

### （三）管状骨血管瘤

1. 好发于下肢的股、胫、腓骨，其次肱、桡、尺骨，手足骨较少，常位于干骺端、骨干或骨骺，后者少见。
2. 影像学表现　病变呈中心或偏心性溶骨性骨质破坏，部分骨小梁被破坏，代偿性增粗呈栅栏、蜂窝、放射或垂直状，可伴骨膨胀，皮质变薄或增厚，骨膜反应少见。有的病变呈单纯性溶骨性破坏，呈单或多发囊状，可有硬化缘。少数病变可突破骨皮质，破入软组织引起骨膜反应。极少数血管瘤呈骨质增生硬化，骨小梁粗糙似网格状，骨皮质增厚、骨干增粗。

### （四）骨膜（骨表面）血管瘤

1. **好发年龄**　任何年龄，11～68岁均有发生，20～30岁较多。男女无显著差别。
2. **好发部位**　最多见于胫骨，腓骨，其次股骨、尺骨。至1998年文献只有28例报道。
3. **症状与体征**　60%有疼痛，30%有疼痛伴局部肿胀。
4. **影像学表现**　病变大多在长骨骨干或骨端，局部骨膜新骨形成，皮质增厚或变薄；中心有溶骨性破坏区，有的骨皮质表面可伴有碟形凹陷，伴软组织肿胀。
5. **鉴别诊断**　骨样骨瘤，慢性骨脓疡，骨皮质表面良或恶性肿瘤，动脉瘤性骨囊肿，骨膜转移瘤，骨化性纤维瘤。

### （五）骨皮质血管瘤

1. **好发年龄**　16～57岁，大多在30岁以上。男女比7:4。
2. **好发部位**　至1998年文献只有11例报道。胫骨9例，股骨及尺骨各1例；9例在长骨骨干，2例在骨端。
3. **症状与体征**　疼痛或肿胀。
4. **影像学表现**

[X线平片]

骨皮质增厚，其内有局限性溶骨性低密区，病灶内有特征性垂直排列细小的钙化样密度的增粗骨小梁。

[CT]

CT检查能更好显示血管瘤在骨骼中溶骨性病变的破坏范围，其内增粗骨小梁异常排列造成栅栏、网格、蜂窝、圆点、轮辐或垂直状改变，可伴骨膨胀。

[MRI]

典型骨血管瘤病例在局限或弥漫性溶骨性病灶内呈T1WI高信号，T2WI也呈高信号，常T2WI高信号较T1WI高信号更高，其内增粗骨小梁则在T1WI及T2WI上均为低信号，增强后病灶内强化，符合为血管性病变。

## 三、病理学表现

主要分为毛细血管瘤和海绵状血管瘤两类，多为单发，多发者名为骨血管瘤病，少见。如血管瘤病仅局限于骨，则预后较好；如合并内脏病变，则预后差。

骨血管瘤没有包膜或包膜不明显，质软，紫红色海绵状或蜂窝状。瘤体内可见粗大骨小梁。椎骨血管瘤中骨小梁多呈垂直排列，亦可呈网状；位于颅骨者，骨小梁则呈放射状排列。这就是骨血管瘤具有"灯芯绒样"或"日光样"X线征的原因。镜下，骨血管瘤由新生的毛细血管构成，口径大小不一，形状多样。内皮细胞衬覆的血管腔隙内充满血液，毛细血管壁间可见纤维性间质和骨小梁。瘤细胞分化好，无异型（图2-5-1-3）。

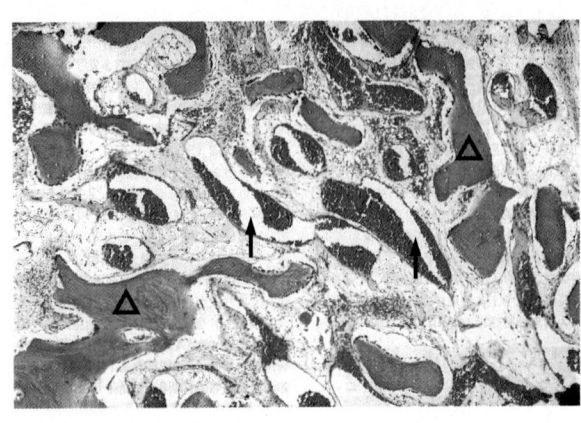

图2-5-1-3 骨海绵状血管瘤
**病理切片**：肿瘤由曲张的毛细血管构成（↑）髓腔扩张，导致反应性成骨（△）。

### 四、鉴别诊断　表2-5-1-1

病灶内有垂直、网格状、蜂窝状排列钙化密度的骨小梁（或骨间隔）为本病特征。据此可与类似病变如骨样骨瘤、慢性骨脓疡、转移瘤、骨化性纤维瘤、牙釉质瘤及纤维骨皮质缺损症相鉴别，这些病变均无此特征。部分病变鉴别见表2-5-1-1。

表2-5-1-1　血管瘤的鉴别诊断

| | 应鉴别的疾病 | 鉴别要点 |
|---|---|---|
| 脊椎血管瘤 | 骨转移瘤，畸形性骨炎，骨髓瘤，椎体结核或其它感染 | 椎体血管瘤侧位平片呈栅栏状改变；CT轴位，增粗纵向骨小梁呈多数小圆点状，所需鉴别的疾病均无此特征；但极少见的单纯型溶骨性血管瘤亦无此改变，需与转移瘤及骨髓瘤鉴别。转移瘤有原发瘤。骨髓瘤，用核素扫描如不合并病理骨折常（－），而血管瘤常（＋） |
| 颅骨血管瘤 | Langerhan组织细胞增生症 | 好发于儿童，有的可伴突眼，尿崩症，颅骨单或多发地图样缺损，内无增粗骨小梁，也无放射状或垂直骨针 |
| | 表皮样囊肿 | 为液性病灶，MRI，T1WI呈低信号，T2WI呈高信号，不增强，血管瘤为实性增强病灶 |
| | 脑膜瘤 | 颅内板破坏重于外板，脑膜瘤T1及T2WI常均为等信号，而血管瘤大多T2WI呈高信号 |
| | 转移瘤 | 有原发瘤，无放射状骨针或轮辐改变，并无硬化缘 |
| | 成骨肉瘤 | 破坏区有瘤骨，骨针排列无规则，也无规则的轮辐状改变 |
| 长骨血管瘤 | 骨巨细胞瘤 | 溶骨性病灶周围一般无硬化缘 |
| | 骨囊肿 | 为液性病灶，MRI，T1WI呈低信号，T2WI呈高信号，不增强，血管瘤为实性增强病灶 |
| | 动脉瘤性骨囊肿 | 内含血性液体，可有液-液平面 |
| | 骨纤维异常增殖症 | 与囊状膨胀性骨血管瘤不好鉴别，但常有毛玻璃样改变，长骨也较易弯曲变形，常有塑形障碍 |

## 第二节　骨囊性血管瘤病

骨囊性血管瘤病（cystic angiomatosis of bone）又称血管瘤病，极罕见，约60%～70%伴有全身内脏病变；与多发性骨血管瘤不同，后者多发病灶局限在1或2个骨内，且典型者位于同一肢体内。病变大体标本形似多发小的骨囊肿。

### 一、临床表现

1. **好发年龄**　可见于任何年龄，但大多数在30岁以下。男：女 = 2：1。
2. **好发部位**　好侵犯中轴骨骼及股、肱、胫、腓、桡骨，也可侵犯手足小骨。
3. **症状与体征**　无或有疼痛，有时首发症状为病理骨折或为侵犯内脏器官所引起相应症状。

### 二、影像学表现

[X线平片]

为边界整齐的类圆形多发囊状溶骨性低密度病灶，1～2毫米至数厘米不等，具有薄的硬化缘，病变主要侵犯髓腔，也侵犯皮质，使骨骼扩张，骨膜反应少见，其内可见粗糙骨小梁构成网格或蜂窝状改变。本病有一种少见型，可形成骨性的多发小类圆形病灶，酷似成骨性转移瘤，如能考虑到本病，可免误诊。

### 三、病理学表现

病变的基本组织学形态同上节，病理学上，所谓骨血管瘤病指的是多发性骨血管瘤，其病变仅局限于骨，或同一骨骼，或多处骨骼，并不累及内脏。如果合并有内脏和软组织血管瘤，则称之为全身血管瘤病。前者良性经过，可自行消退，后者预后差，主要见于儿童，多伴有皮肤或内脏的血管瘤，婴儿骶骨血管瘤还常常伴有多种先天性畸形。

### 四、鉴别诊断

1 如为多发溶骨性病变应鉴别：
转移瘤，多发骨髓瘤及甲旁亢引起多发棕色瘤，此三种病变周围均无硬化缘，可资鉴别。
2 如为多发成骨性病变应鉴别：
（1）成骨性转移瘤（有原发瘤）
（2）肥大细胞增多症（皮肤上均有典型色素性荨麻疹）

## 第三节　骨血管球瘤

骨血管球瘤（glomus tumor of bone）为动脉、静脉间的一种神经-平滑肌结构，为良性瘤。本瘤罕见，常起源于软组织，继发侵犯骨骼，原发于骨内者少见。

### 一、临床表现

1. **好发年龄**　见于任何年龄，40～50岁约占半数。
2. **好发部位**　远节指骨远端最多，偶可侵犯近、中节指骨，也可发生于尾骨、股骨、腓骨、尺骨、足骨、膝及踝部或韧带内。

3．症状与体征　本瘤生长缓慢，在指尖皮下或甲下生长的小肿物，有疼痛及触痛，对冷、热、机械刺激均敏感，引起针刺样疼痛。

## 二、影像学表现

[X线平片]

远节指骨远端有类圆形低密度区，边整，可有硬化缘，少数皮质轻度膨胀，来自软组织的血管球瘤侵入骨内时，见邻近骨皮质受侵蚀破坏，周围有软组织肿胀。

## 三、病理学表现

血管球瘤起源于神经肌性动脉球，此为动静脉交通结构，富含神经，具有调节温度的功能。典型的发病部位是指（趾）的甲下，也可见于皮肤、软组织、鼻腔、气管、子宫、胃和骨等部位。大体上，瘤体小，直径大都小于1cm，虽无真性包膜，但境界清楚，质软，灰红色。镜下，肿瘤由衬有正常内皮细胞的血管构成，其四周围绕着密集增生的立方状或圆形上皮样细胞，细胞核圆形，胞浆嗜酸性红染。电镜和免疫组化都证实这些细胞不是血管外皮，而是具有平滑肌细胞的分化特点。根据肿瘤成分和继发性改变，血管球瘤可分为三种类型：实体型、血管瘤型和粘液型。血管球瘤偶可呈现侵袭性行为，表现为局部复发和浸润周围组织，但极罕见。

除嵌入外，原发骨血管球瘤极为少见，主要见于末节指骨、尺骨和尾骨。但发生在尾骨者是属肿瘤还是一种正常结构，目前尚无定论。

## 四、鉴别诊断

1．表皮样包涵囊肿（即外伤性植入囊肿）　X线平片所见，二者酷似，但本病有明显外伤史，其内为液性病变，MRI T1WI上呈低信号，T2WI上为高信号，增强扫描不强化，而血管球瘤为实性增强病变。

2．内生软骨瘤　对冷、热刺激不敏感，无剧痛，内可有钙化，如发生在远节指骨，多在靠近干骺端软骨成骨部位。因指骨远节远端为膜样化骨，一般不发生内生软骨瘤。

3．结节病　指骨可有囊状或网状破坏，全身有淋巴结肿大，肺内也有间质纤维化，活动期，血管紧张素转化酶升高，90%敏感，56%特异性。

# 第四节　骨内淋巴管瘤

淋巴管瘤（lymphangioma）大多位于软组织，骨内淋巴管瘤（lymphangioma of bone）十分罕见，占原发骨肿瘤的0.03%，为先天性淋巴管发育异常或阻塞，使骨内淋巴管扩张，形成囊性腔隙，并向周围骨质侵蚀破坏。可单或多发，如多发称为淋巴管瘤病。按淋巴管大小可分为毛细管、海绵状、囊性或混合型，但最多见为囊性型。

## 一、临床表现

1．好发年龄　发生于任何年龄，但多见于20岁以下。男女比无差别。

2．好发部位　常见于长管状骨（股、胫、肱骨），扁骨中以骨盆、脊椎、颅骨、下颌骨较多。

3. **临床症状** 无或有疼痛，病理骨折，下肢淋巴水肿，发生于脊椎者可有神经根或脊髓压迫症状，如伴发软组织或多脏器病变，则有相应症状。

## 二、影像学表现

[X线表现]

长骨病变好发于干骺端或骨干，其影像学表现与血管瘤或血管瘤病相似，可呈单或多房性膨胀性溶骨性骨质破坏。其内可有残存增粗的骨小梁，交织而成的皂泡、网格、蜂窝状排列，皮质变薄或消失。有的病例边界不清，呈虫蚀状溶骨性骨质破坏，皮质破坏后，局部可见软组织肿块，骨与软组织常可同时受累。

[淋巴造影]

可显示淋巴管部分或完全阻塞，淋巴回流时间延长，部分异常扩大的淋巴管，1~2天或数月后，骨内囊状破坏区内仍有造影剂滞留。

[MRI]

骨内病灶在T1WI上呈低信号。T2WI上呈高信号，其内可有纤维间隔，如不合并血管瘤不增强，示为液性病灶。

## 三、病理学表现

骨淋巴管瘤甚为少见，且以多发者居多，同时合并有软组织淋巴管瘤。骨淋巴管瘤呈浸润性生长，无包膜。切面呈海绵状，内容淡黄色液体，它有助于与血管瘤的鉴别诊断。镜下，此瘤由新生的淋巴管构成，口径大小不一，形状不整，但瘤细胞分化好，无异形性。间质为疏松结缔组织，可见淋巴细胞聚集，偶见有骨小梁。本瘤又名错构瘤型血管淋巴管瘤病，显示出人们对其病变性质的看法。

## 四、鉴别诊断

单发病变应与淋巴瘤、骨髓瘤、纤维肉瘤、恶性纤维组织细胞瘤鉴别。多发病变应与神经母细胞瘤、骨转移瘤、血管瘤病、Langerhan细胞增生症鉴别。

以上这些疾病均为实性病变，而本病为液性，MRI检查容易鉴别，且骨淋巴管瘤用淋巴造影也有特征性。

## 第五节 大量骨质溶解症

大量骨质溶解症（massive osteolysis）罕见，又名Gorham综合征，骨的消失，可能是因为骨内淋巴或血管组织并纤维组织大量异常增殖引起骨质进行性溶解吸收所致，最后骨质可完全消失，再向邻近骨骼蔓延。

### 一、临床表现

1. **好发年龄** 见于任何年龄，但多见于30岁以下儿童、青少年，也有75岁老人。
2. **好发部位** 长短管状骨、骨盆、下颌骨、肋骨、肩胛骨、锁骨、胸骨、脊椎，手足骨少见。

3. **症状与体征** 局部疼痛、肿胀或病理骨折，侵犯胸腔者可伴乳糜性胸腔积液，如大量者可致死。有的病变也可自行消退。

## 二、影像学表现

[X 线表现]

骨质溶解吸收先从骨的髓腔，皮质下开始，长大后向周围骨骼蔓延，可穿越关节。多骨的破坏可融合成大范围的溶骨性低密度区，无骨膜反应；管状骨病变呈同中心溶解、吸收、收缩，骨端呈尖削变形。本病初期血运丰富而核素浓聚，后来因骨组织减少，消失，核素吸取减少。

[MRI]

MRI 表现可不一样，在 T1WI 上可呈低信号，或有高信号区，在 T2WI 上，一般呈高信号，增强后，常有强化（可能与病灶内含有血管组织有关）。

## 三、病理学表现

关于本病的病变性质尚无一致意见，有人认为它可能不是血管性肿瘤，而是一种急性特发性骨质吸收和溶骨性病变（acute spontaneous absorption of bone），因骨质吸收后的骨骼形如幻影，故又有幻影骨之称（phantom bone）。Gorham病的镜下形态和多发性骨血管瘤类似，但病变晚期有破坏性的特点，可造成一块或几块骨的骨质吸收，留下的空间由高度血管化的纤维组织充填。

## 四、鉴别诊断

1. **骨转移瘤** 有原发瘤，核素骨扫描常明显（+）。而本病初期血运丰富而核素浓聚，后来因骨组织减少、消失，核素吸取减少。
2. **溶骨性骨肉瘤** 可有三角形骨膜反应，核素骨扫描常（+），常破入软组织形成肿块。
3. **骨巨细胞瘤** 好发于20～40岁，部位为长骨骨端，瘤内常有皂泡状骨间隔。瘤外可有骨包壳，核素骨扫描（+）。

# 第六节 骨血管内皮细胞瘤

骨血管内皮细胞瘤(hemangioendothelioma of bone)罕见，占原发骨肿瘤的0.28%，具侵袭性，但分化较好，转移较少。

## 一、临床表现

1. **好发年龄** 多见于20～30岁年轻人（7～76岁均有个案报道）。男：女＝2：1，可单发或多发，多发者占30%，多发者的平均年龄较单发者轻10岁。
2. **好发部位** 虽可发生于任何骨骼，但以下肢长骨多见，胫骨25%、股骨15%、跖骨15%、腓骨10%、肱骨10%、扁骨中椎体10%、骨盆5%、头颅5%，值得指出的是多发病变常可在同一骨内或互相邻近的不同骨骼中发病。
3. **临床症状** 局部疼痛，肿胀，少数有病理骨折，椎体病变可压迫脊髓及神经根。

## 二、影像学表现

[X线表现]

长骨病变多位于干骺端或骨干，呈单或多发性溶骨性骨破坏，边缘可整齐或不规则，可有不同程度硬化缘（图2-5-6-1），边界清晰者，往往分化较好，边界不清者，分化较差，病灶内代偿性增粗骨小梁可以形成皂泡状、网格状或垂直、放射状改变，可伴骨膨胀；骨皮质破坏后可合并病理骨折，可有软组织肿块或出现骨膜反应；椎体病变可以累及多个相邻椎体。肿瘤富血管，在增强的CT及MRI上均可见到肿瘤组织有明显强化（图2-5-6-2、图2-5-6-3）。即使是多发病变，病程进展较慢。Boutin（1996）曾报道一例全身有45个多发病灶的血管内

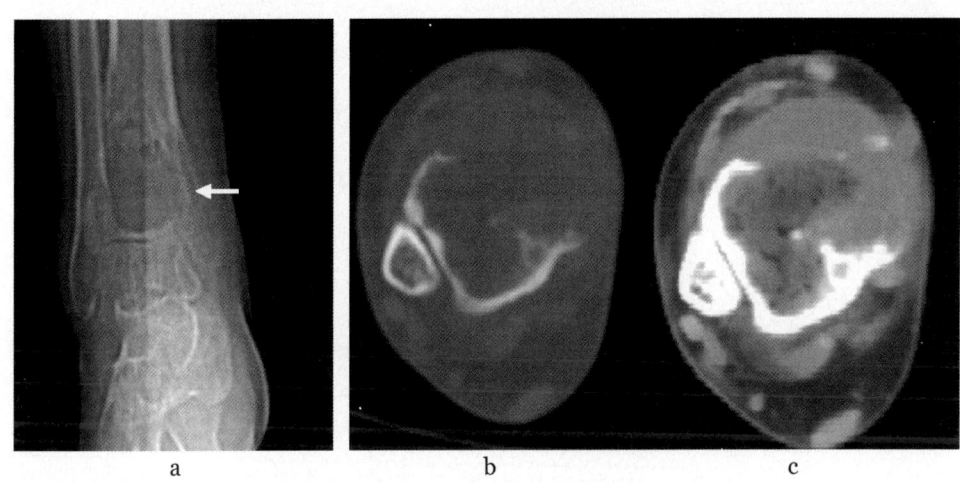

图2-5-6-1 骨血管内皮细胞瘤

女，19岁。
平片（a）：胫骨远侧骨端单发溶骨型骨破坏，边缘较清晰规则，邻近骨端侧有硬化缘，病变内侧骨皮质中断，伴有轻度的膨胀性改变（↑）。
CT（b、c）：右胫骨远端骨小梁破坏消失，骨皮质不同程度的破坏，伴周围软组织肿块影，肿块内有小片残余骨。

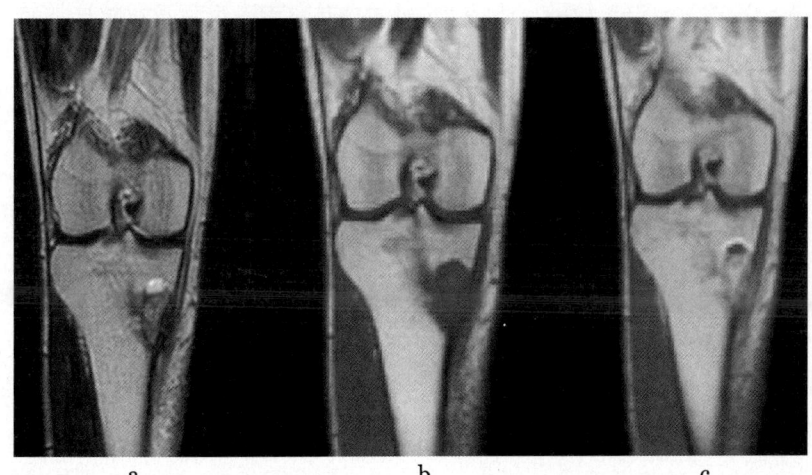

图2-5-6-2 低度恶性上皮样血管内皮细胞瘤

男，59岁。
MRI（a-c分别为T2WI、T1WI及T1WI增强像）：右胫骨近侧干骺端限局性偏心性长T1长T2信号灶，与正常骨组织分界清晰，局部骨皮质中断消失，局部有层状骨膜反应及软组织肿块影，增强后病变显著强化。

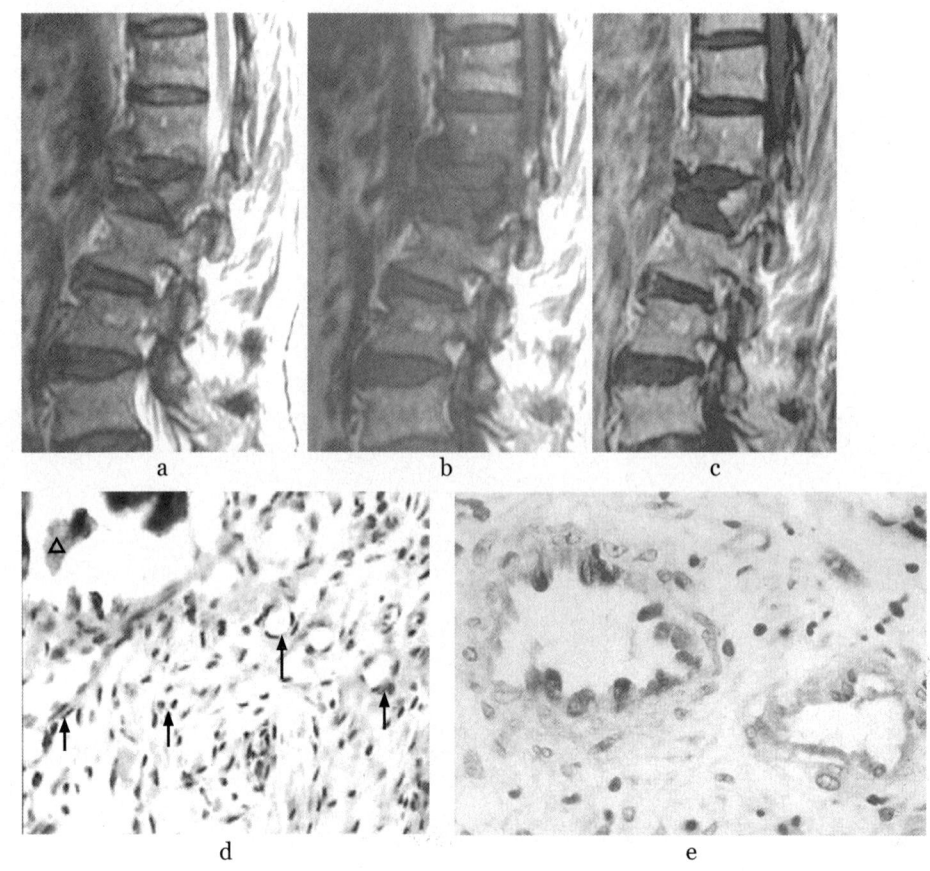

图 2-5-6-3　多发血管内皮细胞瘤

男，59，夜间多汗一年余，腰背部疼痛 3 个月。
**MRI**（a-c 分别为 T2WI、T1WI、T1WI 增强）：T12、L1 椎体骨质呈长 T1 长 T2 信号，呈楔形骨质破坏，相邻椎间盘未见破坏征象，病变突破椎体前缘于软组织内形成小的软组织肿块，增强后，病变呈显著强化。
**病理切片**（d、e）：(d) T12、L2 变性纤维软骨组织、骨及增生软骨（△），其中可见增生血管（↑）及纤维组织。(e) 免疫组化染色显示：第Ⅷ因子相关抗原阳性。

皮细胞瘤。我们也有一例全身有 15 个溶骨性病灶，值得注意的是其左侧股骨颈及左髂骨上端内侧各有一小圆形病灶边缘有较完整硬化缘（图 2-5-6-4），此种改变在其它的恶性多发溶骨性病变中尚未见到过，因此如遇到此种情况，应想到有本病可能。

### 三、病理学表现

血管内皮细胞瘤过去曾是所有起源于血管内皮细胞的肿瘤的总称。但最近，此术语专指那些起源于血管内皮细胞、生物学行为属于低度恶性、缺少血管肉瘤那样明显异型性形态学特征的肿瘤。该肿瘤具有局部侵袭性，但不发生转移。发生在骨的血管内皮细胞瘤除了具有上述特点外，又因其瘤细胞大都具有上皮细胞特点而得名上皮样血管内皮细胞瘤。此瘤旧称"组织细胞样血管瘤"或"粘液样血管母细胞瘤"。

大体上，肿瘤无包膜，但边界清，质软，暗红色蜂窝状。镜下，毛细血管内皮肿瘤性增生，可见从实性细胞团或细胞条索到开通毛细血管管腔之间演化的各种形态，常见由单个内

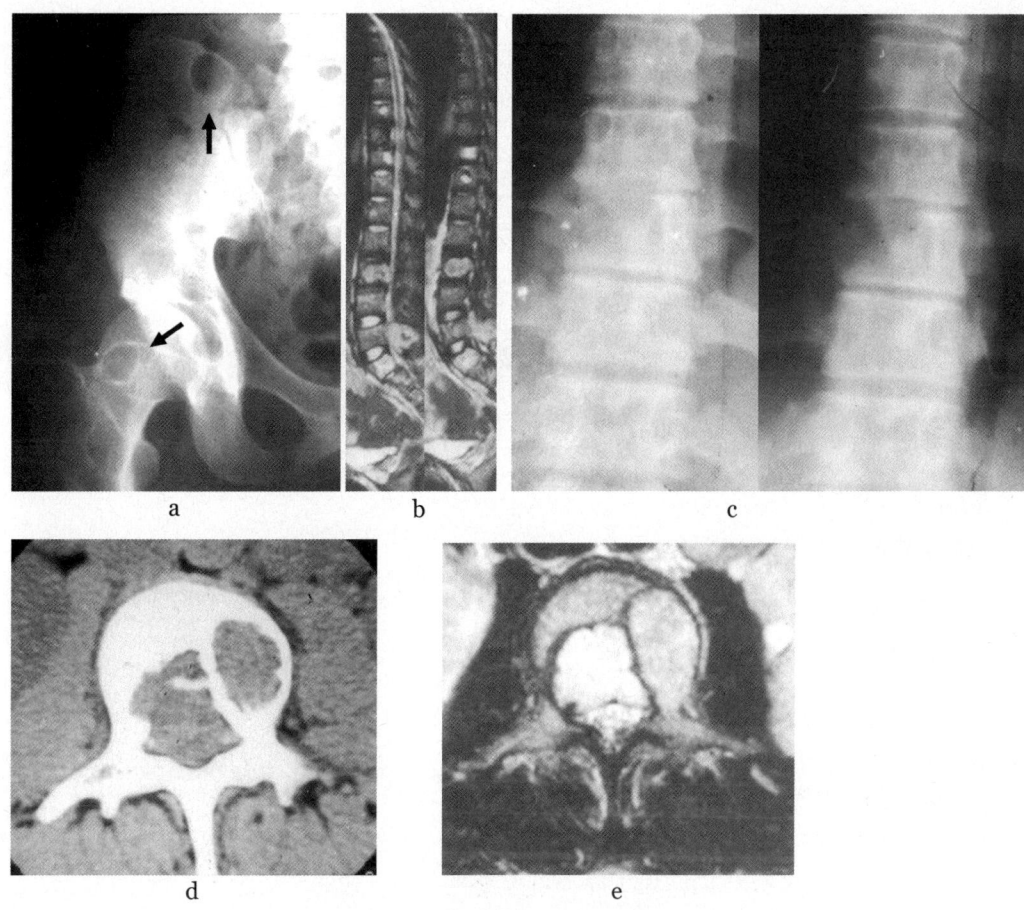

**图 2-5-6-4　多发性血管内皮细胞瘤**

**平片**（a）：右侧髂骨（↑）、股骨颈（↑）均可见一小类圆形溶骨性病灶，均有完整的硬化缘。
**MRI**（b）：胸腰段椎体 T2WI 多发病灶呈高信号。
**平片**（c）：T10 椎体内大块骨质缺损，其左侧可见硬化缘。
**CT**（d）：L2 椎体内可见大块骨质缺损，椎体左侧伴骨膨胀。
**MR**（e）：L2 椎体 T2WI 溶骨性病灶呈高信号。
本组图为同一多发性血管内皮细胞瘤患者，全身共有 15 个溶骨性破坏病灶，有的伴骨膨胀，有的有硬化缘，尤其（a）右侧髂骨及股骨颈部溶骨性病灶的周围均由较完整的硬化缘，再加病灶多发，在恶性溶骨性病变中甚属罕见。此后，如遇到同样情况在鉴别诊断时应想到本瘤的可能。

皮细胞围成的小腔，内容仅一个红细胞。上皮样瘤细胞呈卵圆形或短梭形，胞体大、胞浆丰富、嗜酸红染；核大，多泡，偶有核沟；异型性不明显，偶见核分裂。间质可见少量白细胞浸润，主要是嗜酸性粒细胞。间质常有粘液样变性（图2-5-6-5）。免疫组化：F8、CD31、CD34、CK 阳性。

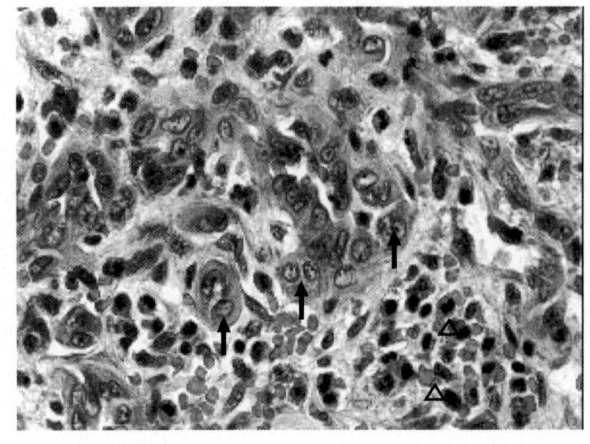

图2-5-6-5 上皮样（组织细胞样）血管内皮瘤。
**病理切片**：瘤细胞肥大，胞浆嗜酸性（↑）。以嗜酸性粒细胞（△）为主的炎性细胞浸润间质。

### 四、鉴别诊断

1. 动脉瘤样骨囊肿（ABC）

本瘤虽可有骨膨胀，但少有像ABC那样气球样膨胀，病灶破坏后，其内残留的骨质也比ABC为多；MRI检查ABC内常有液-液平面，本瘤在这方面尚少有记载，有待今后进一步观察。

2. 骨低分化纤维肉瘤
3. 骨富血供性转移瘤
4. 骨腺泡状横纹肌肉瘤

骨低分化纤维肉瘤、骨富血供性转移瘤、骨腺泡状横纹肌肉瘤三种肿瘤均属高度恶性肿瘤，病灶边缘，一般无硬化缘，而本瘤为低度恶性，病灶边缘常可见不等程度硬化缘。

## 第七节 骨血管肉瘤

骨血管肉瘤（angiosarcoma of bone）又名血管内皮细胞肉瘤，为分化差的恶性肿瘤，为衬有一层或多层不典型内皮细胞的不规则吻合血管所构成，占原发骨肿瘤的0.23%。

### 一、临床表现

1. **好发年龄** 3～82岁均有，国内以10～30岁多见。男：女＝2：1。
2. **好发部位** 60%见于长管骨，尤其是胫、股、及肱骨；扁骨中以骨盆、头颅、脊椎多见。少侵犯手足或其他骨。
3. **临床症状** 局部疼痛及肿胀，椎体病变可有脊髓或神经根压迫症状，约66%转移至肺或其它器官。

### 二、影像学表现

[X线表现]

病变可单或多发，多发占20%～50%，长骨病变好发于干骺端或骨干，主要为溶骨性骨质破坏，其破坏方式呈地图样占17/33，虫蚀样占14/33，渗透样占2/33。病灶边缘可整齐或不规则，边缘可有或无硬化缘，可有骨膨胀，有的病灶内有增粗骨小梁，呈网格或蜂窝状，似良性骨血管瘤。侵袭性强者，骨质破坏呈虫蚀或渗透样，局部皮质破坏或消失，形成软组织肿块伴有骨膜反应（层状，三角形或针状）。CT可见类似改变（图2-5-7-1）。

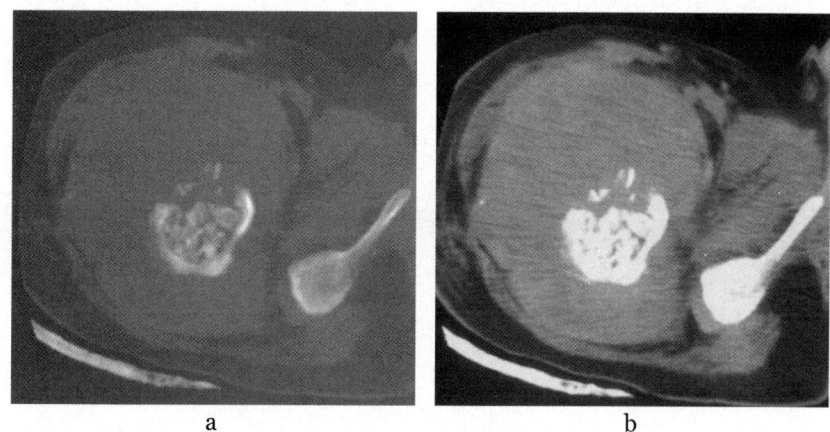

**图2-5-7-1　骨血管肉瘤**

男，35岁，右大腿疼痛肿胀。
CT：右股骨近侧干骺端骨质破坏，骨皮质中断，外侧轻度的骨膜反应，右臀部及右大腿上部有巨大的软组织肿块影，周围正常肌肉组织萎缩变薄。

## 三、病理学表现

此瘤系来自骨中血管内皮细胞的一种低分化肉瘤，罕见。

大体上，肿瘤无包膜，浸润骨皮质和周围软组织，紫红色，质地松软，其间可见灰白色实性区。镜下，部分区域可见相互吻合的血管腔，腔壁衬覆肿瘤性增生的血管内皮，瘤细胞异型性明显（图2-5-7-2），核分裂多见；并呈多层或呈肉芽或乳头状凸入管腔。大部分区域瘤细胞呈巢状分布，没有血管腔形成，或仅见裂隙状。常见有出血坏死。免疫组化：F8、CD31、UEA-I、CK阳性。

偶有多中心性病变发生，常见远方转移，尤其是肺转移。主要应和毛细血管扩张型骨肉瘤、转移癌（尤其是肾透明细胞癌）鉴别。

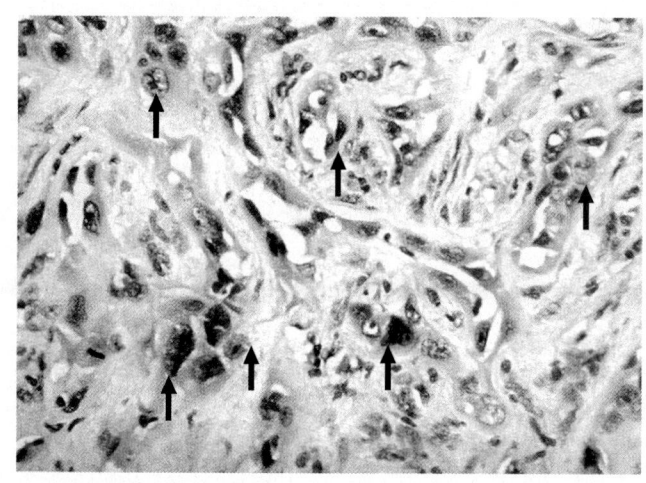

**图2-5-7-2　骨血管肉瘤**
**病理切片**：可见互相吻合的血管衬覆着有高度异形性的内皮细胞（↑）。

## 第八节　骨血管外皮细胞瘤

骨血管外皮细胞瘤（hemangiopericytoma of bone）罕见，占原发骨肿瘤的0.16%，是起源于骨血管Zimmerman外皮细胞的肿瘤，1993年被WHO分为中间型及恶性血管外皮细胞瘤两类。现在的观点将中间型一律称为侵袭性。

### 一、临床表现

1. **好发年龄**　12～90岁均有发病，多见于20～30岁或50～60岁。男:女 = 2:1。
2. **好发部位**　骨盆、股骨、胫骨、椎体、肱骨、颅骨、颌骨、肋骨、胸骨、锁骨、肩胛骨等。
3. **症状与体征**　疼痛，肿胀，或以无痛性肿块为首发症状。

### 二、影像学表现

[X线表现]

长骨病变好发干骺端、骨干，病灶边缘可整齐或不规则，70%为纯溶骨性破坏，30%伴不同程度硬化；骨小梁可增粗呈蜂窝、网格状改变，皮质可轻度膨胀，可似良性骨血管瘤（图2-5-8-1）。虽然皮质可以膨胀变薄，骨膜反应较少见，穿破骨质可形成软组织肿块，可有骨膜反应，脊柱病变常侵犯一个或多个椎体，其内骨质破坏，压缩变形，也可侵犯椎弓。

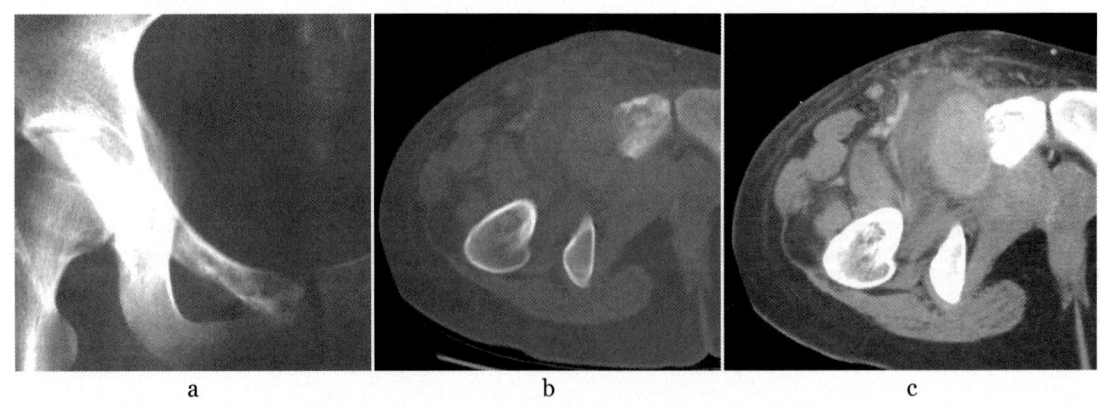

图2-5-8-1　骨血管外皮细胞肉瘤

女，26岁。
平片（a）：右耻骨上支限局性骨质破坏区，边界较清晰，似有硬化缘，伴软组织肿块。
CT（b、c）右耻骨上支限局性虫蚀样骨质破坏区，与正常骨质分界不清，未见明确的骨膜反应，伴有较大的软组织肿块。

[CT]

可显示骨内溶骨性病灶，单或多发，病灶范围有否囊状改变，有否伴有骨硬化或骨膨胀，病灶内有否骨小梁代偿性增粗而形成的网格、皂泡、蜂窝状改变，有否垂直或横向骨针，皮质有否破裂，有无软组织肿块形成，对确诊是否血管性及鉴别良恶性很有帮助（图2-5-8-1）。

[MRI]

血管性病变典型者，T1WI呈低或混信号，T2WI呈中或高信号，明显增强，有助于血管性病变的诊断，但各种影像学检查均无特征性（尤其是T2WI高信号），只能诊断是血管性病变，不能作定性诊断。MRI上，可表现相邻椎体同时受累，甚至在椎体周围可见软组织肿块，但椎间盘却可以保持完好，这是与椎体结核相鉴别的较为特征性的表现。在增强 CT 及 MRI 上，肿瘤明显强化，肿瘤内有坏死、出血时，为不均匀强化，也可以见到出血、坏死时的相应密度及信号改变。

### 三、病理学表现

肿瘤无包膜，侵犯骨皮质和周围软组织，常见出血、坏死。镜下，组织形态与发生在软组织者相同。增生的血管外皮细胞密集分布于薄壁毛细血管或裂隙状血窦周围，致使血管血窦呈"鹿角样"改变。血管内皮细胞大多正常。瘤细胞呈类圆形，胞浆淡染；核也呈类圆形。根据瘤细胞的密集程度、异型性水平、核分裂计数、有无"鹿角样"结构和是否有出血、坏死，可将血管外皮细胞瘤分为三级。但应强调指出，血管外皮细胞瘤作为一种病变实体，其生物学行为就是恶性。分级的意义在于：Ⅰ级病变患者很少发生转移，从初治到发生转移，至少间隔20年；Ⅱ级病变患者中约有半数发生转移；而Ⅲ级病变患者中发生转移者至少占总数的 2/3。

### 四、鉴别诊断

1．骨血管内皮细胞瘤　血管肉瘤及血管外皮细胞瘤在影像诊断学上缺少特征性难与其它血管性病变等进行鉴别。

2．如病变呈溶骨性者可似骨的转移瘤、骨髓瘤、淋巴瘤、纤维肉瘤、恶性纤维组织瘤。

3．如病变伴有硬化者可似慢性骨脓疡，骨内腱鞘囊肿，内生软骨瘤，软骨母细胞瘤，骨良性血管瘤及骨血管瘤病。

4．如病变在长骨的骨端可似骨巨细胞瘤。

5．如病变多发应鉴别 骨转移瘤，骨髓瘤，甲旁亢之棕色瘤，血友病性假肿瘤。

诊断中应注意的问题：①必须结合临床，全面诊断；②这些疾病鉴别诊断中常须与骨转移瘤鉴别，本书在骨转移瘤一章中列有"骨转移瘤与应该鉴别疾病"的表格，提到以上不少疾病鉴别诊断问题，可参阅。

## 参考文献

1．Ross JS, Masaryk TJ, Modic MT, et al. Vertebral hemangiomas: MR imaging. Radiology, 1987, 165: 165-169.

2．Bjorkengren AG, Resnick D, Haghighi P, et al. Intraosseous glomus tumor: report of a case and review of the literature. AJR Am J Roentgenol, 1986, 147: 739-741.

3．Laredo JD, Assouline E, Gelbert F, et al. Vertebral hemangiomas: fat content as a sign of aggressiveness. Radiology, 1990, 177: 467-472.

4．Martinat P, Cotten A, Singer B, et al. Solitary cystic lymphangioma. Skeletal Radiol, 1995, 24: 556-558.

5．Friedman L, Horwitz T, Beck M, et al. Case report 672: Gorham's disease. Skeletal Radiol, 1991, 20: 307-309.

6. Yaghmai I. Angiographic manifestations of soft-tissue and osseous hemangiopericytomas. Radiology, 1978, 126: 653-659.
7. Steinbach LS, Ominsky SH, Shpall S, et al. MR imaging of spindle cell hemangioendothelioma. J Comput Assist Tomogr, 1991, 15: 155-157.
8. Shin MS, Carpenter JT Jr, Ho KJ. Epithelioid hemangioendothelioma: CT manifestations and possible linkage to vinyl chloride exposure. J Comput Assist Tomogr, 1991, 15: 505-507.
9. Abdelwahab IF, Kenan S, Klein MJ, et al. Case report: angiosarcoma occurring in a bone infarct. Clin Radiol, 1992, 45: 412-414.
10. Boutin RD, Spaeth HJ, Mangalik A, et al. Epithelioid hemangioendothelioma of bone. Skeletal Radiol, 1996, 25: 391-395.
11. Resnick D, Kransdorf MJ. Bone and joint imaging. 3rd ed. Philadelphia, Pa. : Elsevier Saunders, 2005. 1172-1179.
12. 况春景, 裴来寿. 骨血管外皮细胞瘤（附2例报告）. 中华骨科杂志, 1989, 1: 32-34.
13. 周文学, 张覃泉, 欧士欢 等. 骨的恶性血管瘤13例X线分析. 中华放射学杂志, 1983, 17: 196-199.

# 第六章 骨内纤维性及纤维组织细胞性肿瘤

纤维组织及纤维组织细胞起源的骨肿瘤，良性者有良性纤维组织细胞瘤（非骨化性纤维瘤）、骨化性纤维瘤及硬纤维瘤等，恶性者有纤维肉瘤及恶性纤维组织细胞瘤，构成这些肿瘤的共有成分是成纤维细胞。一般而言，纤维性肿瘤由梭形细胞组成并产生胶原基质，而纤维组织细胞性肿瘤组成的细胞成分多样，有粘液样变性，可产生或不产生胶原基质。本章将对该组肿瘤分节进行论述，并将有相似影像表现的一组骨纤维性病变的不同特征列表附在本章的最后（表2-6-1）。

## 第一节 骨良性纤维组织细胞瘤

骨良性纤维组织细胞瘤（benign fibrous histiocytoma of bone, BFH）又名纤维黄色瘤，在组织学上与非骨化性纤维瘤（non-ossifying fibroma, NOF）的光镜形态相似，局部病灶的大体影像学表现也相似，但它们的好发部位及临床表现却有所不同，骨良性纤维组织细胞瘤发病年龄较高，可具侵袭性。治疗可采取边缘切除加植骨术，或肿瘤囊内切除，腔壁局部灭活植骨术。

### 一、临床表现

1．**好发年龄** BFH可发生于15～60岁，多见于20～50岁。男女发病无性别差别；而NOF常见于20岁以下。

2．**好发部位** BFH好发于长骨骨干、骨端，也可在干骺端；而NOF好发于长骨干骺端。BFH也可发生在骨盆、肋骨、锁骨、脊椎、头颅及肩胛骨等部位。

3．**症状与体征** BFH较NOF症状明显，可具侵袭性，常有局部疼痛，切除后易复发；而NOF症状较轻，有自愈倾向。

### 二、影像学表现

[X线平片]

病变呈地图样溶骨性边缘整齐的骨质破坏（图2-6-1-1、图2-6-1-2），大多有硬化缘，病变起自髓腔，偏心性多于中心性（图2-6-1-3）。可有局部骨膨胀，无骨膜反应（病理骨折后可有骨膜反应），内可有残存骨小梁及骨嵴，呈网织状或泡沫状（图2-6-1-4）。约1/3病变发生在股骨远端、胫骨近端。如生长在骨端，看似巨细胞瘤（图2-6-1-8），唯一不同点是病灶边缘有明显硬化缘（图2-6-1-5），巨细胞瘤则无完整硬化缘。

[CT]

平片及CT能够显示骨破坏灶内粗大不规整的索条纤维性结构（图2-6-1-6）。偶有少数BFH呈侵袭性时，边缘可不规则或穿透皮质形成骨膜反应或软组织肿块。

[MRI]

MRI对骨质破坏及软组织内肿块比平片敏感,由于肿瘤内含有纤维成分,所以T2WI信号升高可以不明显,T1WI呈中等或低信号(图2-6-1-7)。

### 三、病理学表现

BFH主要由纤维母细胞和单核组织细胞肿瘤性增生而成,其组织学形态和干骺纤维性缺损(非骨化性纤维瘤)非常相似,故有人认为它们是同一疾病。但鉴于二者在临床表现和X

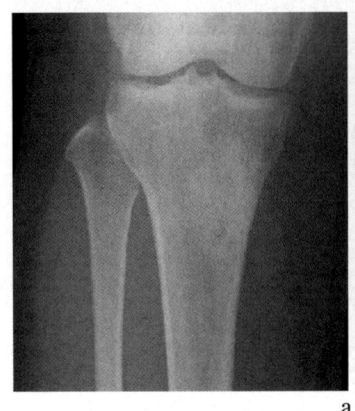
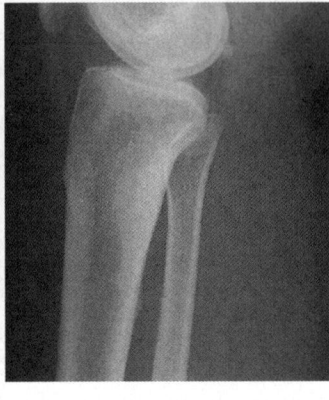
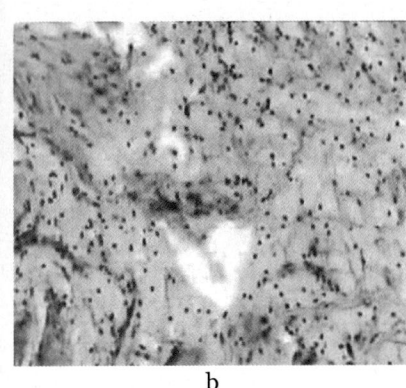

a b

图2-6-1-1　良性纤维组织细胞瘤

女,45岁,右膝疼痛4个月加重1个月。
**平片**(a):右胫骨近端病变起自髓腔,偏心性生长,有轻度硬化缘。
**病理**(b):肿瘤中可见纤维组织(※)及黄色瘤样组织细胞(↑)增生。

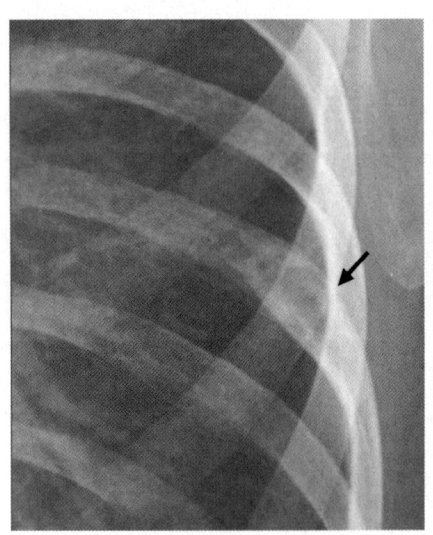
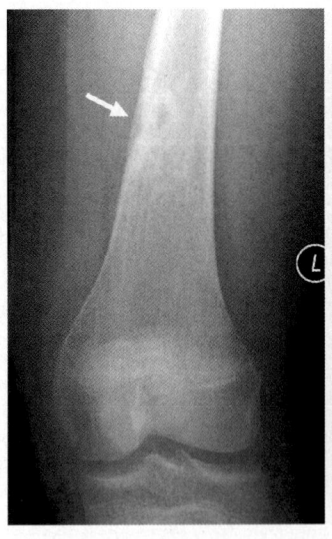
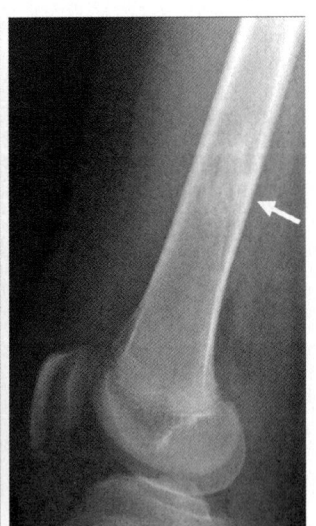

图2-6-1-2　良性纤维组织细胞瘤

女,36岁,发热1周余,无诱因,伴后背痛、无胸骨及腰腿关节痛。
**平片**:肋骨限局性膨胀性改变,局部呈溶骨性骨质破坏(↑),有轻度硬化缘,骨皮质变薄,无骨膜反应。

图2-6-1-3　良性纤维组织细胞瘤

男,14岁,左膝活动时疼痛1年半。
**平片**:左股骨骨干呈偏心性骨质破坏(↑),有硬化缘,骨皮质变薄,无骨膜反应。

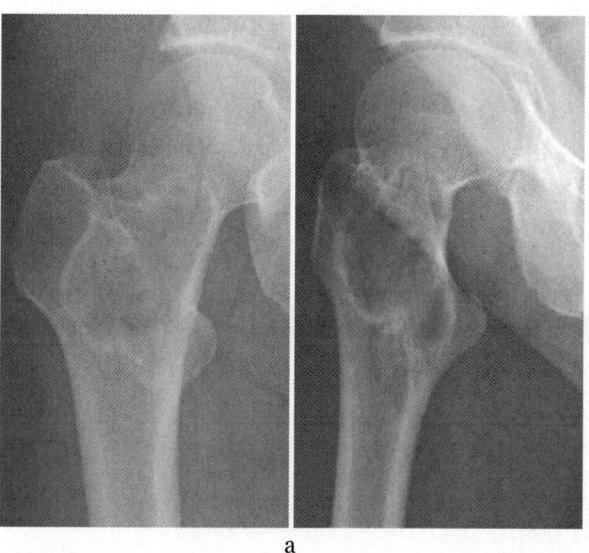

**图2-6-1-4 良性纤维组织细胞瘤**

女,42岁,腰部酸痛。
**平片**(a):股骨粗隆间地图样溶骨性膨胀性骨质破坏,内有间隔似皂泡状,有硬化缘。
**病理切片**(b):增生的纤维组织伴明显玻璃样变(△),部分区域灶状泡沫细胞(↑)浸润,仅见极少量骨化灶。

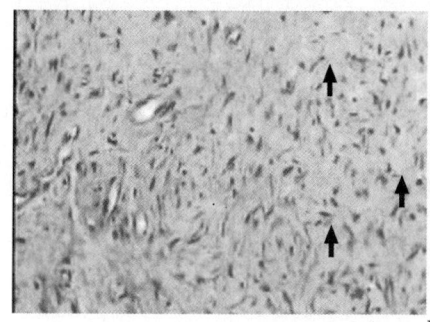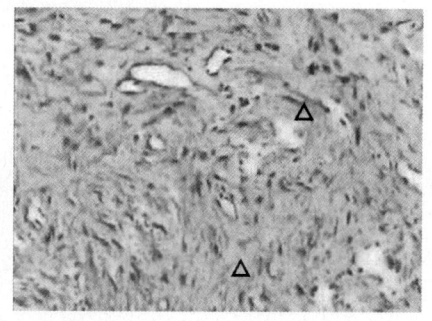

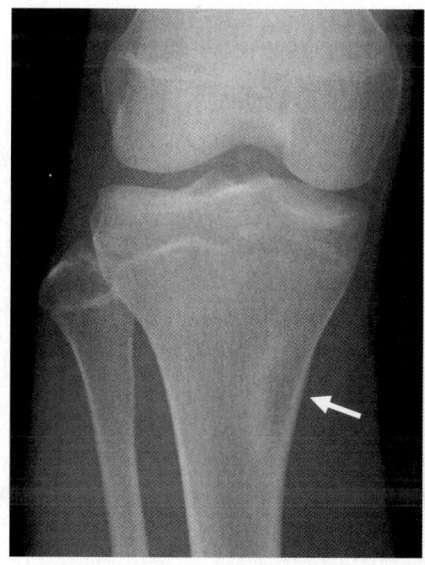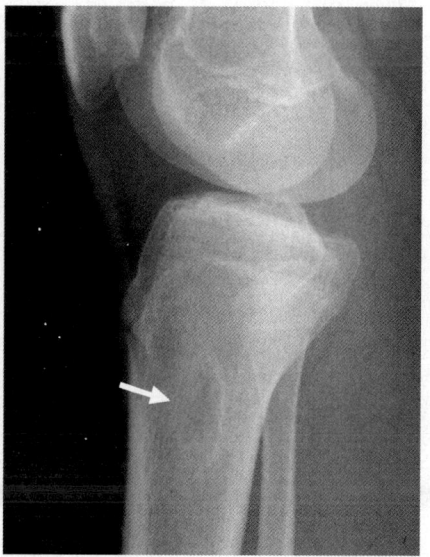

**图2-6-1-5 良性纤维组织细胞瘤**

男,16岁,右膝间歇疼痛1年余。
**平片**:胫骨近端骨干边缘较清楚的偏心性骨质破坏,有硬化边缘(↑)。

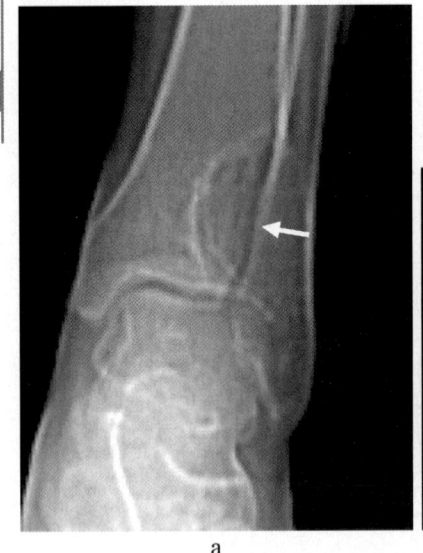
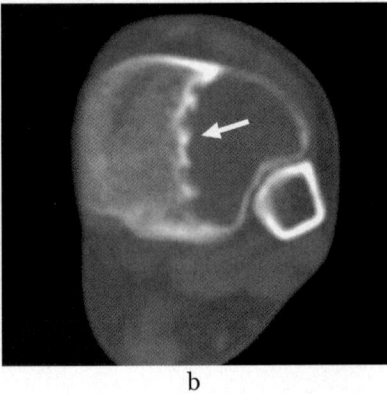

**图2-6-1-6 中间型纤维组织细胞瘤**

女,36岁,左外踝酸痛3月余。

**平片(a)及CT(b)**:胫骨远端偏心性地图样溶骨性骨破坏,有硬化边缘,病灶内可见粗大不规则的索条纤维结构,提示病灶为良性纤维性来源(↑)。

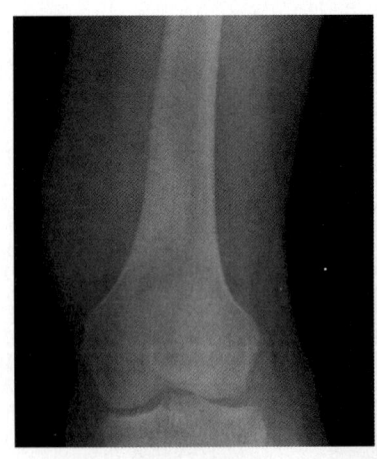
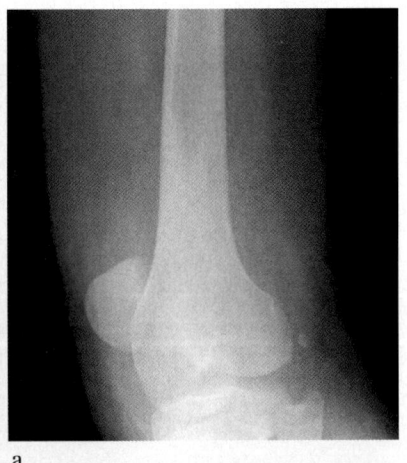
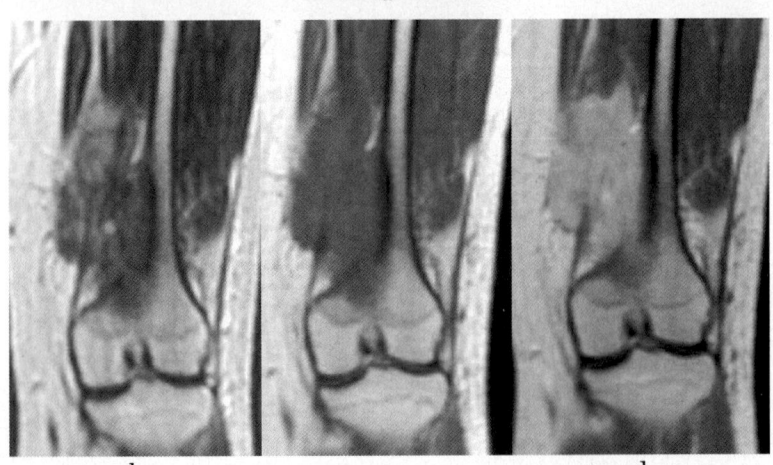

**图2-6-1-7 侵袭性纤维组织细胞瘤**

女,17岁,发现左大腿肿物两周。

**平片(a)**:股骨偏心性骨质破坏,密度升高,皮质变薄,无骨膜反应,有软组织肿块。

**MRI(b-d 分别为T2WI、T1WI、T1WI增强)**:股骨偏心性骨质破坏,伴软组织肿块。T2WI(b)病灶信号混杂,升高不明显,T1WI(c)信号降低,有一个相对均匀的明显的造影增强(d)。

线征上的不同，较为主流的观点认为它们是两种不同的疾病，前者具侵袭性，手术刮除后可复发，是真性肿瘤；而后者则为瘤样病变。

大体上，肿瘤常破坏骨皮质，呈颗粒状、棕红色的不整形软组织，可伴出血。镜下肿瘤由纤维母细胞、具有吞噬功能的组织细胞和间充质细胞构成。瘤细胞多为梭形，排列呈席纹状或车轮状。梭形细胞之间散在分布有成堆的多核巨细胞、泡沫细胞和含铁血黄素吞噬细胞。巨细胞体积不大，核的数量也不多，很少超过10个。瘤细胞无明显异型性，无病理性核分裂。病变中可见脂质结晶和含铁血黄素沉着。免疫组化：Vimentin、Kp-1、Lysozyme 阳性。

### 四、鉴别诊断

1．NOF　多见于3～20岁，好发部位在长骨干骺端。如只看病变的局部形态，二者很相似，难以鉴别。但BFH有一定侵袭性，影像学表现可较NOF重一些，如骨膨胀性改变可更明显一些。年龄多见于20岁以上，好发长骨骨干、骨骺等，也可在干骺端。

2．骨巨细胞瘤　病灶边缘一般无硬化缘，而BFH有硬化缘（图2-6-1-8），有助于鉴别。

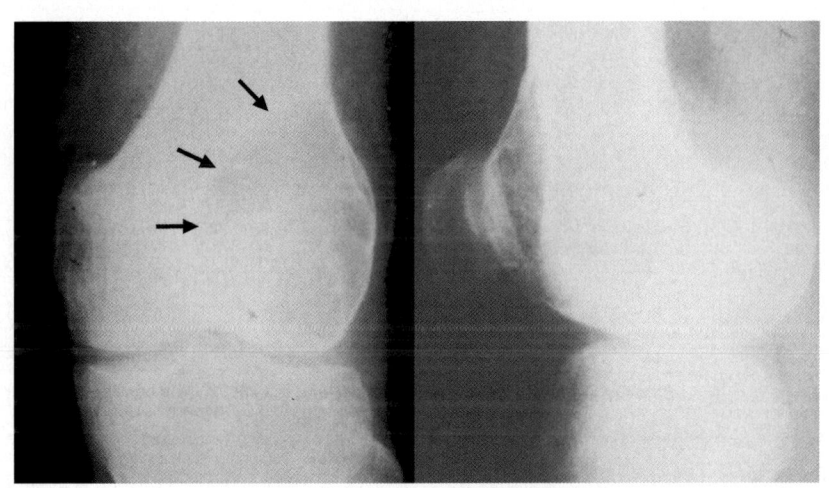

**图 2-6-1-8　良性纤维组织细胞瘤**
平片：左股骨远侧骨端可见一大的地图样溶骨性低密度区，呈偏心性，其前外侧皮质变薄，有骨膨胀；其内可见残存骨小梁形成的部分间隔，有的呈皂泡状，这些均很像骨巨细胞瘤，唯一不同点是此病灶的内及前上缘均有明显的硬化缘（↑）

3．骨内腱鞘囊肿　病灶一般较BFH小，且为液性病灶，用MRI很易区别液性及BFH实性病灶。

4．成骨细胞瘤　瘤内有索条状、斑点状或块状骨化、钙化灶，常伴骨膜反应；而BFH为纤维组织结构，无高密度成骨组织及钙化。

5．甲旁亢之骨棕色瘤　均有全身性骨质疏松，骨膜下特征性的骨质吸收，尤其在指骨上，牙硬板层吸收消失等。

6．软骨粘液样纤维瘤　发病年龄80%在30岁以下，平均16岁，好发长骨干骺端，病灶在CT上可见软骨钙化灶，在MRI上表现为长T1长T2信号，有不均匀强化，以边缘强化为主，这些表现有利于诊断，但单凭影像，定性诊断是很困难的。

## 第二节 纤维性骨皮质缺损及非骨化性纤维瘤

纤维性骨皮质缺损（fibrous cortical defect）及非骨化性纤维瘤（nonossifying fibroma）在组织学上是同一病变，有些学者认为是纤维黄色瘤或良性纤维组织细胞瘤，但目前多数学者认为是原始骨小梁的发育缺损而非真性肿瘤。非骨化性纤维瘤的发病率较低，占骨肿瘤及瘤样病变的 0.86%~1.22%。

### 一、临床表现

1. **好发年龄** 纤维性骨皮质缺损好发于 4~14 岁，2 岁以下，14 岁以上少见。非骨化性纤维瘤可发生于 1.5~48 岁，平均 13~18 岁，20 岁以下多见。男性稍多于女性。

2. **好发部位** 好发于长骨干骺端，尤其股骨、胫骨及腓骨，少见于骨盆、颅骨、肋骨等。

3. **症状与体征** 纤维性骨皮质缺损及小的非骨化性纤维瘤无症状，能够自发性愈合，不需治疗；较大的非骨化性纤维瘤可有疼痛及局部肿胀，并可致病理骨折。纤维性骨皮质缺损有随年龄增高而自然痊愈的倾向。

### 二、影像学表现

纤维性骨皮质缺损，在长骨干骺端皮质内，呈圆形、卵圆形或多囊状地图样骨质缺损破坏（图2-6-2-1）；边锐光滑，也可呈分叶状，有硬化缘与正常髓腔相隔；病灶多为 1~5cm，其长径与患骨纵径相平行。非骨化性纤维瘤的好发部位与纤维性骨皮质缺损症相同，但病灶已从皮质侵犯到髓腔之内（图 2-6-2-2），常单发（约 8% 可多发），偏心性，可单房或多房，较大者边缘常呈分叶状；皮质膨胀变薄，但也有反应性增厚者；边缘锐利，伴有厚、薄不等硬化缘，提示生长较慢。病灶大小不等，一般长约 4~9cm，其长轴与骨干长轴平行（图 2-6-2-3）。初期病变靠近生长板（图2-6-2-4），继之伴长骨生长，远离骺板向骨干发展。绝大部分可自发性愈合，随着骨的发育成熟病灶局部皮质增厚，内部硬化，密度增高，最后完全硬化，但也有少数病灶可持续生长，占据髓腔，边缘呈分叶状，但仍有硬化缘，病灶大者可致病理骨折。

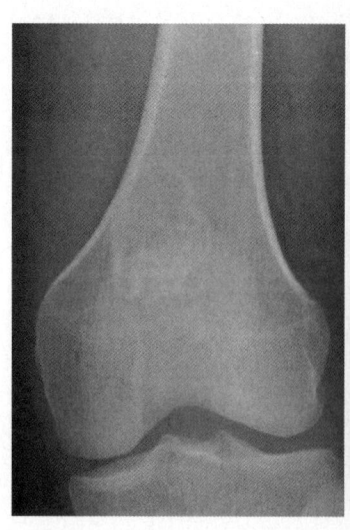
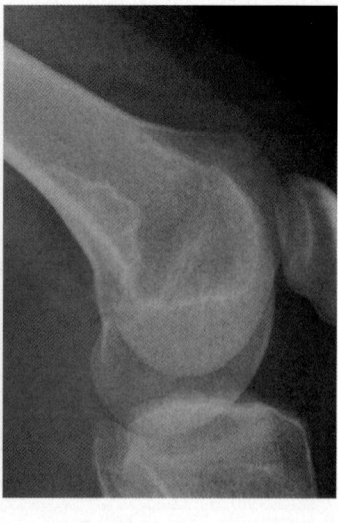

**图 2-6-2-1 非骨化性纤维瘤**
女，17 岁，间断左膝关节疼痛 10 年。
**平片**：股骨远侧干骺端后部骨皮质局限性缺损破坏，边缘光滑，呈分叶状，有硬化缘，长径与股骨长轴一致。

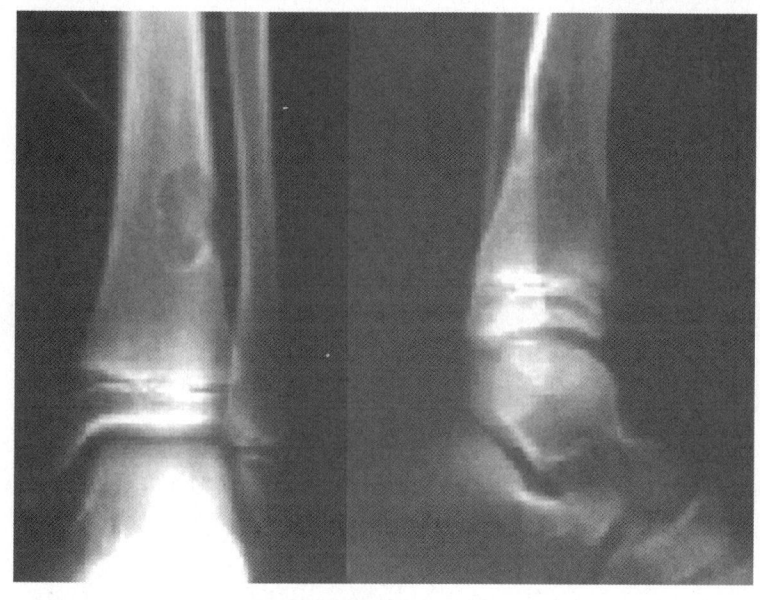

**图 2-6-2-2 非骨化性纤维瘤**
平片：胫骨远侧干骺端限局性骨质缺损，边界清晰，可见硬化缘，其内可见分隔，局部骨皮质缺损

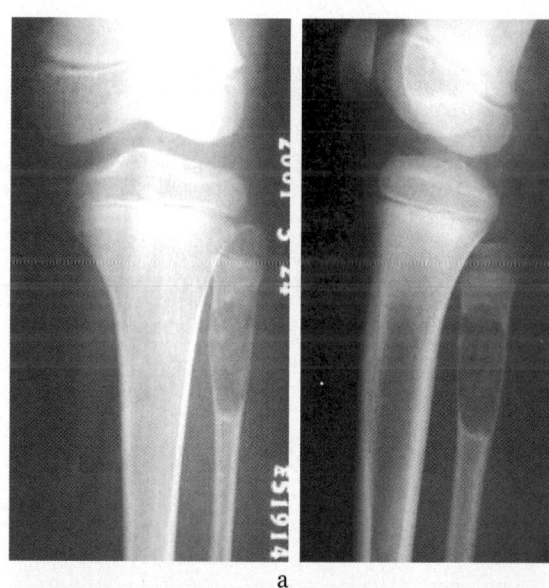

**图 2-6-2-3 非骨化性纤维瘤**
男，8 岁。
平片（a）：腓骨近侧干骺端囊性长椭圆形骨质破坏，病变侵犯髓腔呈膨胀性生长，边界清晰，可见硬化缘，其内密度欠均匀，呈多房样改变，病变长轴与腓骨长轴一致。
CT（b、c）：腓骨限局性轻度膨胀性溶骨性病变，边界清晰，其内密度不均，可见骨性分隔。

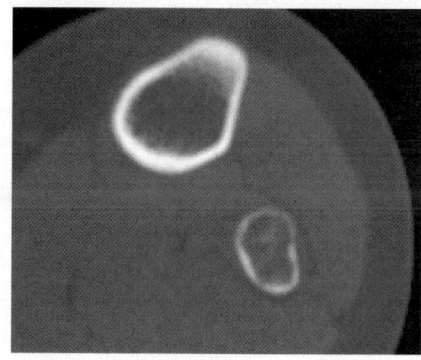

b

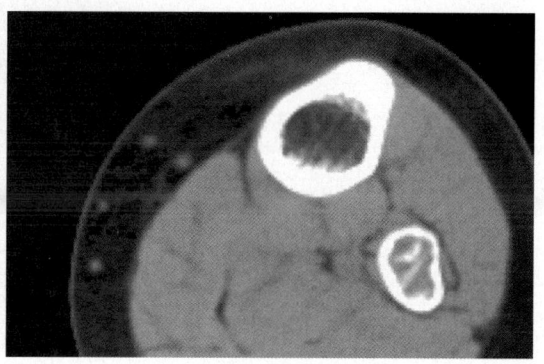

c

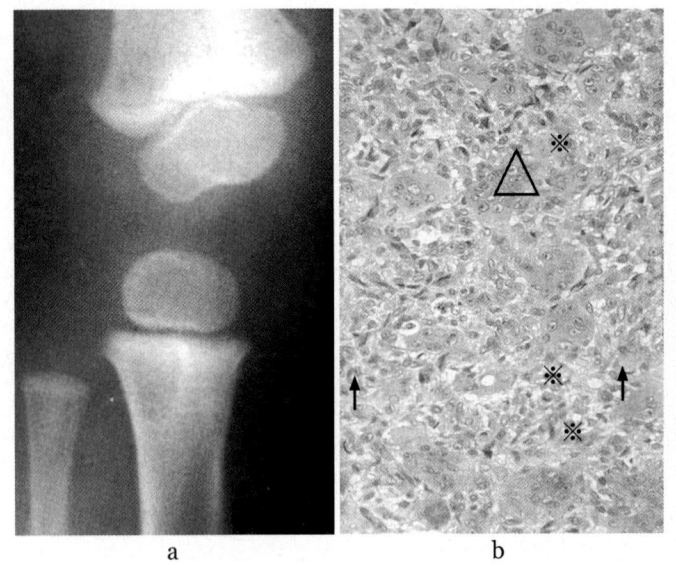

**图2-6-2-4　纤维性骨皮质缺损**
**平片**（a）：胫骨近端干骺端单发地图样骨质破坏，病灶靠近生长板，局部皮质变薄，病灶周围有硬化缘。
**病理切片**（b）：病变主要由梭形纤维母细胞（↑）、组织细胞（※）构成，散在分布有数量不等的多核巨细胞（△）。病变中还可见有泡沫细胞，含铁血黄素吞噬细胞等。

### 三、病理学表现

大体上，病变由灰白色纤维组织构成，颗粒状，可见斑点状出血，病灶内无成骨，病灶邻近可出现反应性骨增生，骨皮质变薄或增厚，如无骨折很少有骨膜反应。镜下，病变主要由梭形纤维母细胞、单核组织细胞构成，纤维束呈席纹状、旋涡状、车辐轮状排列，散在分布有多核巨细胞、吞噬脂质的泡沫细胞、含铁血黄素吞噬细胞等；多核巨细胞的体积不大，细胞核的数量也不多，它们大都聚集在出血灶周围。

纤维性骨皮质缺损的光镜形态和良性纤维组织细胞瘤相似，故有人认为它们是同一种疾病。有时，某些组织学上完全是纤维性骨皮质缺损，但如果病变发生在不常见的部位，患者为女性，临床症状明显，年龄又大于20岁时，则以良性纤维组织细胞瘤称之。

### 四、鉴别诊断

1．**骨纤维异常增殖症**　为中央性溶骨性病灶，其内有磨玻璃状改变，非骨化性纤维瘤主为偏心性病灶，无磨玻璃状改变。

2．**骨巨细胞瘤**　好发年龄20～40岁，好发在长骨骨端，病灶周围无或罕有硬化缘。

3．**长骨多房性骨囊肿**　为中央性膨胀性破坏性病变，非偏心性病灶，一般病灶周围无厚层硬化缘。

4．**骨样骨瘤**　有剧痛，水杨酸制剂能缓解，局部有病巢，病灶周围有很厚的反应性骨质硬化区。

5．**皮质内骨脓疡**　局部有红肿热痛，在CT或断层片上，皮质内可见有窦道，病灶周围有骨膜反应可资区别。

## 第三节　骨纤维结构不良

骨纤维结构不良（osteofibrous dysplasia）又名骨化性纤维瘤（ossifying fibroma），由纤维组织和成骨性骨小梁构成。病因目前尚不清楚。肿瘤组织向骨质和纤维组织双向分化，并能形成板层状骨。本病具有侵袭性，可进行性破坏骨质，单纯局部刮除容易复发，因此手术方式以肿瘤切除加上植骨才可以有效减少复发。

## 一、临床表现

1. **好发年龄** 本病好发于幼童（60%以上患者小于5岁）。男性发病率高于女性。
2. **好发部位** 本病常见于颌面骨，在长骨中，主要见于胫骨，其次为腓骨、股骨，罕见于肱骨、尺骨、桡骨等。
3. **症状与体征** 临床上一般无明显症状，多偶然发现局部肿块，无红肿，如因胫骨增长及弓形隆起而被发现。

## 二、影像学表现

[X线平片]

1～5cm圆或卵圆形、边界清晰的溶骨性病变。病变常位于骨干或近干骺端一侧皮质骨，多在胫骨或腓骨骨干前外侧皮质内呈囊状骨质破坏，偏心性膨胀，边界清楚，周围可见硬化缘（图2-6-3-1）。

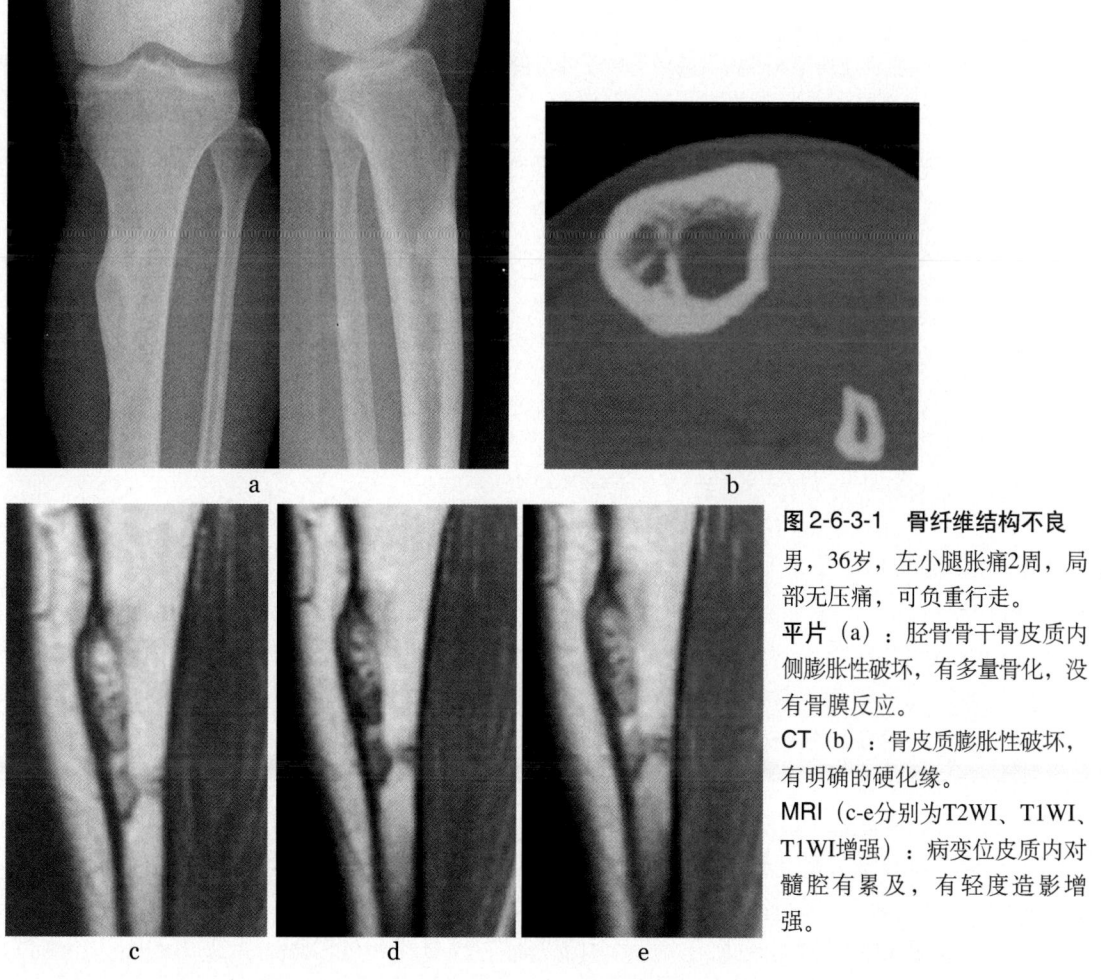

**图2-6-3-1 骨纤维结构不良**

男，36岁，左小腿胀痛2周，局部无压痛，可负重行走。

平片（a）：胫骨骨干骨皮质内侧膨胀性破坏，有多量骨化，没有骨膜反应。

CT（b）：骨皮质膨胀性破坏，有明确的硬化缘。

MRI（c-e分别为T2WI、T1WI、T1WI增强）：病变位皮质内对髓腔有累及，有轻度造影增强。

[CT]

1～5cm 圆或卵圆形、边界清晰的溶骨性病变。轴位 CT 显示受累皮质完整，但中度膨胀，肿物内密度均匀，有明显的稍厚的硬化缘。

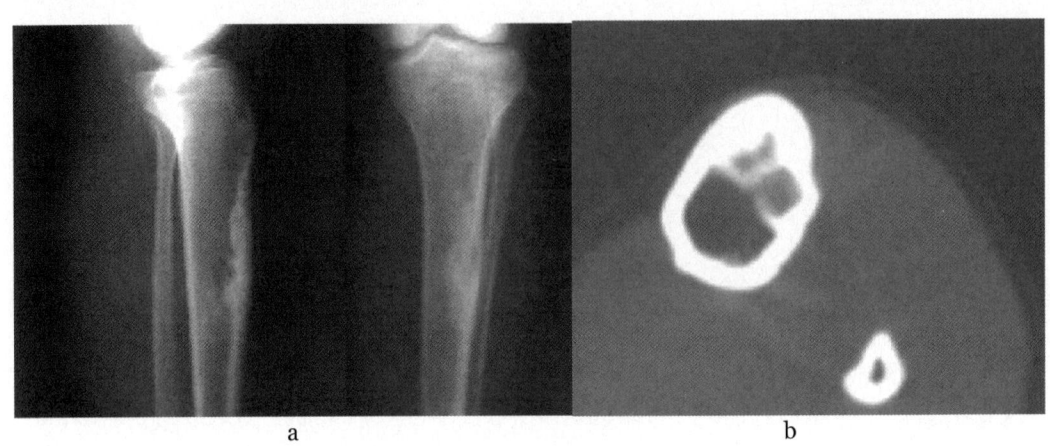

图 2-6-3-2　骨纤维结构不良

平片（a）：胫骨骨干近侧段前外侧皮质内囊状骨质破坏区，偏心性膨胀，边界清晰，周围可见硬化缘，其内隐约可见骨嵴影。

CT（b）：胫骨皮质内限局性骨质破坏，边界较清晰，内可见分隔，无软组织肿块。

[MRI]

病变在 T1WI 呈均匀的低信号，在 T2WI 信号变化较大，可以从低信号到高信号，抑制 T2WI 信号略高大多数病例信号相对均匀（图 2-6-3-3）。病变可累及多骨，并多发，但很少见（图 2-6-3-4）。

### 三、病理学表现

大体标本肿瘤呈类圆形，位于骨皮质内，灰白色、质韧，刀切有沙砾感。镜下，肿瘤由致密的纤维组织和分化成熟的骨小梁构成，骨小梁呈不规则的鱼钩状、球形、弧形、或呈 Y 字形等，周边有成排的成骨细胞。纤维性间质中没有炎性细胞浸润和巨细胞存在。骨小梁的病变形态显示骨化性纤维瘤是一种真性肿瘤。

### 四、鉴别诊断

本病比较少见，主要应该与长骨成釉细胞瘤、骨纤维异常增殖症和非骨化性纤维瘤鉴别。长骨成釉细胞瘤常在15岁以后发病，病变可在胫骨皮质内，也可同时侵犯髓腔。骨化性纤维瘤常发生在15岁以前病变起始于骨皮质内，病变边界相对比较清楚，硬化缘可较厚；而骨纤维异常增殖症的病变在髓腔内，边界不清，移行带宽。有学者认为骨纤维结构不良可能是造釉细胞瘤的早期病变；也有学者认为二者是一个连续的统一体，其一端呈骨纤维结构不良，而另一端是造釉细胞瘤。

骨化性纤维瘤与非骨化性纤维瘤都为长骨内囊状膨胀性骨破坏，均有硬化缘，而且发病年龄都可在20岁以下。前者始于骨干皮质内，90%在胫骨；病灶常较大，其硬化缘虽可厚、薄不等，但常见多为很厚的硬化缘；病灶内部密度，因骨化程度不同而呈现不均匀。后者发

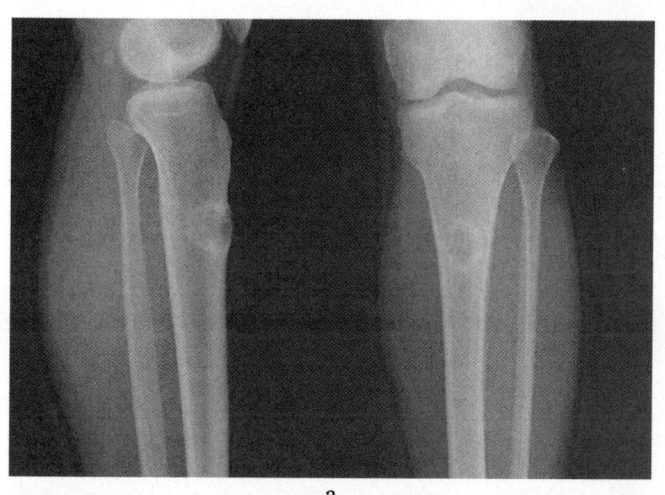

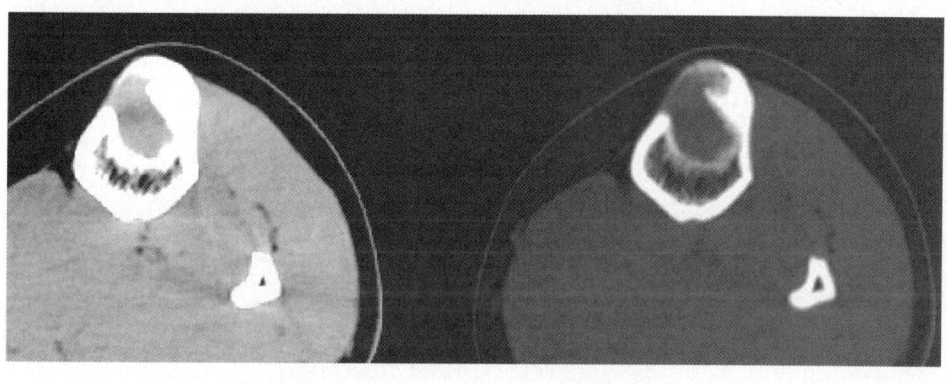

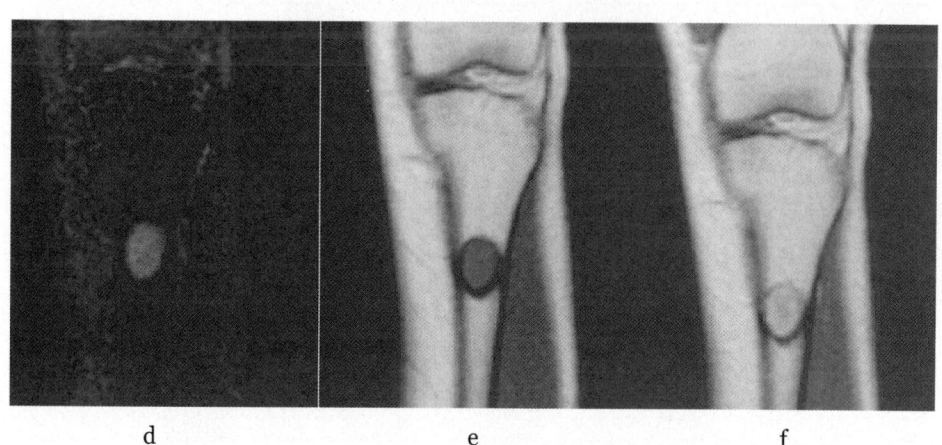

图 2-6-3-3 骨纤维结构不良

女，25岁，左小腿上段肿块并不适3个月，左胫骨上段前侧可触及直径3cm肿块，无红热压痛，不活动，远端血运活动好。

平片（a）：胫骨近端骨干前方皮质内类圆形病灶，有较厚的硬化缘。

CT（b、c）：软组织窗（b）及骨窗（c）显示胫骨骨干前方皮质膨胀，有厚的硬化缘。

MRI（d-f分别为T2WI抑脂、T1WI、T1WI增强）：病灶信号较均匀，T2WI抑脂像稍高，有轻度造影增强。

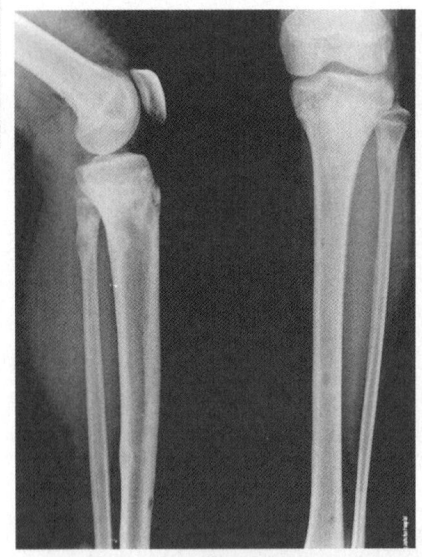

**图 2-6-3-4　骨纤维结构不良**

男，15岁，轻度踝关节疼痛。

平片（a）：胫、腓骨近侧干骺端骨质破坏，伴很厚的硬化缘；胫骨中远端骨干亦可见小病灶。

CT（b）：胫、腓骨多发囊状溶骨性病灶，伴很厚的硬化缘，距骨及跟骨均可见类似改变，周边软组织未见异常。

MRI（c-e 分别为 T2WI、T2WI 抑脂、T1WI）：上述病变在 T2WI 为低信号，但抑脂 T2WI 信号轻度升高，T1WI 为低信号。

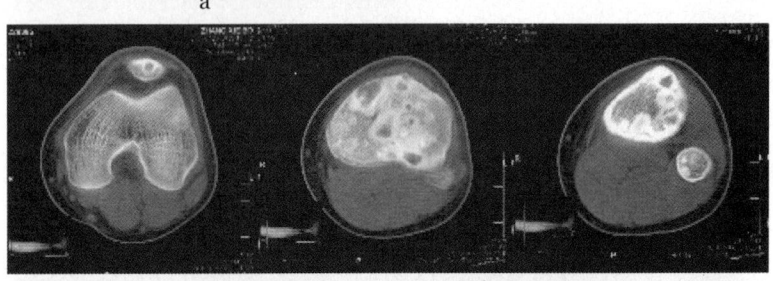

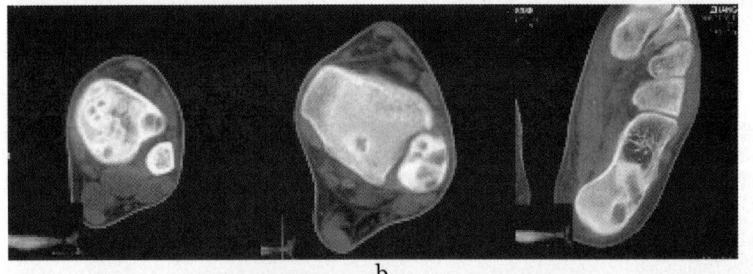

b

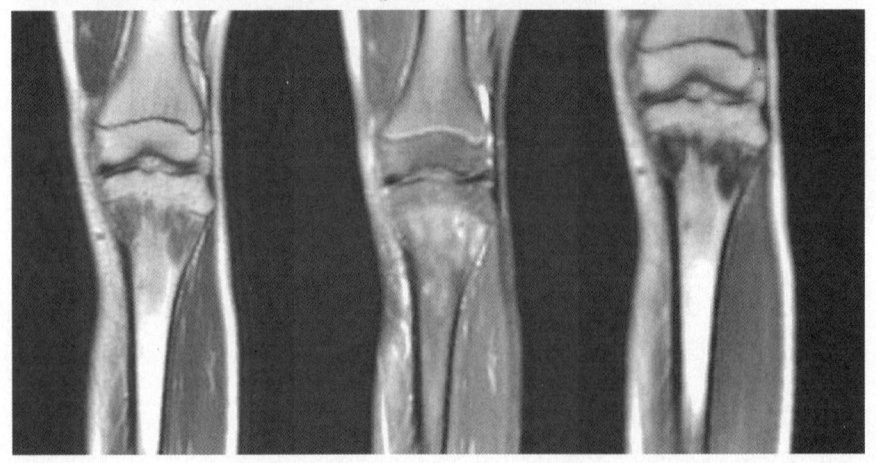

c　　　　　　　　d　　　　　　　　e

病部位在长骨干骺端的皮质及其下的髓腔内,病灶边缘硬化缘相对较薄,病灶内密度也呈相对均匀的低密度(主为纤维组织),无高密度的骨化结构。

## 第四节 骨硬纤维瘤

骨硬纤维瘤(desmoplastic fibroma of bone,DF)又称韧带样纤维瘤,瘤细胞能产生大量胶原纤维,并具有局部侵袭性,为良性骨肿瘤。本瘤少见,占原发骨肿瘤的0.46%。本病局部侵袭性强,刮除治疗或瘤内部切除复发率高,边缘性切除或广泛切除为理想的手术方法。

### 一、临床表现

1. **好发年龄** 2~71岁均有发病,平均21.4岁。

2. **好发部位** 股骨最多,其次是颌骨,肱骨,桡骨,胫骨,骨盆,腓骨,尺骨,肩胛骨,肋骨,其它骨少见。

3. **症状与体征** 局部疼痛或肿胀。本病进程较慢,也可无症状,肿瘤常常在被发现时已较大,10%~15%发生病理骨折,部分病例碱性磷酸酶轻度增高。因此,良性骨肿瘤伴有碱性磷酸酶增高时,应将本病列入鉴别诊断范围。

### 二、影像学表现

[X线平片]

好发长骨干骺端,可向骨干或骨端扩展,在髓腔中从小到大,呈偏心性或中心性、溶骨性、地图样、膨胀性骨质破坏(图2-6-4-1),皮质变薄,边缘整齐,常有反应性硬化缘(图2-

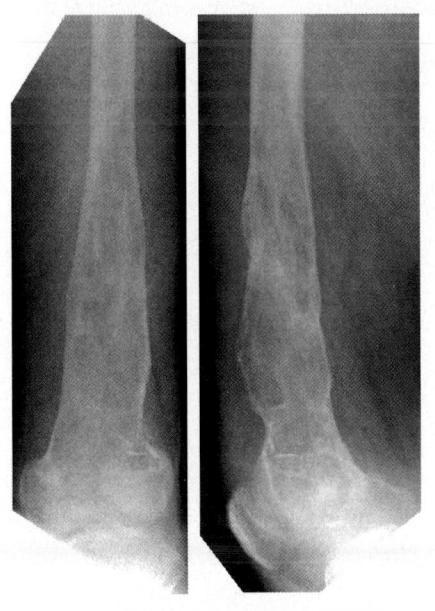

图2-6-4-1 韧带样纤维瘤
男,34岁,左大腿疼痛、肿胀、活动受限2月余。
平片:股骨中远段膨胀性增粗变形,皮质变薄,髓腔呈蜂窝及皂泡样骨质破坏,并可见杂乱粗大的残余骨嵴间隔。

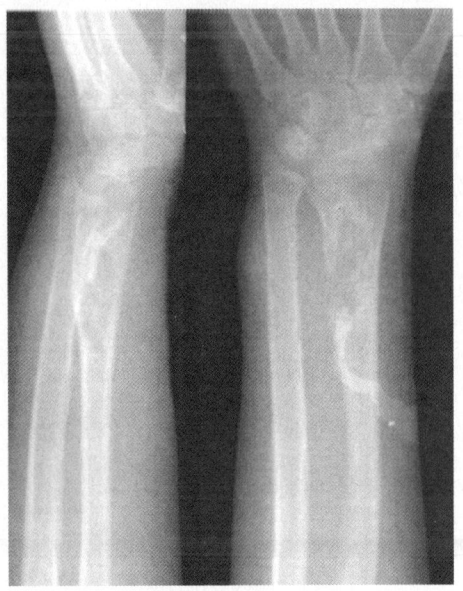

图2-6-4-2 骨硬纤维瘤
平片:桡骨远侧干骺端偏心性不规则地图样骨质破坏区,伴硬化缘,其内密度不均,有分隔,局部病变突入软组织内,无骨膜反应。

6-4-2)，一般无骨膜反应，其内可有残留骨嵴和骨间隔，形成蜂窝和皂泡状改变。部分病灶具有侵袭性，呈单纯溶骨性骨质破坏，边缘可整齐或不整齐，但无反应性硬化缘，可穿破皮质形成骨膜反应及软组织肿块。

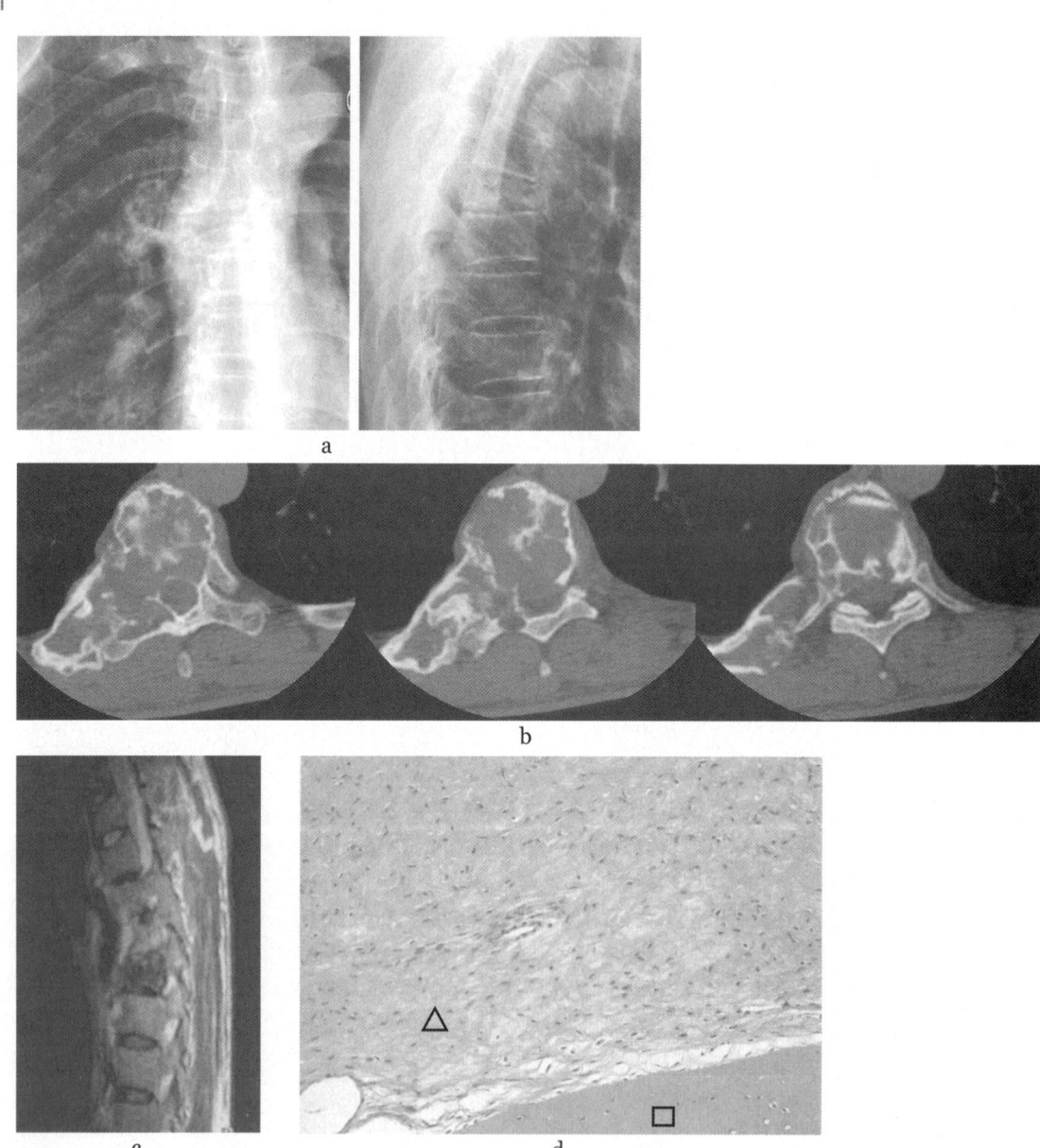

图2-6-4-3 胸椎硬纤维瘤

男，47岁，左侧胸背部疼痛2月余。

**平片**（a）：第7后肋近端变形并膨胀性骨质破坏，T7骨质破坏并压缩骨折。

**CT**（b）：轴位显示病变肋骨及胸椎类皂泡样骨质破坏，肿瘤内残余骨似乱火柴棍样堆放。

**MRI**（c 为 T2WI 矢状位）：肿瘤呈现低到中等信号强度，提示为纤维源性可能性大。

**病理切片**（d）：T7胸椎硬纤维瘤由增生的纤维组织构成，细胞数量稀少，但可见大量胶原蛋白沉积（△），并玻璃样变性。图之下方可见骨组织（□），但骨母细胞稀少；考虑是骨硬纤维瘤所引发的骨化。

[CT]

CT有利于发生在骨盆、脊柱等复杂部位病变的显示，尤其是病灶内残留骨嵴和骨间隔呈杂乱无章堆发的火柴棒在CT图像上一目了然（图2-6-4-3）。CT也有助于肿瘤破出皮质在骨外形成软组织肿块的显示。

[MRI]

MRI多层面成像有利于明确病变范围及毗邻关系，DF在T1WI上呈等信号，T2WI信号常不均匀，混杂有等及低信号，因病变内细胞和纤维结构含量不同，差别很大。在T2WI和GRE序列上出现点、线状低信号提示为含有胶原体纤维的肿瘤，对诊断有一定帮助。

### 三、病理学表现

大体上，肿瘤实性，灰白色，切面呈编织状结构。肿瘤体积大时可见囊性变。

镜下（图2-6-4-4），肿瘤由肌纤维母细胞、纤维母细胞及介于其间的大量胶原纤维构成，胶原纤维呈编织状排列，并可出现透明变性，而瘤细胞的数量少，无异型性，无核分裂象。免疫组化：Vimentin、CD34阳性。

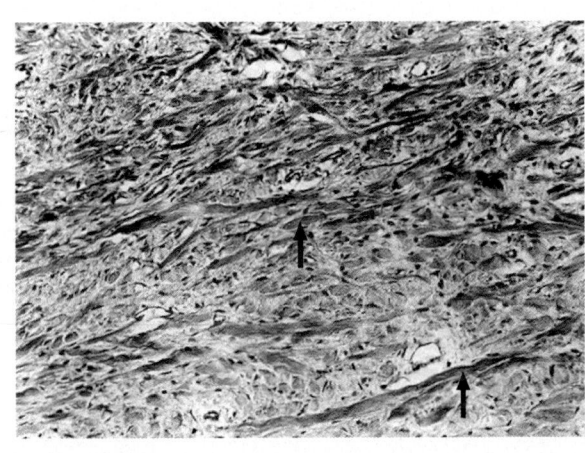

图2-6-4-4 骨的硬化性纤维瘤（促结缔组织增生性纤维瘤）。
**病理切片**：纤维细胞数量少，大量胶原沉积并玻璃样变性（↑）。

### 四、鉴别诊断

本病需与单纯性骨囊肿、动脉瘤性骨囊肿、骨纤维异常增殖症、软骨粘液样纤维瘤、骨巨细胞瘤、纤维肉瘤、恶性纤维组织细胞瘤鉴别。如本病具有硬化缘时，可除外骨巨细胞瘤、骨纤维肉瘤、骨恶性纤维组织细胞瘤。如本病不具有硬化缘时，应与单纯性骨囊肿、动脉瘤性骨囊肿、骨纤维异常增殖症、软骨粘液样纤维瘤鉴别。

## 第五节 骨膜硬纤维瘤

骨膜硬纤维瘤（periosteal desmoid）又名皮质硬纤维瘤。起因可能是股骨内髁后内侧肌腱附着处皮质受到肌腱牵拉，经受慢性反复撕脱性损伤，使局部骨皮质产生吸收及反应性修复造成，非真性肿瘤。

### 一、临床表现

好发于12～20岁，主为男孩，到近20岁时，大多能自行消失，痊愈。

## 二、影像学表现

[X 线平片]

肿瘤发生部位在股骨内髁后内侧，呈浅在碟形骨质缺损区，一般大于 3cm，伴有底部骨质硬化，很像纤维性骨皮质缺损症，但部位不同，后者好发在长骨之干骺端。病变可侵蚀皮质而使局部皮质边缘不规则，偶可自皮质长出小的骨针似恶性病变。骨核素扫描大多正常（有约 10% 的阳性报道）。

[MRI]

病灶在 T1WI 上呈低信号，T2WI 呈高信号，病灶周围在 T1 及 T2WI 上均有低信号缘。

## 三、病理学表现

病理上为骨膜的肿瘤样纤维组织增生，非真性肿瘤，具有特定发生部位，在股骨内髁后内侧；可单或双侧发生。病变组织形态和骨促结缔组织增生性纤维瘤者相似，但具有更多更广泛的透明变性，细胞成分较少。

# 第六节 骨纤维肉瘤

骨纤维肉瘤（fibrosarcoma of bone）发生于骨内的纤维结缔组织，分为髓腔型（骨内型）及骨膜型（骨旁型）；为少见肿瘤，约占原发恶性骨肿瘤的 6.6%，大多为原发性，少数继发于骨纤维异常增殖症、畸形性骨炎、骨梗死或某些骨病经放疗后。治疗以手术为主。分化好，范围局限者可行切除术；反之考虑截肢术，可辅以化疗。

## 一、临床表现

1. **好发年龄** 可发生于任何年龄段，常见于 20~60 岁，以 20~40 岁最多，男：女 = 1.9：1。

2. **好发部位** 好发于四肢长骨干骺端，可伸向骨端，少数在骨干，以股骨、胫骨最多，其次为骨盆、肱骨、肩胛骨、颅骨、颌骨、腓骨、脊柱等。大多为单发，少数可多发。

3. **症状与体征** 局部疼痛肿胀，继发性者，则表现为在原发病变的基础上，疼痛加剧，肿块生长加速。

## 二、影像学表现

[X 线表现]

1. **髓腔型** 在骨髓腔内呈渗透样、虫蚀样、地图样的中心性或偏心性溶骨性骨质破坏，病变区与正常骨分界不清，骨膜反应可有可无，无或少有骨质硬化。病变常侵蚀穿破骨皮质，可发生病理骨折，形成骨膜反应和骨旁软组织肿块。病变区内偶可见皮质或松质骨破坏后残留的死骨样小骨片，有些作者认为是本瘤的一个特征性改变。

2. **骨膜型** 为骨旁局限性软组织肿块形成，邻近骨皮质受侵蚀破坏，可伴层状骨膜反应或骨膜三角，少数可穿破骨皮质进入髓腔生长，此时难与髓腔型相区别。

3. **多发型** 甚少见，骨的多发灶，可同时侵犯多骨，呈溶骨性骨质破坏，此时应与多发骨髓瘤或多发性转移瘤区别。

**4．继发型** 罕见，可继发于骨纤维异常增殖症，畸形性骨炎，骨梗死，慢性骨髓炎或某些骨病经放疗后，影像学所见为在这些原发病变基础上，新出现的溶骨性破坏病变，常伴软组织肿块，可有层状骨膜反应及骨膜三角。

[骨核素扫描]

阳性。

[CT]

肿瘤病灶呈软组织密度，如有坏死呈低密度。CT显示骨外病变比平片好。

[MRI]

肿瘤在T1WI上呈中等至低信号，在T2WI信号增高，常不均匀，因其内有坏死及出血。MRI可明确肿瘤在骨与软组织中的范围及其毗邻关系。

### 三、病理学表现

大体上，肿瘤大都发生自髓腔，并向外扩散，破坏骨皮质（图2-6-6-1a），常侵犯周围软组织。其色泽和分化程度有关，高分化者呈灰白色，低分化者呈灰红色鱼肉状，伴有出血坏死。镜下为单一梭形细胞，呈鱼骨刺样排列，形态与软组织的纤维肉瘤者相同（图2-6-6-1b）。根据细胞数量、异形性程度、核分裂象计数、胶原纤维多少以及编织样结构，可将其分为三级，Ⅰ级为高分化，Ⅱ级次之，Ⅲ级分化最低。纤维肉瘤的镜下分级和预后有明确相关，高分化者的十年存活率为83%，而低分化者为34%。现在较为一致的意见是：这类肿瘤的组织形态只要表现出多形性，就应将其从纤维肉瘤中排除，归类入恶性纤维组织细胞瘤。这虽然有点武断，但较为符合实际。

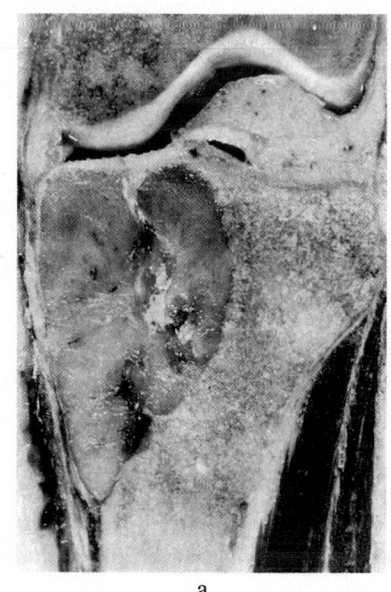
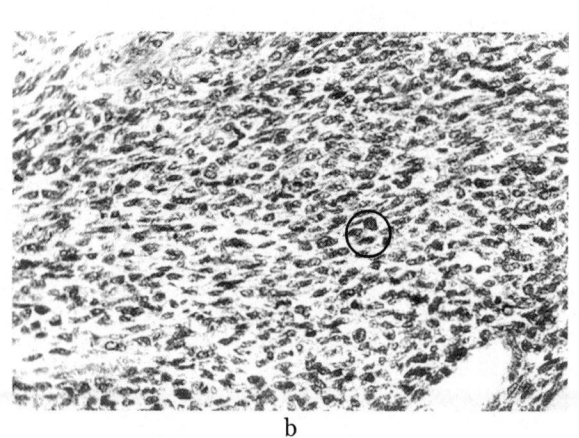

a　　　　　　　　　　　　　　　b

**图2-6-6-1 胫骨纤维肉瘤**

　　**大体病理**（a）：肿瘤源自髓腔，并造成溶骨性缺损。X线下易与骨巨细胞瘤混淆。

　　**病理切片**（b）：单一梭形细胞瘤细胞密集，异型性明显（○）。该组织像与发生在软组织的纤维肉瘤相同。

高分化纤维肉瘤很容易被误诊为良性病变，此时，X线征可有助于鉴别诊断。骨原发性纤维肉瘤必须与纤维型成骨肉瘤鉴别，鉴别方法就是多切片，寻找肿瘤性成骨病灶。

### 四、鉴别诊断

1．**骨恶性纤维组织细胞瘤** 骨纤维肉瘤与骨恶性纤维组织细胞瘤在放射学上的表现相似，故二病不好鉴别。有些学者认为有时在病灶内可见死骨样的残留小骨片是骨纤维肉瘤的特征性征象。骨纤维肉瘤的皮质穿破后骨旁软组织肿块比恶性纤维组织细胞瘤者相对较小（只供参考）。骨纤维肉瘤（FS）与骨恶性纤维组织细胞瘤（MFH）在放射学上的表现相似，故在鉴别诊断上视为同一疾病与其它疾病相鉴别。

2．**骨巨细胞瘤** 好发长骨骨端，病变与正常骨相交处移行带窄，而FS及MFH的移行带宽。

3．**溶骨性骨肉瘤** 发病年龄较轻，常在20～25岁以下。

4．**溶骨性转移瘤** 有原发瘤，骨旁软组织肿块可无或有，有时也相对较小；FS及MFH穿破皮质形成骨旁软组织肿块机会多且肿块相对较大。

5．**骨髓瘤** 骨核素扫描，如不合并病理骨折，常在正常范围内。血球蛋白增高，尿凝溶蛋白阳性，骨髓中可找到瘤细胞。

6．**甲旁亢之骨棕色瘤** 均有明显的全身性骨质稀疏，骨膜下骨质吸收，尤其是指骨的骨膜下骨吸收是本病的特征性X表现、颌骨的牙硬板层吸收或消失。

7．**骨淋巴瘤** 中心性类圆形溶骨性骨质破坏，病灶边界清晰，中心密度均匀，同时应结合临床及实验室进行诊断。

## 第七节 骨恶性纤维组织细胞瘤

骨恶性纤维组织细胞瘤（malignant fibrous histiocytoma, MFH）是由成纤维细胞及组织细胞组成的恶性肿瘤，又名恶性纤维黄色瘤和纤维组织细胞肉瘤等，属少见骨肿瘤，占原发骨肿瘤1.9%，恶性骨肿瘤4%。与骨纤维肉瘤一样，除原发外还可继发于骨纤维异常增殖症、畸形性骨炎、骨梗死、慢性骨髓炎或某些骨病经放疗后。

### 一、临床表现

1．**好发年龄** 可发生于任何年龄段，以30～60岁最多。男:女＝1.9:1。

2．**好发部位** 约1/2以上发生在股骨、胫骨，其次为骨盆、肱骨、颌骨、肩胛骨、颅骨、脊柱、桡骨、腓骨、尺骨，其它骨少见。一般为单发，少数可多发。

3．**症状与体征** 疼痛，局部肿胀，少数发生病理骨折。

### 二、影像学表现

[X线表现]

本病好发在长骨干骺端，常侵犯骨端，或骨干，在髓腔内呈局限性渗透样、虫蚀样或地图样溶骨性骨质破坏灶（图2-6-7-1），多偏心性生长（图2-6-7-2），大小不一，边界不清，无或少有反应性骨硬化，骨膜反应可有可无，部分病例可有程度不一的骨膨胀性改变，个别病例可出现皂泡状改变或钙化，钙化可能是肿瘤坏死，也可能是MFH继发于骨梗死造成。肿瘤常穿破骨皮质发生病理骨折或形成软组织肿块（图2-6-7-3、图2-6-7-4），常较大或伴层状或三角形骨膜反应。有时，MFH的骨质破坏较小而软组织肿块却较大，二者很不相称（图2-6-7-5）。

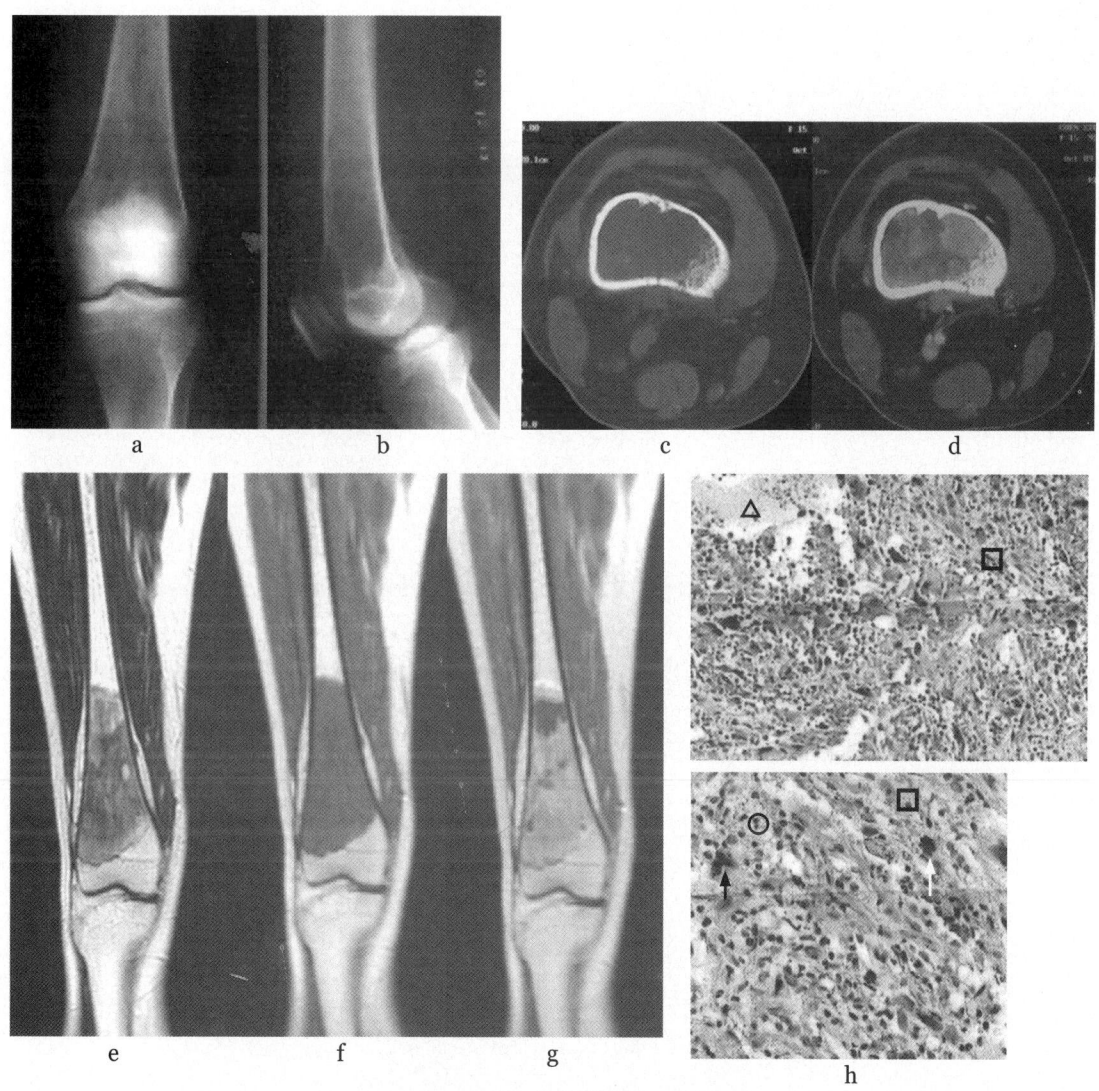

图 2-6-7-1 恶性纤维组织细胞瘤

女，14岁，无明显诱因出现右大腿下端间歇性疼痛半月余。

**平片**（a、b）：股骨远侧干骺端渗透样及虫蚀样骨质破坏区，病变与正常骨质分界欠清晰，无骨质硬化及骨膜反应。

**CT**（c、d）：股骨远侧干骺端骨质渗透样骨质破坏，髓腔内密度增高，但不均匀，内有少许残留骨质，部分骨皮质中断破坏，无软组织肿块及骨膜反应。

**MRI**（e-g 分别为T2WI、T1WI、T1WI增强）：股骨远端干骺端长T1混杂T2信号病变，病变与周围组织分界较清晰，外侧肿瘤突破骨皮质，增强后肿瘤中下部T2WI低信号成分有显著不均匀强化，提示肿瘤为纤维源性。

**病理切片**（h）：细胞多形性是恶性纤维组织细胞瘤结构的重要特性，图中可见多核巨细胞（↑）、粘液变性（△）、炎性细胞（○）和纤维样细胞（□），偶见泡沫样细胞。组织切片中未见典型肿瘤性成骨。

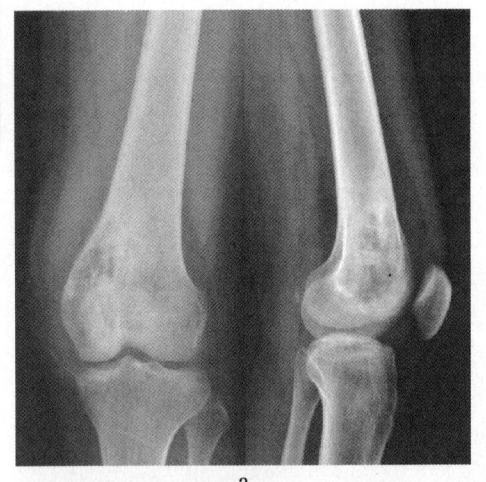
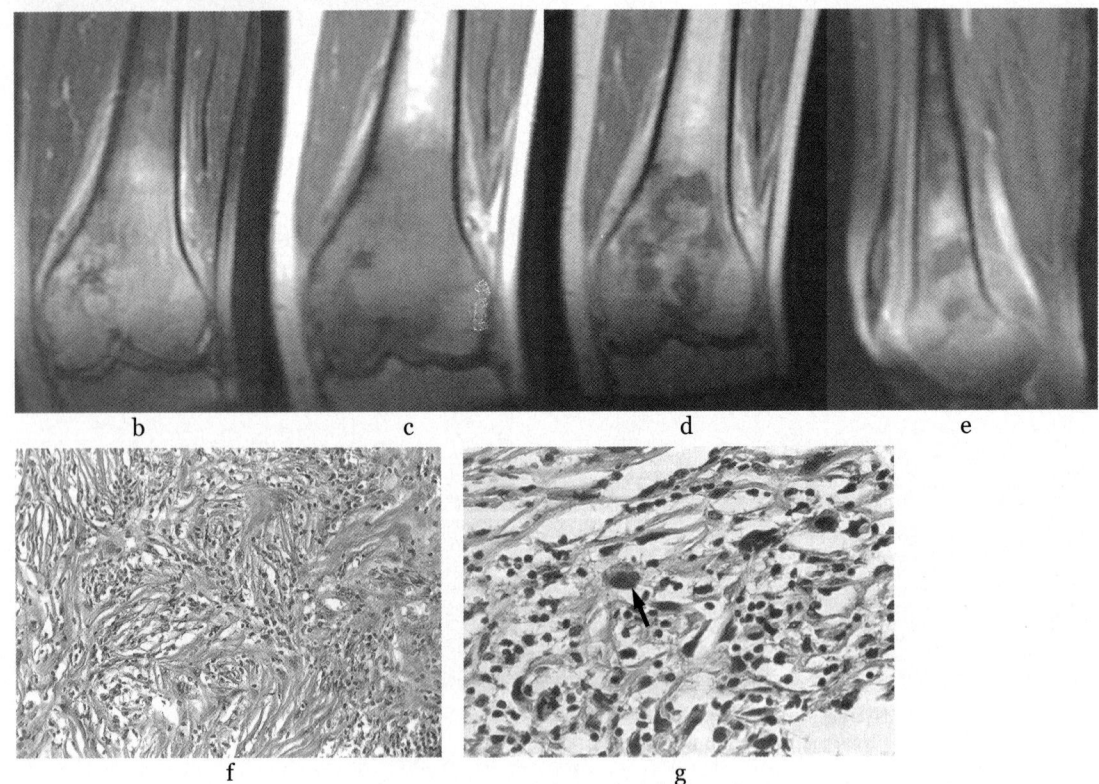

图 2-6-7-2　恶性纤维组织细胞瘤

女，22 岁，右膝疼痛、不适 2 个月。

**平片**（a）：股骨远端干骺端偏心性渗透样骨质破坏，与正常骨间移行带宽，无硬化缘。病灶内有不规则残留骨或钙化。

**MRI**（b-e 分别为 T2WI 抑脂、T1WI、T1WI 增强冠状位、T1WI 增强抑脂矢状位）：股骨远端干骺端偏心性病灶累及骨端，病灶边缘模糊，与正常骨组织间移行带宽，T1WI 呈较低信号，T2WI 呈混杂稍高信号，有明显不均匀强化；MRI 上 T1WI、T2WI 可见低信号的钙化灶，伴周围软组织肿胀。

**病理**（f、g）：（f）组织结构特征之一的席纹状结构；（g）特征之二的瘤细胞多形性，细胞核异形性明显，并可见多个多核瘤巨核细胞（↑）。切片中未见肿瘤性成骨。

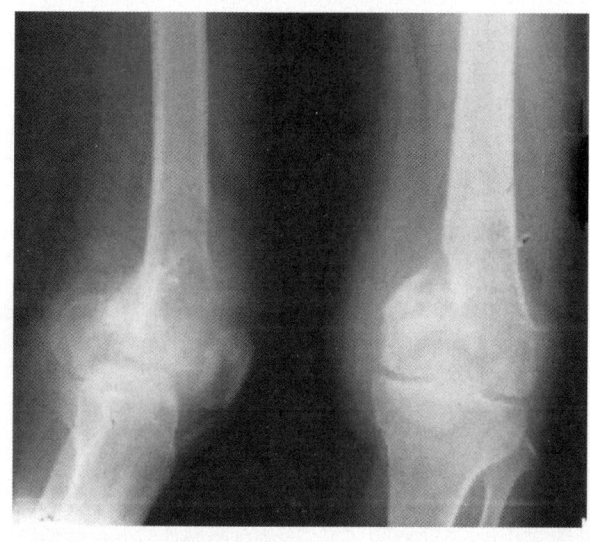

图 2-6-7-3　恶性纤维组织细胞瘤
平片：股骨远侧骨端可见渗透状骨质破坏，与正常骨质分界不清，伴病理骨折及软组织肿块，内侧部分骨皮质缺损，外侧似有层状骨膜反应。

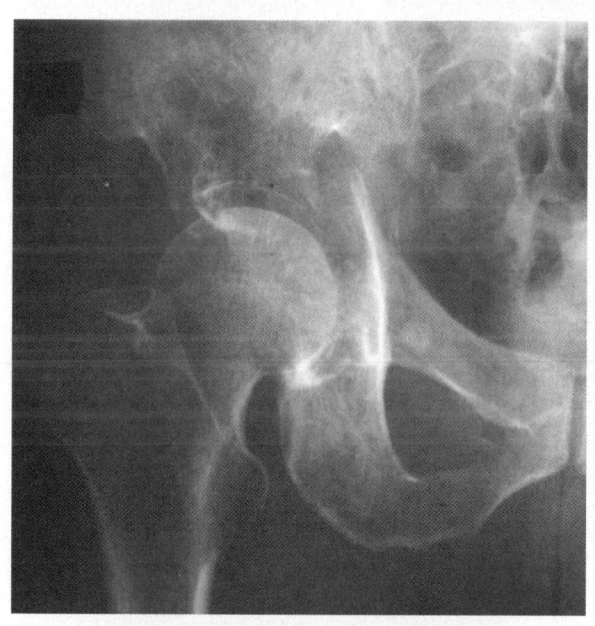

图 2-6-7-4　恶性纤维组织细胞瘤
平片：髂骨及髋臼大片状渗透样溶骨性骨质破坏，与正常骨质分界不清伴髋臼病理性骨折。

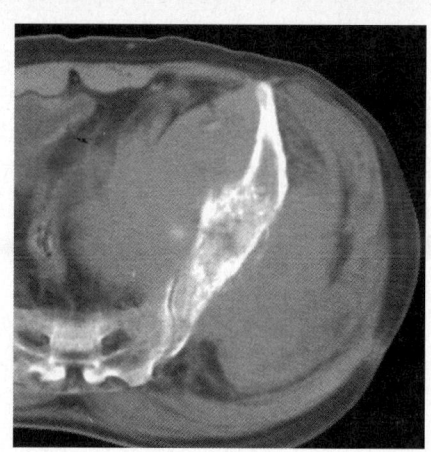

图 2-6-7-5　恶性纤维组织细胞瘤
男，55 岁。
CT：左髂骨渗透状骨质破坏，病变与正常骨质分界不清，局部骨皮质破坏中断，伴巨大的软组织肿块。

[骨核素扫描]

呈典型阳性浓聚。

[CT]

MFH为软组织密度，其内有坏死时呈低密度，CT对病变范围显示较平片清晰度高（图2-6-7-6）。

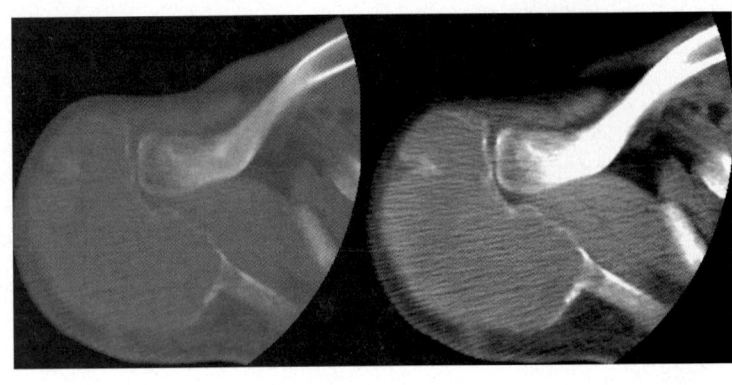

图2-6-7-6 恶性纤维组织细胞瘤
男，70岁。
CT：肩胛骨膨胀性溶骨性骨质破坏，其内可见低密度坏死区。

[MRI]

MRI可明确肿瘤在髓腔及骨外软组织内侵犯范围及其毗邻的神经及血管关系（图2-6-7-7、图2-6-7-8）。MFH在T1WI呈中至低信号，在T2WI呈高信号，但信号常不均匀，因常伴有不等程度坏死及出血（图2-6-7-1），如MFH内纤维组织量多，也可T1WI及T2WI均有明显低信号出现，增强检查，病变主呈不均匀强化。

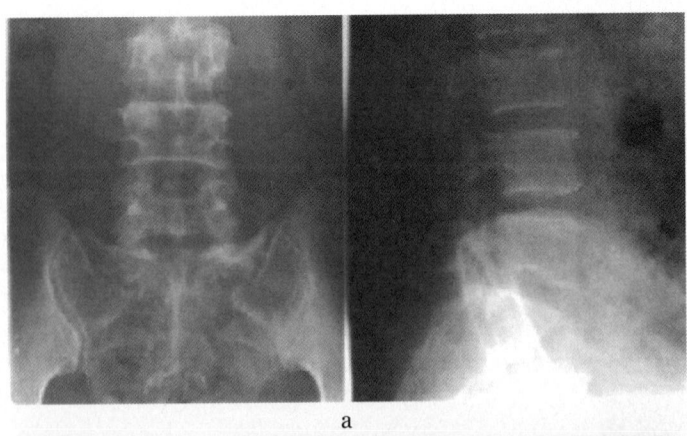

图2-6-7-7 恶性纤维组织细胞瘤
平片（a）：L4椎体上部可见渗透性骨质破坏，边界不清，椎体右侧下陷。
CT（b）：椎体及两侧椎弓根可见溶骨性破坏区，并可见线状低密度影，边界清晰（病理性骨折），并轻度后膨，椎管内密度均匀，病变与椎管内关系显示不清，椎旁软组织显示不清。
MRI（c为T2WI）：椎体及附件信号增高，右侧骨皮质中断、消失，右侧及左前方椎旁软组织可见软组织肿块影，信号较高，椎管内神经根、正常硬膜囊及脑脊液信号消失，被软组织肿块代替。

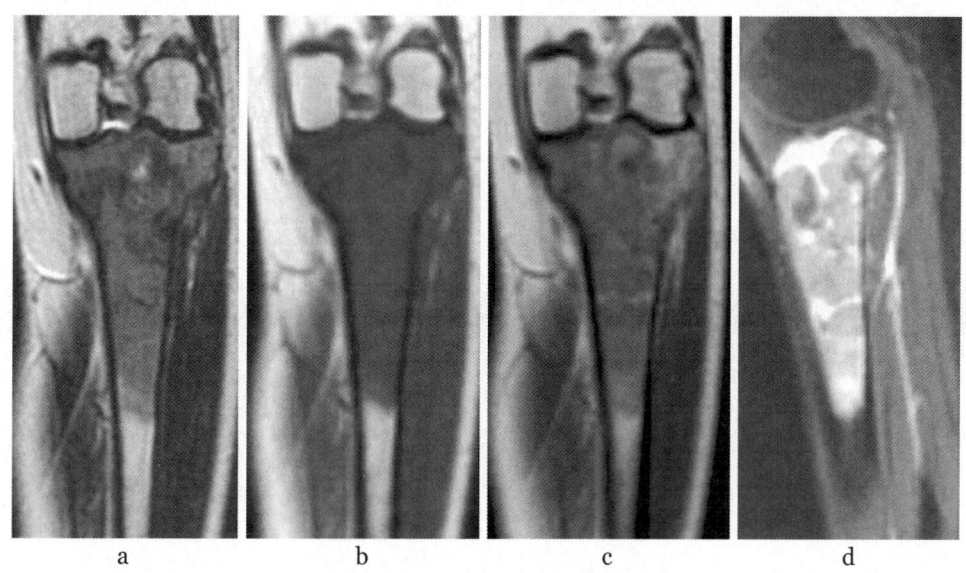

图2-6-7-8 恶性纤维组织细胞瘤

女,31岁,左膝部酸痛1年,跛行3个月。

MRI(a-d分别为T2WI、T1WI、T1WI增强、T1WI矢状位抑脂增强):胫骨近端骨质破坏,肿瘤以长T1等及短T2信号为主,有明显不规则强化。

### 三、病理学表现

MFH是一个庞大、复杂的、且有诸多争议的肿瘤家族,其基本特点是含有两种基本的功能性细胞成分——纤维母细胞和组织细胞,二者密切混合在一起,再加上肌纤维母细胞、原始间叶细胞和一些反应性细胞成分,造成了MFH复杂多变的组织学形态。根据优势的组织成分,可将其分为多种组织学类型。但席纹状、多形性是MFH最基本、最典型的结构特征,也就是说,梭形细胞呈席纹状排列和多种细胞成分共存是MFH镜下结构的主要特点(图2-6-7-9)。伴随的其它病变主要有黏液变性、炎性细胞浸润、血管瘤样增生等。

骨原发性恶性纤维组织细胞瘤中约有30%继发于骨梗死、Paget病和放疗后,它是放疗后肉瘤最常见的组织学类型;或是作为"去分化"或"间变转化"的一种表现见于软骨肉瘤、骨巨细胞瘤或脊索瘤等。

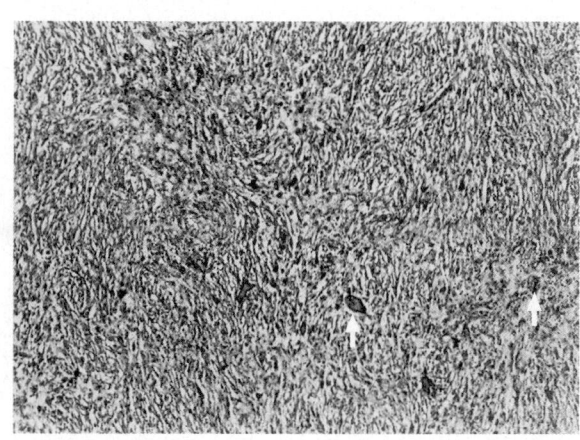

图2-6-7-9 骨恶性纤维组织细胞瘤

**病理切片**:纤维性细胞作席纹状排列,并可见少量巨细胞(↑)。未见肿瘤性成骨。

MFH和成纤维细胞型骨肉瘤二者不仅发病部位相似，而且在病理组织学上有很多无法区别的区域。它们之间的区别只是后者有肿瘤性成骨，故须多取材、多切片。

### 四、鉴别诊断

骨恶性纤维组织细胞瘤与纤维肉瘤在放射学上表现相似，故在鉴别诊断上可视为同一疾病与其它疾病如：骨巨细胞瘤、成纤维细胞型性骨肉瘤（图2-6-7-11）、溶骨性转移瘤、单发性骨髓瘤、甲旁亢之骨内棕色瘤、骨淋巴瘤进行鉴别，请参见骨纤维肉瘤第一节，在此再增加几个应鉴别的疾病：

1. **良性纤维组织细胞瘤** 病灶周围有明显硬化缘可资鉴别。
2. **胫骨造釉细胞瘤** 破坏病灶内也都有明显硬化缘，且病变主要在胫骨前部。
3. **继发性MFH** MFH可继发于畸形性骨炎、骨纤维异常增殖症、骨梗死、内生软骨瘤病等，如在这些原有病变的基础上若出现新增加的无硬化缘的溶骨性病灶时，应想到有继发MFH的可能。

治疗：MFH为高度恶性肿瘤，应及早采取以手术为主的综合治疗，化疗对MFH有效，术前可辅以化疗。对难以施行外科治疗部位的肿瘤也可采用放疗。

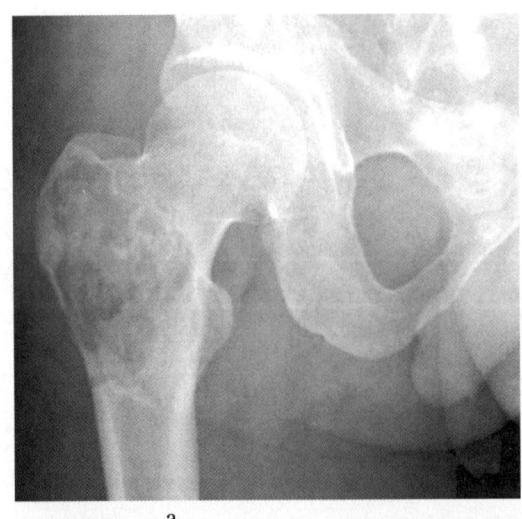

图2-6-7-10 恶性纤维组织细胞瘤
男，36岁。
平片（a）：右股骨上段地图样溶骨性骨质破坏，偏心生长，无硬化缘，局部骨皮质变薄。
MRI（b-e分别为T2WI、T1WI、T1WI冠状增强、T1WI矢状抑脂增强）：肿瘤周边为长T1短T2信号（↑），有明显环状强化，病灶侵犯周围软组织内形成肿块抑脂序列显示病灶边缘及软组织内有明显的高信号改变。

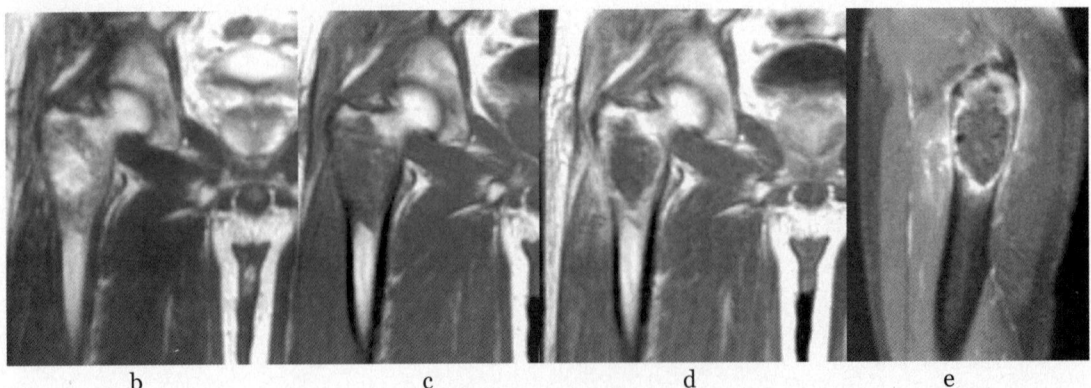

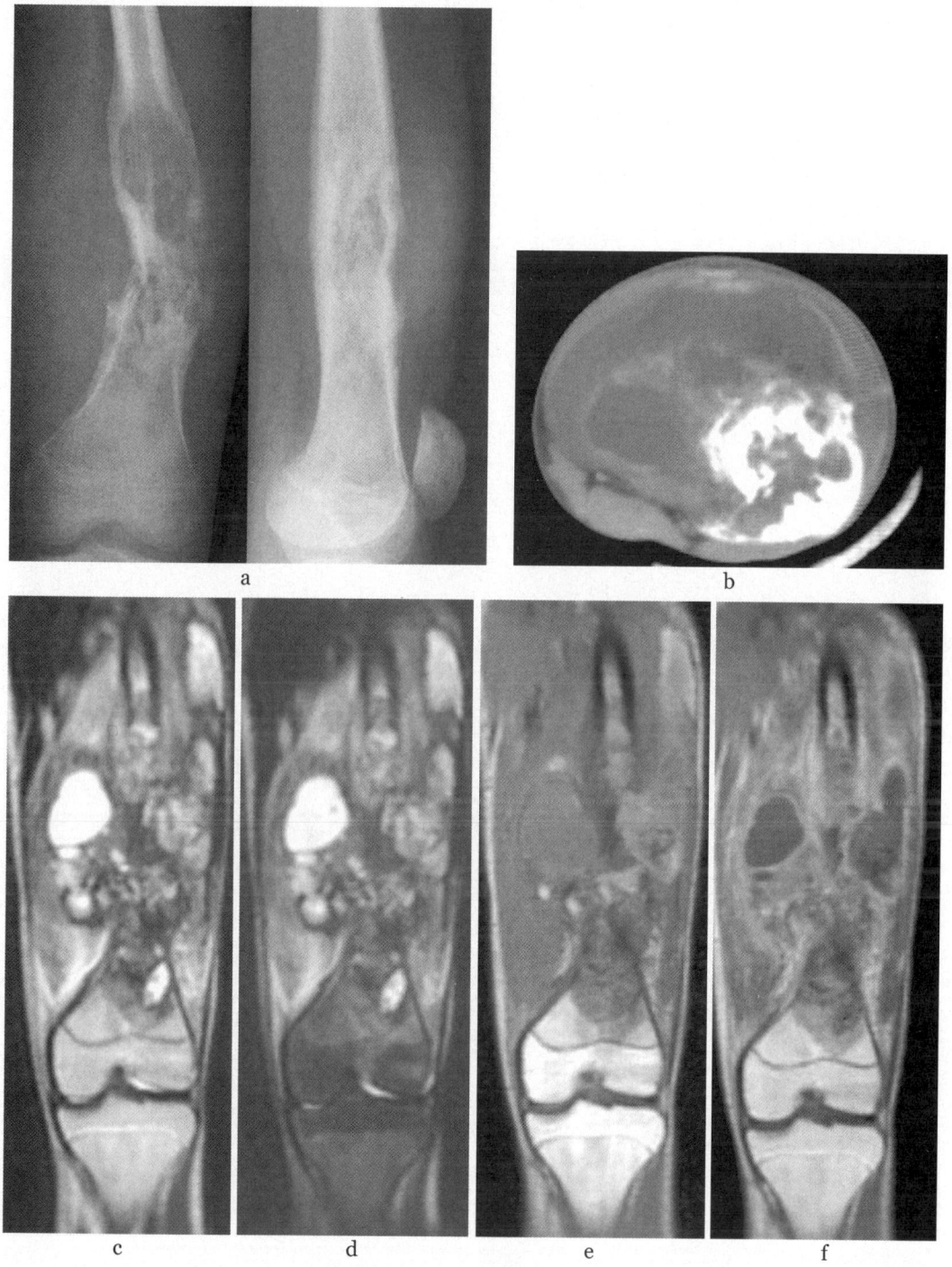

图 2-6-7-11 纤维母细胞型骨肉瘤

男，16 岁，左大腿疼痛 1 月余。

**平片**（a）**及 CT**（b）：左股骨远侧骨端明显的广泛的溶骨性骨质破坏，不规则瘤骨及病理骨折形成，伴巨大软组织肿块，病灶内有多量不规则瘤骨存在，借此，可与纤维肉瘤及 MFH 鉴别。

**MRI**（c-f 分别为 T2WI、T2WI 抑脂、T1WI、T1WI 增强）：病灶邻近骺板，内部信号高度不均匀且。部分呈等 T2WI 信号，并多个长 T1 长 T2 囊性变；肿瘤突破骨皮质在软组织内形成巨大肿块，有造影增强。

表2-6-1 有相似影像表现的一组骨纤维性病变的不同特征

| 病名 | 好发年龄 | 好发部位 | 特征 |
| --- | --- | --- | --- |
| 纤维性骨皮质缺损症及非骨化性纤维瘤 | 2～20岁 | 胫、股、腓、肱、尺、桡骨，如不在长骨，纤维组织细胞瘤可能是良性纤维组织细胞瘤 | 纤维性骨皮质缺损症常见于2～10岁，病灶主在骨皮质内，病灶组织学改变相似。二病组织学长骨干骺端，呈单或多房性地图样骨性骨质缺损区，与骨干长轴平行，偏心性多见，皮质变薄或扩张，有硬化缘。部分病灶，达晚期，可经钙化、骨化而自愈 |
| 良性纤维组织细胞瘤 | 20～50岁 | 髂骨、长管骨、肋骨、锁骨，其它骨如下颌骨、脊柱、肩胛骨少见 | 影像学形态表现与非骨化性纤维瘤者相似，但发病年龄不同，在20岁以上。发病部位也有不同处，除了也可发生在长骨干骺端，还可发生在骨端及骨干，有的有侵袭性，手术后可复发生在长骨以外的骨骼，临床症状也较重 |
| 骨纤维性结构不良（即骨化性纤维瘤） | 长骨10～20岁 下颌骨20～40岁 | 胫骨，好发骨近、中段，少数在腓骨、下颌骨 | 这里只叙述长骨特征。常先局限在前部皮质内，中段，其内可有毛玻璃状改变、有硬化缘。长骨可向前弯曲，偶有可呈硬化型。病变可稳定或已消退，偶偶可进展 |
| 骨硬化性纤维瘤（或韧带样纤维瘤） | 40岁以下，50%在20岁以下 | 长骨（股、胫、腓、肱及桡骨），骨盆、下颌骨 | 在长骨好发于骨骺端并向骨干，呈地图样骨质破坏，其内有较粗大骨间隔呈皂泡或蜂窝状，有时呈杂乱柴火状与骨间隔的纤维瘤不同，可骨膨胀，皮质变薄或变厚，移行带常占76%。但具侵袭者可穿破骨皮质，侵入软组织形成肿块 |
| 骨膜促纤维瘤 | 10～20岁 | 特定部位：股骨远端后内侧的骨皮质外 | 为骨膜的纤维组织呈肿瘤样增殖造成，好发于上述特定部位处，不少病人有外伤史，故可能是肌内收肌或腓肠肌内侧头的牵拉、撕脱损伤，在上述骨质处造成碟状骨质缺损头，局部骨皮质不规则并有骨硬化 |
| 骨纤维异常增殖症 | 2～30岁 | 单骨性：股骨、胫骨、肋骨；多骨性：长及短管状骨、骨盆、颅面骨 | 单骨性：常为中心性，为不成熟骨组织及纤维组织置换正常骨质，如不含骨形成分多，则骨密度减低，如含成熟性成分多，可呈较高密度。病灶增大时可造成骨膨胀或皮质变薄而致骨畸形。如股骨颈部牧羊人拐杖等 多骨性：好犯骨盆、长骨、颅骨、肋骨，有单侧发病倾向占90%以上，病灶可持续长大，直到骨骺闭合为止，只5%仍可继续长大。发生在颅骨者可主要呈骨硬化型表现 本病皮质可变薄、膨胀，但一般不穿透，也无骨膜反应及软组织肿块，据此与具侵袭性肿瘤相鉴别 |

续表

| | | | |
|---|---|---|---|
| 骨纤维肉瘤、骨恶性纤维组织细胞瘤影像（此二肿瘤相似不能区别） | 20~60岁 | 长骨（股、胫、肱骨）及骨盆，其它骨较少见 | 长骨病变好发于骺端，可伸向骨端或骨干。溶骨性骨质破坏，呈地图状、渗透性或虫蚀状，移行带一般较宽，骨硬化及骨膜反应，虽可有，但较少。本病常破坏骨皮质，穿入软组织形成肿块，常相对较大，与溶骨性转移瘤的常无或少有软组织肿块不同<br>此二肿瘤常具渗透性及虫蚀状骨质破坏，常伴软组织肿块与上述六个骨纤维性病变有明显不同之处，因此不难鉴别 |

## 参考文献

1. Hudson TM, Stiles RG, Monson DK. Fibrous lesions of bone (Review). Radiol Clin North Am, 1993, 31: 279-297.
2. Matsuno T. Benign fibrous histiocytoma involving the ends of long bone. Skeletal Radiol, 1990, 19: 561-566.
3. Sundaram M, McLeod RA. MR imaging of tumor and tumorlike lesions of bone and soft tissue (Review). AJR Am J Roentgenol, 1990, 155: 817-824.
4. Ritschl P, Hajek PC, Pechmann U. Fibrous metaphyseal defects. Magnetic resonance imaging appearances. Skeletal Radiol, 1989, 18: 253-259.
5. Hamada T, Ito H, Araki Y, et al. Benign fibrous histiocytoma of the femur: review of three cases (Review). Skeletal Radiol, 1996, 25: 25-29.
6. Barnes GR Jr, Gwinn JL. Distal irregularities of the femur simulating malignancy. Am J Roentgenol Radium Ther Nucl Med, 1974, 122: 180-185.
7. Springfield DS, Rosenberg AE, Mankin HJ, et al. Relationship between osteofibrous dysplasia and adamantinoma. Clin Orthop Relat Res, 1994, 309: 234-244.
8. Taconis WK, Schutte HE, van der Heul RO. Desmoplastic fibroma of bone: a report of 18 cases. Skeletal Radiol, 1994, 23: 283-288.
9. Boland PJ, Huvos AG. Malignant fibrous histiocytoma of bone. Clin Orthop Relat Res, 1986, 204: 130-134.
10. Taconis WK, Mulder JD. Fibrosarcoma and malignant fibrous histiocytoma of long bones: radiographic features and grading. Skeletal Radiol, 1984, 11: 237-245.
11. Burgener FA, Steven P, Tan RK, et al. Differential Diagnosis in Magnetic Resonance Imaging. New York: Thieme, 2002.
12. Greenspan A, Remagen W. Differential Diagnosis of Tumors and Tumor-like Lesions of Bones and Joints. Philadelphia: Lippincott-Raven, 1998.
13. Resnick D, Kransdorf MJ. Bone and joint imaging. 3rd ed. Philadelphia, Pa.: Elsevier Saunders, 2005.
14. 朱绍同, 刘赓年, 郭铃新, 等. 恶性组织细胞瘤. 北京医学, 1981, 3: 157-158.
15. 丘钜世, 黄兆民, 韩士英. 骨关节肿瘤学－病理与临床影像三结合. 北京: 科学技术文献出版社, 2006. 262-266.

# 第七章 骨内神经源性肿瘤

骨的神经组织肿瘤少见。分布于骨的神经纤维有两种,一种为无鞘纤维,它进入骨膜后伴随滋养血管分布于髓腔内,只传递深压力感觉,而不起其它感觉作用;另一种为有鞘纤维,它分布于骨膜,传导温度、触觉和疼痛。故在骨膜和髓腔内均可发生神经性肿瘤。良性者有神经鞘瘤、神经纤维瘤和神经节细胞瘤;恶性者为恶性神经鞘瘤。神经鞘瘤有完整包膜,手术治疗不易损伤神经组织,一般不会引起神经缺血,彻底手术,预后良好,病程短者术后神经功能恢复迅速。位于胸椎椎管内肿瘤和病程长者(超过1年)、截瘫严重者,往往疗效较差。不需进行辅助放疗;偶有发生肉瘤改变的报导。在2002年WHO骨肿瘤分类中,神经性肿瘤名目下只保留神经鞘瘤,神经纤维瘤已被删除,这是骨肿瘤分类学的又一更新,鉴于本章节编写时间关系,未能随之做订正。

## 第一节 骨神经鞘瘤

骨神经鞘瘤(neurilemmoma of bone)又称骨雪旺细胞瘤(schwannoma of bone),是起源于神经鞘细胞的良性肿瘤。较为罕见,占原发骨肿瘤的0.19%~0.25%、良性骨肿瘤的0.42%~0.47%。

### 一、临床表现

1. **好发年龄** 发病年龄2~65岁不等,其中以20~40岁最多见。男性多于女性,约为1.8:1。

2. **好发部位** 下颌骨及骶骨最多,这与骨内有较大的神经分支通过并且行程较长有关。其次为脊椎、股骨、肱骨、尺骨、桡骨、腓骨、肋骨、肩胛骨、手部小骨和跟骨等。除颅骨外大部分骨骼都有发生的报道。下颌骨发生的肿瘤多在体部或角部,发生在骶骨者,高位骶骨(靠近S1、S2孔)者,比低位骶骨发生率高,并呈偏侧生长,或靠近骶髂骨连结部,长骨发病多见于干骺端及骨干靠近骨滋养孔入口处。

3. **症状与体征** 肿瘤发展缓慢,病程较长,平均为4~5年。早期表现为轻微疼痛或麻木,肿瘤较大时,局部可疼痛肿胀,若病变穿破骨质,可产生局部肿块并发生病理骨折。发生于脊椎者主要表现为神经压迫症状,可引起腰背痛或坐骨神经痛,常被误诊为腰椎间盘突出症,也可有感觉、运动障碍,甚至截瘫,有的可压迫膀胱、直肠而导致大小便困难。

### 二、影像学表现

[X线表现]

肿瘤表现为溶骨性破坏,呈单囊或多囊状骨质破坏区,边界清晰并可见一薄层硬化缘。肿瘤可穿破骨质,形成软组织肿块。病变区内常无钙化或骨化,但可见到破坏后的残留骨。

一般为单发，偶尔多发，包括单骨多发或多骨受累。根据发病部位不同，可分为三型。

1. **髓腔型** 早期肿瘤较小，多呈边界清楚的单囊或多囊状骨质破坏区，其内无钙化，常为偏心性生长，可伴有硬化缘。肿瘤扩大时，骨皮质膨胀，可有断裂。病变周围区因有残留骨壳可呈泡沫状，一般无骨膜反应。

2. **周围型** 起始于骨膜和骨营养血管入口处。前者表现为圆形或椭圆形软组织肿块，骨皮质外压性缺损或为泡沫状骨质破坏，继续发展可侵入髓腔。发生于营养血管入口处者，多表现为压迫性半圆形骨缺损，有的骨外部分肿瘤生长明显，呈哑铃状。

3. **骨外型** 是临床上最常见的类型，严格来讲这类肿瘤不属于原发于骨的肿瘤，它是软组织的神经鞘瘤对相邻骨产生侵蚀、破坏，这种侵袭方式较多见于后纵隔或沿肋间神经生长的病灶。

发生于下颌骨的病变多位于下颌角或体部，表现为溶骨性破坏，与正常骨的分界清楚，周围无骨膜反应，中心无钙化阴影。位于下颌骨的肿瘤可呈多房性外观，此时需与成釉细胞瘤鉴别。

发生于长骨的病变多发于干骺部或骨干。表现为类圆形溶骨性破坏区，周边可有一薄层硬化缘。病灶也可呈多囊状或分叶状，其间有粗细不等的线状骨间隔。骨皮质可膨胀变薄，可中断或残缺，常并有局部软组织肿块。

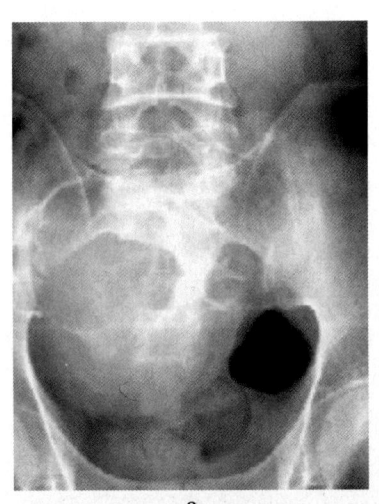
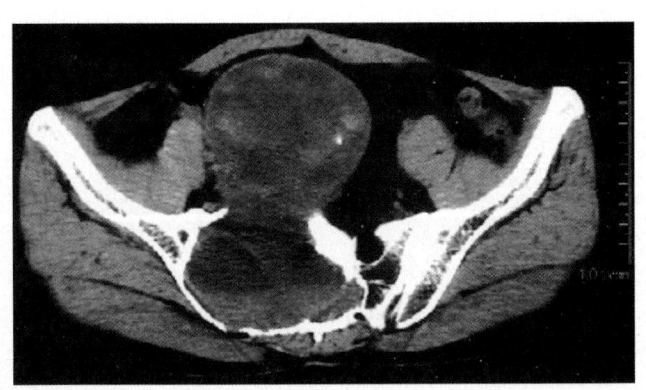
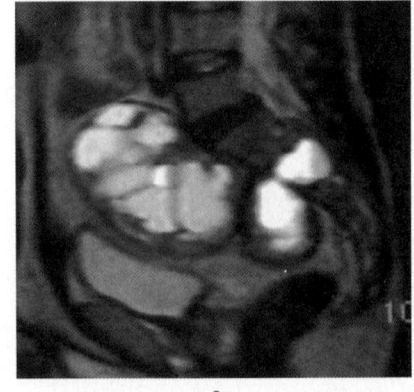

**图 2-7-1-1 神经鞘瘤**

**平片（a）**：骶骨右侧巨大溶骨性破坏，边界清晰，周边可见硬化缘，部分骨皮质中断破坏，巨大软组织肿块突向盆腔内，局部骶孔明显扩大。

**CT（b）**：骶骨右侧巨大溶骨性骨质破坏，周边可见硬化缘，骨皮质中断，骶骨内外软组织肿块呈哑铃形，其内密度不均匀，可见多个分隔及液液平面，软组织肿块内偏左侧点状钙化。

**MRI（c 为 T2WI 矢状位）**：S2 及骶骨前方不规则的软组织肿块，其内多分隔及信号差异很大的液-液平面，肿块周围低信号环绕，为病变周围的骨硬化。

发生于扁骨的病变多居骨松质，进而侵及骨皮质，形成局限性骨质破坏缺损。侵入软组织后可形成大的软组织肿块影。

发生于短骨（如掌骨）的神经鞘瘤显示整体的骨皮质糜烂并延伸到干骺端。无中心钙化及骨膜新骨形成。多数病例显示边缘性骨硬化及分房状泡沫样外观。

骶骨的神经鞘瘤发生在骶骨上部者比下部多，可仅累及椎体附件，为溶骨性缺损，多数病例无小梁分隔。常有边缘性硬化。骨膜反应及中心钙化则不存在。表面皮质有无受累取决于肿瘤的大小与部位。伴有骶孔及骶管扩大或破坏是其特征（图2-7-1-1）。

以往文献认为骨神经源性肿瘤内无钙化影可见，最近Lin（2001）指出，病史长的神经鞘瘤（ancient schwannomas）内，因为退行性变，而造成钙化、玻璃样变及囊腔形成（图2-7-1-1），并展示一例骶骨前部神经鞘瘤内有广泛的营养不良性钙化。

[CT]

神经鞘瘤表现为软组织密度肿块，破坏骨质，其密度从接近于肌肉到水的密度不等，CT值多为25～45Hu，其内可有小囊性改变，常无骨化和钙化灶，偶可见到，但可见有破坏后的残留骨，肿块边界整齐，可呈分叶状，呈轻度强化；与正常骨交界处可见骨质硬化，骨外可有或无软组织肿块，在骨内、外肿块间可有残缺骨壳或肿块成哑铃状生长（图2-7-1-2）。

[MRI]

1．T1WI 显示病变局部骨质破坏，呈低到中等信号强度，边界清楚。肿瘤破坏骨皮质，向软组织中侵犯并形成大的软组织肿块，骨内、外肿块内可有残缺骨壳呈偏低信号。肿块边

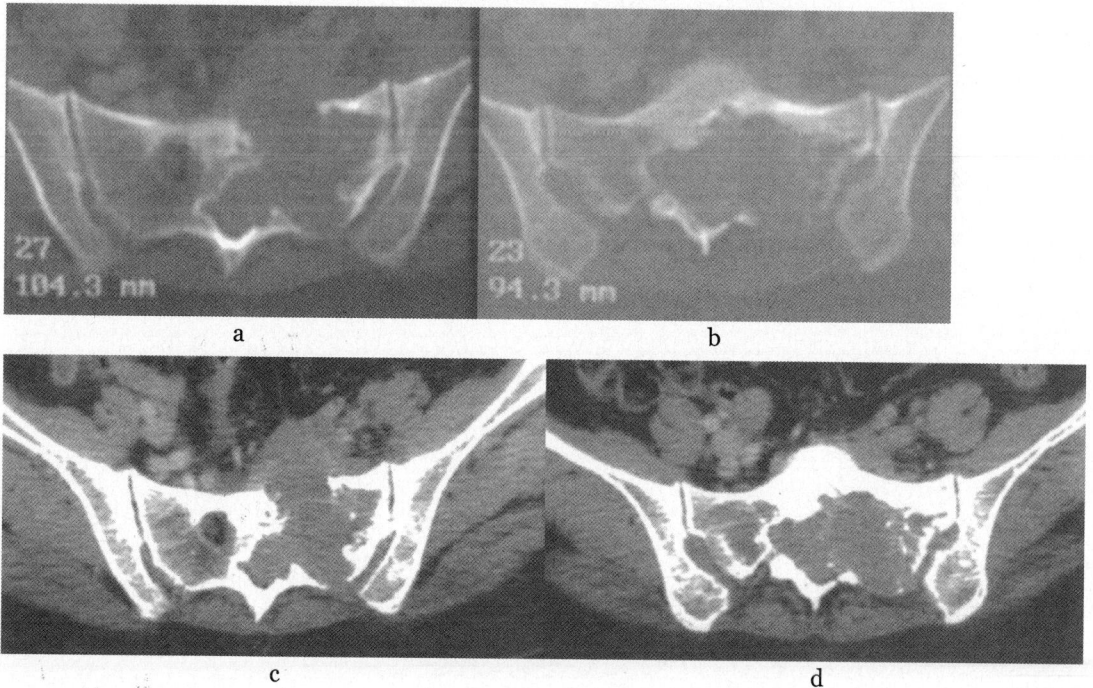

图2-7-1-2 神经鞘瘤

CT（a、b骨窗，c、d软组织窗）：骶骨左侧不规则溶骨性骨质破坏，略呈分叶状，与正常骨分界清晰，局部骨质硬化，骨内可见残留骨或灶状钙化。左侧骶孔及骶管扩大。肿瘤突破骨皮质在骶骨前方形成软组织肿块。

缘形成低信号的包膜，致使邻近组织器官明显受压移位及变形。

2．T2WI显示肿瘤呈不均匀高信号。若肿块内部发生囊性变或坏死时，T2WI表现为明显的高信号（图2-7-1-1）。

3．因肿瘤常有囊变及出血，故注射造影剂后呈不均匀强化（图2-7-1-3）。

### 三、病理学表现

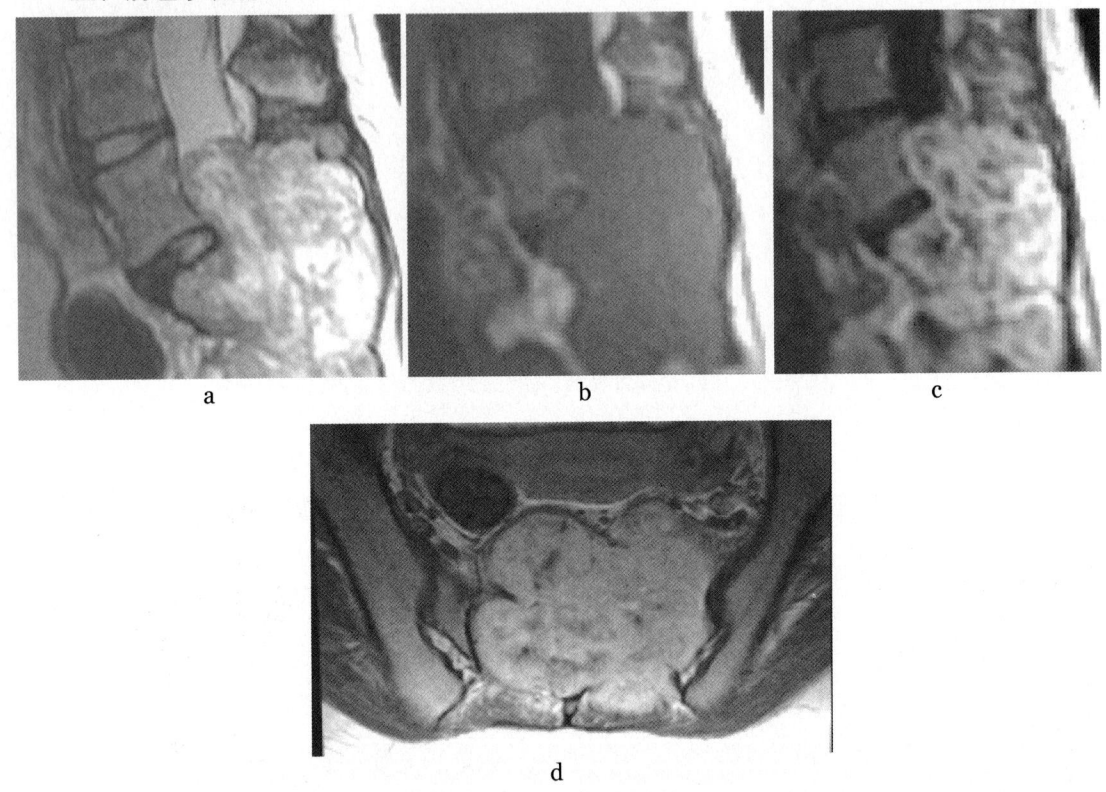

图2-7-1-3 神经鞘瘤

女，23岁。
MRI（a-e 分别为 T2WI 矢状位、T1WI 矢状位、T1WI 增强矢状位、T1WI 增强轴位）：骶骨巨大长 T1 混杂 T2 信号灶，突破骨皮质，在骶骨周围及椎管内形成软组织肿块，病变与周围结构分界清晰，增强后，显著不均匀强化。

大体上，肿瘤发生于大的神经干支，多位于髓腔或靠近骨膜，直径多在数厘米以内，类圆形、实性、包膜完整。切面灰白色、半透明、胶冻状，常伴粘液变性、出血和囊性变。发生在骶骨的神经鞘瘤可以很大，并常常跨越神经孔而呈哑铃状，并导致神经孔扩大。镜下形态与发生在其它部位者相同，可以见到 Antoni A 型经典的排列方式：梭形瘤细胞呈旋涡状、栅栏状、编织状排列，还可见器官样结构。Antoni B 型结构较少，主要表现为血管瘤样增生、黏液变性和囊性变。少数神经鞘瘤可含黑色素。免疫组化：S-100、Calcinurin、NGF-r、Ⅳ型胶原、GFAP 阳性。电镜观察表明，Antoni B 区瘤细胞有退化和／或变性。

## 四、鉴别诊断

1. **巨细胞瘤** 长骨者多位于骨端，偏心膨胀更明显，其内为皂泡状影，周围一般无硬化。骶骨巨细胞瘤，常偏位于骶骨翼侧，上部骶骨多见，膨胀性生长，常跨越骶髂关节，侵犯髂骨，内有皂泡状影，无硬化缘。

2. **动脉瘤样骨囊肿** 破坏区偏心膨胀更明显，在 MRI 上有液平面显示。

3. **滑膜肉瘤** 常发生于邻近关节部位。除溶骨性破坏外尚有明显软组织肿块，其内有钙化。

4. **脊索瘤** 好发于颅底和骶骨下部，中心性生长多见，膨胀性骨破坏区内可有钙化和骨化。

5. **皮质旁纤维肉瘤** 呈溶骨性骨破坏，边界模糊，无硬化缘，多位于远离营养血管入口的长骨干骺端。

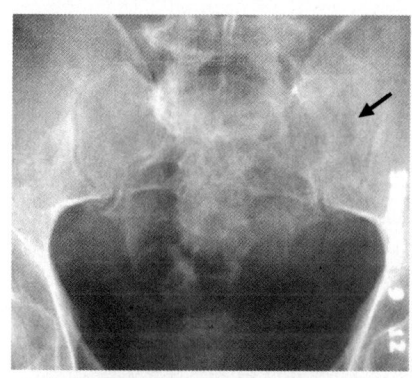

**图 2-7-1-4 神经鞘瘤**

男，63 岁。

平片（a）：骶骨偏左侧骨质缺损（↑），边界清晰，局部骶孔扩大。

CT（b、c）：骶骨左侧限局性骨质破坏区，周围有硬化缘，软组织肿块突入骶管，并向骶骨前方突入，其内密度欠均匀，左侧骶孔可见扩大。

MRI（d、e 为 T1WI 增强）：局部骶骨正常骨质被肿瘤组织代替，其内增强信号欠均匀，肿瘤位于硬膜外，但突入骶管，局部硬膜囊及神经根受压。

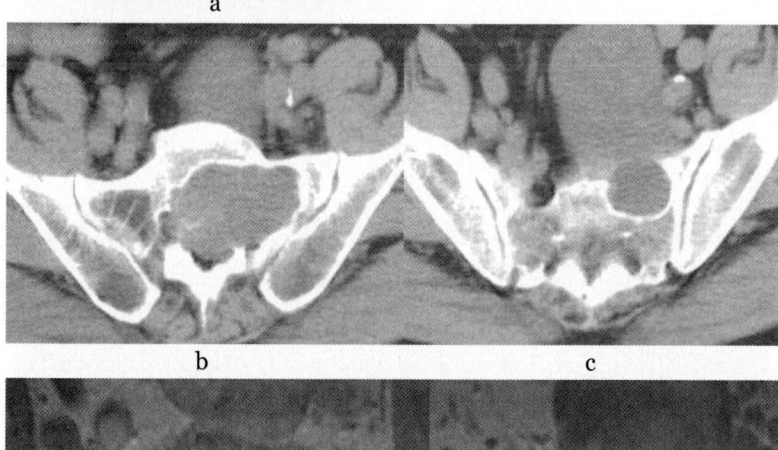

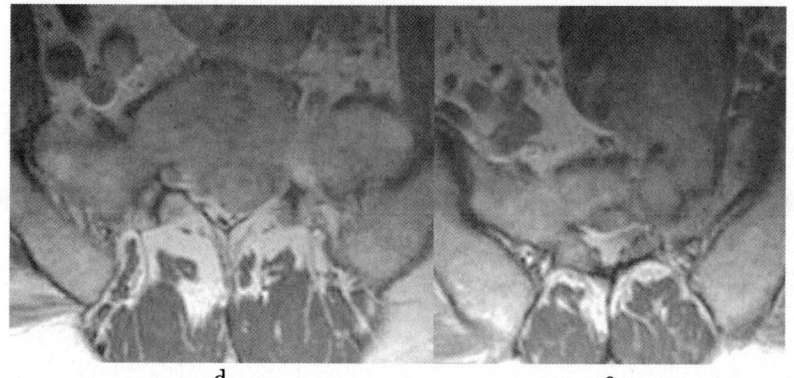

**6. 椎间盘突出症** 发生于脊椎的低位神经鞘瘤易误诊为腰椎间盘突出症，但本病（神经鞘瘤）疼痛常为持续性，休息和体位改变不能使疼痛缓解，夜间常因疼痛而不能入睡。奎根试验多有阻塞表现，脑脊液蛋白增高。部分病例X线检查有椎弓根间距增宽、椎间孔扩大等间接表现，脊髓造影显示典型的充盈缺损。CT可显示肿块影像，如病灶太小有出现假阴性的可能性；MRI可精确显示病灶部位，肿块大小；MRI造影剂增强检查，可确定本瘤在髓内、外、硬膜内、外等组织关系，对手术的实施极为有利（图2-7-1-4）。

**7. 其它** 此外还需鉴别的病变是Brodie脓肿、软骨粘液样纤维瘤、骨囊肿及骨纤维异常增殖症。发生于肋骨的神经鞘瘤需与肺实质病变鉴别。

## 第二节 骨神经纤维瘤

骨神经纤维瘤（neurofibroma of bone）或骨单发性神经纤维瘤（solitary neurofibroma of bone）。较少见，占原发骨肿瘤的0.19%～0.6%、良性骨肿瘤的0.42%～1.1%。神经纤维瘤无包膜，除侵犯周围神经外常可累及主要神经。非主要神经病变可作局限性或广泛性切除，主要神经病变只能作肿瘤切除，有时为了保留主要神经功能，宁可遗留部分病灶。但即使彻底切除肿瘤，仍有复发可能。为了避免手术过于彻底引起的神经病变，有时只进行对症治疗，缓解症状或放疗。如果肿瘤完全切除，通常预后良好，但有复发的可能。

### 一、临床症状

1. **好发年龄** 各年龄组均可发病，其中以21～35岁的青壮年最常见，约占30%。
2. **好发部位** 多发生于脊椎（骶椎、颈椎和胸椎）、股骨、胫骨、颅骨、肱骨和骨盆。
3. **症状与体征** 多表现为缓慢加重的局部隐痛和轻压痛。若软组织肿瘤侵犯骨骼，则常有剧痛。临床检查可见局部肿块。

### 二、影像学表现

[X线表现]

长骨的肿瘤多位于髓腔内，表现为大小不等的溶骨性骨质破坏区，病灶周围可有硬化缘（图2-7-2-1），其内有不规则状、条状或楔形高密度残存骨，边界不清。发生于骨膜下者，可在骨膜和皮质之间出现泡沫状阴影，外围有骨膜新骨形成的薄层骨壳，可有边缘模糊的相邻骨皮质缺损。发生于骶骨者，可有骶骨孔扩大（图2-7-2-2、图2-7-2-3）和骶前软组织肿块。脊椎旁肿瘤表现为椎旁局限性软组织影（图2-7-2-4）。起源于软组织的神经纤维瘤也可侵入骨内，一般软组织肿块显著，而骨破坏较轻。骨破坏广泛时，难以确定肿瘤的起源。

[CT]

可以进一步明确病变的范围及骨骼受侵情况，早期提示恶变征象。发生于椎体或骶骨的病变多呈溶骨性破坏或外压性弧形骨质缺损，围以硬化缘，病变部可形成巨大软组织肿块，轮廓锐利，瘤内有坏死囊变，相应骶孔扩大，压迫神经根。发生于颅面骨或不规则骨内的肿瘤，多表现为骨内囊状膨胀性低密度区，边缘光整，骨壳多不完整。

[MRI]

MRI检查有助于确定病灶与周围神经的关系，进一步明确病灶的范围。肿瘤T1WI呈低到等信号，T2WI相对于周围的脂肪呈高信号（图2-7-2-5），增强检查，肿瘤明显强化。大的肿瘤强化常不均匀，其T2WI高信号也不均匀。

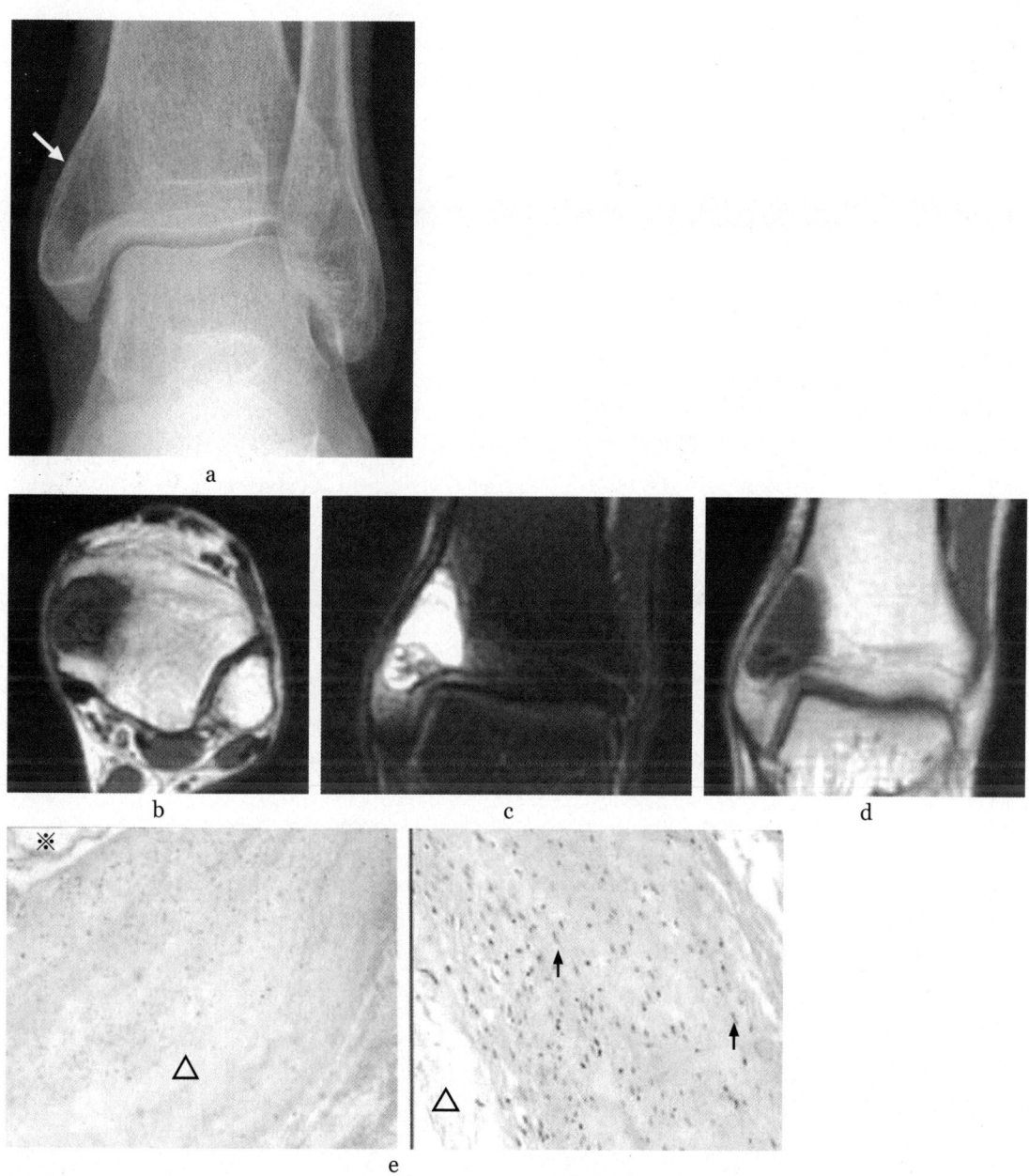

图 2-7-2-1 神经纤维瘤伴囊性变

男，58岁，左踝部疼痛不适3个月。

**平片**（a）：左内踝呈局限性地图样骨质破坏区，周围有轻度硬化缘。

**MRI**（b-d分别为T1WI、T2WI抑脂、T1WI增强）：T1WI（b）病变呈低信号，T2WI（c）高信号，符合囊性改变，T1WI＋C（d）边缘增强呈高信号，囊变区仍低信号不增强。

**病理**（e）：神经纤维瘤结构疏松，瘤细胞纤细、二头尖、弯曲（↑），呈束状或波纹状排列。间质多粘液变性（△），伴囊性变（※）。

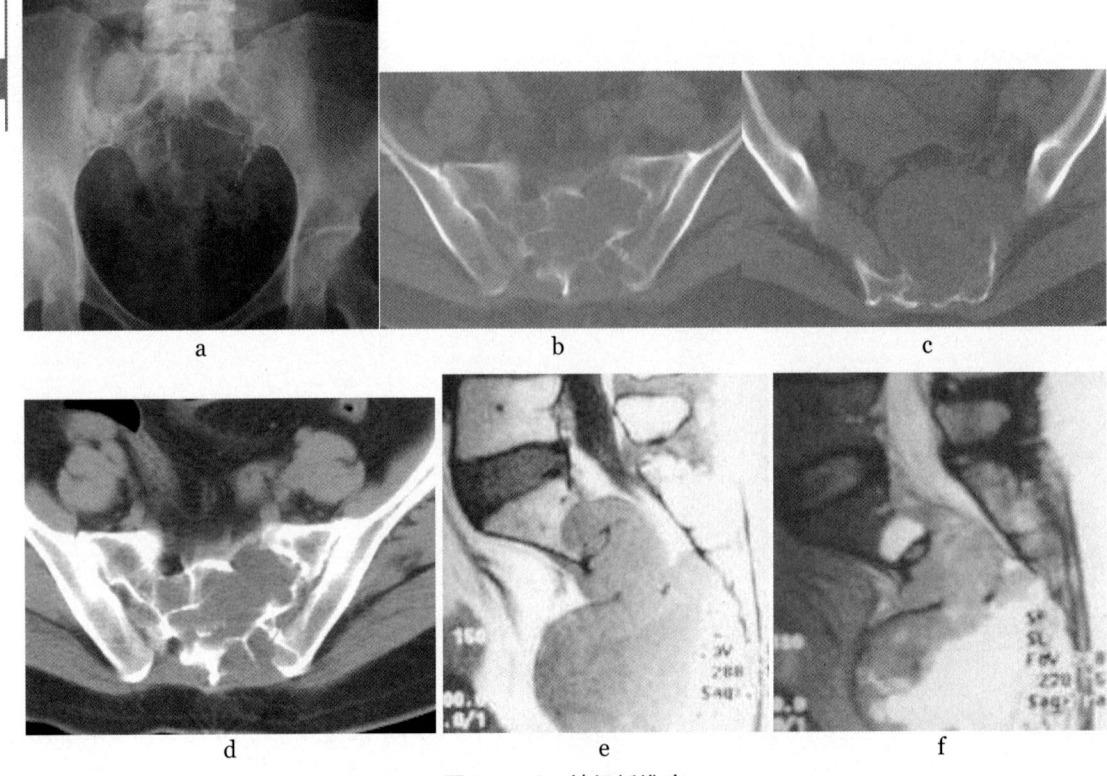

图 2-7-2-2 神经纤维瘤

女，50 岁。

**平片（a）**：骶骨左侧限局性骨质破坏，有硬化缘，内隐约似有分隔，为残余骨质重叠所致，局部骶孔扩大。

**CT（b-d）**：骶骨左侧限局性骨质缺损，略呈膨胀性改变，边缘轻度硬化，病变内可见残留骨，软组织肿块突向骶骨前方。

**MRI（e、f 为 T1WI、T2WI）**：骶骨不规则等 T1 混杂 T2 信号肿块，边界较清晰，肿块突入骶管及骶骨前方。

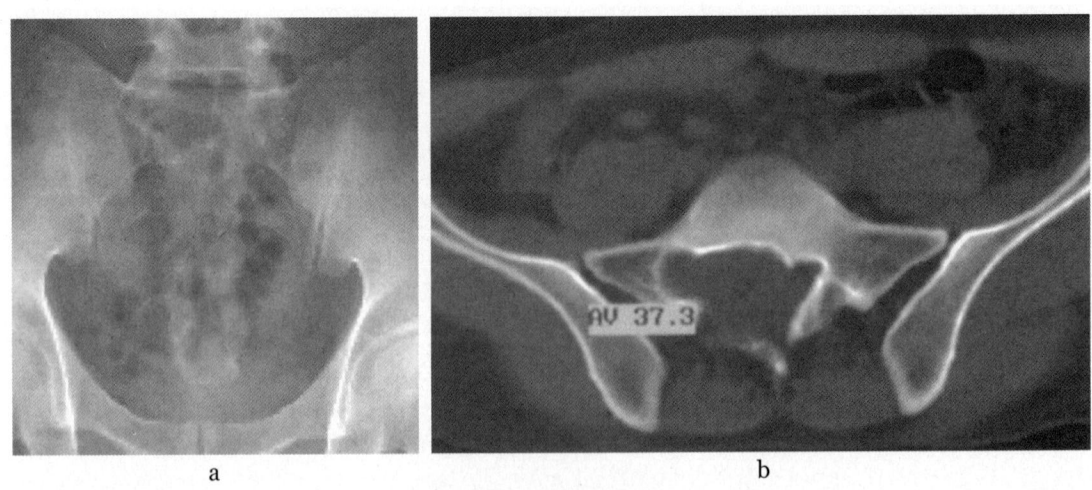

图 2-7-2-3 神经纤维瘤

**平片（a）**：骶骨中部偏右侧限局性骨质缺损，有硬化缘。
**CT（b）**：骶骨椎体及附件限局性骨质缺损，边缘有硬化，其内密度尚均匀，CT 值约 37Hu，局部骶管扩大。

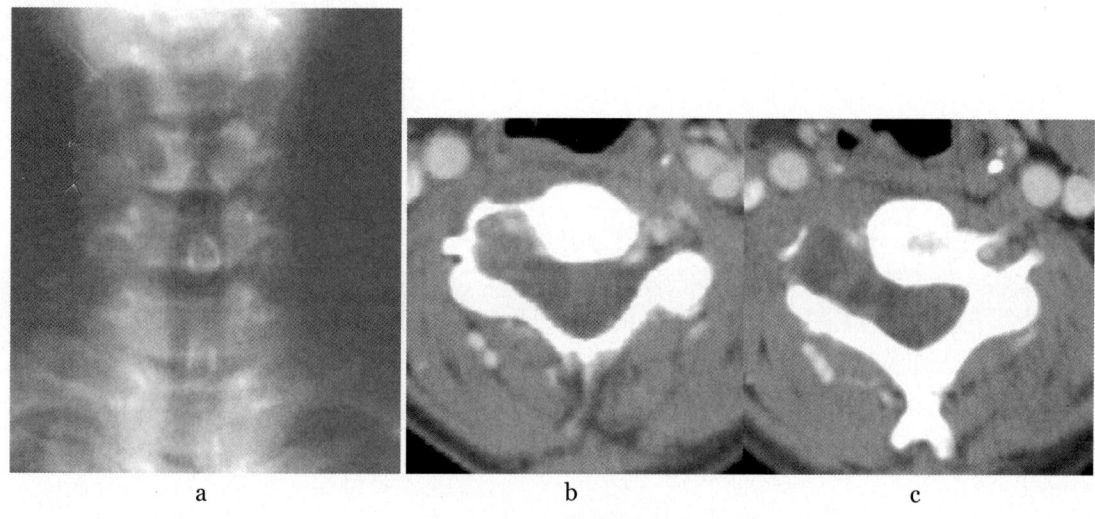

**图 2-7-2-4　神经纤维瘤**

**平片**（a）：C4、5右侧椎体及附件限局性骨质缺损，周围有硬化缘，与正常骨质分界清晰，局部软组织密度增高。

**CT**（b、c）：颈椎右侧限局性骨质缺损，局部椎间孔扩大，软组织肿块内密度不均匀，有囊变及残余骨质。

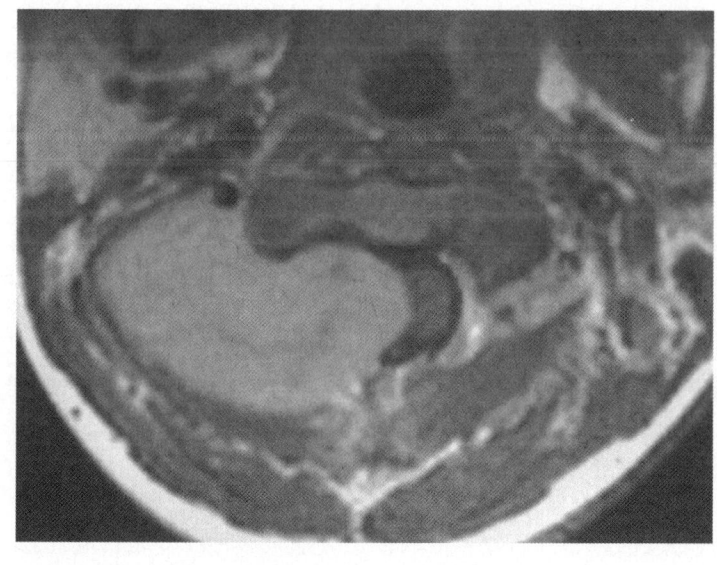

**图 2-7-2-5　神经纤维瘤**

MRI（T1WI）：颈椎右侧软组织肿块影，边界清晰，主要为等信号，其内信号欠均匀，局部椎管受压变窄。

### 三、病理学表现

骨内单发性神经纤维瘤十分罕见，大多是多发性神经纤维瘤病（Recklinghausen病）的局部病变。大体上，肿瘤无包膜，质地较韧，切面灰白色，但无胶样改变。镜下，神经纤维瘤结构疏松，瘤细胞核纤细、弯曲、两头尖，呈束状、网状或波纹状排列；间质多粘液变性，囊性变也不多见。神经纤维瘤和神经鞘瘤相比，组织结构上的差异还是很大的，但也有鉴别不开的时候。在这种情况下，就要看肿瘤是单发还是多发。多发性神经纤维瘤病常常导致各种骨病变，如脊柱侧弯、假关节、发育异常等，还可合并恶性肿瘤，如纤维肉瘤和恶性纤维组织细胞瘤等。但神经鞘瘤都是单发，而且部位局限，好发于颌骨和骶骨。恶性神经纤维瘤核异形性明显，有核分裂象，出血坏死，周边组织浸润，如临床发现转移，则诊断更明确。

### 四、鉴别诊断

诊断易与神经鞘瘤混淆，需通过病理进一步鉴别。从发病率上看，神经纤维瘤极少见；从发病部位来看，长骨、扁骨、颅骨、脊椎及骶骨均有报道，肿瘤表现为破坏区内可有高密度条状影，与骨神经鞘瘤常见的囊性破坏有所区别。

发生在骶椎的神经纤维瘤需与骶骨的骨巨细胞瘤、脊索瘤、动脉瘤样骨囊肿及转移性肿瘤等相鉴别。神经纤维瘤往往有相应的骶孔扩大，病变周边骨质硬化；骨巨细胞瘤常位于骶骨翼侧生长，向耳状关节面方向呈偏侧性膨胀生长，内有皂泡状改变，常跨越骶髂关节侵犯髂骨；脊索瘤位于中线部位，发生在骶骨下部较上部为多。常见骶前软组织肿块，肿块内多有钙化，破坏区与正常骨质分界不清。发生于下颌骨的神经纤维瘤，如无房隔，可被误认为含牙囊肿；如有房隔，可被误诊为成釉细胞瘤。

## 第三节 骨神经节细胞瘤

神经节细胞瘤（ganglioneuroma）为含交感神经节细胞及神经鞘纤维的肿瘤，分三型：①瘤细胞分化好，无转移；②瘤细胞部分分化好，偶有转移；③少数为复杂型，瘤内既有分化好的神经节细胞瘤结节，又有完全恶性的交感神经母细胞瘤结节，大多有转移。本瘤发生在骨骼内极罕见。

### 一、影像学表现

Wiber（1957）报道一例经病理证实的骨多发性成熟型神经节细胞瘤，为一名22岁男性，肿瘤发生在有肱骨、尺骨、桡骨、胫骨及第四腰椎体，X线表现为溶骨性破坏病灶，其中右桡及尺骨破坏病灶内呈多囊性，一侧皮质内缘变薄，尺骨者，成典型皂泡状其间有骨间隔，此五个病灶中，除桡骨病灶周围无硬化缘外，其余四处均有硬化缘。随访观察近两年，患者情况良好。

国内王林森也报道一例右腓骨小头处有0.5cm大小圆形低密度区，边缘光滑，也有明显硬化缘，病理证实神经节细胞瘤。

### 二、病理学表现

节细胞神经瘤是周围神经系统的良性肿瘤，由分化好的神经节细胞和神经纤维构成。好发部位有后腹膜、后纵隔、腰椎和骶椎旁，即发生在有交感神经节的部位；它能否原发于骨尚有争议，有人称之为错构瘤。儿童和青年多见，平均10岁，无性别差异。大体上，肿瘤常为单发，部分多发或合并神经纤维瘤病。肿瘤呈结节状、包膜完整、切面灰白色、质韧，很少粘液变性和钙化。镜下，肿瘤由神经节细胞、增生的神经鞘细胞和神经纤维构成。其中，神经节细胞是恒定的基本细胞成分。瘤细胞体积大、多角形，常见有神经突起。胞浆呈嗜酸性细颗粒状。细胞核呈类圆形，染色质匀细，常见核仁，偶见双核、三核的瘤细胞。瘤细胞周围常被扁平的卫星细胞包绕。这种神经节细胞的数量不等，少者需仔细寻找，多者触目皆是，呈灶状或散在地分布在神经纤维组织中。

## 第四节　骨恶性神经鞘瘤

骨恶性神经鞘瘤（malignant neurinoma of bone）、恶性雪旺细胞瘤、神经纤维肉瘤及神经肉瘤，是起源于神经鞘及神经支持组织发生的恶性肿瘤，多数继发于神经纤维瘤，少数为神经鞘瘤。本病极为罕见，占原发骨肿瘤的0.05%，恶性骨肿瘤的0.11%。预后不佳，常在短期内死亡。手术切除后易复发，晚期可转移至肺。

### 一、临床症状

1. **好发年龄**　各年龄组均可发病，以30～40岁最多见。
2. **好发部位**　常发生于股骨、胫骨、尺骨、肱骨、骶骨、骨盆、肋骨、颌骨等处。
3. **症状与体征**　肿瘤生长较快，较早出现疼痛和肿胀，易发生病理骨折。

### 二、影像学表现

[X线表现]

主要为溶骨性骨破坏，边界不清及不规则，有局部骨皮质破坏消失，肿瘤穿破皮质后形成软组织肿块，易发生病理骨折，多无成骨、钙化和骨膜反应，与中央型纤维肉瘤及转移瘤相似，较难鉴别。少数神经鞘细胞可通过化生产生软骨和骨组织，因此使X线影像更为复杂，最后确诊需靠病理学检查。

[CT]

多表现为不规则溶骨性破坏区。肿瘤组织呈浸润性向周围组织蔓延，平扫时较肌肉密度略低或相近，增强扫描示明显均匀或不均匀性强化。

### 三、病理学表现

恶性神经鞘瘤、纤维肉瘤和平滑肌肉瘤三者在X线征和大体形态上的表现相似，只是前者更多地见有出血、囊性变。镜下，这三者的组织结构也都属于低分化梭形细胞肉瘤一类，病理诊断时必须多取材、多切片，以求找到它们的分化证据。但如果分化极差，瘤细胞的异型性太过明显，那么它们之间的鉴别就要依靠免疫组化和电镜检查，以确定其组织来源。恶性神经鞘瘤的免疫组化特征：S-100、GFAP、Leu7、CgA阳性。电镜下，瘤细胞周围有基底膜包绕，细胞间可见特化连接。

此外，还有两种情况必须考虑恶性神经鞘瘤的诊断：①肿瘤发生在Recklinghausen病患者时；②当肿瘤的发生部位与大的神经干支有关时。

### 四、鉴别诊断

本病应与纤维肉瘤、恶性纤维组织细胞瘤、骨恶性淋巴瘤鉴别，确诊有赖活体组织检查。

## 参考文献

1．Aoki J, Tanikawa H, Fujioka F, et al. Intraosseous neurilemmoma of the fibula. Skeletal Radiol,

1997, 26: 60-63.

2．Smith J, Ludwig RL, Marcove RC. Sacrococcygeal chordoma. A clinicoradiological study of 60 patients. Skeletal Radiol, 1987, 16: 37-44.

3．Gierada DS, Erickson SJ. MR imaging of the sacral plexus: abnormal findings. AJR Am J Roentgenol, 1993, 160: 1067-1071.

4．Gierada DS, Erickson SJ. MR imaging of the sacral plexus: normal findings. AJR Am J Roentgenol, 1993, 160: 1059-1065.

5．Wetzel LH, Levine E. Pictorial essay. MR imaging of sacral and presacral lesions. AJR Am J Roentgenol, 1990, 154: 771-775.

6．Fawcett KJ, Dahlin DC. Neurilemmoma of bone. Am J Clin Pathol, 1967, 47: 759-766.

7．Wilber MC, Woodcock JA. Ganglioneuromata in bone; report of a case. J Bone Joint Surg Am, 1957, 39-A: 1385-1388.

8．Lin J, Martel W. Cross-sectional imaging of peripheral nerve sheath tumors: characteristic signs on CT, MR imaging, and sonography. AJR Am J Roentgenol, 2001, 176: 75-82.

9．贾雨辰, 吕桃珍, 徐步英, 等. 原发性骶骨肿瘤的X线诊断. 临床放射学杂志, 1983, 2：191.

10．陈伟, 肖官惠, 王连唐, 等. 骨神经源性肿瘤（附14例分析）. 中华放射学杂志, 1995, 29: 691-694.

11．毕剑恒, 郭民修. 单发性骨神经纤维瘤4例. 中华骨科杂志, 1985, 5: 170-171.

12．王兴清, 田建明, 王培军, 等. 骶骨神经源性肿瘤的X线平片及CT诊断（附6例报告）. 临床放射学杂志, 1997, 16: 108-110.

13．徐雷鸣, 龚向阳, 魏启春, 等. 骶骨和骶骨旁原发肿瘤的影像评价. 临床放射学杂志, 1997, 16: 37-39.

14．王林森, 编著. 骨肿瘤影像诊断学图谱. 天津: 天津科技出版社, 2004. 237.

# 第八章 脊索瘤

脊索瘤（chordoma）本病发生于残存的脊索组织，少见，约占原发骨肿瘤的2.4%。

## 一、临床表现

1. **好发年龄** 可发生于新生儿到82岁，骶尾部者多见于50～60岁，蝶枕部者多见于30～60岁。男：女＝2：1。

2. **好发部位** 好发于躯干中轴骨骼，骶尾部占55%，蝶枕部（主要在斜坡）占35%，脊椎（C2最多）10%，偶见于颌骨、肩胛骨及桡骨。

3. **症状与体征** 主为局部疼痛。发生在颅底部者，可压迫垂体，脑干及颅神经，引起相应症状。晚期可引起颅内压增高症状。位于骶尾部或椎体者，向前可压迫腹内脏器，刺激直肠，膀胱等引起相应症状，少数可致肠梗阻，小便困难，可压迫脊髓及马尾神经产生症状，甚至截瘫。约10%～43%可经血行、淋巴转移至肝、肺、淋巴结。

## 二、影像学表现

[X线平片]

本病为分叶状、溶骨性、膨胀性骨质破坏病灶，边缘可有轻度硬化，居中线部位，常伴有软组织肿块，肿瘤内可见斑点、片状钙化影，其发生率为15%～50%；部分病例破坏区内还可见未完全破坏而残留的碎骨片，发生于骶骨者有的呈1～2cm横行致密板状影，称"横板征"，为残留的相邻椎体影像。

1. **颅底区蝶枕部脊索瘤** 90%发生在斜坡及鞍背区，少数在颅底其它部位。肿瘤发生时向周围膨胀扩展，破坏斜坡、蝶骨、枕骨及筛窦，也可侵及蝶鞍、岩锥等（图2-8-1），向下生长可突入鼻咽部形成软组织肿块。

2. **脊椎脊索瘤** 可累及1或多个椎体及附件，骨质破坏、压缩变形，椎间隙狭窄或正常，常伴软组织肿块，上部颈椎病变，鼻咽部可出现软组织肿块（图2-8-2、图2-8-3）。

3. **骶尾部脊索瘤** 好发于下部骶椎，骶椎3、4、5较上部多，呈中心型或偏向一侧生长的膨胀性骨质破坏，边缘可有轻度硬化，常伴软组织肿块，肿瘤内可有残留骨片或钙化影（图2-8-4、图2-8-5、图2-8-6）。

[CT及MRI]

对脊索瘤大小、范围、向骨内、外侵犯扩展情况的显示，用CT和MRI检查比平片好，对骨质破坏、瘤内钙化及残留骨片的显示CT较好（图2-8-7、图2-8-8）。MRI对脊索瘤破坏颅底、斜坡、椎体、骶骨骨质有其特殊优势，尤其对早期脊索瘤和"横板征"的显示更明显优于平片及CT（图2-8-9）。MRI检查见破坏区软组织肿块影内部有分节影，呈1～3条横线，可能是残存间盘包埋其中，此征象少见于骶骨的其它肿瘤，对鉴别诊断颇有帮助。

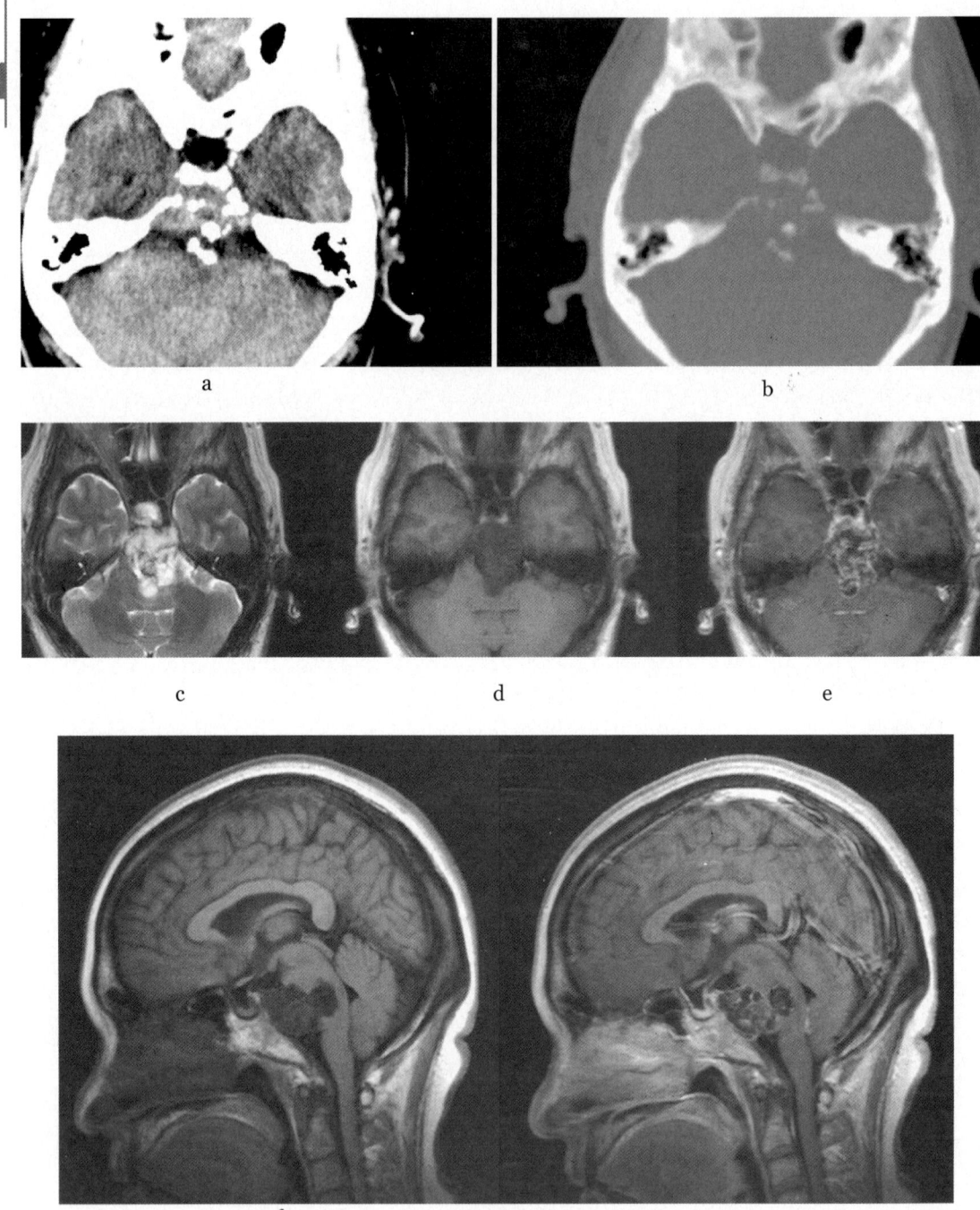

图 2-8-1 脊索瘤

CT（a、b）：鞍背和斜坡广泛骨质破坏，伴钙化灶。
MRI（c-g 分别为 T2WI 轴位、T1WI 轴位、T1WI 增强轴位、T1WI 矢状位、T1WI 增强矢状位）：肿瘤呈不均匀长 T1 长 T2 信号，有低信号的灶状钙化，及不均匀强化。
（此病例北京天坛医院提供）

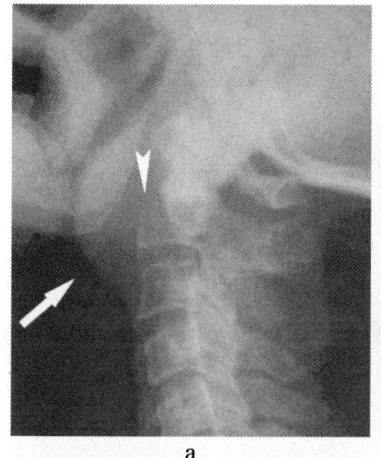
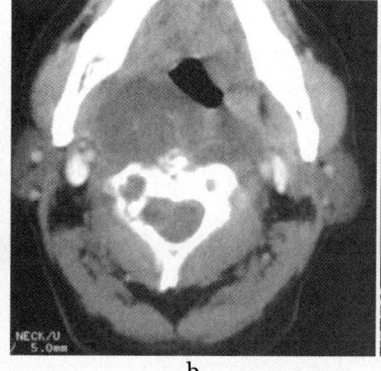
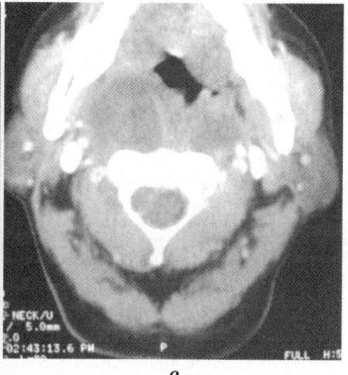
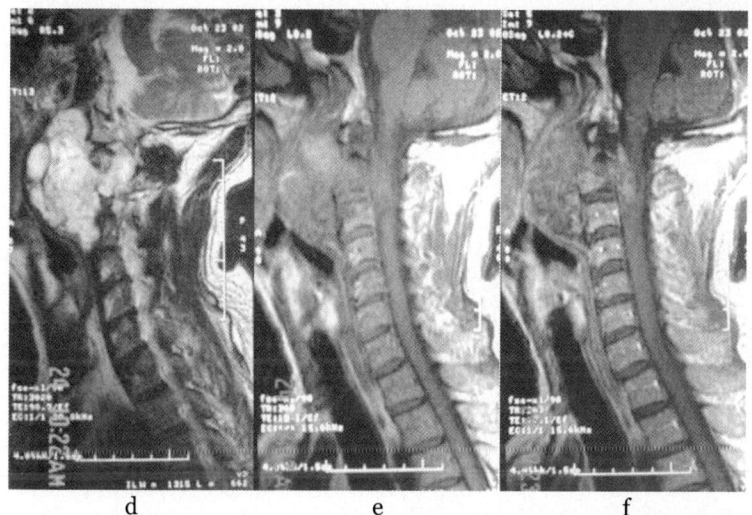

**图2-8-2 脊索瘤**

平片（a）及CT（b、c）：C2椎体、右侧横突及椎板溶骨性膨胀性骨质破坏（↑），周围可见软组织肿块，边界不清。增强CT颈椎前肿块不均匀强化。

MRI（d-f 分别为T2WI、T1WI、T1WI增强）：病变呈不均匀长T1长T2信号，增强扫描见中度强化。MRI矢状对于脊索瘤的全貌显示更完整。

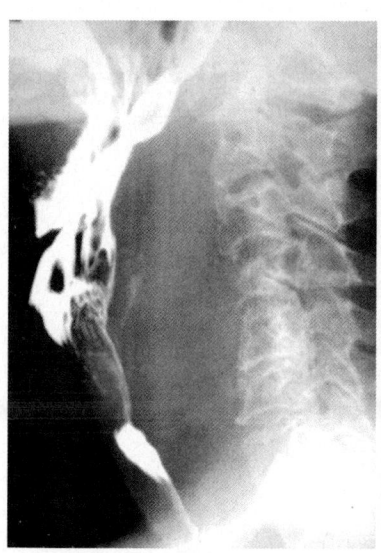
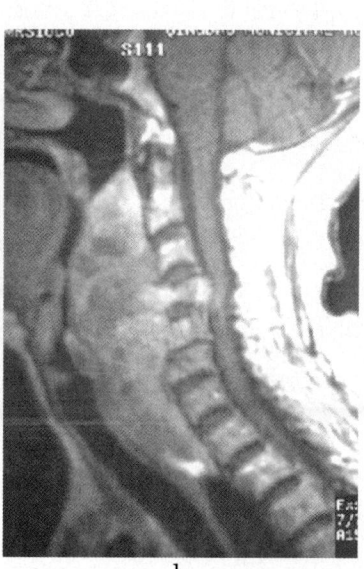

**图2-8-3 脊索瘤**

平片（a）：C4-6椎体前缘骨质破坏，C4椎体变扁。颈椎前方巨大软组织肿块将食道推压向前方明显移位。

MRI（b为T1WI增强矢状位）：软组织肿块位于C1-T1前方，明显不均匀强化，C4椎体变扁，向后突入椎管内，颈髓受压。

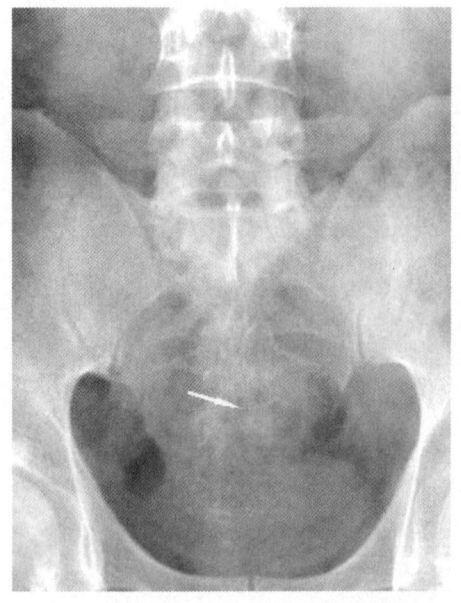

**图 2-8-4 脊索瘤**
平片：骶骨下部轻度膨胀性溶骨性骨质破坏（↑），其内隐约可见不规则高密度钙化影。

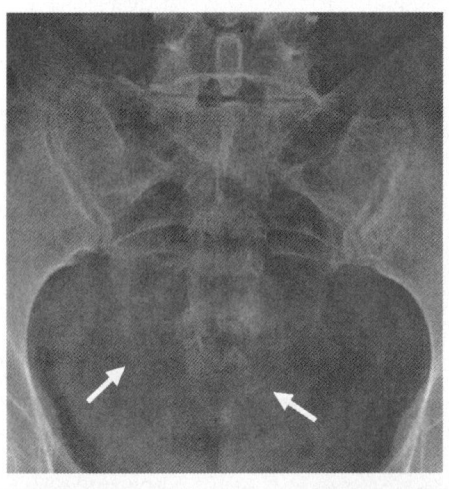

**图 2-8-5 脊索瘤**
女，62 岁。
平片：骶骨脊索瘤好发在下部骶椎，平片显示下部骶椎骨质破坏（↑）。

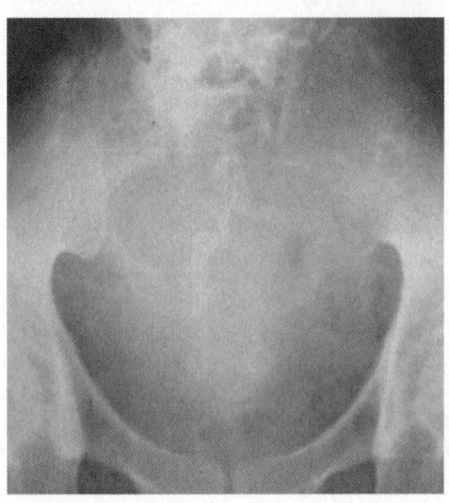

**图 2-8-6 脊索瘤**
平片：骶骨中下部及左上部大片溶骨性骨质破坏区，其周围隐约可见伴有软组织肿块。

在MRI上，脊索瘤T1WI呈低或中信号，T2WI呈不均高信号，增强后呈不均匀强化，钙化及残留骨片在所有序列上均呈低信号，亚急性出血，T1WI及T2WI均呈高信号，慢性出血的含铁血黄素T1WI及T2WI均呈低信号（图2-8-8、图2-8-9）。

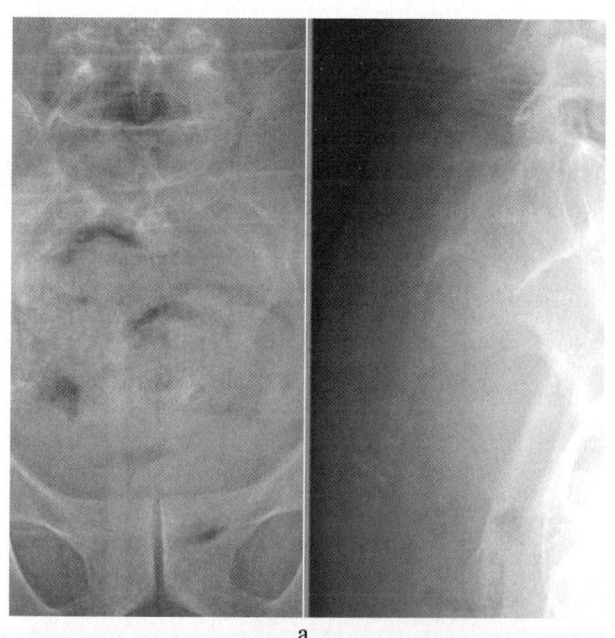

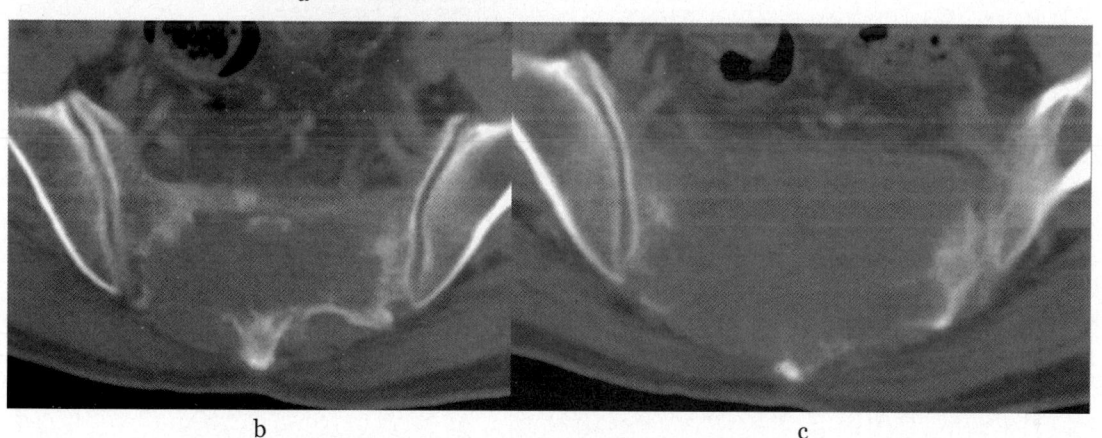

**图2-8-7 脊索瘤**

男，63岁，骶尾部不适，伴二便困难2个月。
平片（a）：骶骨下部大范围溶骨性骨质破坏缺损。
CT（b、c）：较平片更好的显示广泛的骨质破坏缺损及其前方可见有软组织肿块。

### 三、病理学表现

脊索在胚胎期2个月后退化、消失，而脊索瘤源于脊索残件，好发在中轴骨骼的中线部位。肿瘤生长缓慢。

大体上，脊索瘤为凝胶状，质软，灰白色泛蓝，半透明，常有出血。镜下，与各个发展阶段的正常脊索组织相似，瘤细胞非常大，类圆形，胞浆呈空泡状（其中富含糖原）；核小、

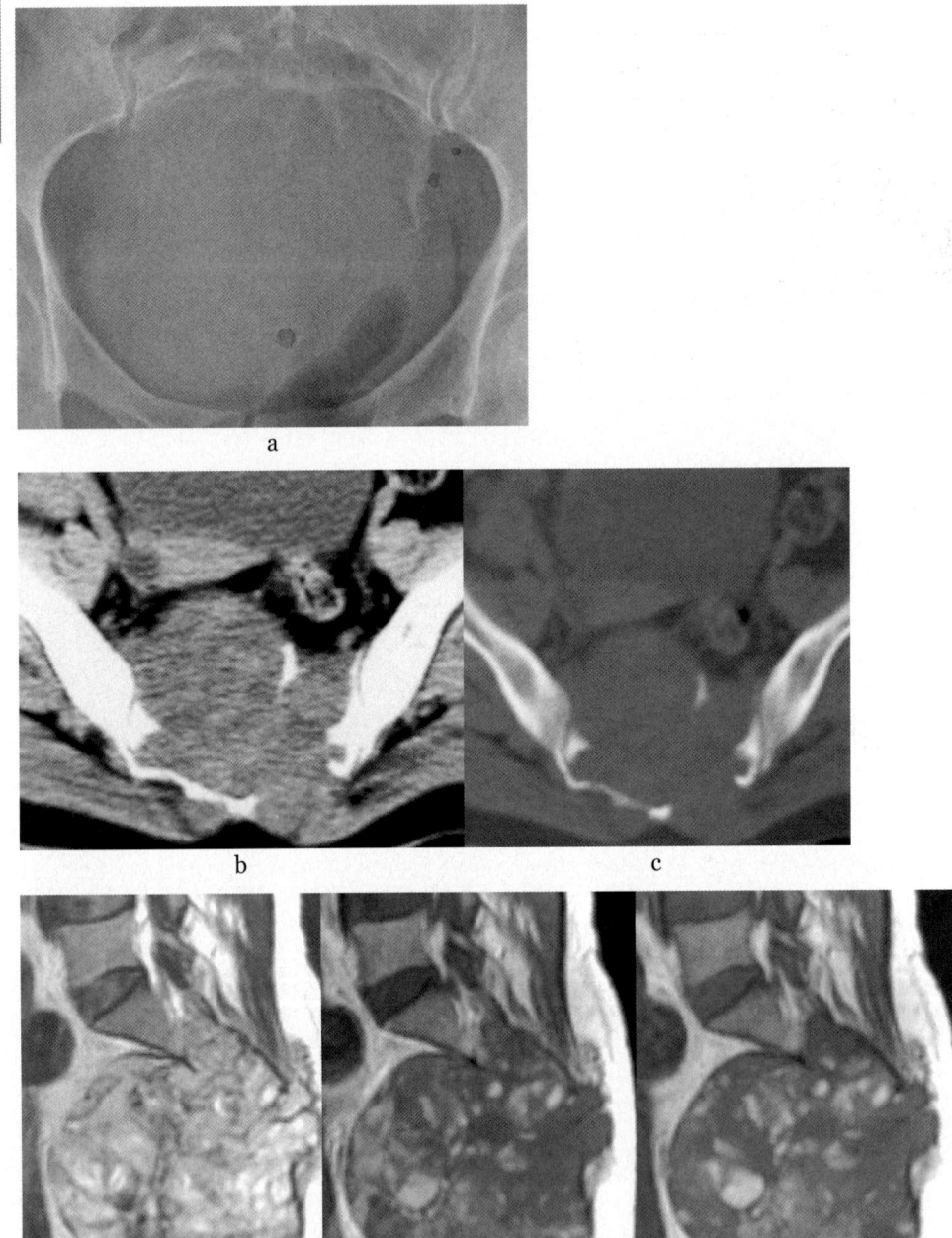

图 2-8-8 脊索瘤

女，60岁，发现骶尾部肿块，渐进性增大3年余。

平片（a）：骶骨下部大片膨胀性溶骨性骨质破坏，伴软组织肿块。

CT（b、c）：较平片更清晰的显示骨质破坏及软组织肿块的情况，并可见残留骨片。

MRI（d-f分别为T2WI、T1WI、T1WI增强）：骶骨中下部骨质破坏，局部形成巨大的软组织肿块，呈长T1不均匀长T2信号，并杂有短T1长T2信号，提示肿瘤内有出血。T1WI+C后病灶略有强化。

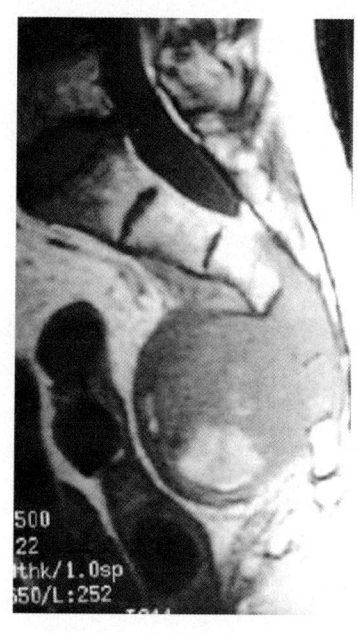

**图 2-8-9 脊索瘤**

MRI（T1WI 矢状位）：骶骨下部骨质破坏，表现为 S4、5 及部分 S3 的正常骨髓高信号，被肿瘤组织置替，而降为中信号；但S4、5间的椎间盘低信号却仍基本保持，此现象叫做"横板征"，此征为脊索瘤的特征，有利于与其它骶骨肿瘤相鉴别，前方见有软组织肿块，伴有肿瘤内出血，表现为片状高信号。

泡状，核分裂象少见。有时细胞核被胞浆空泡挤到一边，形如印戒。瘤细胞呈索状或小叶状排列，其间为程度不等的、但通常是大量的粘液样间质。可有软骨或骨化区域，所谓软骨样脊索瘤指的是兼具这两种成分的肿瘤。由于其空泡状瘤细胞呈索条状、巢片状排列，故部分区域可能和粘液腺癌或肾透明细胞癌相似。电镜下可见桥粒（上皮分化特征）和大量线粒体——粗面内质网复合体。免疫组化：S-100、CK、EMA、Vimentin 阳性。

脊索瘤的生物学行为特征是多次复发，最终可致死。远隔转移可在晚期发生。不管是原发还是复发，脊索瘤中都可能出现高度异型性的梭形、或多形细胞肉瘤样病变区域，和软骨肉瘤的"去分化"现象相同，提示预后不良。

### 四、鉴别诊断

**1. 颅底蝶枕区脊索瘤** 应与垂体腺瘤、颅咽管瘤、转移瘤鉴别。

（1）垂体腺瘤：骨质破坏以鞍区为中心，很少有钙化，而脊索瘤大多以斜坡为中心。

（2）颅咽管瘤：大多数见于儿童期，次高发生在成人，病变以鞍上或鞍内为中心，大多有囊变，也可含有胆固醇成分的密度及信号。

（3）转移瘤：有原发瘤，骨内转移瘤一般少有骨外较大软组织肿块，破坏区周围无硬化缘，溶骨性转移瘤，一般无钙化，碎骨片。

**2. 骶尾部脊索瘤** 应于下列一些病变鉴别。

（1）巨细胞瘤：骨巨细胞瘤多见于骶骨上部，少见于骶骨下部可有典型的皂泡状骨质破坏，无钙化及碎骨片，也无或罕有硬化缘。

（2）浆细胞瘤：病灶可甚似脊索瘤，但其边界更加模糊，无硬化边、更无钙化及碎骨片。

（3）神经瘤：沿神经生长，使骶骨孔扩大，其边缘有明显硬化缘。

（4）软骨肉瘤：有软骨性钙化，呈环状、弧状也有呈斑点状。

（5）溶骨性转移瘤：有原发瘤，一般无钙化及碎骨片。破坏区周围无硬化缘。

（6）动脉瘤性骨囊肿：为囊性病变，可查出其内有液-液面，有不同时期出血信号改变。

(7) 溶骨型骨淋巴瘤：无钙化块及碎骨片，也没有硬化缘。

(8) 骨肉瘤：有放射、垂直或三角形骨膜反应。

(9) 滑膜肉瘤：为骶骨外病灶，邻近骶骨受到侵犯破坏时尚可有周围其它骨骼如髂骨等被破坏征象。

(10) 蛛网膜囊肿：为骶管内囊性病灶，CT 为脑脊髓液密度，MRI 上，为液性病变呈 T1WI 均匀低信号，T2WI 均匀高信号，可使骶骨孔扩大，但边缘光滑整齐。

(11) ES/PNET：好发 5～25 岁，尤文肉瘤/PNET 一般伴有较大的软组织肿块，破坏区边界不清，有骨膜反应如葱皮样、放射样。

3．脊椎脊索瘤

主要应于脊椎结核鉴别，二者均有骨质破坏，但脊索瘤无脓疡，脊椎结核常伴有寒性脓疡，在 MRI 上，脓疡 T1WI 呈低信号，T2WI 呈高信号，增强后，脓疡壁强化，脓液不强化。

# 参考文献

1. Wippold FJ, Koeller KK, Smirniotopoulos JG. Clinical and imaging features of cervical chordoma. AJR Am J Roentgenol, 1999, 172: 1423-1426.
2. Disler DG, Miklic D. Imaging findings in tumors of the sacrum. AJR Am J Roentgenol, 1999, 173: 1699-1706.
3. Sze G, Uichanco LS 3rd, Brant-Zawadzki MN, et al. Chordomas: MR imaging. Radiology, 1988, 166: 187-191.
4. Topsakal C, Bulut S, Erol FS, et al. Chordoma of the thoracic spine--case report. Neurol Med Chir (Tokyo), 2002, 42: 175-180.
5. Delank KS, Kriegsmann J, Drees P, et al. Metastasizing chordoma of the lumbar spine. Eur Spine J, 2002, 11: 167-171.
6. Darby AJ, Cassar-Pullicino VN, McCall IW, et al. Vertebral intra-osseous chordoma or giant notochordal rest? Skeletal Radiol, 1999, 28: 342-346.
7. Mortele B, Lemmerling M, Mortele K, et al. Cervical chordoma with vertebral artery encasement mimicking neurofibroma: MRI findings. Eur Radiol, 2000, 10: 967-969.
8. Resnick D, Kransdorf MJ. Bone and joint imaging. 3rd ed. Philadelphia, Pa.: Elsevier Saunders, 2005. 1179-1182.
9. 韩月东，杨春敏，赵海涛，等．脊索瘤 MRI 诊断．实用放射学杂志，2002，18：118-120.
10. 兰斌尚，王坤正，张建华，等．骶骨脊索瘤病理分型与预后．临床骨科杂志，2000，3：263-264.
11. 戴朝晖，翟新华，崔志鹏．腰椎脊索瘤一例．中华放射学杂志，1998，32：528.
12. 杜金梁，解中福，孙桂琴，等．颅内脊索瘤的影像学诊断．临床放射学杂志，1998，17：191-192.

# 第九章 其它骨肿瘤

## 第一节 骨内脂肪瘤

骨内脂肪瘤（intraosseous lipoma）属良性瘤，起源于骨髓脂肪组织，很罕见，只占原发性骨肿瘤的0.1%。

### 一、临床症状

1. **好发年龄** 5～75岁，以中年人较多。女性多于男性。
2. **好发部位** 长骨干骺端，如股、胫、腓、肱、桡骨及骶骨、肋骨、头颅、下颌骨、手足骨。
3. **症状与体征** 病程长，无症状或局部疼痛，也有因病理骨折而被发现，肿瘤大者，可压迫邻近血管、神经产生相应症状。

### 二、影像学表现

[X线平片]

骨内脂肪瘤呈圆形或类圆形骨质破坏区，呈很低密度，与正常骨质交界处边缘锐利，移行带窄，病灶周围常有厚薄不等之硬化缘，示病变生长缓慢；其内可有纤维间隔或残存骨小梁，二者均可交织成网状；病灶内若发生脂肪坏死，可出现斑点状钙化影；病灶较大者，可使皮质变薄、扩张，尤其是腓骨，肋骨等窄形骨骼，骨膨胀更明显。

Ⅰ期：病灶透明，代表存活的脂肪组织和骨小梁的吸收；Ⅱ期：存活的脂肪组织呈透亮区，脂肪坏死和营养不良性钙化的组织呈高密度区；Ⅲ期：反映出正常骨的吸收，此时密度比前两期高，是钙化和广泛脂肪坏死的结果。Ⅲ期还有厚硬化边，推测可能与病灶的退化有关。脂肪瘤亦可通过组织化生而发生骨化，又称骨化性脂肪瘤。

[CT]

骨内脂肪瘤呈特征性很低密度，CT值在 -20～-90Hu，肿瘤内的钙化、骨化及其周围的硬化缘则呈高密度。增强检查不强化。

Ⅰ期：表现为病灶内骨小梁吸收和骨膨胀，其内充满均匀低密度影的脂肪组织；Ⅱ期表现与平片相同；Ⅲ期：是最难诊断的一期。由于脂肪坏死引起反应性骨化、钙化、脂肪坏死及囊肿形成，如果病灶边缘部分含有脂肪组织，可帮助排除其它需鉴别的疾病；如果病灶区显示骨小梁的吸收和钙化主要在中心部分,而不在周边部分，则更多提示为脂肪瘤而不是骨梗死。增强扫描，病灶强化不明显。

[MRI]

骨内脂肪瘤在T1WI上呈高信号，在T2WI上呈中到高信号，脂肪抑制像呈低信号。肿瘤内的钙化、骨化及其周围的硬化缘在T1WI及T2WI上均呈低信号。增强检查不强化。

Ⅰ期：脂肪瘤T1WI上为高信号，与皮下脂肪组织的信号相同，T2WI脂肪抑脂像上呈低信号，代表存活的脂肪组织。T1WI和T2WI上周边的薄层低信号代表边界清楚的反应性骨硬化。Ⅱ期：仍可见脂肪组织和T1WI和T2WI上周边的薄层低信号，中心部位的T1WI和T2WI上呈低信号的部分代表钙化。Ⅲ期：可显示周边的薄层脂肪组织，肿瘤中心有钙化，周围最外层有厚的硬化缘，钙化及硬化缘在T1WI及T2WI上均呈低信号。坏死组织在T1WI上信号不等，T2WI上呈高信号。

### 三、病理学表现

由分叶状成熟脂肪组织组成，可夹杂有少量的纤维间隔及发育不全的骨小梁，具有包膜。若瘤内有循环障碍，可发生梗death；坏死的脂肪组织可钙化，骨化，甚至形成囊肿。脂肪瘤也可以通过组织化生而成骨，称为骨化性脂肪瘤。

Milgram将骨内脂肪瘤从病理上分为三期：Ⅰ期，肿瘤为实性肿块，内含存活的脂肪细胞；Ⅱ期，过渡期，瘤体内含有脂肪坏死及灶状钙化，同时还含有存活的脂肪细胞；Ⅲ期，晚期，脂肪细胞死亡，不同程度的囊肿形成、钙化及反应性新骨形成。从Ⅰ期到Ⅲ期的进展是由于病灶内的缺血和梗死造成的，可能与骨内坚硬的蜂窝状结构及脂肪细胞膨胀和增殖有关，这些病变也可造成骨质吸收及骨骼膨胀。

### 四、鉴别诊断

平片须与骨纤维异常增殖症、动脉瘤样骨囊肿、单纯性骨囊肿、骨梗死、软骨类肿瘤及脂肪硬化性粘液纤维瘤鉴别。发生于指骨者须与血管球瘤、滑膜瘤及腱鞘巨细胞瘤鉴别。CT和MR能显示脂肪密度和信号，可准确定性为骨内脂肪瘤Ⅰ期病变，对Ⅱ、Ⅲ期病变，显示特征性的周边脂肪组织也具有诊断价值。

## 第二节 骨旁脂肪瘤

骨旁脂肪瘤(parosteal lipoma)亦称骨膜脂肪瘤（periosteal lipoma），本病罕见。一般认为起源于骨膜间质细胞。

### 一、临床表现

1. **好发年龄** 一般多见于成人，有的则起病于幼年。
2. **好发部位** 多依附于股骨、胫骨和肱骨，次为桡骨、尺骨、腓骨、掌、跖骨等。
3. **症状与体征** 病程缓慢，患部无痛性和渐进性肿胀为其主要症状。肿瘤过大时可压迫血管和淋巴管，引起回流障碍；压迫神经则可出现感觉功能丧失、肌肉麻痹以及四肢活动障碍。肿块质地较硬，有结节感，常较固定，与一般脂肪瘤不同，故术前常被误为骨肉瘤、纤维瘤、软骨瘤、纤维肉瘤或血管瘤等。

### 二、影像学表现

[X线表现]

应采取软组织摄影方法，以小焦点、短时间和低电压进行拍照。应用钼靶软线摄片则更佳。

1. **软组织改变** 患肢软组织明显膨胀变形，内有靠近骨骼的透亮肿块，呈椭圆形或分叶状，边界清楚。如瘤体内的纤维结缔组织过多，可相互交错成网状。瘤内可见出血、坏死。若发生组织化生，则可见钙化或骨化影。此外尚可见肿瘤周围肌肉组织萎缩和压迫移位等。

2. **骨骼改变** 长骨骨干与骨旁脂肪瘤相接触部，常形成骨性突起并伸向肿瘤内部，常单发，基底较宽。病理上，骨突为不成熟的骨膜下新生骨，系因脂肪瘤压迫刺激引起骨质增生所致。肿瘤依附部的骨皮质可硬化、增厚，偶见骨膜反应。

[CT 和 MRI]

骨旁脂肪瘤呈均质分叶状，CT呈低密度灶，CT值在 $-20\sim-90$Hu 之间，其内有钙化、骨化则成高密度影，与邻近骨表面相连。骨赘与骨软骨瘤相似，但它与骨髓腔不直接相通，而是有骨性结构相隔。MRI可发现病灶内有高信号的脂肪组织影及低信号束，低信号束是病灶内的纤维束所致（图2-9-2-1），如病灶内有钙化，骨化影则在T1WI及T2WI上，也均呈低信号影。

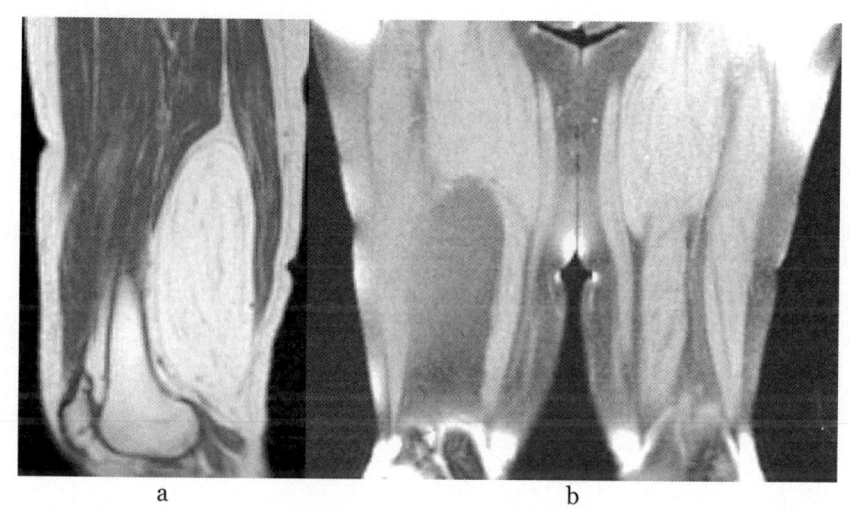

图 2-9-2-1　骨旁脂肪瘤

MRI（a、b分别为T1WI矢状位、T2WI抑脂冠状位）：（a）股骨后下部骨旁有一高信号软组织肿块，其前中部有一低信号骨性蒂与股骨皮质相连；（b）肿瘤内高信号脂肪被抑制，而呈低信号。

### 三、病理学表现

骨旁脂肪瘤虽病理性质与一般脂肪瘤基本相似，但其发生部位和范围都不相同。常单发于四肢，往往伴有各种各样的骨骼改变，并可借助于骨突与邻近骨骼紧密连接或直接与骨膜粘连。骨旁脂肪瘤可有骨性蒂，内含有骨髓组织及脂肪帽，可在薄层脂肪帽下存在骨化的宽基底骨软骨瘤样成分，好像无蒂的外生骨疣。脂肪团块内可见到小片状软骨和骨成分。

### 四、鉴别诊断

本病为界限分明的透亮肿块，CT和MRI显示脂肪信号和密度，不难诊断。但在有骨性突起的病例，应注意与骨软骨瘤鉴别。后者多发生于干骺端，皮质、松质骨均与母体骨相连续，游离端连有菜花状的软骨帽钙化影。骨旁脂肪瘤的骨突发生于骨干，基底宽广，骨性突起与骨髓腔不相通，在游离端有透亮的脂肪肿块包绕。

脂肪瘤如发生树根样钙化时，X 线须与血管瘤或骨血管丰富的纤维瘤鉴别，后者条状钙化的分支愈向外愈细，而且有骨质破坏改变，而脂肪瘤的条状钙化粗细不均，分布亦紊乱。此外亦应与骨化性肌炎鉴别，后者顺肌纤维方向发展，与骨无关。若肿瘤内有骨化或靠近骨膜处有骨针出现，应与骨肉瘤鉴别，后者骨针呈放射状或垂直状排列，并伴有骨质破坏，随着 CT 和 MRI 的广泛应用，两者不难鉴别。

## 第三节　骨血管脂肪瘤

骨血管脂肪瘤（angiolipoma of bone）同时有血管和脂肪组织，可发生于椎体、肋骨等部位。

影像学表现如下：

[X 线平片]

蜂窝状或栅栏状膨胀性骨破坏，可形成软组织肿块。皮质旁血管脂肪瘤内可出现树根样钙化影。

[CT 和 MRI]

CT 可见脂肪密度区内出现条网状软组织密度影和钙化影，本瘤增强扫描时强化明显。MRI 应用于临床以来本病的发现率较既往文献报道明显提高，与 MRI 的敏感性高有关，最多见于椎体，以胸腰椎多见。表现为类圆形或不规则形异常信号，T1、T2WI 上均呈高信号，边界清楚，其内可见数条与脊柱长轴方向一致的低信号影，与平片和 CT 上发现的栅栏状的增粗骨小梁对应。在 MRI 的脂肪抑制成像可见病灶内的脂肪成分呈低信号，血管成分仍呈高信号，因此，MRI 上病灶高信号仅部分下降，与椎体内的脂肪组织沉积症不同，可用于两者间的鉴别。

## 第四节　骨脂肪肉瘤

骨脂肪肉瘤（liposarcoma of bone）起于髓腔的脂肪组织，多为原发性，继发于脂肪瘤恶变者较少。本病极罕见，通常进展较快，预后与瘤细胞分化程度有关。分化差者生长迅速，可发生骨及肺的转移，大多数病人在 3 年内死亡。高分化者，5 年存活率可达 80% 以上。

### 一、临床表现

1. **好发年龄**　可发生在任何年龄，多见于 11～61 岁，一般分化不良的发病年龄较小，分化良好者发病年龄较大，男性较多。

2. **好发部位**　好发于长骨干骺部，一般不超过骺线。也可发生于骨干。以股骨最多见，其次胫骨、肱骨、骨盆、肩胛骨、腓骨、桡骨、锁骨、手和脊椎等。

3. **症状与体征**　主要症状为逐渐加重的局部疼痛，夜间明显。如肿瘤突破骨皮质，则可形成软组织肿块或发生病理骨折。

### 二、影像学表现

[X 线平片]

多发生于长骨干骺端，偶见于骨干，X 线表现因肿瘤分化不同而表现各异，可呈相对良性的骨质吸收，其周围有反应性硬化到分化不良的广泛性、溶骨性破坏，边缘模糊，可有骨膜反应。干骺端病变，多呈多囊状膨胀性改变，可为偏心性生长，有或无完整的骨壳，周围骨质可有筛孔样破坏。肿瘤穿破膨胀皮质后，则出现骨膜反应和软组织肿块。部分病变区内因有较多成熟的脂肪组织而较透亮，有时可发生浓密钙化。

[CT]

肿瘤呈脂肪和不规则软组织密度，分化差者呈浸润性生长，边缘模糊，分化好者边界较整齐可有硬化缘，有时出现斑片状钙化。肿瘤可穿破骨皮质形成软组织肿块，内含多少不一的脂肪密度区，分化差者无或少有脂肪组织，增强扫描呈不均匀强化。

[MRI]

T1WI显示为高低混杂信号或不均匀高信号，T2WI呈不均匀中高信号。钙化在T1、T2WI均呈低信号。分化较好的脂肪肉瘤内可见不规则的间隔，T1WI呈低信号、T2WI呈中或低、甚至高信号。肿瘤穿破骨皮质在软组织中的肿块也可含脂肪信号，与周围肌肉组织形成鲜明对比，但分化差的脂肪肉瘤中无或少有脂肪组织，给诊断带来困难。MRI可显示肿瘤内的出血、坏死、囊性变。增强扫描呈不规则强化。

### 三、病理学表现

肿瘤体积一般较大，为橘黄色或浅黄色，质地坚实呈结节状，包膜不完整，部分可发生粘液样变。组织学上，一般分为以下几型。

1. **粘液瘤型** 分化良好时似粘液瘤，含有较成熟的脂肪细胞，胞浆内含有脂肪颗粒，核无明显间变，分裂象极少，间质内有淡蓝色粘液物质。

2. **脂肪瘤型** 瘤细胞似脂肪细胞，但核较大，有轻度异形性。

3. **低分化型** 瘤细胞呈多角形，细胞界限尚清楚，胞浆中等，有多数含有类脂细胞的小空泡。核圆形或椭圆形，大小、形态不一致，染色较深，分裂象多见。

4. **未分化型** 细胞形态多种多样，有圆形、椭圆形或梭形，间变明显。胞浆内有脂质空泡。胞核较大，形态不规则，可见多核瘤巨细胞。

### 四、鉴别诊断

本瘤部分呈边缘模糊的虫蚀样或筛孔状破坏，沿骨长轴发展，病变范围较长，亦可伴有骨膜反应，需与淋巴瘤、恶性纤维组织细胞瘤、恶性间充质细胞瘤鉴别。这些肿瘤与高恶性脂肪肉瘤非常相似，若不能找到肿瘤内有脂肪存在时，则影像学鉴别困难。应进行活检诊断。病变区发生浓密的钙化时，不可误认为软骨性肿瘤。后者钙化中有特征性的环形、半环形，而非斑片状。此外，还须与侵犯骨的软组织脂肪肉瘤相鉴别，后者主要部分位于骨外。对于分化较好的骨脂肪肉瘤CT和MRI可发现脂肪密度或信号，对于确诊本病具有重要意义。

## 第五节 脂肪硬化性粘液纤维瘤

脂肪硬化性粘液纤维瘤（liposclerosis myxofibrous, tumor, LSMFT）为良性纤维－成骨性病变，也称骨多形性纤维囊性病，文献上的报道很少。如不熟悉本病，不易诊断。本瘤有特征性好发部位，在影像学上亦有特征性表现，诊断并不困难。

## 一、临床表现

1. **好发年龄** 15～69 岁，平均 42 岁。男性略多于女性。
2. **好发部位** 股骨占 85%，其中的 90% 发生在股骨近段，其它发生在股骨干、髂骨、肱骨、肋骨及颅骨等。
3. **症状与体征** 多数患者无症状，另半数有疼痛，病程缓慢，自数周至 10 年，少数患者有病理骨折，本瘤恶变率较高约 10%～16%。
4. **本瘤组织起源** 不明，可能是退变的脂肪瘤及骨之脂肪源性病变的脂肪组织变性及矿化（死骨），伴发粘液、纤维组织增殖并化生形成骨化组织所致。

## 二、影像学表现

[X 线平片]

病变呈地图样溶骨性骨质破坏，边缘整齐，多有硬化缘，硬化程度不等，轻度 10%，中度 59%，广泛硬化 31%。骨外形正常者占 64%，其余有骨膨胀，病灶中钙化和骨化的出现率高达 72%，10% 无矿化，其余 18% 因边缘硬化广泛，难于判别其是否是病灶内的矿化。矿化形态多样，如小球形、小圆点形、条状、弓状、无定形或不规则形。

[CT]

与平片所见相似。病灶内无矿化部分呈低密度，病灶周围硬化缘的厚度相对均匀；病灶内矿化显示较清楚，常见矿化伸向病灶边缘。但未发现更低密度的脂肪成分。

[MRI]

病灶边缘整齐，周围有厚、薄不等的低信号环（即平片及 CT 上硬化缘）；T1WI 病变与肌肉等信号，T2WI 呈高信号，其信号轻到中度不均匀；矿化呈低信号。未发现脂肪信号，可能因其所含脂肪量少，或与其它成分混合，故未显示。本瘤恶变率较高约占 10%～16%，恶变者，骨质破坏加速呈侵袭性，边缘不整齐，皮质可被穿破，并形成软组织肿块。

## 三、病理学表现

本瘤由特征性的复杂混合成分组成，肿瘤内含有脂肪瘤、纤维黄瘤、粘液瘤、粘液纤维瘤、纤维结构不良、囊性变、骨化及少量的软骨组织组成。恶变者以恶性纤维组织细胞瘤居多。

## 四、小结

本肿瘤好发股骨近段，最多见于粗隆间，其次为股骨干、髂骨、肱骨等，其特点是呈地图样骨质破坏，多有硬化缘（图 2-9-5-1），病灶内矿化出现率高，呈良性表现，一般不发生骨股骨头塌陷变形。如熟悉这些特征，有利于本病诊断。

## 第六节 长骨造釉细胞瘤

Fischer（1913）首先报道一例胫骨病例，因其组织学所见与颌骨病变相似，将它命名为长骨造釉细胞瘤（adamantinoma of long bones）。但颌骨造釉细胞瘤起源自牙源性上皮组织，颌骨造釉细胞瘤一般在颌面外科中讨论。而长骨造釉细胞瘤来源于不明原因的上皮组织。长骨造釉细胞瘤属少见低度恶性骨肿瘤，占原发骨肿瘤的0.24%，为上皮样细胞巢被梭形细胞纤维组织所分隔或包绕。在2002年WHO骨肿瘤新分类中与骨肿瘤一些被分类为混合细胞肿瘤。

## 一、临床表现

1. **好发年龄** 平均年龄35岁（13～67岁），男：女=5：4。
2. **好发部位** 90%发生在胫骨中段或远段，尤其中段，其次胫骨近段、腓骨、肱骨、桡骨、尺骨；迄今只有一例发生在扁骨的报道。
3. **症状与体征** 2/3有外伤史，病程缓慢，病灶处常有疼痛，肿瘤增大时，疼痛加重，局部肿胀，体检局部可触及肿块，有压痛。

## 二、影像学表现

少部分肿瘤病灶可仅局限在或主要在长骨皮质内，尤其好侵犯胫骨干前外侧骨皮质是本病的一个特点。大部分肿瘤同时侵犯骨皮质及髓腔，典型者呈边缘较清楚的局限性、溶骨性、偏心性、轻度膨胀性地图样骨质破坏区，皮质内缘可呈锯齿样改变，约80%病灶范围大于5cm，病灶内部可呈单或多房性（即皂泡样骨质破坏），无或少有骨膜反应，常有反应性骨质硬化同时存在，提示本病进展比较缓慢，但部分生长较迅速的肿瘤也可呈侵袭性的渗透样、虫蚀样骨质破坏，可穿破皮质引起较整齐的骨膜反应，甚至可侵入软组织中形成肿块。长骨病变，大者可侵犯整个骨干或一个骨内有多个病灶存在。CT及MRI对本病检查，主要用于查清本肿瘤在骨内、骨外侵犯范围，不是为了诊断。在MRI上，肿瘤组织T1WI呈低信号（低于正常骨髓信号）T2WI呈高信号。反应性骨质硬化，在T1WI、T2WI均为低信号。本病为低度恶性，可经血行或淋巴途径转移至肺、淋巴结、骨骼及腹部血管等；手术后复发率也高，约50%，我院曾有一例术后三年发生双肺内广泛性转移瘤。

## 三、病理学表现

长骨釉质瘤的生长方式多样，最常见者是由基底细胞样的实性巢构成。癌巢周边的瘤细胞呈栅栏状排列，位于中心者呈星芒状排列。另有部分病变主要由梭形细胞构成，或呈鳞状上皮样、或呈腺管状结构。电镜和免疫组化研究显示，长骨釉质瘤细胞具有上皮分化特征，CK14、CK19阳性。本瘤可合并骨纤维结构不良（骨化性纤维瘤），但其构成比例却有很大差异。值得注意的是，此混合性骨纤维结构不良之梭形细胞亦呈CK阳性，说明它们二者的组织来源是一致的。

## 四、鉴别诊断

1. **骨纤维异常增殖症** 主要为中心性骨质破坏，内呈磨玻璃状改变，而造釉细胞瘤主要侵犯胫骨前方骨皮质。
2. **骨纤维结构不良（即骨化性纤维瘤）** 发生在15岁以前，造釉细胞瘤则好发15岁以后。
3. **尤文肉瘤** 好发5～15岁，骨质破坏方式主要为进展迅速的渗透样及虫蚀样破坏，常有葱皮样，三角形或放射状骨膜反应。
4. **非骨化性纤维瘤** 好发于2～20岁，好侵犯长骨干骺端，非骨干。

5. **骨髓炎** 有死骨及明显骨膜反应。
6. **硬纤维瘤** 如发生在长骨，则多见于干骺端，破坏区内常有条状骨间隔。
7. **嗜酸性肉芽肿** 好发于儿童期，长骨病变以髓腔为中心，非以胫骨前部皮质为主，病变活动期常无骨质硬化。
8. **骨囊肿** 好发于20岁以前，病灶位于长骨干骺端，呈中心性，非偏心性骨质破坏，发生病理骨折后可见碎片沉落征。
9. **内生软骨瘤** 长骨病变主要在髓腔内，骨皮质受压侵蚀时，内缘呈较光滑波浪状，而非锯齿状骨质破坏，病灶内可见软骨性钙化灶。

### 五、长骨造釉细胞瘤与颌骨造釉细胞瘤的异同点

长骨造釉细胞瘤与颌骨造釉细胞瘤因其组织学所见相似，但颌骨造釉细胞瘤起源于牙源性上皮组织，而长骨造釉细胞瘤来源于不明原因的上皮组织。迄今，尚乏足够证据可以阐明此二病间存在有密切关系。在影像诊断上该二病有相似之处，也有不同的地方，列表简述如下（表2-9-6-1）。

表2-9-6-1 长骨造釉细胞瘤与颌骨造釉细胞瘤的鉴别

| | 长骨造釉细胞瘤 | 颌骨造釉细胞瘤（不包括极少见的实质型） |
|---|---|---|
| 发病部位 | 90%在胫骨，少数在腓、肱、尺及桡骨 | 主在下颌骨，只少数在上颌骨 |
| 发病年龄 | 13~67岁，平均35岁 | 11~50岁，11~40岁较多 |
| 病理 | 来源不明的上皮组织 | 起源于牙源性上皮组织 |
| X线表现 | 1. 单或多房，囊实性溶骨性破坏病变，常伴骨膨胀、骨硬化及硬化缘，重度膨胀者可穿破皮质，形成软组织肿块及骨膜反应<br>2. 虽然是囊实性病灶，因常有骨硬化同时存在，而使囊腔内密度不均匀，间隔也较紊乱，有时骨硬化可呈明显的结节状、条带状或块状<br>3. 少数病灶可仅局限在或主要在长骨皮质内；且病灶多见于胫骨骨干部是诊断本病一个特点（图2-9-6-1） | 1. 与左侧X线表现相似<br>2. 虽然也是囊实性病灶，比较而言，以囊肿型多见，且囊腔内可呈均匀低密度，其内间隔的显示也相对较清楚（图2-9-6-2）<br>3. 病灶主在颌骨的髓腔内，也侵犯皮质 |
| 应鉴别的类似疾病 | 骨化性纤维瘤<br>骨纤维异常增殖症<br>非骨化性纤维瘤<br>尤文肉瘤<br>嗜酸性肉芽肿<br>骨髓炎<br>硬纤维病<br>骨囊肿 | 含齿囊肿<br>多房滤泡囊肿<br>齿根囊肿<br>巨细胞瘤 |

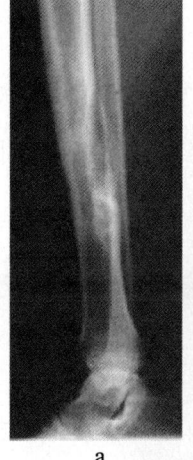
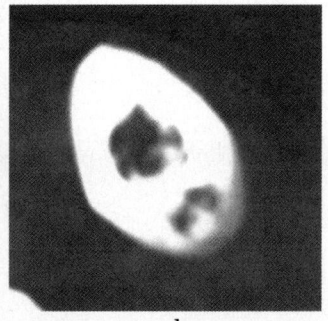

**图 2-9-6-1 造釉细胞瘤**
平片（a）：胫骨中下段骨皮质内可见局限性溶骨性偏心性骨质破坏区，病变轻度膨胀，呈地图样改变，其内隐约可见分隔，病灶内及边缘均可见骨质硬化。
CT（b）：胫骨偏后部骨皮质内可见骨质缺损，其内可见小的分隔，边缘骨质硬化。

a　　　　　b

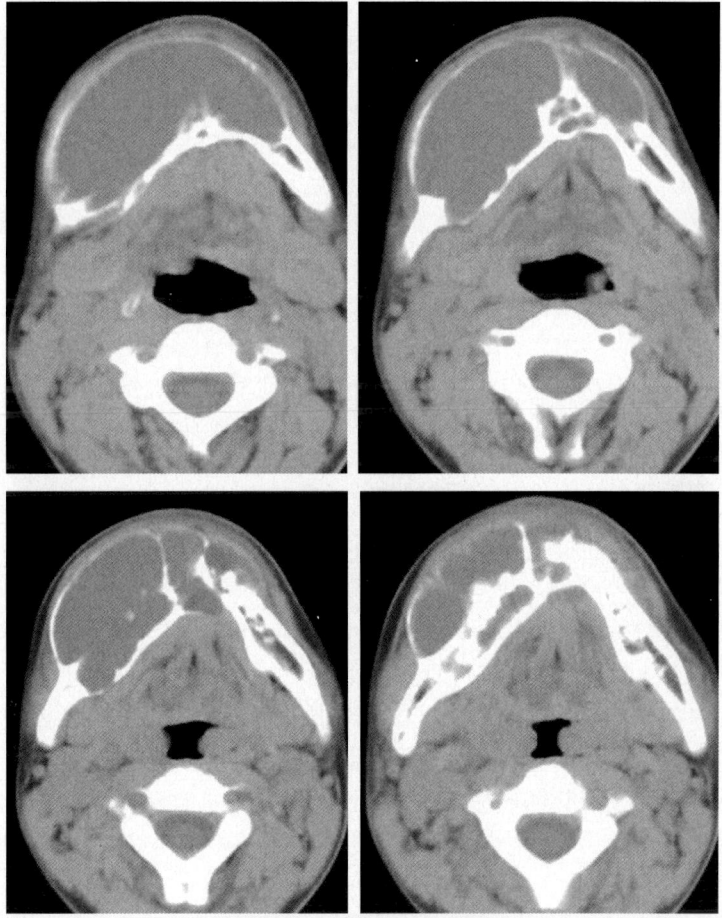

**图 2-9-6-2 下颌骨造釉细胞瘤**
男，15岁。
CT：下颌骨膨胀性地图样骨质破坏，呈多房囊性病变，囊腔内呈均匀低密度，内有不规则骨间隔。
（宁夏医学院附属医院提供病例）

## 第七节　骨平滑肌肉瘤

骨平滑肌肉瘤（leiomyosarcoma of bone）罕见，起源于血管中层平滑肌，近来，有人报导，也可由子宫及胃肠道平滑肌肉瘤转移，或由软组织内平滑肌肉瘤伸展到骨骼内；迄今文献上约有50例报道。

### 一、临床表现

1. **好发年龄**　9～80岁，平均44岁，20岁以下少见。男：女＝2：1。
2. **好发部位**　好发于股骨、胫骨、肱骨的干骺端，其它发生在骨盆、胸骨、锁骨、肋骨、下颌骨及肩胛骨。
3. **症状与体征**　主要表现为疼痛，局部可触及肿块，免疫组化：抗平滑肌球蛋白阳性。

### 二、影像学表现

1. 中心性，囊性，多房性，膨胀性骨质破坏病变边缘较清楚。
2. 边缘不整齐的溶骨性地图样骨质破坏病变。
3. 边缘不整齐的渗透性，虫蚀样骨质破坏病变，皮质破坏后，穿透皮质引起三角形或放射状骨膜反应，并侵入软组织形成肿块。
4. 溶骨破坏区内程度不等的斑点或条状钙化影，考虑为骨梗死所致〔施增儒（1985）报道5例〕，因肿瘤起源自血管中层平滑肌，较易形成血管栓子引起骨梗死。

### 三、病理学表现

骨的平滑肌肉瘤很少见，而发生在骨的良性平滑肌瘤实际上是不存在的。文献中的骨平滑肌肉瘤大都发生在颌骨和长骨，尤以股骨为多见。其病理诊断标准与发生在软组织者相同。大体上，肿瘤虽无包膜，但边界可清楚，体大、质软，可有出血、坏死、囊性变。镜下，瘤细胞呈胖梭形；细胞浆中含有原纤维、嗜酸性；细胞核呈棒状，两端钝圆。细胞异形性明显，核分裂像多见。瘤细胞呈钝角编织状，或呈栅栏状排列。血管丰富。免疫组化：SMA、actin呈阳性。

### 四、鉴别诊断

本病放射学表现无特征性，成年期应与骨纤维肉瘤、恶性纤维组织细胞瘤、淋巴瘤、转移瘤鉴别；年轻期应与尤文氏瘤，Langerhan组织细胞增生症鉴别。

如病变区伴有骨梗死引起钙化征象出现，应考虑平滑肌肉瘤的可能性。

## 第八节　恶性间叶瘤

恶性间叶瘤（malignant mesenchymoma）由两种以上恶性间叶组织成分构成，可同时含有骨肉瘤、软骨肉瘤、脂肪肉瘤、平滑肌肉瘤、血管肉瘤、纤维肉瘤、MFH、横纹肌肉瘤及神经肉瘤中两种以上所构成，其中以脂肪肉瘤及骨肉瘤并存最多，大多起源于软组织，原发骨内者极罕见。

## 一、临床表现

1. **好发年龄** 任何年龄均可发生，但以 10～30 岁最多。
2. **好发部位** 可发生于长骨、扁骨、颅骨，但以股、胫二骨干骺端发生最多。

## 二、影像学表现

本病的临床表现及放射学所见均缺乏特征性，但有恶性骨肿瘤的非特征性表现，例如溶

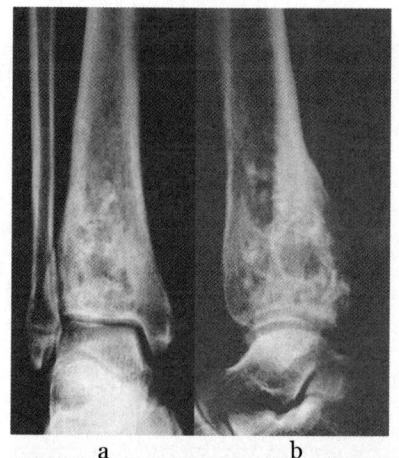

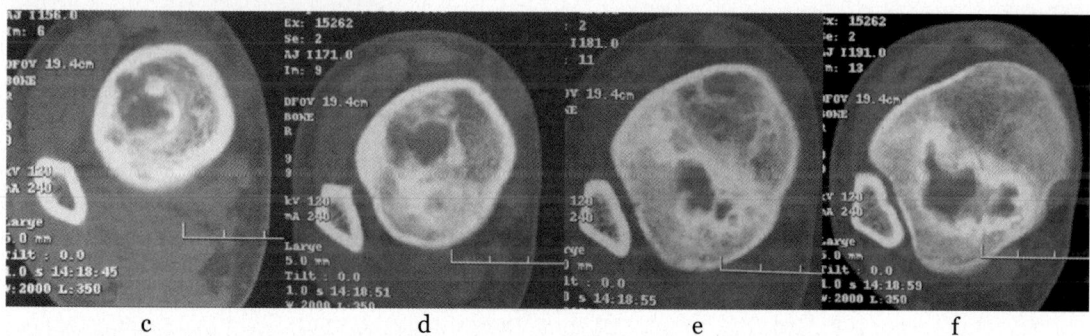

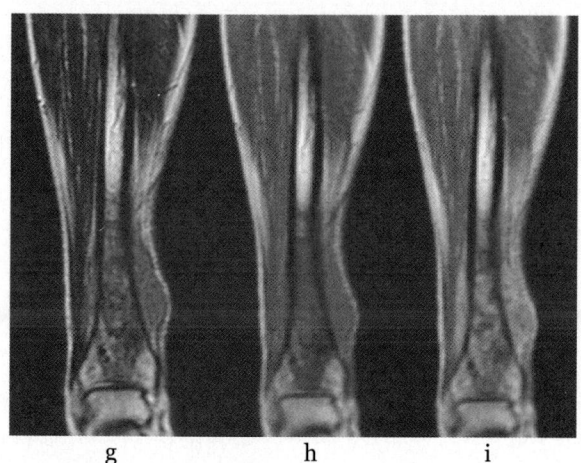

**图 2-9-8-1 恶性间叶肉瘤**

**平片**（a、b）：胫骨远侧骨端不规则地图样溶骨性骨质破坏区，周边骨质硬化，内有多发钙化及分隔，后下部骨皮质变薄，呈膨胀性改变，未见明确骨膜反应。

**CT**（c-f）：胫骨髓腔内可见地图样骨质破坏，部分边缘骨质硬化，病变内多发钙化及分隔，前外侧骨皮质限局性受累，部分病变突破骨皮质，后部软组织内肿块形成。未见明确骨膜反应。

**MRI**（g-i 分别为T2WI、T1WI及增强T1WI）：胫骨远端骨端及部分骨干中等T1混杂T2信号，增强检查，病变呈明显不均匀强化。与正常骨质分界较平片清晰，病变突破骨皮质进入邻近软组织内，形成明显的软组织肿块影（较平片及CT显示清晰），周边可见层状骨膜反应。

骨性骨质破坏，常破入软组织内形成肿块，灶内可有钙化，骨化（图2-9-8-1），可转移至肺或淋巴结。影像学所见可诊为恶性骨肿瘤，最后确诊有赖病理检查。

## 参考文献

1. Munk PL, Lee MJ, Janzen DL, et al. Lipoma and liposarcoma: evaluation using CT and MR imaging. AJR Am J Roentgenol, 1997, 169: 589-594.
2. Propeck T, Bullard MA, Lin J, et al. Radiologic-pathologic correlation of intraosseous lipomas. AJR Am J Roentgenol, 2000, 175: 673-678.
3. Milgram JW. Intraosseous lipomas: radiologic and pathologic manifestations. Radiology, 1988, 167: 155-160.
4. Jelinek JS, Kransdorf MJ, Shmookler BM, et al. Liposarcoma of the extremities: MR and CT findings in the histologic subtypes. Radiology, 1993, 186: 455-459.
5. Kransdorf MJ, Meis JM, Jelinek JS. Dedifferentiated liposarcoma of the extremities: imaging findings in four patients. AJR Am J Roentgenol, 1993, 161: 127-130.
6. McEachern A, Janzen DL, O'Connell JX. Shoulder girdle lipomatosis. Skeletal Radiol, 1995, 24: 471-473.
7. Adler CP. Case report 587: Adamantinoma of the tibia mimicking osteofibrous dysplasia. Skeletal Radiol, 1990, 19: 55-58.
8. Zehr RJ, Recht MP, Bauer TW. Adamantinoma. Skeletal Radiol, 1995, 24: 553-555.
9. Abdelwahab IF, Hermann G, Kenan S, et al. Case report 794. Primary leiomyosarcoma of the right femur (fig. 4). Skeletal Radiol, 1993, 22: 379-381.
10. Berlin O, Angervall L, Kindblom LG, et al. Primary leiomyosarcoma of bone. A clinical, radiographic, pathologic-anatomic, and prognostic study of 16 cases (Review). Skeletal Radiol, 1987, 16: 364-376.
11. von Hochstetter AR, Eberle H, Ruttner JR, et al. Primary leiomyosarcoma of extragnathic bones. Case report and review of literature. Cancer, 1984, 53: 2194-2200.
12. Lichtenstein L. Malignant Mesenchymoma of Bone. St. Louis: CV Mosby, 1972. 350-351.
13. Resnick D, Kransdorf MJ. Bone and Joint Imaging. 3rd ed. Philadelphia, Pa.: Elsevier Saunders, 2005. 1190-1192.
14. 蒋贻康，陈林堂，冼美生，等．长骨造釉细胞瘤．中华外科杂志，1963，11：887-888.
15. 张新，姜鸿志，赵连生，等．胫骨造釉细胞瘤一例报告．中华医学杂志，1981，61：678.
16. 施增儒，周文学，张覃泉 等．原发性骨平滑肌肉瘤的X线诊断附5例报告．中华放射学杂志，1985，3：160-162.
17. 鲍润贤，刘婉桢，王小林，等．原发性骨平滑肌肉瘤的X线病理诊断附7例报告．中华放射学杂志，1987，2：82-85.
18. 朱绍同，赵振民，郭松海， 等．胫骨造釉细胞瘤肺转移1例报告．中华放射学杂志，1983，17：74.

# 第十章 转移性骨肿瘤

骨的转移瘤(metastatic tumor to bone)仅次于肺及肝脏，占全身转移瘤第三位，约27%。任何癌、肉瘤或其它恶性肿瘤均可转移到骨，以癌最为多见，约占85%～90%，肉瘤等占10%～15%。有些部位的原发瘤好向骨内转移，如肺、乳腺、肾、前列腺及甲状腺的癌瘤被称为亲骨性转移癌，约占80%，鼻咽癌也好向骨内转移约占5.06%。有些部位的原发瘤则比较少向骨内转移，如皮肤癌及口腔癌，称为相对非亲骨性转移瘤。转移瘤的镜下观察，腺癌为多，鳞癌较少。转移性肿瘤的病变结构大都与原发瘤相同或类似，但有时因缺乏特征性，故在常规切片上未必都能判断其来源。2002年WHO骨肿瘤分类中对转移瘤提出新的视角，即思维不应仅拘泥于原发瘤，而首先应将其视为一种骨肿瘤，因此新的骨肿瘤分类中将转移瘤和造釉上皮瘤归为混合细胞肿瘤。

## 一、临床表现

1．**好发年龄** 虽然骨转移瘤可发生于任何年龄，但大多数发生在40岁以上。而神经母细胞瘤的骨转移多在5岁以下。男女综合比为2.6∶1，男性多于女性。

2．**好发部位** 转移瘤可发生于任何骨骼但主要发生在含红骨髓的躯干骨，以脊柱、肋骨、盆骨、头颅最多，长骨中多见于股骨、肱骨及胫骨中段以上骨骼，其远端骨骼少见。

3．**症状与体征** 早期可无症状，但转移瘤在生长过程中绝大多数引起疼痛，且逐渐加重为持续性剧痛；局部可触及肿块；病理骨折：有时病理骨折为首发症状，如在脊柱，可压迫脊神经或脊髓，产生功能障碍或瘫痪。头颅、骨盆、肋骨等处的转移瘤长大或破裂后，可压迫附近的神经或血管组织而引起相应症状。有时转移瘤可有发热、血沉加快、贫血、恶病质或血清钙及碱性磷酸酶增高。

4．**转移途径**

（1）直接侵犯：如前列腺癌或膀胱癌直接侵犯盆骨，胸膜间皮瘤侵犯肋骨等。

（2）血行转移：最多见，肿瘤栓子进入血液循环，经血行转移到身体其它部位，有以下5种途径。

1）腔静脉型：肿瘤栓子经腔静脉及右心，在肺内发生转移瘤，再由肺部分离的癌细胞经左心达体循环，最后至骨骼发病。

2）门静脉型：肝脏为第一过滤站，肺部及骨骼分别是第二、三过滤站，如胃肠道癌瘤，先转移到肝脏，后经下腔静脉至右心及肺部，再达体循环而至骨骼，故本型以肝转移最多，肺部次之，骨转移最少。

3）肺静脉型：肺部肿瘤栓子常进入肺静脉经心脏、体循环转移到骨骼或其它脏器。

4）脊椎静脉型：脊椎静脉丛（Batson's plexus）无静脉瓣，它与胸腔、腹腔、盆腔及四肢静脉之间，在每一节脊椎上均相交通，该静脉系统内血流缓慢，可发生逆流，任何能引起胸腔及腹腔压力升高因素，如咳嗽、举重等均可使胸腹腔内静脉血中的瘤栓不经肺部及肝脏而进入脊椎静脉系统,直接转移至脊柱、胸廓、骨盆及颅骨等处。

5) 选择型转移:原发瘤的栓子,能选择与原发瘤相同的环境,才停留下来,发生转移瘤,如骨髓瘤转移时,虽经过肺部,鲜有停在肺内形成转移瘤而是转移到骨骼的骨髓中才发病。

(3) 淋巴型转移:瘤栓常通过淋巴系统转移到骨骼,肿瘤栓子也可进入淋巴经胸导管入血循环而发生骨骼转移。

## 二、影像学表现

1. **转移瘤** 多发者占63.1%,单发者占38.7%。

2. **转移瘤的影像学分型** 根据病灶的形态、密度及特殊的发生部位,对骨转移瘤进行分型,分型有助于缩小鉴别诊断范围及分析原发瘤的来源。

3. **骨转移瘤三种常见类型**

(1) 溶骨型转移瘤:最多见,约占83.5%,可单发或多发,原发瘤多见于肺、乳腺、甲状腺、胃肠道、女性生殖系癌瘤;前列腺癌的骨转移瘤,虽然主为成骨型,但也有少数呈溶骨型,故任何恶性肿瘤均可有溶骨型转移瘤,其影像学表现为髓腔内产生局限性溶骨性骨质破坏,呈虫蚀样、地图样或渗透性,边缘可不完整或完整,不伴有硬化边缘,表示进展较快(图 2-10-1、图 2-10-2)。

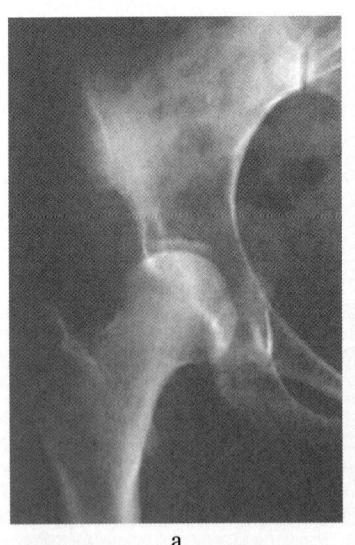
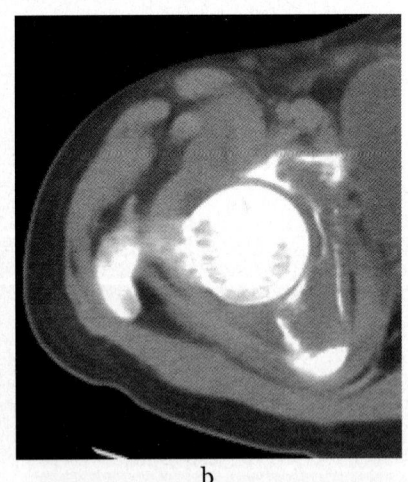

**图 2-10-1 肺腺癌骨转移**
平片(a):右侧髂骨地图样及虫蚀样溶骨性骨质破坏,边界欠清晰,髋臼缘受累中断。
CT(b):右侧髋臼地图样及虫蚀样溶骨性骨质破坏,病变边界较清晰,无硬化缘,骨皮质中断,软组织肿块不明显。

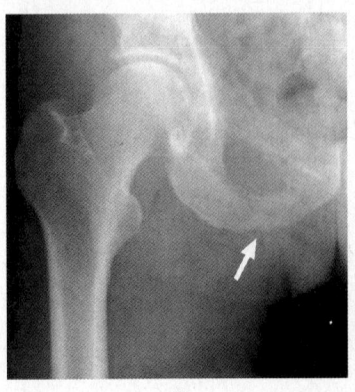
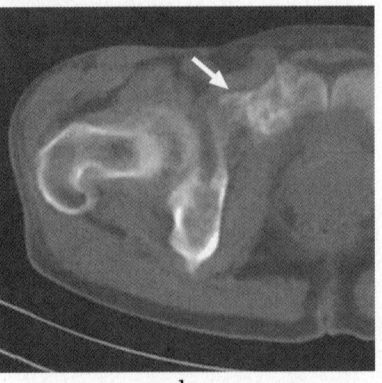

**图 2-10-2 骨转移瘤**
平片(a):耻骨及髋臼渗透状溶骨性骨质破坏,边界不清,无硬化缘。
CT(b):耻骨及髋臼渗透状骨质破坏,边界欠清晰,局部无软组织肿块(↑)。

(2) 成骨型转移瘤：约占 5.2%，大多数来自前列腺腺癌，一部分来自乳腺癌、鼻咽癌、胃肠道癌、精原细胞瘤、女性生殖器癌、肺癌、髓母细胞瘤及骨肉瘤，此型一般多发，单发少见，可见多骨多发或一骨多处发病。其影像学表现为骨骼外形基本上保持的背景下在骨骼内出现小斑点、结节或棉花球样骨密度增高病灶或弥漫型地图样骨密度增高区，边界可清楚或不清楚，少数病例伴有骨膜反应，呈层状、葱皮或针状（图 2-10-3、图 2-10-4）。

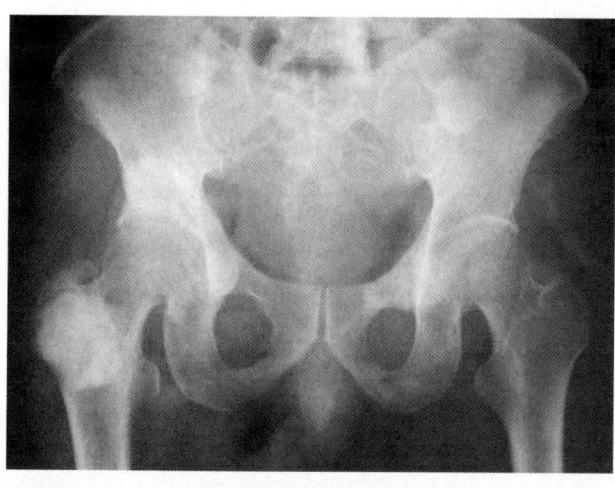

图 2-10-3　前列腺癌成骨转移
平片：骨盆多骨多发大小不等的类圆形高密度影，边界清晰，部分病变密度较均匀，部分密度欠均匀，原骨形态无显著改变。

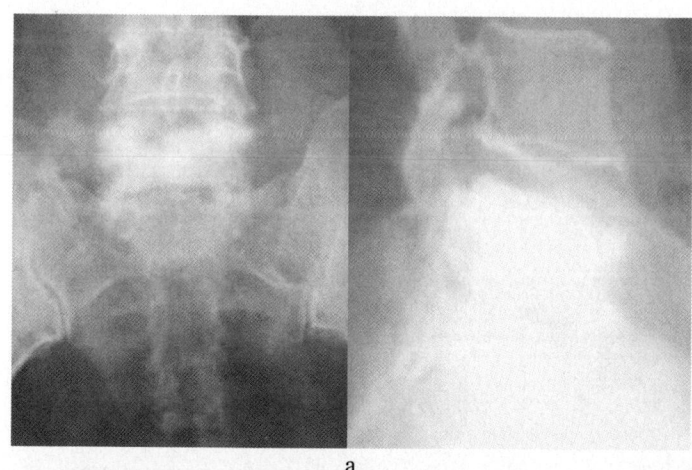

图 2-10-4　乳腺癌椎体转移
平片（a）：L5 椎体密度弥漫性不规则增高，边缘欠规整。
CT（b、c）：L5 椎体及附件密度不均匀增高，边缘欠规整，周围无软组织肿块影。

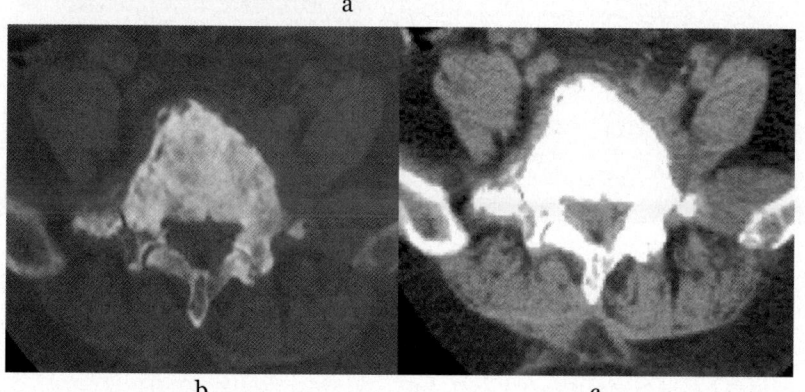

(3) 混合型：占9.3%，兼有上述溶骨及成骨型的影像学表现（图2-10-5），常见于乳腺癌及肺癌，其次为鼻咽癌、黑色素瘤、膀胱癌等。某些骨转移瘤，经放疗或化疗后，可从溶骨型转变成成骨型。偶尔同一原发瘤可同时发生一处为溶骨型，另一处为成骨型骨转移瘤。

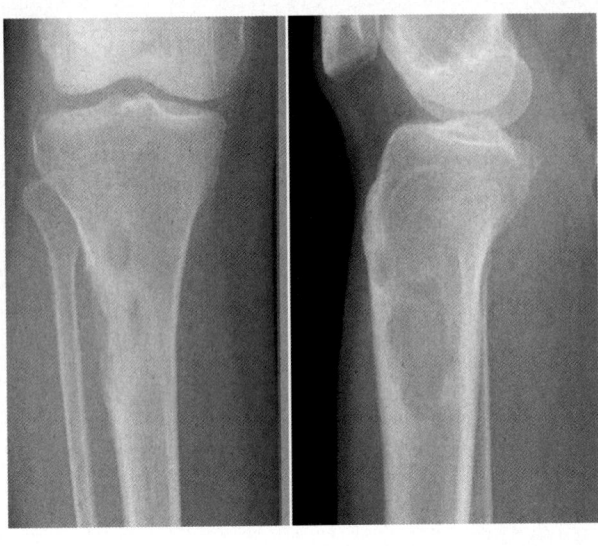

图 2-10-5　腺癌胫骨转移
女，79岁，右小腿上段疼痛20余天。
平片：胫骨近侧干骺端及骨干外侧混合性骨质破坏，局部骨皮质受累，无软组织肿胀。

(4) 囊状膨胀型：少见，呈气球状溶骨性膨胀型骨质破坏，多见于长骨（股骨，肱骨等）颇似骨巨细胞瘤及囊状膨胀型骨髓瘤；皮质膨胀厚薄可不均，外围有骨膜包壳，囊内可有分隔，此型的原发瘤多见于肾癌及甲状腺癌，其次肺癌、乳腺癌、结肠癌或其它生长较缓慢的骨转移瘤（图 2-10-6）。

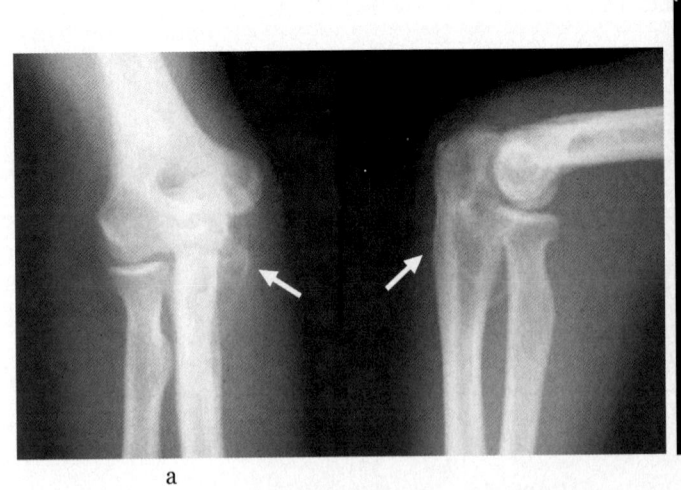
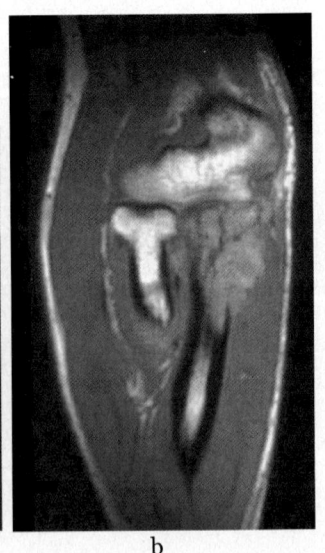

图 2-10-6　尺骨转移瘤
平片（a）：尺骨近侧干骺端轻度膨胀性溶骨性骨质破坏，边界较清晰，骨皮质变薄，囊内可见分隔，局部软组织肿块形成。
MRI（b）：尺骨近侧干骺端膨胀性溶骨性骨质破坏，边界清晰，软组织肿块形成，信号欠均匀。

### 4. 几个特殊部位的骨转移瘤

(1) 手足型骨转移瘤：尤其向远侧指（趾）骨转移者，以肺癌居多，文献报道一组163例手骨转移瘤，其中68例原发瘤为肺癌，占41.7%，影像学表现为手足短骨呈溶骨性骨质破坏，无骨膜反应。除肺癌多见外，乳腺癌、肾癌、结肠癌也有转移到手足的报道。北京大学人民医院曾报道1例结肠癌，左第二掌骨转移瘤，呈溶骨性膨胀型骨质破坏伴有软组织肿块，无骨膜反应。

(2) 皮质型骨转移瘤：绝大多数骨转移瘤首先发生于髓腔，自Deutsch(1980)报道肺癌的骨皮质转移瘤以来，文献上已有数篇类似报道，其影像学表现为在骨皮质内有斑片、碟形或小的地图样溶骨性骨质破坏缺损区，用CT扫描，在长骨轴位观察很像炸面包圈的一侧被部分咬掉的改变（cookie-bite lesion），多见于股骨。此型原发瘤多见于肺癌，少数见于肾癌、膀胱癌及黑色素瘤。

## 三、病理学表现

骨的转移性恶性肿瘤主要是通过血道转移至骨，其发生率远在骨的原发性肿瘤之上。在全部骨的恶性肿瘤中最常见的是转移性恶性肿瘤，而且因有原发灶和多处转移性病灶，故诊断大都不困难。但由隐匿性原发性肿瘤而来的单个骨转移灶就很容易与骨的原发性肿瘤混淆。80%以上的骨转移瘤来自乳腺、肺、前列腺、甲状腺和肾脏；上述肿瘤患者中有近50%会出现骨转移。软组织肉瘤很少发生骨转移，只有儿童的胚胎性横纹肌肉瘤是个明显的例外。

大约70%的转移瘤发生在中轴骨，如颅骨、椎骨、肋骨、骶骨等；其余的发生在肢带骨（长骨）；或二者皆有发生。转移灶所在位置以红骨髓和长骨之干骺部最为常见。

转移性恶性肿瘤常常造成溶骨性改变，但也可以是成骨性的或是混合性的。可以造成完全性成骨性转移的肿瘤有前列腺癌、膀胱癌、类癌和其它神经内分泌肿瘤，其次是乳腺癌。前列腺癌引起的广泛成骨性转移常常合并骨软化症，这可能是由于机体无法适应新骨形成对钙的大量需求所致。但到目前为止，转移瘤引起溶骨或成骨的机制尚不明了。

哪一块或哪几块骨受累、及其X线征特点都有助于判断原发灶的所在位置。甲状腺癌常转移至肩带骨、颅骨、肋骨和胸骨，肾癌最常转移到颅骨、胸骨、骨盆的扁骨、股骨上端和肩胛骨。最远可转移到末节指骨。

大体上，不论何种癌的骨转移灶，其边界大都清楚。局部骨质破坏，甚至穿透皮质侵犯周围软组织，形成包块。镜下，如果取材适当，大都能辨认出原发性肿瘤的组织来源（图2-10-7），必要时可借助于免疫组化染色。应该强调的是，骨标本的脱钙常常会极大地破坏组织像，使软组织着色不良，也会破坏组织的抗原性，使免疫组化无用武之地。因此，当怀疑骨

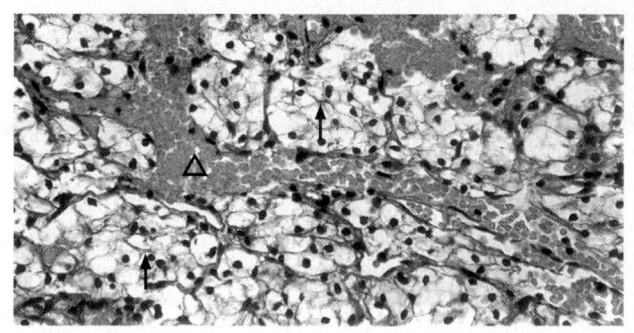

图2-10-7 肾透明细胞癌（↑）转移至骨病理切片：注意新鲜明显的出血（△），是肾透明细胞癌骨转移的特征之一。

转移癌时，应尽量减少脱钙时间，以最大限度地保持病变组织的着色性能。

当骨的转移性肿瘤先于原发性肿瘤被发现时，必须要和骨的原发性肿瘤鉴别，特别是单一的成骨性转移癌，如前列腺癌骨转移，在X线检查中常被误诊。多数溶骨性转移灶的X线征也常常和骨巨细胞瘤、多发性骨髓瘤等混淆。病理组织学检查也常常出现诊断困难。此时，应密切结合临床表现和影像学检查结果，做综合考虑。

### 四、鉴别诊断

**1. 骨转移瘤诊断及鉴别诊断一般要点**

（1）有原发病变。

（2）大多数发生在40岁以上。

（3）好发含红骨髓的躯干骨骼如脊柱、骨盆、肋骨、颅骨、胸骨及锁骨，在长骨好发于肱骨、股骨及胫骨的中段以上骨骼。

（4）溶骨型转移瘤最多见，约83.5%。

（5）长骨的溶骨性转移瘤好发于长骨的干骺端、骨干，少见于骨端。凡40岁以上者，在上述部位出现局限性实性溶骨性病灶，无硬化缘者，应该鉴别的疾病为骨转移瘤、溶骨性骨肉瘤、单发性骨髓瘤、骨恶性淋巴瘤、甲旁亢之棕色瘤及骨纤维肉瘤（FS）或恶性纤维组织细胞瘤（MFH）。

长骨溶骨性转移瘤（图2-10-8）与FS、MFH及恶性淋巴瘤的放射学表现类似，缺乏特征性，难以鉴别，以下各点仅供对鉴别FS及MFH鉴别诊断时参考。

①长骨转移瘤，骨旁软组织肿块可无或少有，有时也相对较小；FS及MFH的骨旁软组织肿块则出现率高也相对较大。

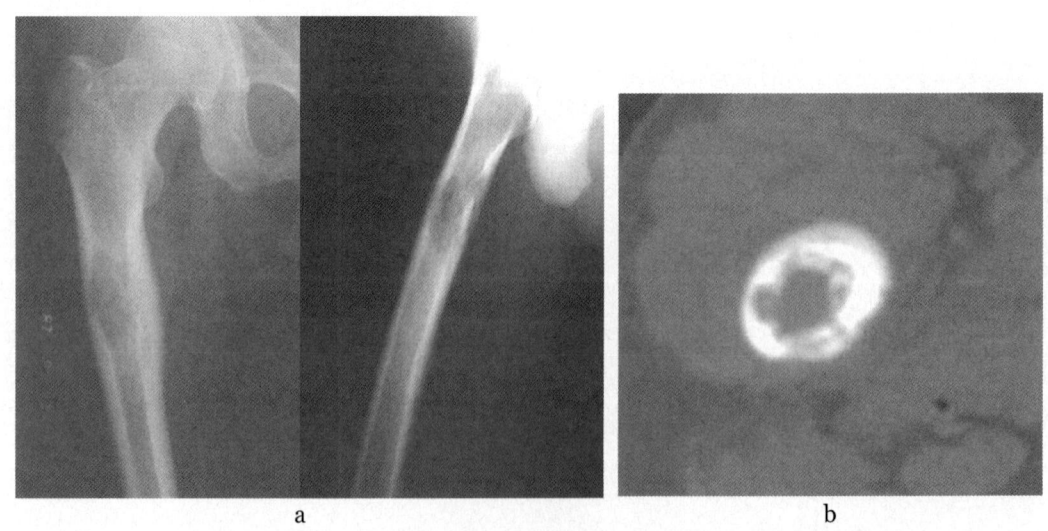

图2-10-8 腺癌股骨转移

平片（a）：股骨近侧骨干内中心性溶骨性骨质破坏，内侧边缘呈虫蚀状，边界欠清晰，局部无软组织肿块及骨膜反应。

CT（b）：股骨骨干限局性中心性虫蚀状溶骨性骨质破坏区，边界欠清晰，局部无软组织肿块及骨膜反应。

②长骨转移瘤，除少数皮质型转移瘤外，大多为中心性骨质破坏；而 FS 及 MFH 的骨质破坏有偏心性倾向。

③长骨转移瘤的长径一般较短，常 < 4～5cm，而 FS 及 MFH 长径相对较长，常 > 4～5cm。

关于长骨转移瘤与骨恶性淋巴瘤常不能单凭影像学所见鉴别，需要结合临床、免疫组化等全面诊断。

（6）成骨型和混合型骨转移瘤在骨骼内均出现明显的局限性或弥漫性高密度灶，极易发现，其有关应该鉴别的疾病见不同类型别骨转移瘤与应该鉴别的疾病一览表，(3)、(4)、(5)项下。

2．不同类型骨转移瘤与应该鉴别的疾病一览表（表2-10-1）

表2-10-1　不同类型骨转移瘤与应该鉴别的疾病一览表

| （1）单发性溶骨型骨转移瘤 | 单发性骨髓瘤，嗜酸性肉芽肿，骨巨细胞瘤，邻关节骨囊肿，骨内硬纤维瘤，甲旁亢棕色瘤，纤维肉瘤，恶性纤维组织细胞瘤，溶骨性骨肉瘤，血友病性假肿瘤，脊柱结核，恶性骨淋巴瘤 |
| --- | --- |
| （2）多发性溶骨型骨转移瘤 | 多发性骨髓瘤，多发骨巨细胞瘤，多发甲旁亢棕色瘤，多发血友病性假肿瘤，多发嗜酸性肉芽肿，骨恶性淋巴瘤 |
| （3）单发性成骨型骨转移瘤 | 骨岛，锁骨致密性骨炎，象牙椎体（成骨型转移瘤，骨髓瘤、淋巴瘤），畸形性骨炎，POEMS 综合征（详见第四章第四节），骨恶性淋巴瘤 |
| （4）多发性成骨型骨转移瘤 | 骨斑点症，肥大细胞增多症，多发骨肉瘤，已治愈的多发甲旁亢棕色瘤，POEMS 综合征（详见第四章第四节），骨恶性淋巴瘤 |
| （5）混合型骨转移瘤 | 混合型骨肉瘤，骨髓炎、骨恶性淋巴瘤 |

上表所列五种应该鉴别的疾病逐项分析鉴别如下：

（1）单发溶骨型骨转移瘤

1）单发性骨髓瘤、嗜酸性肉芽肿、骨巨细胞瘤与溶骨型骨转移瘤均可表现为无硬化缘的局限性溶骨性骨破坏灶，其中嗜酸性肉芽肿及骨巨细胞瘤均好发在40岁以下；单发性骨髓瘤可用核素骨扫描，常呈阴性，文献上报道一组骨髓瘤与溶骨性转移瘤各30例，经核素骨扫描，30 例骨转移瘤皆阳性，而 30 例骨髓瘤 24 例阴性，只有 6 例阳性。

2）邻关节骨囊肿与骨硬纤维瘤：溶骨病灶周围均有不等程度硬化缘，且前者为囊状液性病灶，后者病灶内还可有骨间隔。

3）甲旁亢棕色瘤：可表现为无硬化缘的溶骨性病灶，但本病有明显全身骨质稀疏，指骨骨膜下特征性的骨质吸收及牙周的硬板层吸收。

4）纤维肉瘤及恶性纤维组织细胞瘤的鉴别诊断，请参见表 2-10-1。

5）溶骨性骨肉瘤，好发 25 岁以下，常有三角形骨膜反应及软组织肿块。

6）血友病性假肿瘤为骨内出血后形成囊性血肿，用MRI检查，其中有各种高低不等出血信号及液 - 液平面，颇具特征性。

7）脊柱结核：伴明显骨质稀疏及寒性脓疡，除椎体有骨质破坏外，常破坏椎间盘，转移瘤也可破出椎体形成软组织肿块，但常较局限且属实性肿瘤组织，而寒性脓疡为液性病变。

用 MRI 很易鉴别，椎体转移瘤一般不破坏椎间盘。

(2) 多发性溶骨型骨转移瘤

1) 多发性骨髓瘤的鉴别诊断原则详见上述单发性骨髓瘤。以下两点可供参考：

①如病变发生在颅骨上，骨髓瘤多发骨质缺损的病灶其大小差别常较小，且伴有骨质稀疏；而骨转移瘤多发灶大小差别常相对较大，且可不伴有骨质稀疏。

②如骨髓瘤发生在椎体上，早期破坏椎体而椎弓根不破坏，即椎弓根征阴性者，骨髓瘤比转移瘤多见。

2) 多发骨巨细胞瘤：好发40岁以下，部位在长骨骨端，其内可有典型皂泡状改变且多发时，好犯手骨，约39%多发骨巨细胞瘤，至少有一个发生在手部骨骼内。

3) 多发甲旁亢棕色瘤，其鉴别诊断原则同上述单发者。

4) 多发血友病性骨内假肿瘤其鉴别诊断原则同单发性者。

5) 多发性嗜酸性肉芽肿，好发在40岁以下，病变发展至慢性期可有硬化缘，困难时需行活检。

(3) 单发性成骨型转移瘤

1) 骨岛：其周边均有刺状向周围呈放射状，核素骨扫描常在正常范围内，偶有例外。

2) 锁骨致密性骨炎：为锁骨内段呈局限性致密硬化改变无骨膜反应及骨质破坏。

3) 象牙椎体为椎体呈骨硬化致密变，见于成骨型转移瘤、硬化性骨髓瘤及淋巴瘤。北京大学人民医院曾报道过一例经手术病例证实的椎体硬化型骨髓瘤，尿中本-周蛋白阳性，该例为8岁男孩，是迄今为止最年轻一例硬化型单发性骨髓瘤。关于硬化型椎体淋巴瘤的诊断，需结合临床及实验室检查进行鉴别。

4) 畸形性骨炎：除骨骼内有明显骨质吸收、增生硬化灶并有镶嵌样改变外，受累骨骼可明显增大，如颅骨增大、椎体增大呈较特征的方框状。

(4) 多发性成骨型转移瘤

1) 骨斑点症：为骨发育形成障碍，在长、短骨之干骺端，骨骺、骨盆、腕及跗骨等处的松质骨内有散在或群集的斑点状密度增高影，典型者在大关节周围多见，核素骨扫描常在正常范围内。

2) 肥大细胞增多症，又称色素性荨麻疹，本病也好犯含红骨髓骨骼，骨骼病变也有溶骨型、成骨型及混合型，但其主要不同点是本病均有特征性的皮疹，尤其当皮疹受到外界刺激时即明显发红、变大及肿胀。

3) 多发性骨肉瘤：虽然多发，但好发年龄远低于转移瘤，在25岁以下，常有恶性骨膜反应（针状、放射状、三角形）伴软组织肿块。

4) 已治愈的多发性甲旁亢棕色瘤，经治愈后棕色瘤已钙化、骨化，且病者均有明确甲旁亢病史。

(5) 混合型骨转移瘤

1) 混合型骨肉瘤，好发25岁以下，部位在长骨干骺端，常伴恶性骨膜反应及软组织肿块。

2) 骨髓炎，有急性发病史，除有骨质破坏及骨质增生外，急性期均有明显骨质稀疏，软组织肿胀，骨膜反应（常为平行型、花边型）慢性期有死骨及窦道。

## 五、骨转移瘤诊断中的影像学选择

骨转移瘤的早期骨质破坏灶如小于5mm时,平片检查常阴性,核素骨扫描阳性率为96.3%,X线平片48.1%,MRI近100%;核素骨扫描的特异性低,只66.7%,X线平片为94.4%,平片结合CT或MRI的特异性更高。鉴于核素骨扫描为全身检查,应作为首选方法,如阳性即进行平片检查,平片具有良好的空间分辨力,能反映骨肿瘤的形态特征改变,目前仍是影像学检查的基本方法,CT及MRI只能作为身体局部检查,CT显示骨皮质破坏及钙化优于MRI,MRI显示骨肿瘤在骨骼髓腔内浸润优于平片及CT;在MRI上,溶骨型骨转移瘤T1WI呈低信号,T2WI呈高信号(图2-10-9、图2-10-10、图2-10-11),成骨型骨转移瘤在T1WI及T2WI上均呈低信号(图2-10-12),增强后,一般均有不等程度强化。

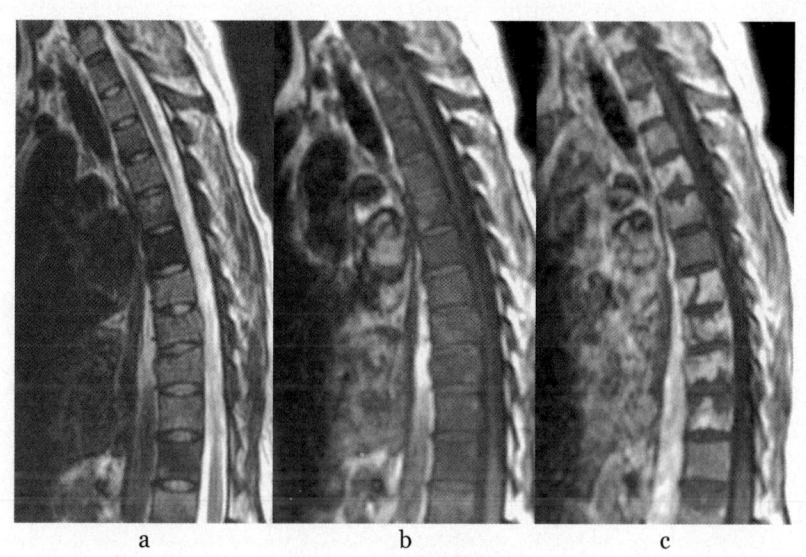

**图2-10-9 胸椎转移瘤**

女,30岁,背部疼痛伴下肢无力。

MRI(a-c分别为T2WI、T1WI、T1WI增强):胸椎多个椎体呈长T1长T2信号改变,并有明显造影增强,部分椎体略变扁,后缘略突向椎管,压迫硬膜囊。

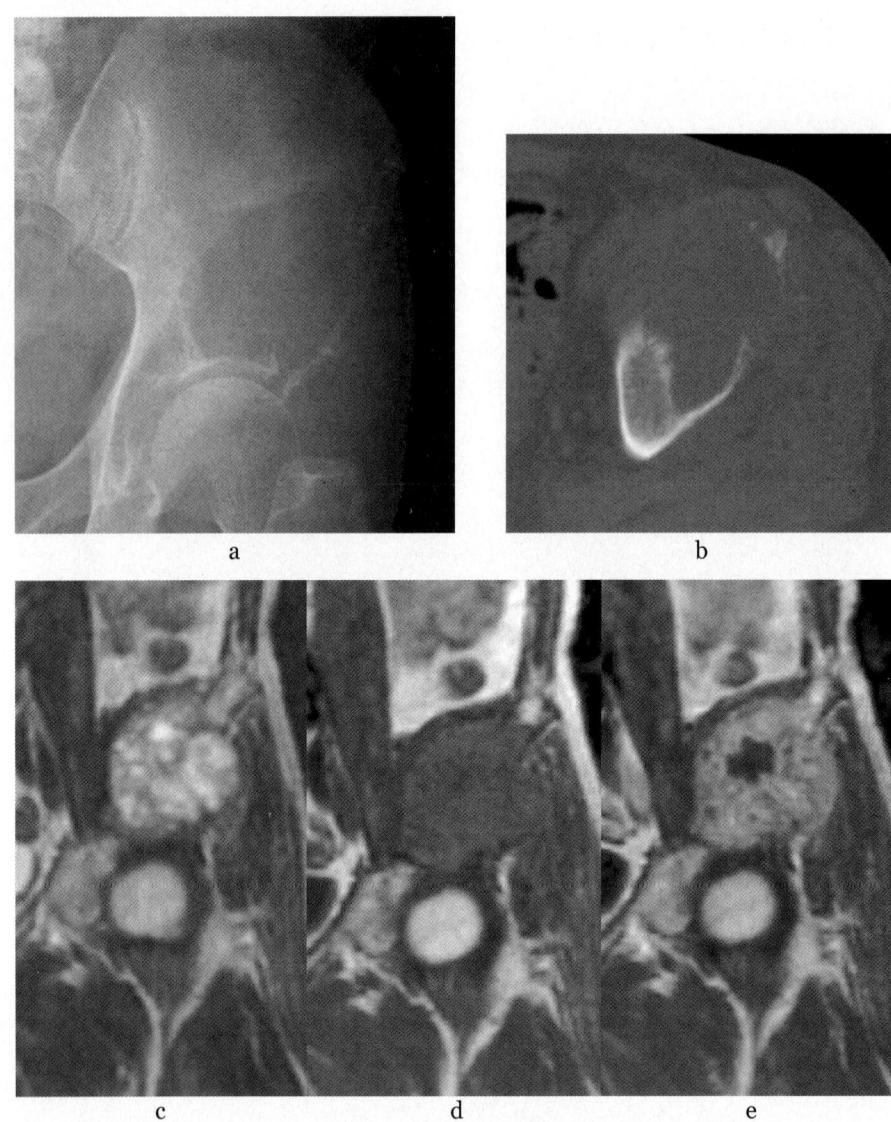

图 2-10-10 髂骨转移瘤

女，69 岁。

**平片**（a）：髂骨膨胀性地图样溶骨性骨质破坏，骨皮质不连。

CT（b）：髂骨膨胀性地图样溶骨性骨质破坏，骨皮质不连，伴软组织肿块。

MRI（c-e 分别为 T2WI、T1WI、T1WI 增强）：髂骨破坏局部形成软组织肿块，为长 T1 和以长 T2 为主的混杂 T2 信号，有明显造影增强。

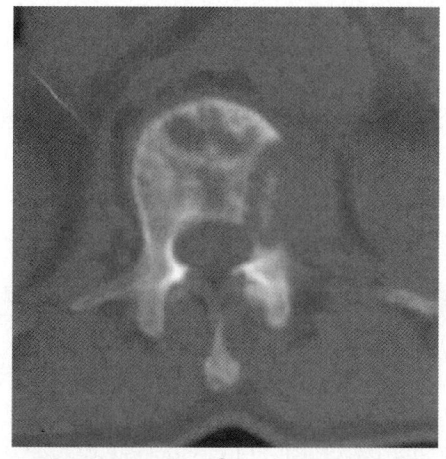

**图 2-10-11 腺癌椎体转移瘤**

CT（a）：L1椎体及左侧附件溶骨性骨质破坏，边界尚清晰，左侧椎体及附件骨皮质中断，局部形成软组织肿块。
MRI（b-e分别为T2WI、T1WI、T1WI增强矢状位及T1WI增强轴位）：L1椎体及左侧附件呈长T1等T2信号，增强后显著强化，左侧骨皮质显示不清，肿块突破骨皮质在软组织内形成肿块。可以看出MRI显示皮质较CT差，但肿瘤的髓腔浸润优于CT。

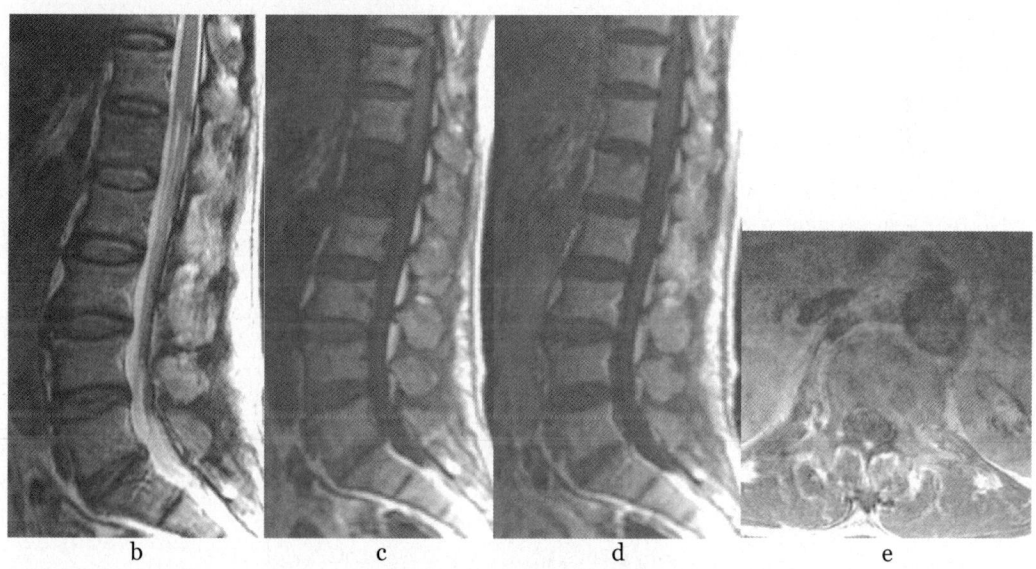

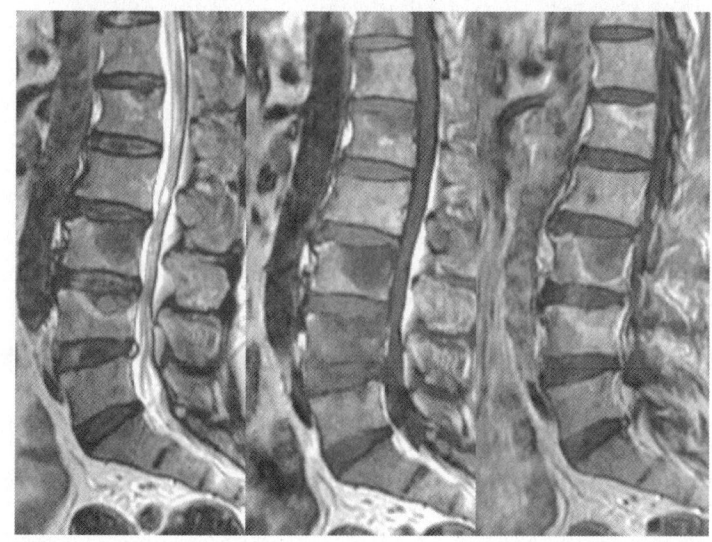

**图 2-10-12 腰椎转移瘤**

男，55岁，右股转移癌右大腿疼痛活动受限乏力2月余。
MRI（a-c分别为T2WI、T1WI、T1WI增强）：腰椎多个椎体为长T1短T2信号改变，且有不均匀造影增强，为多发成骨性转移。

## 参考文献

1. Gold RI, Seeger LL, Bassett LW, et al. An integrated approach to the evaluation of metastatic bone disease (Review). Radiol Clin North Am, 1990, 28: 471-483.
2. Hendrix RW, Rogers LF, Davis TM Jr. Cortical bone metastases. Radiology, 1991, 181: 409-413.
3. Schweitzer ME, Levine C, Mitchell DG, et al. Bull's-eyes and halos: useful MR discriminators of osseous metastases. Radiology, 1993, 188: 249-252.
4. Thrall JH, Ellis BI. Skeletal metastases. Radiol Clin North Am, 1987, 25: 1155-1170.
5. Traill Z, Richards MA, Moore NR. Magnetic resonance imaging of metastatic bone disease (Review). Clin Orthop Relat Res, 1995, 312: 76-88.
6. Yamaguchi T, Tamai K, Yamato M, et al. Intertrabecular pattern of tumors metastatic to bone. Cancer, 1996, 78: 1388-1394.
7. Algra PR, Heimans JJ, Valk J, et al. Do metastases in vertebrae begin in the body or the pedicles? Imaging study in 45 patients. AJR Am J Roentgenol, 1992, 158: 1275-1279.
8. Asdourian PL, Weidenbaum M, DeWald RL, et al. The pattern of vertebral involvement in metastatic vertebral breast cancer. Clin Orthop Relat Res, 1990, 250: 164-170.
9. Daffner RH, Lupetin AR, Dash N, et al. MRI in the detection of malignant infiltration of bone marrow. AJR Am J Roentgenol, 1986, 146: 353-358.
10. Greenspan A, Remagen W. Differential Diagnosis of Tumors and Tumor-like Lesions of Bones and Joints. Philadelphia: Lippincott-Raven, 1998.
11. Burgener FA, Steven P, Tan RK, et al. Differential Diagnosis in Magnetic Resonance Imaging. New York: Thieme, 2002.
12. Marchiori DM. Clinical imaging : with skeletal, chest, and abdomen pattern differentials. 2nd ed. St. Louis: Elsevier/Mosby, 2005, 889-819.
13. 陈重, 田跃, 等. 骨转移瘤附100例X线分析. 中华放射学杂志, 1986, 2: 103-105.
14. 朱绍同, 郭松梅, 姚正明, 等. 结肠癌掌骨转移1例报告. 中华放射学杂志, 1984, 18: 114.

# 第十一章　骨肿瘤样病变（混合细胞性病变）

## 第一节　骨囊肿

骨囊肿（bone cyst）病因未明，由Virchow（1876）最早在尸检中发现。目前盛行的学说认为是局部循环障碍、静脉阻滞、骨内静脉压力增高、致骨质吸收、细胞外液积聚造成。外科手术刮除病变组织，再植骨，充分植骨是减少复发的关键。植骨的材料以自体或异体骨为好。单纯性骨囊肿术后复发率比较高，国外文献报道为18%～50%之间。

### 一、临床表现

1．**好发年龄**　1.5～72岁，但最常见于20岁以下。男：女为2～3:1。

2．**好发部位**　好发于长管状骨干骺端，少数在骨干；肱骨及股骨近端占70%以上，其它分布在跟骨、距骨、骨盆、胫骨、桡骨、手骨、腓骨、尺骨、肋骨、颅骨等部位。

3．**症状与体征**　疼痛，局部肿胀，有2/3病人的首发症状是病理骨折。但跟骨、距骨、骨盆等处骨囊肿常无症状，亦少病理骨折，常被偶然发现而且发病年龄常在17岁以后。

### 二、影像学表现

[X线平片]

长骨干骺端或连同骨干部位的单发性地图样中心性骨质破坏灶，边界清晰，多呈卵圆形，常有硬化缘，长轴与骨干纵轴平行（图2-11-1-1），病灶大小、长短不一，骨皮质膨胀变薄，但病灶横径常窄于或稍大于邻近骺板的横径，不穿越骺板；部分病例呈多房性囊肿。病理发生骨折后约20%病人出现碎骨片沉落征（fallen fragment sign）即碎骨片掉入含液体囊腔内，

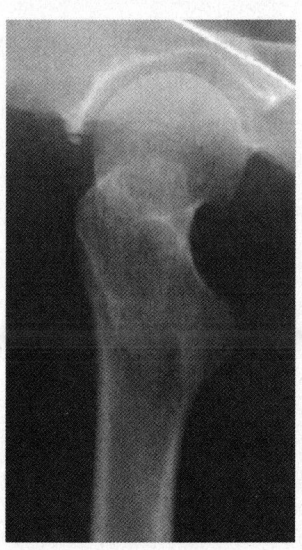

**图2-11-1-1　骨囊肿**
**平片**：股骨近侧干骺端地图样中心性骨质破坏，边界清晰，长轴与股骨长径相平行。

沉入底部并可随体位移动（图2-11-1-2）。另一类似征象为碎骨片内陷征（trap door sign）即囊肿骨折后，碎骨片一端已陷进囊腔内，浮在液面上，而另一端仍与骨膜相连，此二征象对本病诊断具有特征性。病理骨折后局部出现骨膜反应及骨痂形成，囊腔内可有骨质修复充填。

其它部位骨囊肿如跟骨、距骨、骨盆、肋骨者，虽不具备长骨骨囊肿某些特点，但其基本表现仍为局限性膨胀性地图样骨破坏病灶，其内有时可见骨间隔形成。

[CT]

骨囊肿为液性病变，CT值在15～20Hu（图2-11-1-3、图2-11-1-4），增强CT时不强化。

[MRI]

在MRI上，骨囊肿T1WI呈低信号，T2WI呈均匀高信号，不增强（图2-11-1-2），颇具特征性。

### 三、病理学表现

病变局部骨膜增厚，囊壁菲薄，内壁覆盖一层纤维薄膜，内容物为透明黄色液体或血性液体、血凝块和肉芽组织。

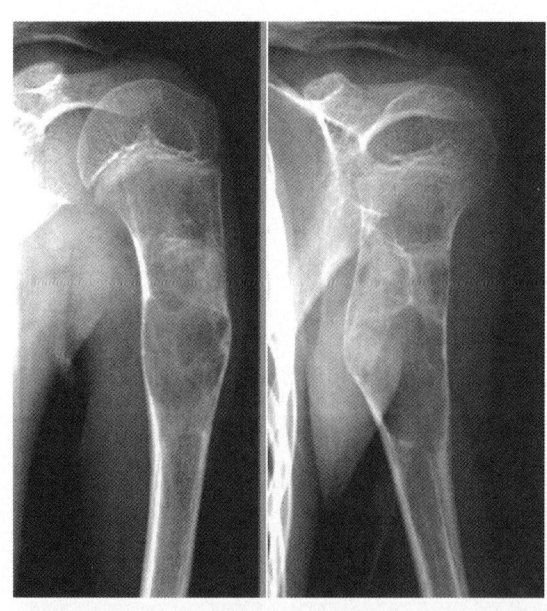

**图2-11-1-2 骨囊肿**
女，17岁，左肩肿胀、疼痛、活动受限3月余。
**平片**（a、b分别为正位、侧位）：左肱骨干骺端及骨干中心性地图样骨破坏，病变直径略大于骺板但没有穿越骺板，移行带窄，侧位可见明确的骨片沉落征（↑）。

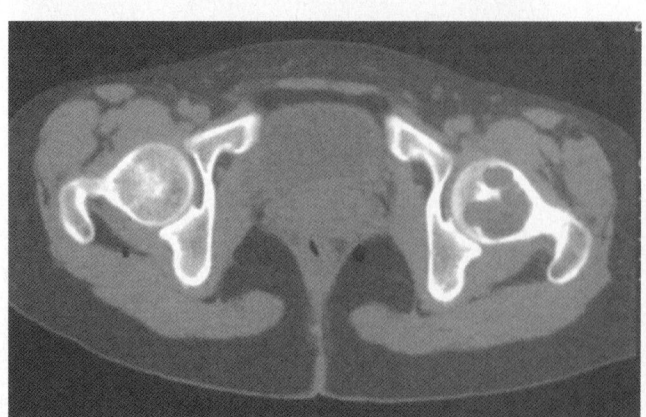

**图2-11-1-3 骨囊肿**
CT：股骨头内中心性骨质破坏，边界清晰，部分边缘骨质硬化，病变内可见分隔，病变密度低于周围肌肉密度。

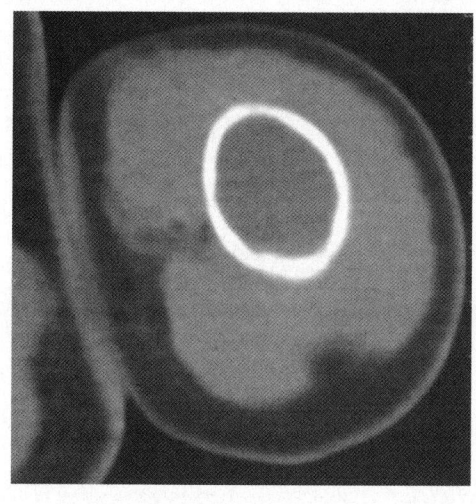

**图 2-11-1-4 骨囊肿**
CT：肱骨中心性骨质破坏，呈轻度膨胀性改变，边界清晰，其内密度较周围肌肉密度低。

孤立性骨囊肿处的骨皮质变薄，常导致骨折，骨折部位大都发生在囊肿的近心端。如果不出现骨折，病变局部就很少会出现骨膜增厚。

大体上，病变为在单个骨上发生的、孤立性、单房囊性的溶骨性缺损；同时累及两处骨者亦可偶见。囊壁菲薄，内壁覆盖一层光滑的纤维薄膜，内容物为清亮或黄色液体；如曾有骨折，则内容有血性液体、血凝块和肉芽组织。镜下，囊壁由血管丰富的结缔组织构成，并常见有陈旧出血性组织反应：含铁血黄素吞噬细胞、泡沫细胞、胆固醇结晶和多核巨细胞。其间可见编织骨样组织，可能源于结缔组织骨化生。

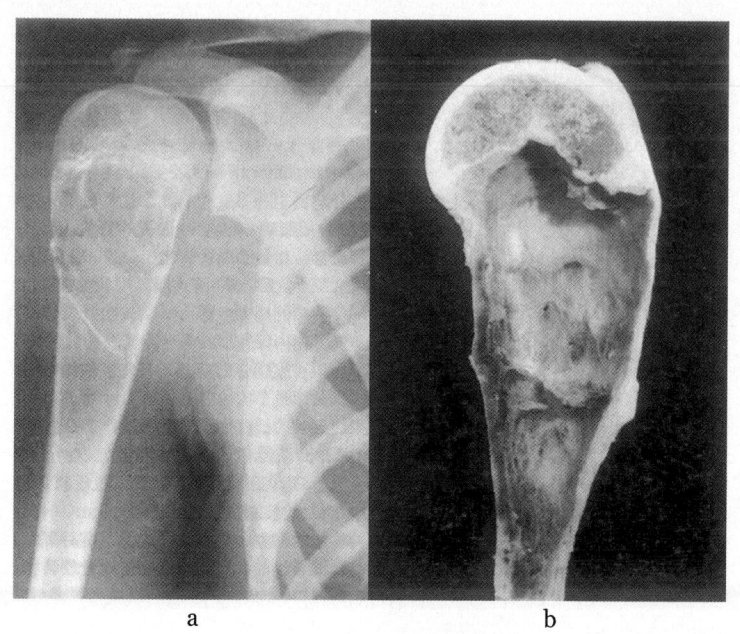

a  b

**图 2-11-1-5 孤立性骨囊肿**
男，13 岁。
**平片**（a）：肱骨干骺端囊状骨质破坏，边界清，长轴与骨干纵轴平行。
**大体病理**（b）：肱骨干骺端巨大孤立性骨囊肿的大体形态。

## 四、鉴别诊断

1. **巨细胞瘤** 好发于20～40岁，骺板闭合后，在骨端；只有很少数骨巨细胞瘤发生在20岁以下，部位也在干骺端，但巨细胞瘤多为偏心性破坏，常有皂泡状改变，无或罕有硬化缘，均与骨囊肿不同（图2-11-1-6）。

2. **动脉瘤样骨囊肿** 大多为偏心性破坏灶，膨胀程度较重，且有实性骨膜反应。MRI上有各种不同龄血液分解产物的异常信号，并常有液–液平面（图2-11-1-6）。

3. **骨纤维异常增殖症** 破坏灶内有毛玻璃样改变，CT、MRI检查为实性而非液性灶。

4. **非骨化性纤维瘤** 为偏心性破坏灶，常有较厚硬化缘。

5. **甲旁亢的棕色瘤** 普遍性骨质减少、稀疏及骨膜下骨质吸收征象可资区别。

6. **嗜酸性肉芽肿** 实性病变，长骨病变常有骨膜反应，鉴别困难时可使用CT或MRI。

7. **跟骨骨囊肿的鉴别诊断**

（1）跟骨假性骨囊肿：跟骨颈部，近底部之外侧，正常时常有局限性骨小梁稀少的透明区，称为Ward三角区，也称假囊肿，仔细观察，该区无清楚边界，其内也不完全透明。

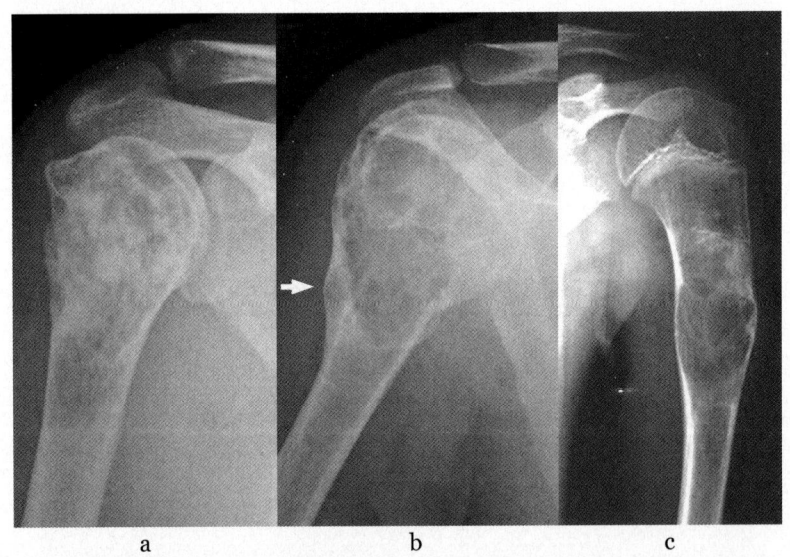

**图2-11-1-6 肱骨近端骨巨细胞瘤、动脉瘤样骨囊肿及骨囊肿的不同影像学表现**

a. 肱骨巨细胞瘤伴出血
男，28岁，左肩疼痛1年余，右肱骨上段骨巨细胞瘤术后7个月复发。
病变在骺板闭合后骨端，无硬化缘，在CT、MR上为实性病变。

b. 肱骨动脉瘤样骨囊肿
男，22岁，左肩疼痛2年余。
好发长骨的干骺端，骺板愈合后，累及骨端，有硬化缘，膨胀程度大于骨囊肿，病变可突破骨皮质断端在骨膜及骨皮质间形成三角形阴影，此为动脉瘤样骨囊肿的特征表现。

c. 肱骨骨囊肿与图2-11-2-1同一患者
女，17岁，左肩肿胀、疼痛、活动受限3月余。
病变在干骺端，病灶横径常窄于或稍大于邻近骺板的横径，与动脉瘤性骨囊肿的可达高度气球样膨胀有所不同。骨囊肿及动脉瘤性骨囊肿的病灶边缘均常有不等程度的硬化缘，均与巨细胞瘤一般无硬化缘不同。

(2) 跟骨骨囊肿：常发生在上述Ward三角区内，呈局限性骨质透明区，边界清楚，前缘较直，后缘呈弧形，可有硬化缘。

(3) 跟骨动脉瘤样骨囊肿：为局限性膨胀性透明区，膨胀更明显，常在跟骨后部，偶可发生在Ward三角区，鉴别困难时，可用CT，但MRI更好，可显示特征性的血液成分及液－液平面。

(4) 跟骨骨梗死：病灶内常有钙化及骨化影。

## 第二节 动脉瘤样骨囊肿

动脉瘤样骨囊肿（aneurysmal bone cyst），1942年Jaffe命名，约占骨肿瘤22%。病因不明，可能是局部血流发生变化，引起静脉压升高，血管床受累吸收及继发反应性修复性等改变所导致，也可能与外伤有关。目前认为20%～30%有原发病变，包括软骨母细胞瘤、成骨细胞瘤、骨巨细胞瘤以及骨肉瘤、骨纤维异常增殖症等，因此有些报道把本病分为原发性和继发性动脉瘤样骨囊肿。本病以手术为主，如果不加以治疗，病变可以继续发展。根据囊肿的部位和大小，行肿瘤刮除或切除，行骨水泥充填或植骨。术中出血较多，应做好充分准备，刮除不彻底可复发。放疗有肉瘤样变的可能性，应避免。

### 一、临床表现

1. **好发年龄** 发病年龄较轻，多见于10～20岁青少年，但也可见于成人。
2. **好发部位** 好发部位以椎骨和扁骨为最常见，亦可发生在长骨干骺端，短骨较少见，而骨盆是扁骨中最常见部位。病变很少侵及骨骺，骨骺愈合后，骨端也可以被累及。
3. **症状与体征** 常见的临床表现为病变部位疼痛和肿胀，易发生病理骨折。

### 二、影像学表现

[X线表现]

可以反应本病的不同发展阶段：早期或溶骨期，表现为病变部位轻度膨胀，无骨间隔；到膨胀期则表现为膨胀性骨质破坏，骨皮质变薄（图2-11-2-1、图2-11-2-2），有骨膜反应及

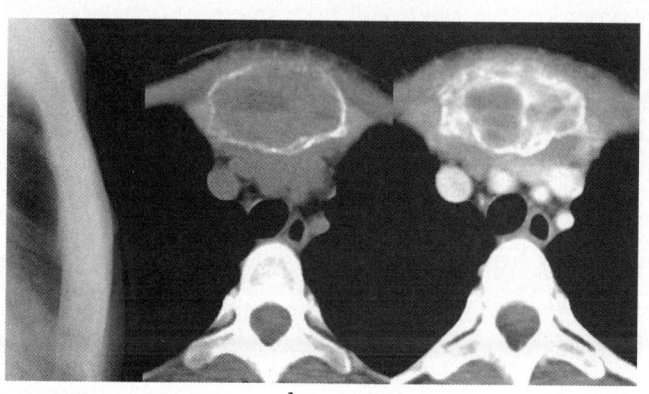

**图2-11-2-1 动脉瘤样骨囊肿**
女，14岁，前胸部肿物伴疼痛3个月。
**平片（a）**：胸骨体上部溶骨性膨胀性骨质破坏。
**CT（b、c分别为轴位平扫、轴位增强）**：胸骨"气球样"膨胀性骨质破坏，骨皮质变薄，病灶内可见液-液平面。

蛋壳样外缘形成，病变多为偏心性，常有骨嵴、骨间隔或周围硬化，钙化罕见，形成"气球样"改变，膨胀期骨皮质变薄中断，病变可突破皮质断端在骨膜和骨皮质之间生长，形成特征性的三角形表现。成熟期，骨干侧外缘骨增生硬化更加显著。长管状骨的病变为偏心膨胀性改变，而在薄的骨骼如腓骨、尺骨、手和足短管状骨的病变一般为中心性、对称性膨胀。在脊柱，病变多累及脊柱后部附件，邻近椎体可以累及，也可以不被累及（图2-11-2-3）。

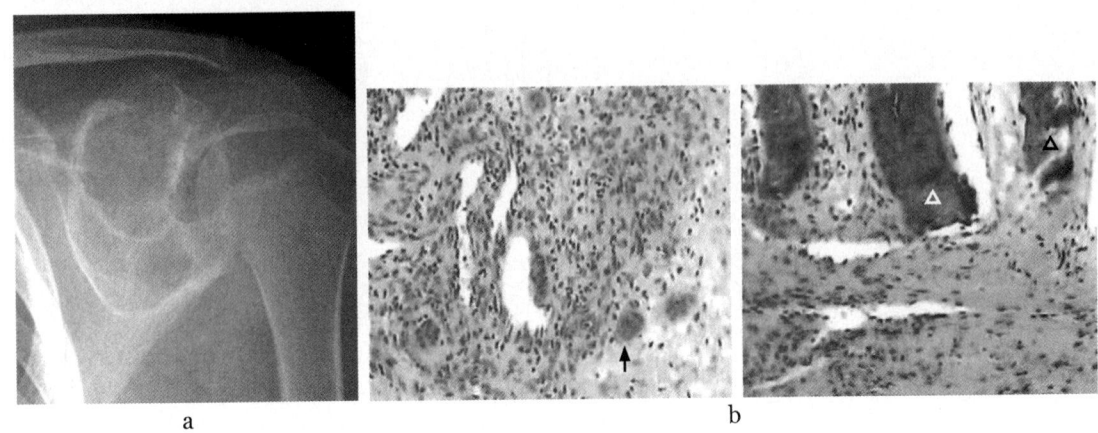

**图2-12-2-2　动脉瘤样骨囊肿**

女，11岁，左肩疼痛半年，加重2个月。

**平片（a）**：肩胛骨膨胀性地图样骨质破坏，边界清，骨皮质变薄，气球样膨胀，有硬化缘及骨间隔。

**病理切片（b）**：左肩胛骨动脉瘤样骨囊肿的纤维性囊壁组织，囊壁内可见多核巨细胞反应（↑）、破碎骨组织（△）、陈旧性出血。

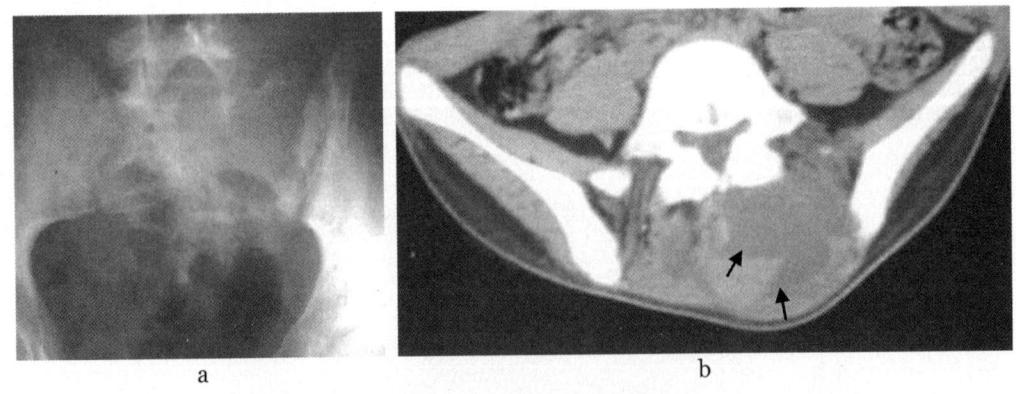

**图2-11-2-3　动脉瘤样骨囊肿**

**平片（a）及CT（b）**：骶骨偏左侧限局性膨胀性地图样骨质破坏，边界清晰，内未见钙化、骨化，其内可见含血液平面。

[CT]

CT可以显示病变的部位、大小、形态、边缘，以及邻近组织的情况。病变表现为膨胀性骨质破坏，骨皮质菲薄，多为偏心性，骨壳多保持完整，其内可以见到分房状压迹及纤细的骨嵴（图2-11-2-4）。部分病变中可以见到液-液平面，液平线下半部分密度高于上半部，病灶周围软组织未见异常（图2-11-2-5）。

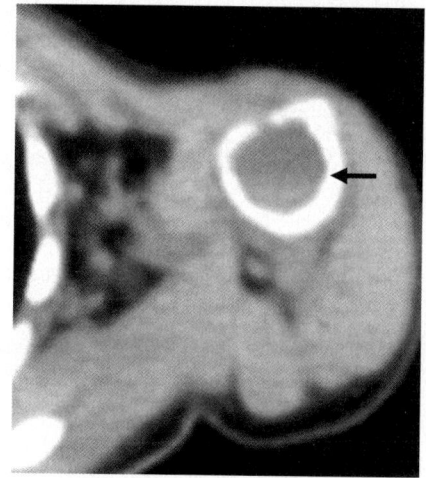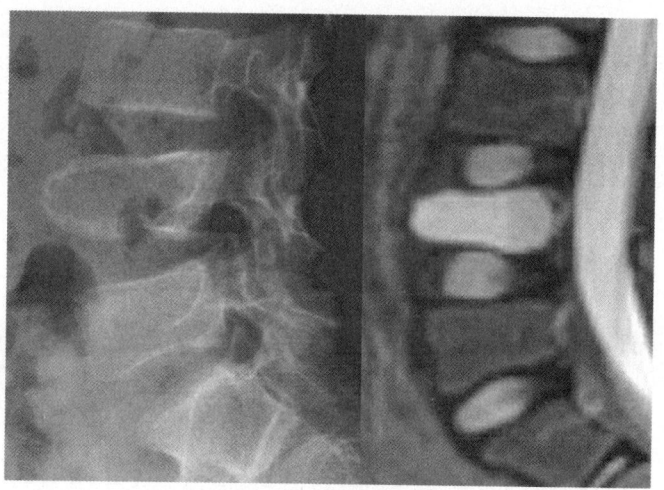

图 2-11-2-4 动脉瘤样骨囊肿

女，13 岁。

CT：肱骨轻度膨胀性骨质破坏区，边界清晰，内可见液－液平面（↑），其中下部液体密度较上部高，软组织内未见异常。

图 2-11-2-5 动脉瘤样骨囊肿

男，11 岁，阵发性腰痛 2 个月。

平片（a）：椎体变扁。

MRI（b 为 T2 抑脂矢状位）：压扁椎体内的血－液平面。

[MRI]

表现为边界清楚的膨胀性骨质破坏区，T1WI 及 T2WI 上病灶内均可见到液－液平面。T1WI 上病变信号不均匀，多为低信号，存在正铁血红蛋白时可以在病灶内见到高信号灶；在 T2WI 病变的信号变化较大，可以为高、等或低信号；Gd 增强扫描后病变有不均匀强化。

液－液平面的出现是由于不同组织密度或信号的不同造成的，最常见于本病，是本病一个特征性的表现，其出现率介于 13% ～ 78% 之间，与病变所处阶段有关，因为在病变早期，通常表现为实性软组织密度，其后为囊状液体密度并形成液－液平面（图2-11-2-6）。检查时让病人静卧 10 分钟之后再扫描有利于液－液平面的显示。

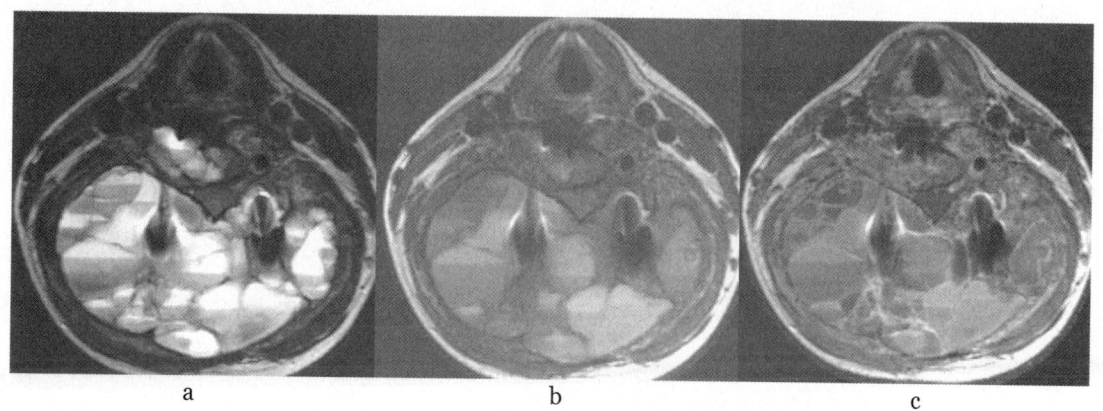

图 2-11-2-6 动脉瘤样骨囊肿

MRI（a-c 分别为T2WI、T1WI 及 T1WI增强）：颈椎附件及椎体内多个囊状膨胀性骨质破坏区，其内多发液－液平面，增强后，病变不均匀强化。

## 三、病理学表现

1942年Jaffe和Lichtenstein首先报告。大体上,病变呈球形表面被有骨膜和薄层骨壳,大小不一,但很少有超过10cm者。切面,病变由大小不等的血性囊腔构成,互相沟通,内容不凝血。囊壁厚薄不等,质韧,铁锈色。病变可凸入软组织,但其外围仍有一层反应性骨壳包绕(图2-11-2-7、图2-11-2-8)。

镜下可见大量充满血液的腔隙,囊壁和囊腔间隔都是由纤维母细胞、肌纤维母细胞、单核组织细胞构成,腔面并没有内皮衬覆,更没有血管壁的弹力板和肌层结构。囊壁和囊腔间隔表层常见有数量不等的破骨细胞、毛细血管、灶状骨样基质、破碎骨小梁、多核巨细胞和

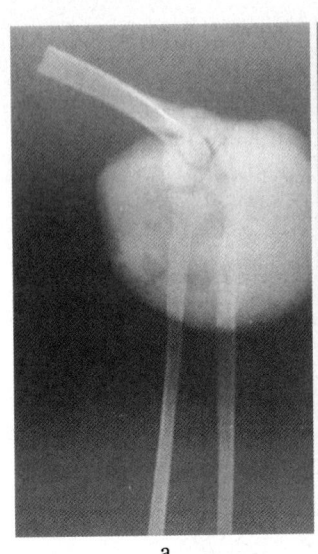
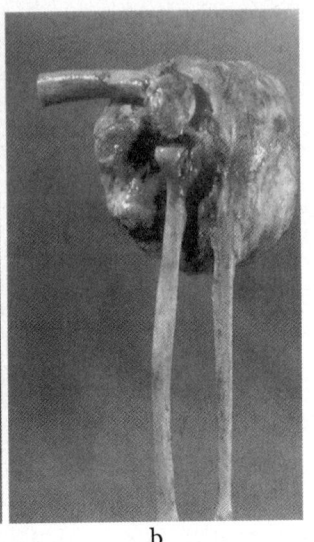

**图2-11-2-7 巨大动脉瘤样骨囊肿**
**平片**(a):巨大动脉瘤样骨囊肿X线表现。
**大体病理**(b):巨大动脉瘤样骨囊肿大体形态,发生在尺骨的巨大动脉瘤样骨囊肿,为一外被一层反应性骨壳的海绵状出血性肿块,并向软组织膨出。
(承蒙 Dr. Juan Lose 允许)

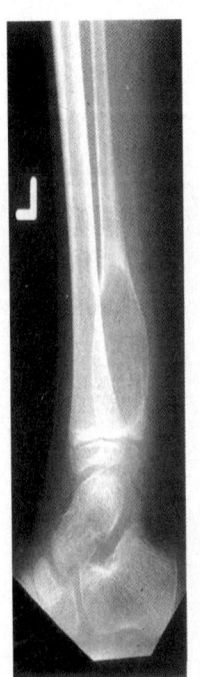
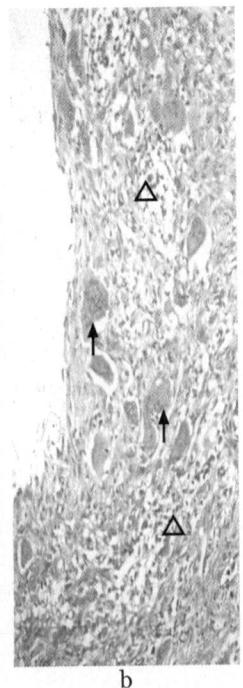

**图2-11-2-8**
**平片**(a):术前X线表现。
**病理切片**(b):腓骨下端动脉瘤样骨囊肿的组织形态。囊壁中见有多核巨细胞(↑)和间质细胞(△),没有肿瘤性成骨,没有被覆上皮。
(承蒙 Dr. Juan Lose 允许)

含铁血黄素吞噬细胞等。破骨细胞的数量有时多到足以和骨巨细胞瘤相混淆,而且二者在X线上也多有相似之处。

除了骨巨细胞瘤之外,动脉瘤样骨囊肿的大体所见和组织形态都和另外一些病变很难鉴别,主要有软骨母细胞瘤、成骨细胞瘤、甲状旁腺功能亢进性棕色瘤等。单纯刮除术患者中约有 1/4 复发,可能是由于刮除不彻底所致。

### 四、鉴别诊断

1. **毛细血管扩张性骨肉瘤** 是WHO骨肿瘤新分类中的一种新亚型,其特点是恶性度高,预后凶险,诊断困难,约占骨肉瘤的6%~11%。X线表现:早期为局限性渗透性或虫蚀状骨质破坏,以后出现较大溶骨性骨质破坏区,瘤内可无高密度瘤骨是本瘤特点,有时呈地图样骨质破坏,甚至可有骨膨胀,酷似动脉瘤样骨囊肿,大多数病例有侵袭性骨膜反应,如分层、针状及三角形,示病变为恶性。肿瘤大体病理为明显囊性结构。囊内充满血凝块及肿瘤碎片,囊壁实质内肿瘤组织很少(图2-11-2-9)。鉴别要点见表2-11-2-1。

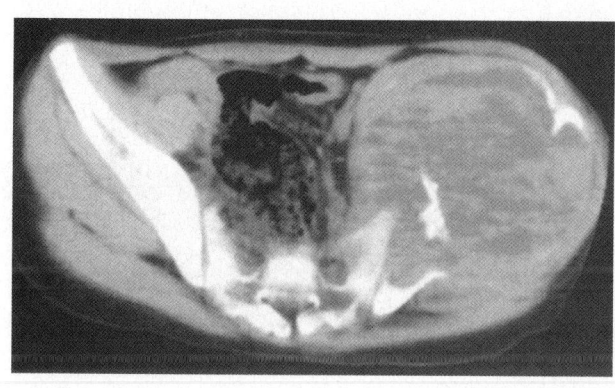

**图2-11-2-9 毛细血管扩张型骨肉瘤**
男,18岁,左髋痛,肿胀13个月。术中:大量压力较高的陈旧血漏出,肿瘤内充满"蜂窝状"膜样组织。
CT:左髂骨溶骨性骨质破坏,无硬化缘,巨大软组织肿块,其内有多发密集阶梯状液-液平面,残留骨位于软组织肿块内。

**表2-11-2-1 毛细血管扩张型骨肉瘤与动脉瘤样骨囊肿的鉴别**

|  |  | 毛细血管扩张型骨肉瘤 | 动脉瘤样骨囊肿 |
|---|---|---|---|
| 临床情况 |  | 症状明显,病情进展快 | 症状不明显,缓慢病程 |
| X线征象 | 骨质破坏 | 长管骨主为中心性溶骨性渗透、虫蚀、地图样破坏,但有的以膨胀性破坏为主,可像动脉瘤样骨囊肿 | 长管骨主为偏心性、气球样、膨胀性骨质破坏 |
|  | 移行带 | 较宽 | 常窄 |
|  | 边缘 | 大多无硬化缘,很少数可伴硬化缘 | 有硬化缘 |
|  | 软组织肿块 | 穿破皮质,可形成软组织肿块 | 少数动脉瘤样骨囊肿的骨壳断裂时,也可形成软组织肿块,但相对较少 |
|  | 骨膜反应 | 可有侵袭性的分层状、日光或三角形骨膜反应 | 可有薄壳状骨膜反应 |
|  | 液-液面 | 少有 | 常有 |
| 大体病理 |  | 本瘤有单或多发囊腔构成,内有出血或血凝块,其间有间隔隔开,肿瘤细胞及骨样组织位于囊腔之间隔内 | 本病由大小不等出血囊腔构成,表面被有骨膜及薄层骨壳。按病变发展过程可分:①溶骨期;②膨胀期;③稳定期;④愈合期。无肿瘤细胞 |

2. **骨巨细胞瘤** 绝大多数发生在20～40岁，部位多在长骨骺板闭合后的骨端，而动脉瘤样骨囊肿好发20岁以下之长骨干骺端，只有极少数早期巨细胞瘤发生在20岁以下，也在长骨干骺端，但巨细胞瘤无骨膜反应，也无硬化缘可资区别。

3. **单纯性骨囊肿** 为中心性骨破坏病变，骨膨胀程度较轻，在病理骨折前，无骨膜反应。而动脉瘤样骨囊肿为偏心性病变，常气球样膨胀并有骨膜反应。

4. **非骨化性纤维瘤** 病理骨折前无骨膜反应，通常骨膨胀程度较动脉瘤样骨囊肿轻，MRI检查，其内无液-液平面。

5. **甲旁亢棕色瘤** 有普遍性骨量减少，骨质稀疏，骨膜下骨质吸收等特点。

6. **软骨粘液样纤维瘤** 与动脉瘤样骨囊肿均为偏心性膨胀性骨破坏病变，均好发于长骨干骺端，病灶多有硬化缘。但动脉瘤样骨囊肿气球样膨胀常更明显；软骨粘液样纤维瘤近髓腔侧可见明显的骨硬化，膨胀较轻，一般容易鉴别。鉴别困难时可用MRI检查，动脉瘤样骨囊肿有液-液平面可资鉴别。

7. **成骨细胞瘤** 与动脉瘤样骨囊肿均好发于椎体的后部附件，均可呈膨胀性骨质破坏，且前者也可呈气球样膨胀，虽然成骨细胞瘤内常有钙化骨化影，但动脉瘤样骨囊肿常有边缘硬化，偶可有钙化，平片不能鉴别时，可行MRI检查，前者为实性，后者内有液性病变，且可见液-液平面。

8. **腓骨、尺骨、掌骨、跖骨等较薄骨骼内的动脉瘤样骨囊肿** 常缺乏长管状骨中偏心性生长的特点，呈中心性膨胀性骨质破坏，易破入软组织中形成肿块，与恶性肿瘤例如骨肉瘤在平片上难于鉴别，此时，可用MRI检查，骨肉瘤为实性病变，一般无液-液面，除毛细血管扩张型骨肉瘤外，均容易鉴别。

## 第三节 骨纤维异常增殖症

骨纤维异常增殖症（fibrous dysplasia）是常见的发育异常，其发病机制目前尚未完全清楚，有人认为是间充质功能障碍所致的先天异常，有人认为是骨发育的停滞，也有人认为是内分泌异常。本病分三型：单骨型、多骨型及多骨病变伴皮肤色素沉着、内分泌障碍（性早熟、甲亢）的Albright综合征。Fibrous dysplasia的英文直译可以为"纤维结构不良"，但国内放射界至今仍习惯性沿用"骨纤维异常增殖症"的称谓。

### 一、临床表现

1. **好发年龄** 年龄分布5～50岁，多在10岁左右发病（多骨型），合并内分泌障碍者常在3～4岁发病，但到青少年或成年期才被发现；男女发病率为1:2～3，我国的发病率约为百万分之10～30，为骨肿瘤样病变的首位。

2. **好发部位** 长骨病变主要在骨干，偶犯骨骺。单骨型病变常累及肋骨、股骨、胫骨或下颌骨；多骨型常累及颅骨、面骨、骨盆、脊柱和上肢带骨。病变常位于单侧单肢。本病是肋骨最常见的良性病变。

3. **症状与体征** 单骨型常无症状，可合并病理骨折。多骨型临床有腿痛、跛行、病理性骨折、异常阴道出血、内分泌异常，包括甲亢、甲旁亢、Albright综合征，后者可以有内分泌障碍和皮肤色素沉着的表现。

## 二、影像学表现

**[X线表现]**

骨纤维异常增殖症的正常骨结构被纤维组织所取代，形成髓腔膨胀性、磨砂玻璃状（图2-11-3-1）、囊状（图2-11-3-2）、丝瓜瓤样（图2-11-3-3）和虫蚀样改变。表现为囊状膨胀性

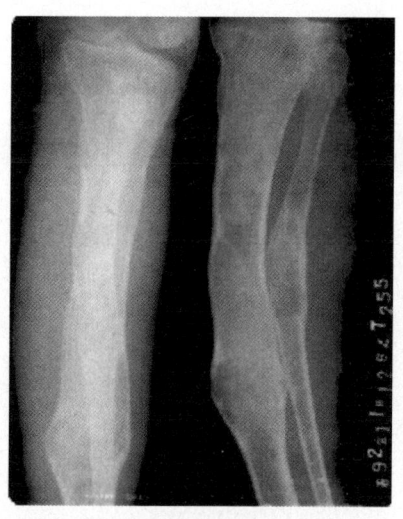

**图2-11-3-1　骨纤维异常增殖症**

平片：胫腓骨增粗弯曲畸形，为塑形障碍，呈磨砂玻璃样密度影，骨皮质变薄，髓腔被置替。

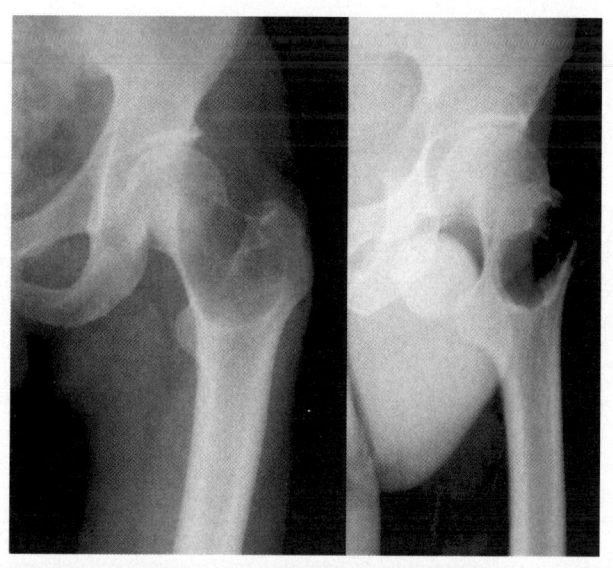

**图2-11-3-2　骨纤维异常增殖症**

平片：股骨近侧干骺端囊状溶骨性骨质破坏，边界清晰，有硬化缘，其内密度呈磨砂玻璃样改变。

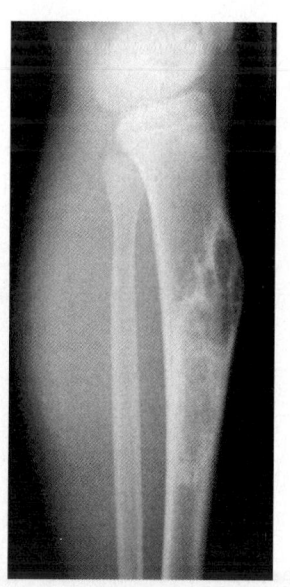

**图2-11-3-3　骨纤维异常增殖症**

平片：胫骨近侧骨干膨胀性骨质破坏，破坏区呈丝瓜瓤状改变，边界清，有硬化缘。

骨质破坏（图2-11-3-4），与周围骨质分界清楚，有硬化缘，其内呈毛玻璃状改变，并可见条状密度增高影，骨髓腔消失，皮质变薄（图2-11-3-5），病变肢体增粗弯曲（图2-11-3-7），广泛性病变常常位于身体的一侧，病变以胫骨的前弓畸形及股骨上段"牧羊人手杖"样畸形最为常见。

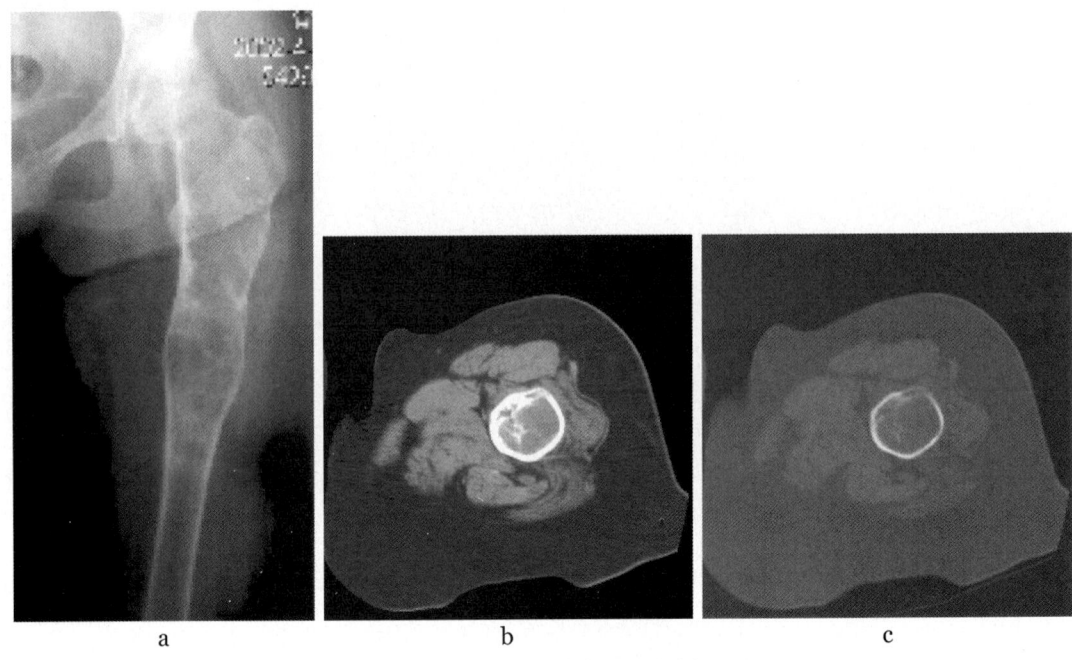

图2-11-3-4　骨纤维异常增殖症

女，16岁。
平片（a）：股骨干骺端及骨干丝瓜瓤样骨质破坏，病变与正常骨质分界较清晰，病变内可见多数索条状密度增高影，并呈磨砂玻璃样密度。病变呈膨胀性改变，正常髓腔结构消失，骨皮质变薄。
CT（b、c）：股骨膨胀性溶骨性骨质破坏区，边界清晰，内可见分隔，正常骨髓腔密度被磨砂玻璃样改变所取代，局部软组织无异常。

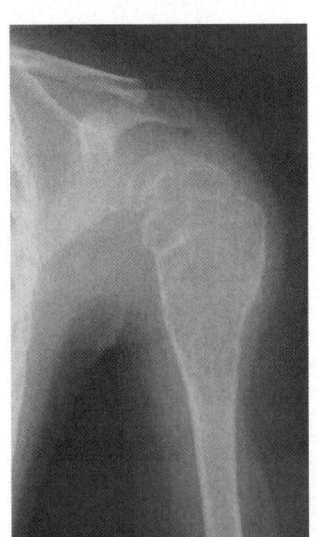

图2-11-3-5　骨纤维异常增殖症
平片：肱骨干骺端囊状膨胀性骨质破坏，边界清晰，周边可见硬化缘，其内密度呈毛玻璃样改变，并可见条状密度增高影，正常骨髓腔结构消失，骨皮质变薄，病骨轻度变形。

[CT]

病变局部呈囊状膨胀性骨质破坏，骨皮质变薄，病变区正常骨结构消失，呈磨砂玻璃状改变（图2-11-3-6、图2-11-3-7）。发生在颅面骨者，常有三种类型：①囊肿型：表现囊样膨胀性透亮区，颅板变薄，周边可见硬化改变，其内可以有磨砂玻璃样改变。②硬化型，表现为轻重不同，大小不等的骨质破坏，增生硬化密度增高，板障消失，颅板增厚，膨胀，上颌窦闭塞等颅底及面骨畸形（图2-11-3-8）。③混合型：累及面及额骨的骨纤维异常增殖症，合并颅神经损伤者又被称为"骨性狮面"。有常染色体显性遗传的上下颌骨对称性受累被称为家族性巨颌症。CT的诊断常常需要结合平片，但是CT可以更加清楚地观察病变的骨质改变情况，尤其是发生在颅面骨的纤维异常增殖症，并且可以通过进行多平面和三维重建更加直观地观察病变的形态、范围等。

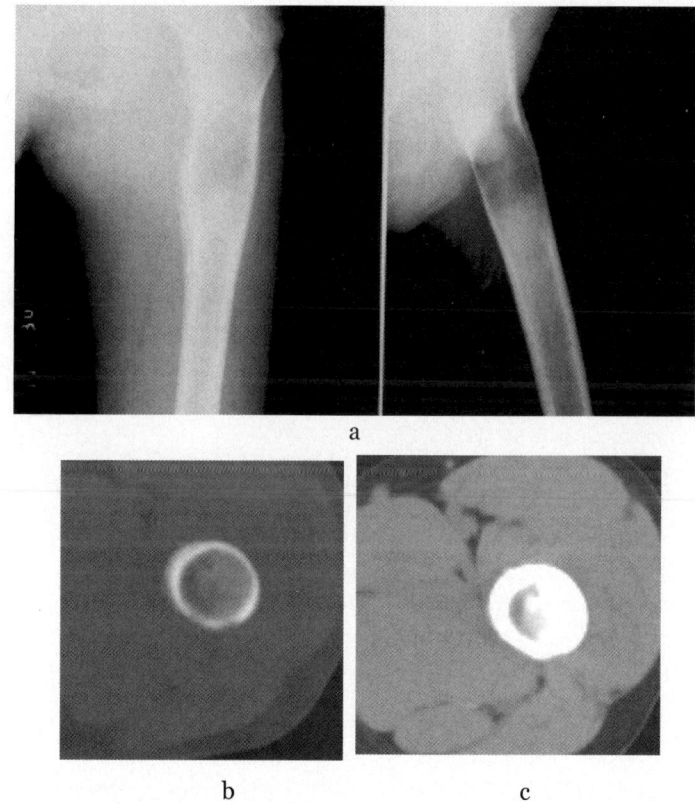

**图2-11-3-6　骨纤维异常增殖症**

男，11岁。

**平片**（a）：股骨近侧段限局性轻度膨胀性溶骨性骨质破坏，边界清晰，其内为磨砂玻璃样密度，周围无骨膜反应及软组织肿块。

**CT**（b、c）：股骨干增粗，骨皮质变薄，内可见磨砂玻璃样改变，无骨膜反应及软组织肿块。

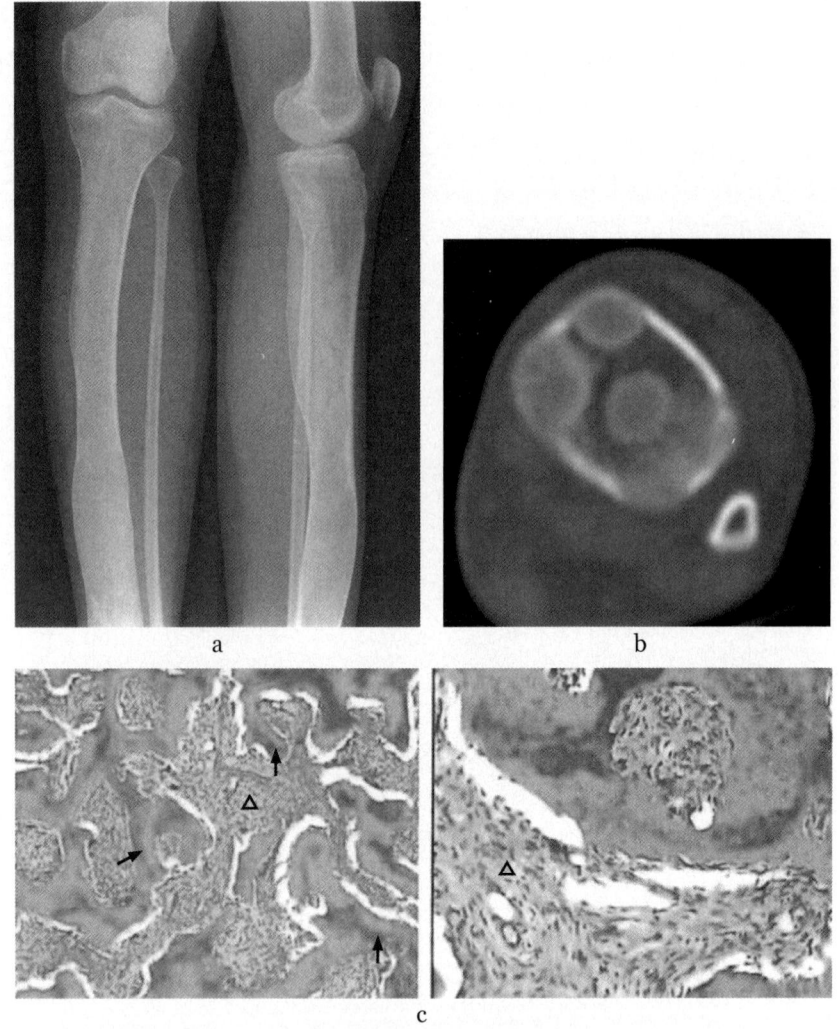

**图 2-11-3-7  骨纤维异常增殖症**

女，14 岁，左小腿行走较多时疼痛半年。

**平片**（a）：胫骨骨干不均匀增粗弯曲变形，骨皮质变薄，正常骨结构消失，代之以磨砂玻璃样改变。

**CT**（b）：CT 较平片更清楚地观察病灶内的骨质改变。

**病理切片**（c）：左胫骨纤维结构不良，增生的纤维组织（△）间可见大量畸形骨小梁，或狭窄弯曲，或形如鱼钩（↑）。这些编织骨周围没有骨母细胞分布。

[MRI]

需要结合平片和CT检查。病变局部变形，在T1WI呈低至中等信号，如有出血则表现为高信号灶，在T2WI病变信号不均，可以为低、中等或高信号，周围硬化缘在T1WI和T2WI上都为低信号。骨纤维异常增殖症在磁共振上的表现可能反映出病变的组织学表现：主要由纤维组织、反应骨或硬化骨组成的病变在T1WI和T2WI呈中等－低信号；主要由细胞或反应性组织组成的病变在T1WI可能显示为中等信号，而在T2WI上呈高信号（图2-11-3-9）。

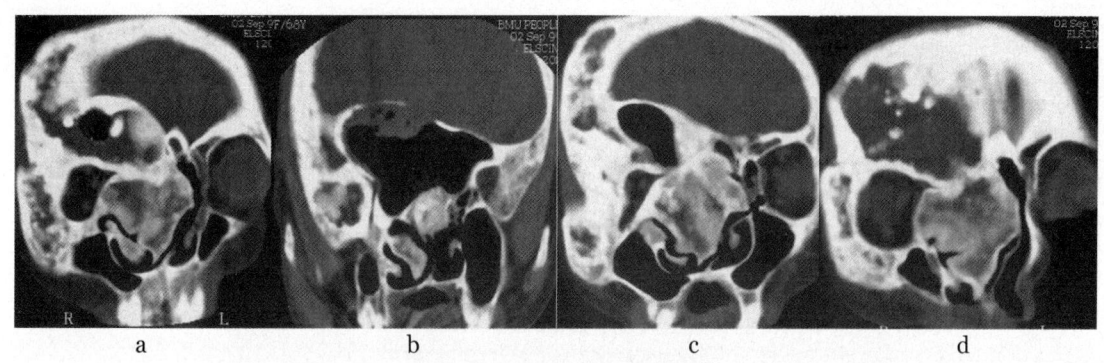

图 2-11-3-8　骨纤维异常增殖症

CT：右侧颅骨内外板、板障、部分副鼻窦（闭塞）及面骨的多发混合性骨质异常，呈破坏并磨砂玻璃样改变，致颅面骨单侧性增大畸形，此种单侧性改变是本瘤的一个特征性表现。

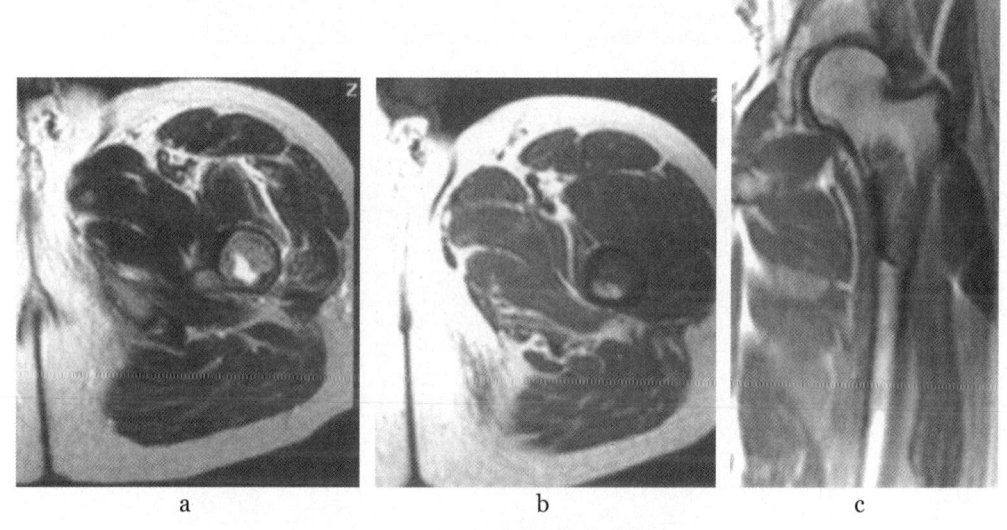

图 2-11-3-9　骨纤维异常增殖症

MRI：股骨近侧干骺端限局性溶骨性骨质破坏区，边界清晰，病变信号不均匀，以稍长T1稍长T2信号为主，部分呈高信号改变，增强后病变轻度强化，周边有骨硬化，呈低信号。

## 三、病理学表现

纤维结构不良是一种非肿瘤性病变。可分为单骨型和多骨型两种类型。前者常见于青春期患者，好发部位以肋骨、股骨和胫骨为最。后者较少见，特点是单侧发生，且大都与骨分泌紊乱、女性青春期早熟和皮肤色素沉着过度（Albright 综合征）有关。

发生在肋骨的纤维结构不良（图 2-11-3-10）表现为纺锤状膨大的实性肿物，色泽灰黄，切开时有沙砾感，骨皮质变薄。镜下（图2-11-3-11），骨小梁呈狭窄、弯曲、畸形状，形如鱼钩（即所谓"编织骨"），其间是疏密不等的纤维组织。在这些畸形骨小梁的周边表面也没有骨母细胞附着。因此，纤维结构不良中的这些编织骨永远不会转化为板层骨，即便在数年后再做活检，也仍无成熟表现。这种现象是本病与其它相关病变之间鉴别的基本形态特征；它同时还表明：纤维结构不良是一种骨的成熟障碍性病变，在膜样成骨的早期阶段成骨过程即告停止。

纤维结构不良可在同一肢体中伴发肌肉内粘液瘤。此外，无论是单骨型还是多骨型病变，都可能合并骨的原发性肉瘤，骨肉瘤尤为多见，软骨肉瘤和恶性纤维组织细胞瘤次之。

部分发生在肋骨的纤维结构不良病变的周围可出现渐进性的骨的成熟分化。这种现象表明：该病变可能是继发于外伤。

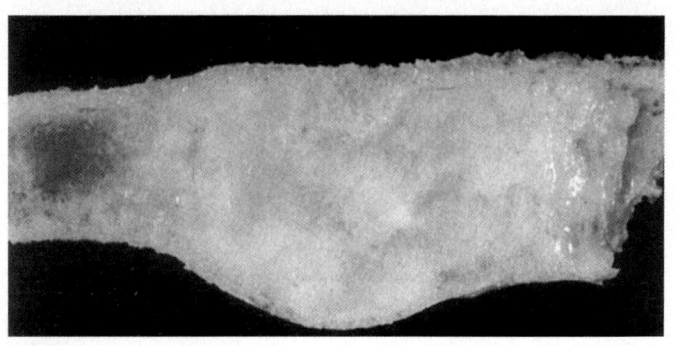

图 2-11-3-10　骨纤维异常增殖症
**大体病理**：肋骨病变为灰白色梭形膨胀的肿物。

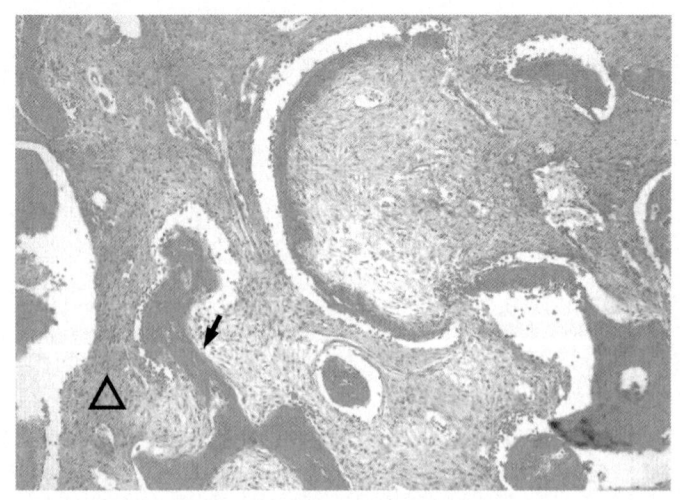

图 2-11-3-11　纤维结构不良
**病理**：纤维结构不良的典型组织形态。鱼钩状狭窄、弯曲、畸形的骨小梁（↑），并不沿应力线排列，其间是纤维组织（△）。这些骨小梁是不成熟的纤维性骨，是从周围纤维组织直接化生而来，周围没有骨母细胞。

### 四、鉴别诊断

由于骨纤维异常增殖症形态多样，某些不典型病变的诊断仍然比较困难，需要与骨囊肿、动脉瘤样骨囊肿、Paget病、嗜酸性肉芽肿、骨巨细胞瘤等鉴别。骨囊肿与动脉瘤样骨囊肿各有其好发部位，骨囊肿好发于长骨干骺端，无毛玻璃状改变，与正常骨质分界清楚；动脉瘤样骨囊肿在MRI上可以见到液-液平面，而骨纤维异常增殖症无液-液平面。嗜酸性肉芽肿多发生于颅骨、脊柱、骨盆和肋骨，为溶骨样改变，无毛玻璃状改变。骨巨细胞瘤好发于长骨骨端，透亮区呈皂泡状，无毛玻璃样改变及硬化缘，且与骨纤维异常增殖症沿骨干生长不同。

## 第四节　骨内腱鞘囊肿

骨内腱鞘囊肿（intraosseous ganglion）（1972年由WHO统一命名），又名骨邻关节骨囊肿。定义为：邻关节软骨下的良性囊肿，为纤维组织结构的多房性病变伴广泛粘液变性。本病的病因目前尚无统一的说法，有滑液漏出学说、滑膜疝入学说、髓内纤维变性学说和外伤学说。过去认为本病罕见，几年来报道例数逐渐增多。本病治疗常规为病灶局部切除、刮除术，必要时植骨或用骨水泥充填，术后复发少见。

### 一、临床表现

1. **好发年龄**　好发于20～40岁。男性高于女性。
2. **好发部位**　本病依据骨内病变是否与软组织腱鞘囊肿相通而分为两型：穿透型和特发型，穿透型临床上比较少见，常有明显疼痛，而特发型比较多见，一般无症状，也可以有轻度关节疼痛。病变以长管状骨多见，下肢多于上肢，以股骨头、股骨颈、髋臼及股骨下端、腕骨多见。
3. **症状与体征**　临床上主要表现为局部钝痛，活动后加重，体检一般无阳性发现，有时可以有局部压痛。

### 二、影像学表现

[X线平片]

长骨关节软骨下非负重部位偏心性、圆形或椭圆形骨缺损，单房，少数为多房，直径1～7cm，周缘有硬化缘，边界较清楚，内部密度较均匀，无钙化。

[MRI]

T1WI呈低信号，T2WI呈高信号，其内可有或无分隔，分隔及硬化缘在T2WI上显示更清楚，呈低信号，囊肿常不增强，也可边缘增强。

### 三、病理学表现

大体上，骨内腱鞘囊肿大都紧邻于关节面，形态上与发生在关节周围软组织的腱鞘囊肿并没有什么两样。骨内腱鞘囊肿外被一层致密骨质包绕，内被一层灰白色纤维组织壁，易与骨壁分离。常为多房，内容胶冻样物。镜下，囊内壁由纤维组织构成，易从骨壁分离，囊腔内容物为淡黄色胶冻状物质。镜下囊壁为乏血管的纤维组织或胶原纤维，散在有极少量纤维母细胞。在病理上，骨内腱鞘囊肿须与孤立性骨囊肿，以及与退行性关节病有关的关节周围囊肿相鉴别。

### 四、鉴别诊断

有上述典型的X线表现应该考虑本病的诊断，但是本病应该与骨巨细胞瘤、骨关节病囊性变、骨脓肿鉴别。骨巨细胞瘤发生于长骨的骨端，呈偏心性溶骨性破坏，膨胀非常明显，其内常可以见到骨嵴和肥皂泡样改变，周围无硬化缘，在CT及MRI上为实性病灶，而邻关节骨囊肿在 CT 及 MRI 上为液性病灶，密度比较均匀；骨关节病囊性变所形成的囊肿与邻关节骨囊肿的大体病理与组织病理相同，并且邻关节骨囊肿可以诱发骨关节病，此时如果显示一个部位仅一个囊肿病变，无骨关节病则考虑邻关节骨囊肿，而当一个部位有几个囊肿病变，在对侧相应关节也有囊肿病变，且伴有骨关节病时，则应考虑骨关节病囊性变的诊断；局限性骨脓肿有时因感染症状不明显而造成鉴别诊断困难，局限性骨脓肿可以有死骨形成及骨膜反应，皮质内可见窦道形成。

## 第五节  骨嗜酸性肉芽肿

骨嗜酸性肉芽肿（eosinophilic granuloma）属于朗格汉组织细胞增生症家庭成员之一。对本病的治疗一直有争论，由于本病有自行缓解的可能性，近年来保守治疗已经成为常用的方法。

### 一、临床表现

1. **好发年龄**  好发于 20 岁以下的青少年和儿童，男性多见，多为单发，多发病变多见于 5 岁以下的儿童。多发病变常与一些关联疾病有关，如 2 岁以下儿童的勒-雪氏病（淋巴结病、肝脾大），5~10 岁儿童的韩-薛-柯氏病（淋巴结病、眼球突出和尿崩症）。

2. **好发部位**  本病可发生在任何骨，但最常见于颅骨、脊椎、骨盆、股骨、下颌骨及肱骨等。

3. **症状与体征**  临床表现比较轻微，多表现为局部肿痛及功能障碍。

### 二、影像学表现

[X 线平片]

长骨病变好犯干骺端或骨干局部边界清楚的溶骨性破坏，骨皮质可膨胀、变薄、中断，局部可有或无层状骨膜反应，病灶早期常无硬化缘（图2-11-5-1），晚期，瘤灶可局限化，并出现硬化缘。发生在颅骨和椎体的嗜酸性肉芽肿有一定的特征性，颅骨病变呈溶骨性或穿凿状骨质破坏，形态不一，称为地图颅，为本病所特有。若内、外板破坏程度不同，可呈"双边征象"，即"斜面（beveled）破坏"征象。常在破坏区内残留斑点状死骨，称为"纽扣征"。椎体病变，可单或多发，以单发多见，呈单或多囊状骨质破坏，病理骨折后，椎体压缩变扁，呈"扁平椎体"征（图 2-11-5-2），如遇到上述三个征象应想到有本病可能性。肋骨、骨盆、肩胛骨及下颌骨等可以有同样的骨质破坏。

[CT]

可以更好地显示病变内部结构、骨皮质有无破坏和有无软组织肿块等情况（图2-11-5-3、图 2-11-5-4）。

[MRI]

在 T1WI 呈低-中等信号，在 T2WI 呈混杂中等-高信号。Gd 增强扫描病变有强化，邻近的硬膜可以有强化，也可以无（图 2-11-5-2、图 2-11-5-4）。病变周围的髓腔及软组织明显水肿，有类似炎症的表现。平片表现侵袭性比较强，似恶性肿瘤，而MRI表现似炎症，对病变的诊断有提示意义。

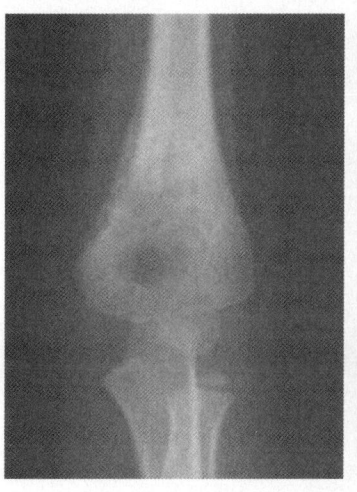
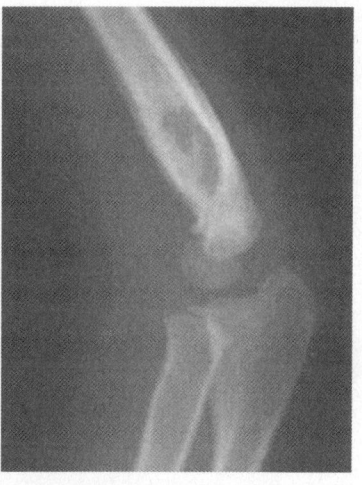

**图 2-11-5-1 骨嗜酸性肉芽肿**

平片：肱骨远侧干骺端局限性溶骨性骨质破坏性，病变周围无硬化缘，骨干周围有平行型骨膜反应，局部无软组织肿块。

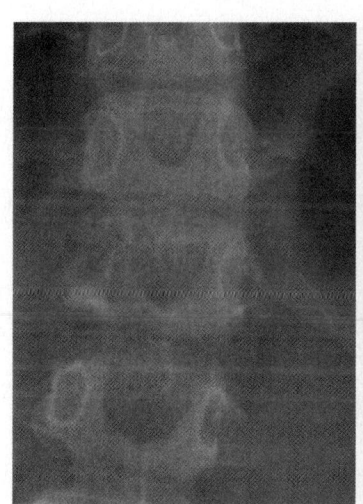
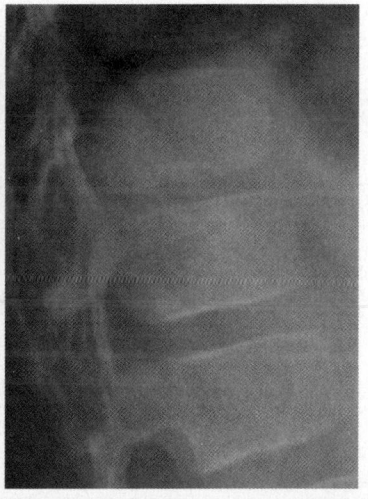

a

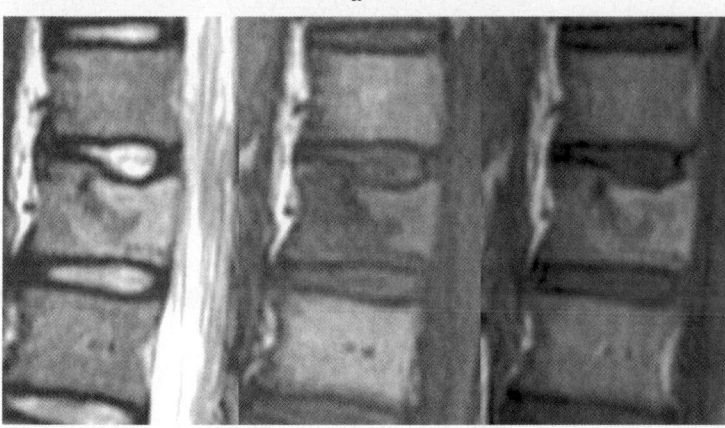

b    c    d

**图2-11-5-2 骨嗜酸性肉芽肿**
平片（a）：T12椎体稍变扁，密度不均。
MRI（b-d 分别为 T2WI、T1WI、T1WI增强）：T12椎体稍变扁，呈不均匀长T1长T2信号改变，有轻度造影增强，邻近硬膜无强化。

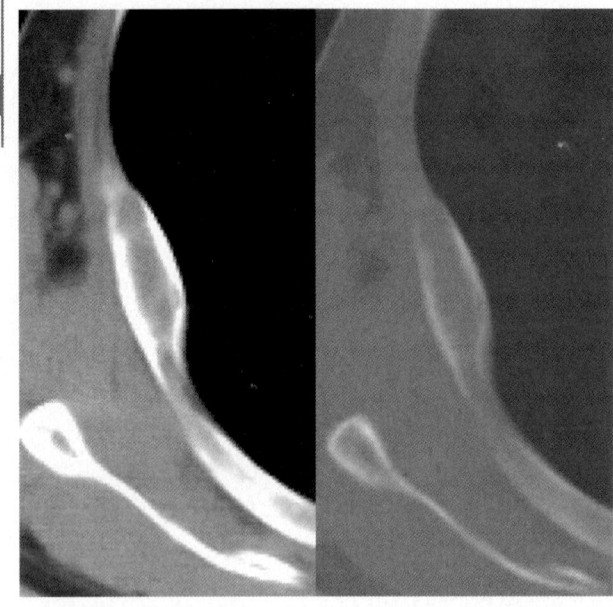

**图 2-11-5-3　嗜酸性肉芽肿**
男，30 岁。
CT：肋骨限局性轻度膨胀性溶骨性骨质破坏区，边界清晰，无硬化缘及软组织肿块。

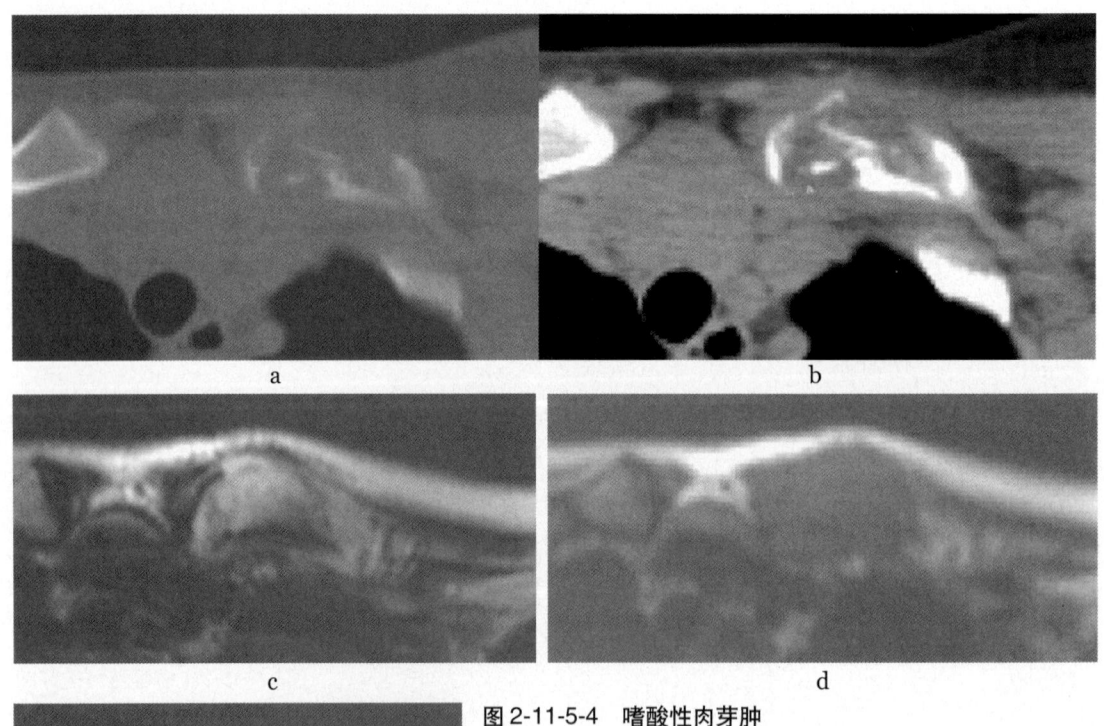

**图 2-11-5-4　嗜酸性肉芽肿**
女，10 岁。
CT（a、b）：左锁骨胸骨端限局性骨质破坏区，合并病理性骨折，病变边界清晰，略呈膨胀性改变，伴软组织肿块。
MRI（c、d、e 分别为 T2WI、T1WI 及 T1WI 增强）：锁骨胸骨端限局性长 T1 长 T2 信号灶，边界清晰，信号尚均匀，增强后，病变呈显著强化，强化欠均匀。

### 三、病理学表现

Langerhans肉芽肿、嗜酸性肉芽肿、组织细胞增生症X、分化型组织细胞增生症等这些名称都指的是一种特殊的病变实体：即以Langerhans细胞的增生为特征的病变，并因此而得名。从组织发生上看，本病变属于网状内皮细胞系统增生性病变（见第四章）。但在临床上，具有这种病变的疾病却有三种：Letterer-Siwe病、Hand-Schuller-Christian病和嗜酸性肉芽肿。它们临床表现各异，但病理形态却表现一致，即 Langerhans 细胞增生。Langerhans 细胞有特殊的形态学表现：细胞核极富特色，或呈分叶状，或有凹痕，或有纵向核沟；胞浆丰富，嗜酸性红染，有些类似于胚胎性横纹肌肉瘤细胞。病变背景为炎性改变，可见大量嗜酸性粒细胞和淋巴细胞、浆细胞浸润，纤维母细胞、泡沫状组织细胞增生，灶状出血、坏死及其组织反应。电镜下，Langerhans胞浆中可见特征性的Birbeck颗粒，它是一种双层膜性短管状结构，具有诊断意义。

根据病变累及的范围，可分为三种类型：

1．**单骨型** 病变累及单骨。最常见，传统上称之为嗜酸性肉芽肿，好发于年轻成人。可累及任何骨，最常见的是颅骨穹隆部（图2-11-5-5）、上下颌骨、肱骨（图2-11-5-6）、肋骨和股骨等。

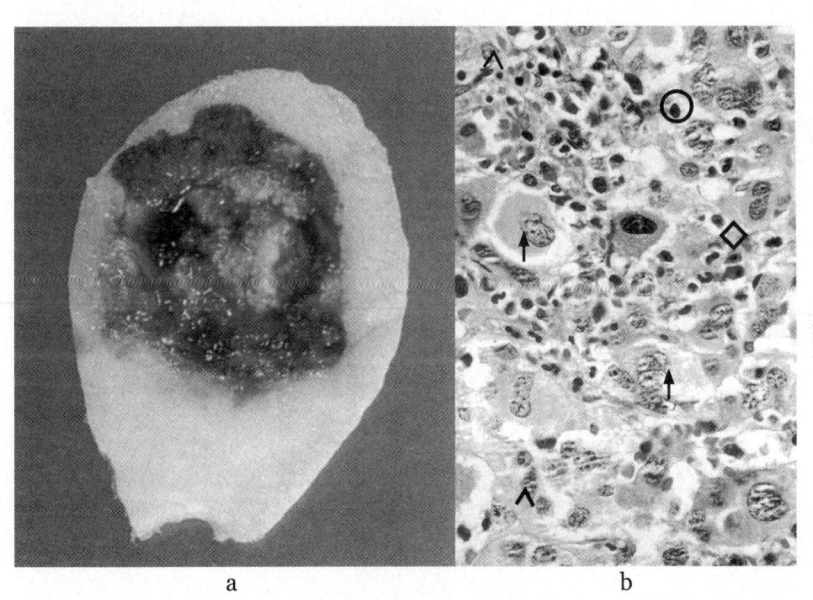

图 2-11-5-5

**大体病理**（a）：颅骨 Langerhans 肉芽肿的大体形态。

**病理切片**（b）：Langerhans组织细胞增生症由Langerhans细胞（↑）、非特异性组织细胞（∧）、淋巴细胞（○）和嗜酸性粒细胞（◇）混合而成，细胞多形性明显。Langerhans细胞常呈分叶状，有凹痕，有时可见核沟；胞浆嗜酸性红染。

2．**多骨型** 累及多骨，伴或不伴皮肤受累；即Hand-Schuller-Christian病，主要临床表现为凸眼、尿崩和慢性中耳炎。

3．**多脏器受累** 病变同时累及骨、肺、皮肤、肝脏和脾。此型预后差。

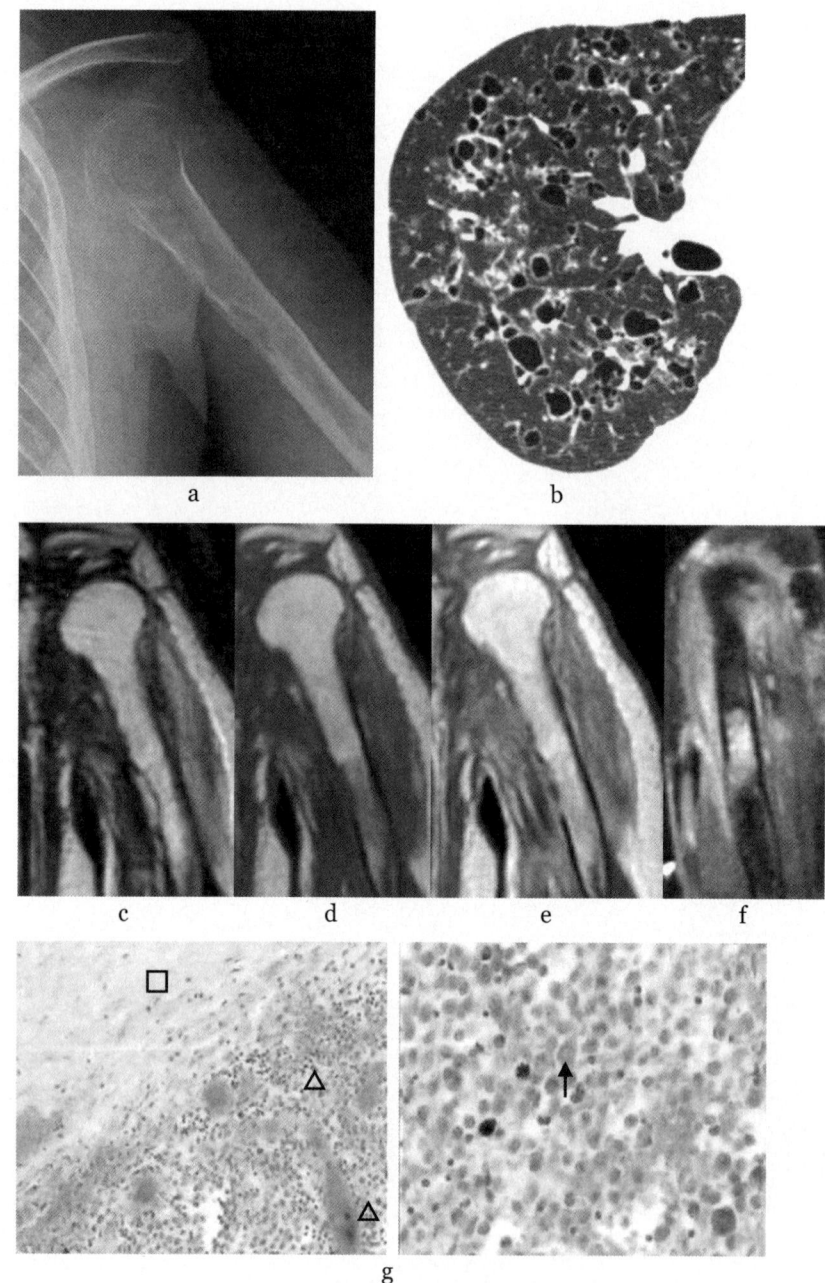

**图 2-11-5-6　嗜酸性肉芽肿，肺内多发微小结节及气囊**

男，27 岁，左肩嗜酸性肉芽肿术后复发，左上臂疼痛肿胀 7 个月。

**平片**（a）：肱骨骨干溶骨性骨质破坏，边界欠清，无软组织肿块。

**CT**（b）：肺内多发微小结节及大小不等的气囊、气囊形态大多不规则，这些均是Langerhans细胞增生症（40%侵犯肺）在肺内病变较典型。

**MRI**（c-f 分别为 T2WI、T1WI、T1WI 增强冠状位、T1WI 增强抑脂矢状位）：肱骨骨干长 T1 长 T2 信号灶，有造影增强，抑脂病变范围更清晰。

**病理切片**（g）：左肩胛区嗜酸性肉芽肿术后复发。该病变细胞多形性明显，可见Langerhans细胞（↑）、炎性细胞（△）和组织细胞。病变周边部位纤维化，胶原玻变（□）。

本病变虽然是一种瘤样病变,属于网状内皮细胞系统的良性增生性病变,但因其累及广泛,而且均为重要脏器,故其生物学行为应属低度恶性,应密切注意病情发展。

### 四、鉴别诊断

本病很难单纯依靠X线表现与骨结核、骨髓炎、骨髓瘤、尤文氏瘤、颅骨转移瘤、Hand-Schuller-Christian病及Letterer-Siwe病鉴别,尤其是Hand-Schuller-Christian病和Letterer-Siwe病与骨嗜酸性肉芽肿具有相同的病理基础,更要结合临床进一步鉴别诊断(图2-11-5-7)。

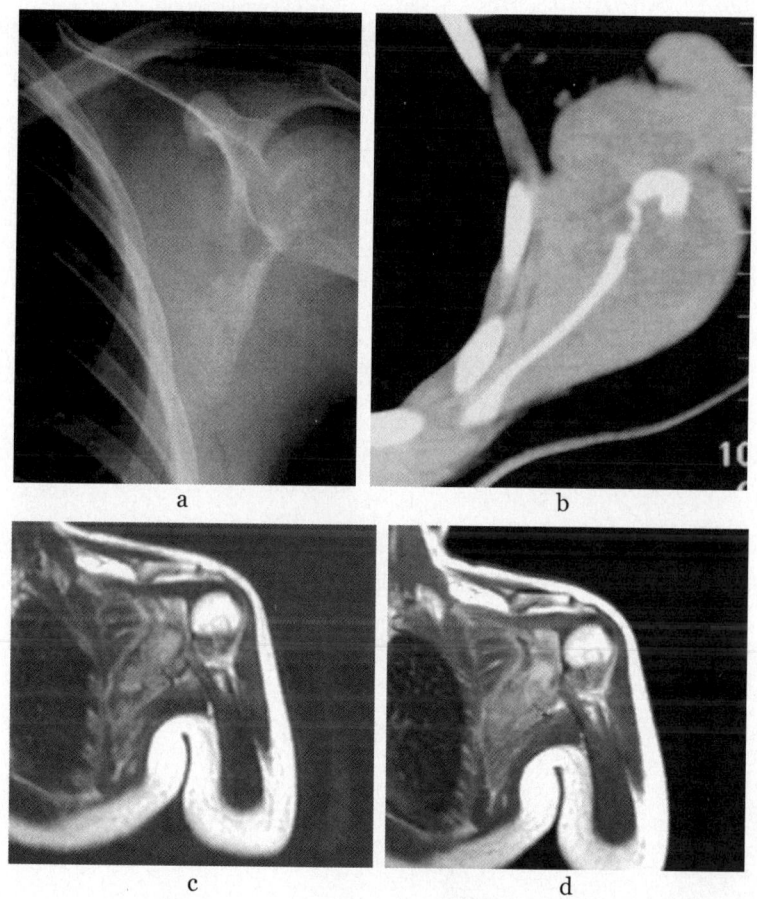

**图2-11-5-7** Langerhans组织细胞增生症

女,16岁,左肩外侧酸痛,无放射2个月。
平片(a)及CT(b):左肩胛骨骨质破坏。
MRI(c、d分别为T2WI、T1WI增强):左侧肩胛骨病变,侵犯左侧冈上、下肌、肩胛下肌、大圆肌、斜方肌。

## 第六节 甲状旁腺功能亢进的棕色瘤

甲旁亢的棕色瘤(brown tumor of hyperparathyroidism)发生于原发性或继发性甲旁亢患者,90%由腺瘤引起,为骨骼内囊性溶骨性病变,其内富含纤维血管组织及破骨细胞样巨细胞，因其常呈肿瘤样膨胀生长，且病灶内出血、有含铁血黄素沉积而呈棕红色，故被命名为棕色瘤，棕色瘤并非真正肿瘤，在2002年WHO骨肿瘤分类中这一名称已被删除。以治疗原发性疾病为主，切除肥大或恶变的甲状旁腺、腺瘤。甲状旁腺腺瘤切除后，骨的继发性病变会自发性逐步改善。对于病理性骨折可以进行内固定，对于棕色瘤本身一般不需要进行手术治疗。

## 一、临床表现

1. **好发年龄** 常见于中年人，女性发病率约为男性的3倍。
2. **好发部位** 本病可见于全身许多骨骼，好发于长骨骨干及颌面骨等。
3. **症状与体征** 甲状旁腺功能亢进的临床表现明显，如无力、厌食、呕吐、腹胀、关节疼痛、血钙升高、血磷降低、肾结石、血甲状旁腺激素升高等，部分病人因病理性骨折而就诊。

## 二、影像学表现

[X线平片]

X线见全身弥漫性骨质疏松，指骨的骨膜下及指簇骨质吸收（图2-11-6-1、图2-11-6-2），棕色瘤表现为局限性囊状骨质破坏，边界清楚，骨皮质变薄，为单（图2-11-6-2）或多发性病变。此外，还可以见到肾结石征象。

[CT、MRI]

对临床疑及甲状旁腺功能亢进的患者，应该进行CT、MRI检查，寻找腺瘤所在。甲状旁腺腺瘤一般位环状软骨到主动脉根部之间，大小0.5～2.0cm，90%在甲状腺附近，10%异位，边缘光整，圆或类圆形小肿块，有明显造影增强（图2-11-6-3）。

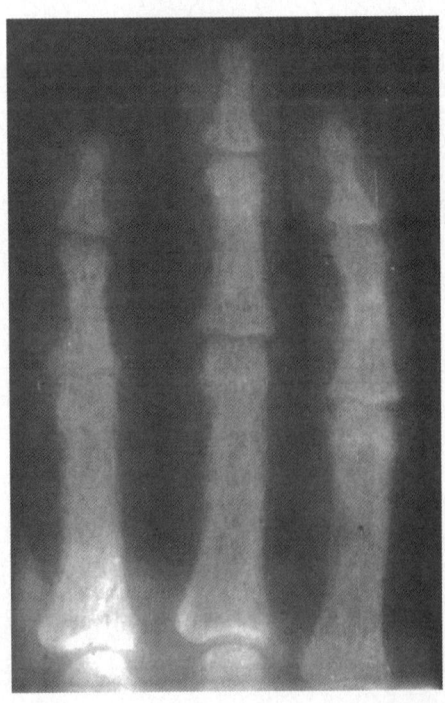

**图2-11-6-1 甲旁亢**
平片：第2、3、4指骨普遍性骨质疏松，骨小梁间距粗大，皮质外缘较毛糙，第2、4指中节指骨桡侧有凹陷性骨质吸收。

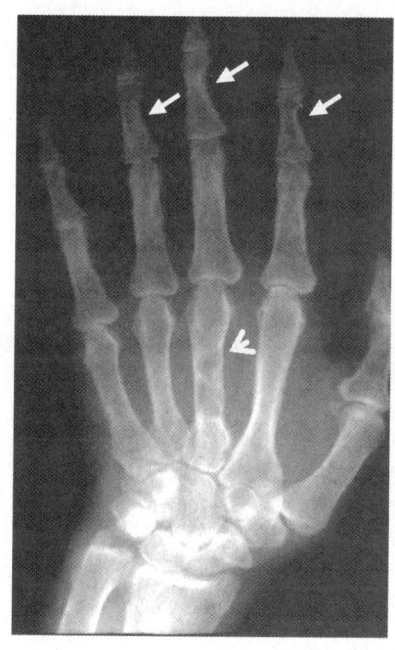

**图 2-11-6-2　甲旁亢**

**平片**：左手诸骨骨质疏松，第2、3、4指的中节指骨桡侧有典型的骨膜下骨质吸收（↑），是本病的特征性表现，第3掌骨中部有类圆形局限型骨质缺损，双侧皮质变薄，为小的棕色瘤（⌃）。

a　　b　　c　　d

e

f

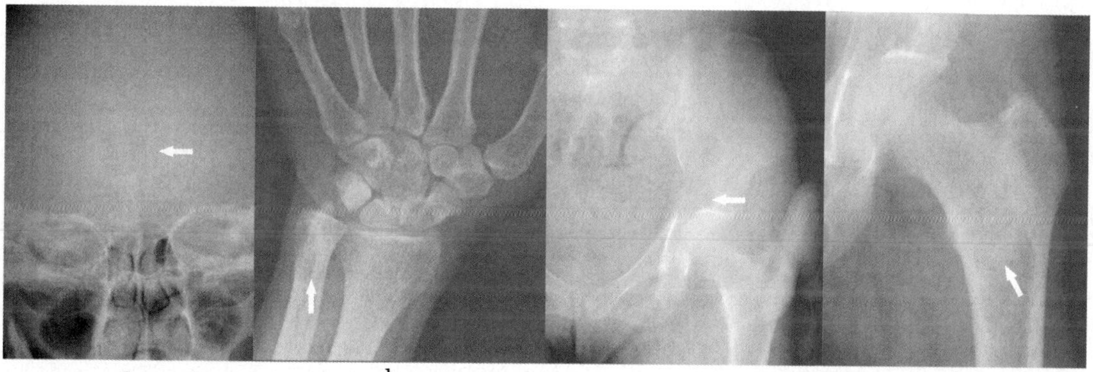

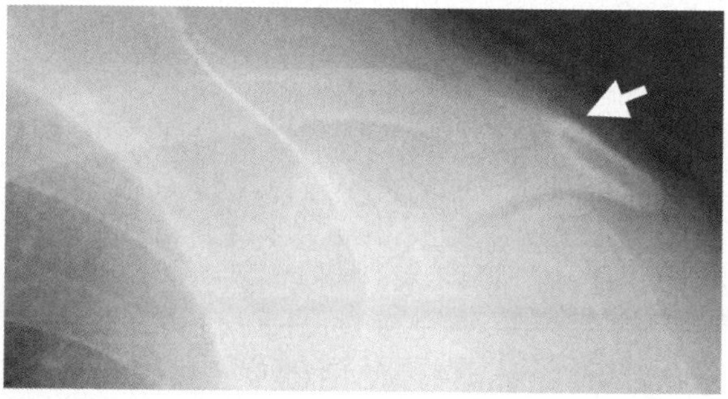

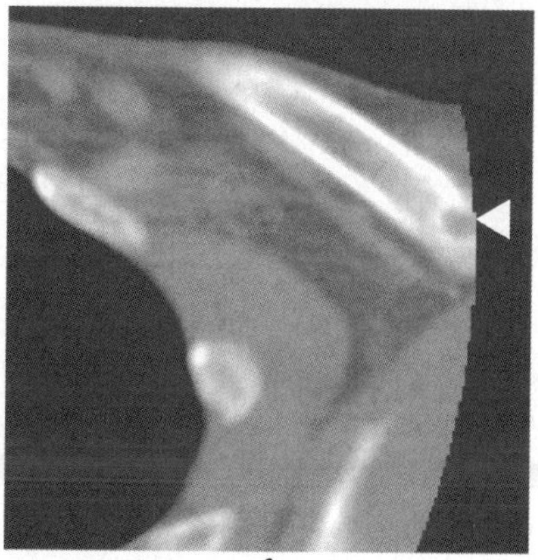

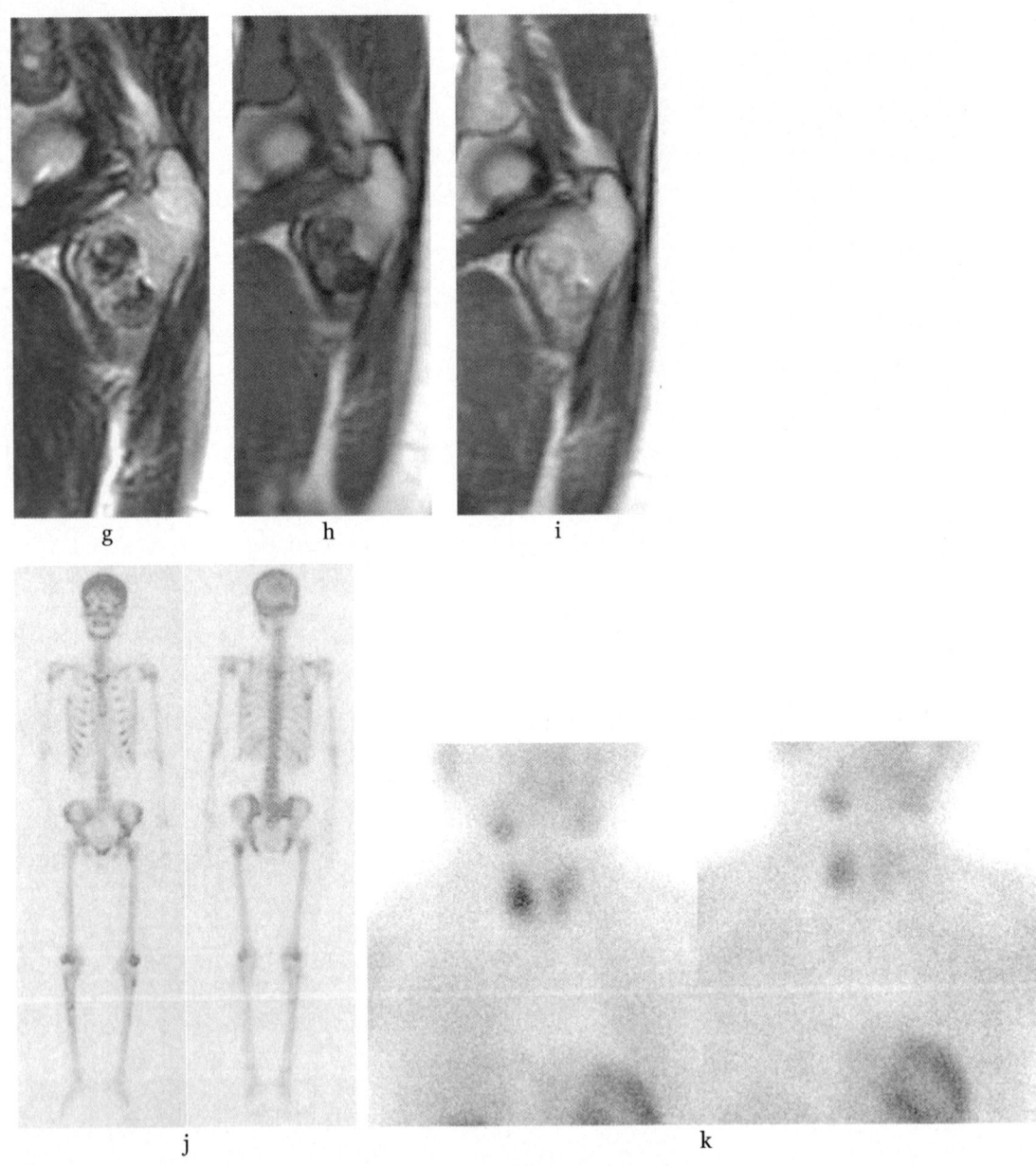

图 2-11-6-3 甲状旁腺瘤，多发棕色瘤

女，53 岁，糖尿病 20 余年，甲状腺肿大。

平片（a-e）：颅骨、左侧尺骨远端、左侧髂骨及左侧股骨颈部多发局限性囊状骨质破坏（↑），边界清，为多发棕色瘤；（e）显示左锁骨远端骨膜下骨吸收。

CT（f）：左锁骨远端骨囊性破坏（▲）。

MRI（g-i 分别为 T2WI 冠状位、T1WI 冠状位、T1WI 增强冠状位）：左侧股骨颈部、左侧髂骨长 T1 长 T2 信号灶，边界清，有造影增强。

核素显像（j-k）：全身多发浓聚，右甲状腺下极浓聚，2 小时后采集图像，该结节持续浓聚现象。

[核素显像]

甲状旁腺在核素上表现有特异性。一般使用 $^{99}Tc^m$ – MIBI 扫描，注射后15分钟采集图像，浓聚结节可以呈现于甲状腺或甲状旁腺内。2小时后再采集的图像，甲状腺结节洗脱，而甲状旁腺结节持续浓聚（图2-11-6-3）。

### 三、病理学表现

甲状旁腺功能亢进所导致的骨骼病变的经典名称是囊性纤维性骨炎（osteitis fibrosa cystica）。虽然在临床上或是在影像学上可以表现为局限性损害，但这是一种弥漫性病变。首个临床表现可能是在X线征表现为膨胀性多房性肿物，多见于颌骨。大体上，囊性和实性区域交替出现，囊性区域由于有大量含铁血黄素沉积而呈棕色，故有"棕色瘤"之称。镜下，可见成骨细胞和破骨细胞并存，而且都具有生物活性。骨质吸收导致囊腔形成，并见有大量含铁血黄素吞噬细胞聚集。病变中还可见有纤维化修复性改变。故，棕色瘤的病变特征可被总括为：伴有骨质吸收、新鲜成骨和陈旧性出血反应的巨细胞性、修复性肉芽肿性病变。

### 四、鉴别诊断

本病典型的临床表现及X线表现一般可以确诊，但是有时需要与骨巨细胞瘤鉴别，成人骨巨细胞瘤发生于长骨骨端，而甲旁亢棕色瘤除长骨骨端外也可发生在其它部位，而且后者还有全身骨质疏松、指簇、指骨骨膜下骨质吸收，牙硬板层消失等甲旁亢表现，不难鉴别。

## 第七节　骨的表皮样囊肿

发生于颌面骨的骨内表皮样囊肿（epidermoid cyst of bone）一般来源于牙源上皮残余，发生于颅骨的病变是由于包埋在颅骨内的鳞状上皮缓慢生长而成，发生于指趾骨的病变可能是外伤后上皮组织植入松质骨内经增殖生长形成，很少数发生在四肢等长骨。

### 一、临床表现

1. **好发年龄**　多发生于20～49岁，男性多见。
2. **好发部位**　多见于颌面骨、颅骨、远端指趾骨，很少数发生于掌骨、胫骨、股骨、骶骨及胸骨。
3. **症状与体征**　患者开始可以无症状，以后可以出现局部骨肿胀，疼痛等。

### 二、影像学表现

[X线表现]

颅骨、末节指趾骨单房囊状骨质破坏区，圆形或卵圆形，骨皮质变薄，边缘整齐，有轻度硬化，没有骨膜反应和软组织肿块，当罕见的表皮样囊肿恶变时，可伴有大的软组织肿块（图2-11-7-1）。CT表现同上，类似脑脊液密度。MRI上在T1WI多为低信号，T2WI上为高信号，且信号均匀，病变边界清楚，信号不均匀者少见。

### 三、病理学表现

本病的组织特征为含有角化或未角化的鳞状上皮作同心圆排列，囊内含角质蛋白和胆固

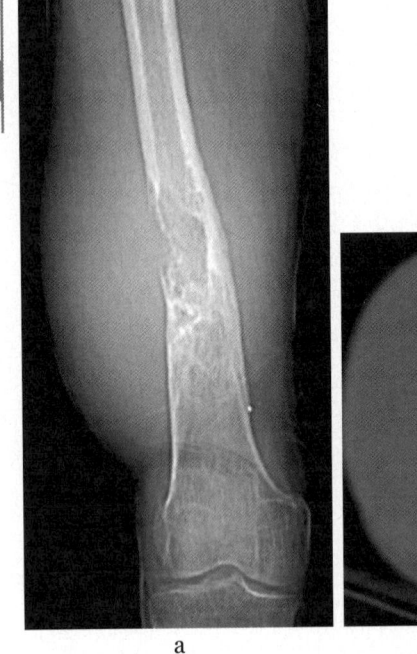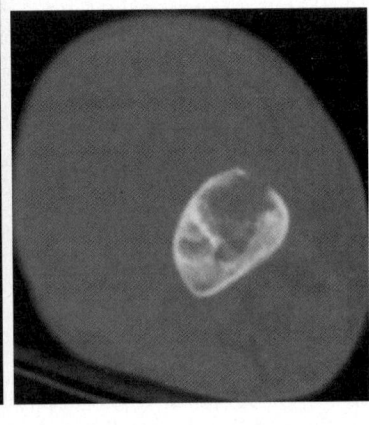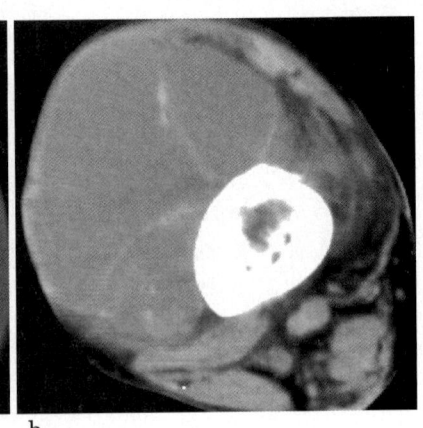

图 2-11-7-1 表皮样囊肿恶变（呈高分化鳞癌表现）

男，61岁，右大腿肿块 15 个月，疼痛 5 个月。

平片（a）及 CT（b）：股骨骨干骨质破坏，破坏区有分隔，骨皮质变薄并破坏中断，局部形成巨大软组织肿块。

醇，无皮肤附属器。表皮样囊肿、角质囊肿二者的镜下形态相同，都表现为单纯的复层鳞状上皮性囊肿，内容脱落的鳞状上皮角化物质、角质蛋白和胆固醇结晶；囊壁无皮肤附属器，囊内也不含其分泌物。但这两个名称所表示的病变性质却不尽相同：前者指的是一种胚胎残件，而后者指的可能是因外伤植入所致。二者的鉴别应视具体情况而定，例如，发生在颌面骨内的表皮样囊肿大都来源于牙源上皮残余，而发生在指趾骨者就可能是外伤后上皮组织植入所致。

### 四、鉴别诊断

本病发生在指、趾骨者需要与单发性内生软骨瘤、血管球瘤、孤立性骨囊肿、骨巨细胞瘤等鉴别。单发性内生软骨瘤常位于指骨近端，内有斑点状钙化灶；血管球瘤与表皮样囊肿 X 线平片，二者可相似，但血管球瘤有明显疼痛、触痛，对温度刺激可致剧痛，在 T1WI 低信号及 T2WI 高信号，但信号不均，有胡椒面征，且明显增强，而骨表皮样囊肿在 T1WI 上呈均匀低信号（少数可不均匀），在 T2WI 上信号增高，无明显增强，且指（趾）骨的表皮样囊肿有外伤史。

## 参考文献

1. Struhl S, Edelson C, Pritzker H, et al. Solitary (unicameral) bone cyst. The fallen fragment sign revisited. Skeletal Radiol, 1989, 18: 261-265.

2. Stark DD, Genant HK, Spring DB. Primary cystic arthrosis of the hip. Skeletal Radiol, 1984, 11: 124-127.
3. Schajowicz F, Aiello CL, Slullitel I. Cystic and pseudocystic lesions of the terminal phalanx with special reference to epidermoid cysts. Clin Orthop Relat Res, 1970, 68: 84-92.
4. Pope TL Jr, Fechner RE, Keats TE. Intra-osseous ganglion. Report of four cases and review of the literature (Review) . Skeletal Radiol, 1989, 18: 185-187.
5. Bonakdarpour A, Levy WM, Aegerter E. Primary and secondary aneurysmal bone cyst: a radiological study of 75 cases. Radiology, 1978, 126: 75-83.
6. Tsai JC, Dalinka MK, Fallon MD, et al. Fluid-fluid level: a nonspecific finding in tumors of bone and soft tissue. Radiology, 1990, 175: 779-782.
7. Conway WF, Hayes CW. Miscellaneous lesions of bone (Review) . Radiol Clin North Am, 1993, 31: 339-358.
8. Martinez V, Sissons HA. Aneurysmal bone cyst. A review of 123 cases including primary lesions and those secondary to other bone pathology. Cancer, 1988, 61: 2291-2304.
9. Kransdorf MJ, Moser RP Jr, Gilkey FW. Fibrous dysplasia (Review) . Radiographics, 1990, 10: 519-537.
10. Riley GM, Greenspan A, Poirier VC. Fibrous dysplasia of a parietal bone. J Comput Assist Tomogr, 1997, 21: 41-43.
11. De Smet AA, Norris MA, Fisher DR. Magnetic resonance imaging of myositis ossificans: analysis of seven cases. Skeletal Radiol, 1992, 21: 503-507.
12. De Schepper AM, Ramon F, Van Marck E. MR imaging of eosinophilic granuloma: report of 11 cases. Skeletal Radiol, 1993, 22: 163-166.
13. David R, Oria RA, Kumar R, et al. Radiologic features of eosinophilic granuloma of bone. AJR Am J Roentgenol, 1989, 153: 1021-1026.
14. Present D, Calderoni P, Bacchini P, et al. Brown tumor of the tibia as an early manifestation of renal osteodystrophy. A case report. Clin Orthop Relat Res, 1988, 231: 303-306.
15. De Pablos PL, Ramos I, De La Calle H. Brown tumor in the palate associated with primary hyperparathyroidism. J Oral Maxillofac Surg, 1987, 45: 719-720.
16. Resnick D. Diagnosis of Bone and Joint Disorders. Vol4. 4th ed. Philadelphia, Pa. : London : W. B. Saunders, 2002. 4034-4035.
17. Hamada T, Ito H, Araki Y, et al. Benign fibrous histiocytoma of the femur: review of three cases (Review) . Skeletal Radiol, 1996, 25: 25-29.
18. Resnick D, Kransdorf MJ. Bone and Joint Imaging. 3rd ed. Philadelphia, Pa. : Elsevier Saunders, 2005. 1186-1187.

# 软组织肿瘤与瘤样病变

第二篇

# 第一章　软组织肿瘤概论

软组织被定义为：除淋巴造血组织、神经胶质、实质器官支持组织之外的非上皮性骨外组织，包括纤维组织、脂肪、肌肉、脉管、滑膜和间皮等，它们均由中胚层衍生而来，凡起源于上述组织的肿瘤均属软组织肿瘤（soft tissue tumors）。

骨、软骨和淋巴造血组织的肿瘤虽然也起源于中胚层，但因其结构之特殊性，一般不作软组织论。周围神经和副神经节虽然起源于神经外胚层，但其发生肿瘤时表现为软组织肿块，其诊断治疗的方法与其它软组织肿瘤相似，故并入此类。另外，少数肿瘤的组织来源至今不明，仅因发生在软组织而归入本类叙述。当临床疑及软组织肿瘤时，如何选择检查方法（了解其适应证及检查目的），如何观察并分析各种不同组织成分的特点，如何作出诊断及鉴别诊断是本章讨论的重点。

## 一、临床表现

1. **好发年龄**　不同类型肿瘤，好发年龄不同，如淋巴管瘤在儿童多见，脂肪瘤30～80岁以上多见，恶性肿瘤则多见于40岁以上。

2. **好发部位**　遍及全身各个部位软组织，不同类型肿瘤，发病部位也不同，例如良性脂肪瘤多见于皮下浅表部位，位于筋膜下深部组织较少；滑膜肉瘤多位于四肢关节附近，也可见于脊柱；位于肩胛骨下的深部软组织肿瘤，很可能是弹力纤维瘤。

3. **症状与体征**　肿瘤小时可无临床症状，长大后产生疼痛和压迫症状。血管球瘤、血管平滑肌类肿瘤、神经源性肿瘤及其它肿瘤压迫神经时，常有明显疼痛，也可能与这些肿瘤含神经、平滑肌，与神经受刺激及平滑肌痉挛有关。软组织肿瘤多有局部肿块，恶性者常迅速长大。

## 二、影像学检查

1. **方法学选择**　X线平片可用来检查临床所触及肿块部位结构有无异常；平片及CT可发现低密度脂肪组织或静脉石；对发现钙化、骨化及骨质破坏优于MRI，而对软组织分辨力远不及MRI，MRI对各种不同软组织如脂肪、肌肉、筋膜、纤维组织、软骨、骨组织、血管、神经、肌腱、韧带等均能清晰显示，还能从多方位观察，显示血管也可不需造影剂。

人体各种正常及病变组织在MRI上显示各自不同的信号，部分病变如脂肪瘤、血管瘤、腱鞘囊肿、腱鞘巨细胞瘤等，在MRI上有特征性表现，诊断正确率很高。但大多数肿瘤都显示长T1及长T2信号，单凭信号变化无法准确判断病变的组织来源。但如能将每一病变的MRI信号表现结合临床资料综合分析，则其诊断正确率可达90%以上。

2. **各种软组织及软组织肿瘤的MRI信号特征**　要正确判断肿瘤影像学特征，首先要掌握人体正常与病变组织的MRI信号特征（表3-1-1）。

一般而言，肿瘤在T1WI上呈低信号，而在T2WI为高信号。但是有些组织有违这一常规，在T1WI上呈高信号，而在T2WI上反呈低信号，很有特征性，我们可据此对该组织来源的肿瘤作出定性诊断。

表3-1-1 人体正常及病变组织的MRI信号特征

| 组织及病变名称 | SE T1WI | SE T2WI |
| --- | --- | --- |
| 脂肪 | 高 | 中到高 |
| 黄骨髓 | 高 | 中到高 |
| 红骨髓 | 中 | 中到低 |
| 肌肉 | 低 | 低到中 |
| 神经 | 低 | 低到中 |
| 韧带、肌腱 | 低 | 低 |
| 空气 | 无 | 无 |
| 血管内流动血液 | 无 | 无 |
| 皮质骨 | 低 | 低 |
| 纤维化或瘢痕 | 低 | 低 |
| 钙化或骨化 | 低 | 低 |
| 关节软骨 | 低到中 | 中到高 |
| 纤维软骨 | 低 | 低 |
| 液体 | 低 | 高 |
| 超急性期血肿 $HBO_2$（数小时） | 低或等 | 高 |
| 急性期血肿 DHB（1~3天） | 低或等 | 低 |
| 亚急性（早）期血肿 RBC 内 MHB（3~7天） | 高 | 低 |
| 亚急性（晚）期血肿 RBC 外 MHB（8天~1个月） | 高 | 高 |
| 慢性早期血肿内有含铁血黄素沉积 | 高+黑环 | 高+黑环 |
| 慢性晚期血肿期内有液化囊腔形成时，呈水样信号，周围有黑色薄环 | 黑腔或黑环内有或无低或高信号 | 黑腔或黑环内有或无高信号 |
| 血肿吸收后残留裂隙，纤维化或瘢痕 | 低 | 低 |

1. 在 T1WI 上呈高信号（短 T1）者

(1) 脂肪（如脂肪瘤、分化良好的脂肪肉瘤）

(2) 粘液或大分子蛋白

(3) 顺磁性黑色素（如黑色素瘤）

(4) 非急性出血或非急性血肿（含正铁血红蛋白 MHB）

(5) 造影剂增强组织

2. 在 T2WI 上呈低信号者

(1) 低质子密度病变

1) 纤维组织性肿瘤或瘢痕，如纤维瘤、硬纤维瘤、瘢痕，偶尔恶性纤维组织细胞瘤可在T2WI上呈低信号。

2) 钙化、骨化病变，如骨肉瘤之瘤骨。

3) 空气。

4) 金属异物。

(2) 短 T2 物质

1) 有含铁血黄素的组织，如腱鞘巨细胞瘤或慢性血肿。

2) 急性血肿（超急性期、亚急性期）。

(3) 流空效应　血管中快速流动血液，如动脉瘤、动静脉畸形。

### 三、良恶性软组织肿瘤影像鉴别诊断要点

1. **肿瘤是否穿透生理屏障**　肿瘤穿透肌肉或筋膜提示侵袭性生长方式，恶性可能大，良性肿瘤一般不穿透筋膜。

2. **肿瘤的边缘**　一般而论，良性肿瘤边缘整齐，恶性肿瘤边缘多不整齐或不规则，但有例外，如硬纤维瘤侵袭性生长，边缘可不规则。

3. **肿瘤生长速度**　良性肿瘤生长慢，恶性肿瘤一般生长较快。但软组织内的出血、感染、骨化性肌炎也可以长得很快，甚至比恶性肿瘤更快。

4. **肿瘤大小**　直径小于5cm，部位浅表者，良性多；大于5cm且部位深在者，恶性多。

5. **肿瘤所在部位**　关节内肿瘤除恶性滑膜瘤外，大多为良性。肩胛骨下较深部软组织肿瘤，常为弹力纤维瘤。神经性肿瘤常沿神经生长，呈梭形长轴与神经走行相平行。透明细胞肉瘤常在肌腱或腱鞘附近发生。腱鞘巨细胞瘤好发在手足腱鞘部位，内有含铁血黄素，在T2WI上呈低信号。

6. **肿瘤特征性改变**　如血管瘤内有静脉石。软骨源性肿瘤的钙化表现为环形、弧形、不规则、斑点状或无定形，前两种为软骨钙化的特征。

7. **肿瘤周围的软组织改变**　一般而言，良性肿瘤对周围软组织可造成挤压，而恶性肿瘤可直接向软组织内浸润。但有例外，如良性硬纤维瘤可向周围浸润等。

8. **侵犯邻近骨骼**　软组织肿瘤，无论良恶性，大多不侵犯骨骼。侵及骨骼者，骨皮质表面的压迹，如光滑并有反应性硬化缘，则良性可能大；如有骨质不规则破坏并有骨膜反应，应该考虑恶性。

9. **MRI表现**　良性肿瘤信号比较均匀。恶性肿瘤内易发生出血、坏死、囊变，信号多不均匀，但良性病灶如错构瘤、血管脂肪瘤虽为良性，因含多种成分，信号也不均。相反，有些淋巴瘤及肉瘤因无坏死、出血，信号可以均匀。

10. **软组织病灶内流空效应**　因流空效应而使病灶内有无信号结构者，常见于良性动静脉畸形、动脉或静脉瘤。在MRI上呈典型的血管腔梭、囊状扩张、弯曲的小管道状扩张。恶性肿瘤内可有小血管的流空效应，但以软组织肿块为主，呈长T1长T2信号。

11. **软组织肿瘤的磁共振质子波谱对良恶性鉴别有一定的临床价值**　恶性肿瘤胆碱含量明显升高。而在良性肿瘤的$H^1$质子波谱上几乎看不到胆碱（CHO）峰。

单凭以上个别要点作为软组织肿瘤的诊断并不完全可靠，尚需结合临床及MRI上的信号改变全面地考虑，才可能作出正确诊断。

### 四、应与软组织肿瘤鉴别的一些非肿瘤性病变

1. **肌肉肥大或副肌**

人体肌肉可有正常变异，如一侧的缝匠肌可比对侧肥大。临床上表现为局部鼓凸的软组织肿块。CT或MRI的密度或信号同对侧缝匠肌，周围脂肪层次也清晰，可诊断为肌肉肥大。所谓副肌，是多一块额外的肌肉，如小腿的副比目鱼肌等。

**2. 骨化性肌炎**

50%有外伤史,主要原因为肌肉内出血后钙化及骨化。约外伤一周后,出血灶周围开始有钙化,CT上呈模糊不规则絮状高密度影。2周以后,钙化向病灶中心发展。约6周后,病灶进入成熟期,钙化转成骨化,其内可有骨髓形成;在MRI上,骨髓组织信号同皮下脂肪;病灶内钙化、骨化、纤维化,在T1WI及T2WI上均呈低信号。本病特点为软组织肿块,钙化先从病灶边缘开始,以后向病灶中心发展并骨化,一般不侵犯骨骼。少数病例因病灶邻近骨骼而使骨骼内出现骨髓水肿或有骨膜反应,但与骨旁骨肉瘤不同,后者之瘤骨先在病灶中心形成,再向外发展,并常侵犯骨皮质。

**3. 软组织内血肿**

有外伤、手术、出血性疾患或肿瘤史,病变使局部肌肉增大。超急期(HBO$_2$)在MRI的T1WI上呈低或等信号,T2WI上呈高信号,历时数小时;急性期(DHB)在T1WI上呈低或等信号,T2WI上呈低信号,历时1~3天;亚急性早期(RBC内MHB),在T1WI上呈高信号,T2WI上呈低信号,历时数天;亚急性晚期(MHB已溶解出RBC之外),可从数天到数月,在MRI的T1WI及T2WI上均呈高信号。慢性期血肿早期在T1WI及T2WI上均呈高信号,但边缘出现低信号、黑环(含铁血黄素沉积)。以后,在长达数年的慢性期的晚期,血肿腔收缩并逐渐演变为黑腔,其内有液化囊腔形成时,T1WI为低信号,T2WI为高信号,周围有黑环围绕。如在T1WI上呈高信号,病变鉴别主要为出血及脂肪组织或少见的黑色素瘤。若经MRI抑脂技术检查不是脂肪组织即可考虑为出血或少见黑色素瘤。

**4. 软组织脓肿**

临床上有感染症状,如发热、白细胞增高等症状。MRI呈边缘整齐或不整齐的软组织肿块或囊腔形成,在T1WI上呈低信号,T2WI上呈高信号,信号可均匀或不均匀,其内可有分隔,脓肿壁或分隔可增强,脓液不增强,有时可见气液面。脓肿液化后,易与实性肿瘤鉴别。

**5. 动静脉畸形(AVM)**

为迂曲、扩张的供血动脉与引流静脉间无正常毛细血管床通过的畸形,是动静脉间血管襻直接相通形成的异常血管团,X线平片上,有时可见钙化,CT上为混密度软组织肿块,其内可见高密度的小点线状血管影或钙化灶,不出血时,无周围水肿及占位效应,但常有自发性出血,增强后畸形血管强化并可显示引流静脉强化。AVM在MRI上表现为迂曲扩张、相互缠绕的畸形血管团,因快速流动效应,在T1WI及T2WI上均无信号,颇具特征,如病灶内伴有出血及血栓形成,则呈混杂信号;MRI上还可显示供血动脉及引流静脉。

**6. 假性动脉瘤**

为动脉破裂后出血,形成血肿,并借一窄颈与动脉相通,其内流动血液在MRI上无信号,如有部分血栓形成,则在T1WI及T2WI呈高信号,慢性期血栓有含铁血黄素沉着时呈低信号。X线平片或CT上可见假性动脉瘤壁的钙化。本病的影像学表现,具有一定特征性,不难与其它实性肿瘤鉴别。

**7. 腱鞘囊肿、滑膜或滑囊囊肿、半月板囊肿及异位囊肿**

除异位囊肿外,均有其好发部位和近似水的密度或信号,且不增强或仅有边缘增强,诊断正确率很高。

除以上7种常见的软组织非肿瘤性病变外,透明细胞肉瘤主要发生在肌腱、腱膜附近,最常见于足及踝部;上皮样肉瘤主要长在指、手、前臂,多见于年轻成人;腺泡状软组织肉瘤、原始神经外胚层肿瘤（PNET）以及软组织内的骨肉瘤、Ewing肉瘤、软骨肉瘤等MRI所见为边缘整齐或不整齐，在T1WI上呈不均匀低信号，T2WI上呈不均匀高信号，如T2WI上呈低信号则应考虑为钙化、骨化、广泛纤维组织或含铁血黄素沉着。恶性肿瘤内信号不均与其内常有出血、坏死、囊变、钙化有关。恶性黑色素瘤，如含有顺磁性黑色素，在T1WI上可呈高信号而T2WI上为低信号；腺泡状软组织肉瘤出血时，在T1WI上也呈高信号。这些恶性肿瘤行增强检查后，多有不等程度增强。

### 五、八种常见软组织恶性肿瘤的诊断及鉴别诊断要点（表3-1-2）

### 六、软组织肿瘤治疗后随访及有关肿瘤复发的MRI诊断

软组织肉瘤术后复发的可能性高达50%左右，故常规术后应做MRI，以备复查比较。检查时间一般在手术后6周至3个月内，此时水肿吸收创口已愈合。远期追踪的MRI，如果病灶区发现新的异常信号出现，则可早期检出。

术后，原病灶区在T1WI及T2WI上均呈低信号，而无新肿块出现，很可能为手术后瘢痕化组织改变，如在T2WI上在原病灶区呈广泛的高信号，而无新的肿块，很可能是肉芽组织或放疗后改变。

如有新肿块出现，在T2WI上呈高信号，可能是肿瘤复发或术后血肿、囊性变，应行增强检查。有增强者，考虑为肿瘤复发；术后血肿及囊肿，虽然在T2WI上也呈高信号，但不增强。进一步行MRI动态增强检查，如果在2分钟内迅速增强，应考虑为肿瘤复发；如增强较慢，大于5分钟，可能是炎症或肉芽组织，可行进一步活体检查。

表3-1-2 常见软组织恶性肿瘤的诊断及鉴别诊断要点

| 病名 | 脂肪肉瘤 | 恶性纤维组织细胞瘤 | 纤维肉瘤 | 平滑肌肉瘤 | 横纹肌肉瘤 | 滑膜肉瘤 | 血管肉瘤 | 恶性周围神经鞘瘤 |
|---|---|---|---|---|---|---|---|---|
| 性别 | 男多于女 | 男多于女 | 男女相仿 | 女性居多 | 男稍多于女 | 男:女 约3:2 | 男女相仿 | 男女无差别 |
| 好发年龄 | 任何年龄，40~60岁常见 | 成人多，20~50岁最多 | 30~55岁多见 | 好发于50~70岁 | 胚胎型：平均5岁；腺泡型：青少年多见；多形性型：40~70岁 | 20~40岁多见 | 任何年龄，头颈部浅表性者多见于老年 | 好发于20~50岁，平均30岁 |
| 好发部位 | 四肢、臀部、胸腹部、后腹膜。头、颈、手、足少见 | 下肢50%，上肢25%，头颈部5%，后腹膜15% | 全身各部位。常见于手、四肢、躯干、头颈部较少 | 四肢、腹部、大血管（下腔静脉）旁 | 头、颈、眼眶、四肢、躯干、泌尿生殖系统 | 腱鞘、滑囊或关节囊的滑膜 | 头面部皮肤、乳房、大腿深部肌肉、四肢皮肤、肌内、后腹膜 | 多沿神经干分布，多见四肢、头、颈等部位 |
| 组织来源 | 脂肪组织 | 成纤维细胞及组织细胞 | 结缔组织、神经鞘或骨膜外层的成纤维细胞 | 平滑肌 | 横纹肌 | 滑膜 | 血管内皮细胞 | 神经鞘膜或神经纤维的神经内衣及囊衣 |
| 影像学分析 | 1. 分化好的脂肪肉瘤，平片及CT呈低密度。T1WI多呈高信号，其内不规则的低信号同纤维性间隔，在T2WI上高信号，增强扫描者有不等度强化。抑脂像脂肪信号可被压制 2. 粘液型、多形细胞型及圆形细胞型脂肪肉瘤只有1/2为非脂肪组织，这些成分在T1WI呈低信号，T2WI高信号，前者信号可以均匀而多形及圆形细胞型均不均匀，酷似良性囊肿，增强检查有强化。B超检查，为实性病变，可与囊肿区别 | 边缘不整或比较完整的软组织肿块，肿瘤内常有出血、坏死，好复发。少数有钙化，在T1WI呈低信号，T2WI上呈高信号。肿瘤内多且信号多不均匀。因含本瘤、纤维组织，可在T2WI上呈低信号 | 影像学所见与恶性纤维组织细胞瘤类似，但肿瘤内有时可见钙化或骨化 | 密度及信号不均为所见的软组织肿块，在T1WI上呈等或低信号，T2WI上呈高信号，常有出血坏死，不均匀。增强。破坏邻近骨骼较少 | 软组织肿块T1WI呈等信号，T2WI呈高信号或等信号，常因出血、坏死，使信号不匀，不规则小斑片状，常在病灶周围，破坏邻近骨骼。胚胎型者有2/3分布在头颈、眼眶部位，生殖泌尿系统部位也以儿童多见 | 软组织肿块，约1/2在平片或CT上见钙化。呈不规则形状，不均呈增强。MRI的T1WI上、呈等或低信号，T2WI上呈高信号，本瘤呈不均匀增强。偶有多囊性，肉有间隔，钙化呈低信号，破坏骨髓腔时其内可见缺损 | 边缘不整齐或不整齐的软组织肿块，有时伴有钙化，在T1WI上呈等或低信号，在T2WI上呈高信号，坏死区不均。如能见到肿瘤的T1WI上呈低信号，T2WI上呈高信号。如出血，则粘液呈高信号。T1WI上也呈高信号，强化有助于本瘤诊断，如系沿神经长出则确系见纤维长出。如果从神经发而来，可伴皮肤咖啡斑或皮下结节，恶变或皮下结节 |

# 第二章 软组织内脂肪源性肿瘤

## 第一节 脂肪瘤

脂肪瘤（lipoma）是一种由分化成熟的脂肪组织构成的常见良性肿瘤，可以发生在任何部位。根据瘤体生长的部位、形状及组织学形态而分为四型：典型脂肪瘤、异位脂肪瘤、异形脂肪瘤和冬眠瘤。

### 一、临床表现

1. **好发年龄** 30～50岁最多，女比男多。
2. **好发部位** 皮下浅表者多，常位于皮下脂肪内；深部组织较少，最多见于腹膜后间隙、胸壁和手、足的深部软组织内，发生在深部组织者多为恶性。冬眠瘤多见于肩胛区、腋窝和大腿，也可见于纵隔和腹膜后。5%为多发。
3. **症状与体征** 一般无临床不适，生长在颈部的弥漫性脂肪瘤，境界不清，可致颈部运动困难，甚至影响呼吸。

### 二、影像学表现

[X线平片]

在质量好的平片上，脂肪瘤呈低密度，边缘规整，圆形或类圆形（图3-2-1-1）。若系纤维脂肪瘤，则在低密度中隐约可见密度较高的网状影。

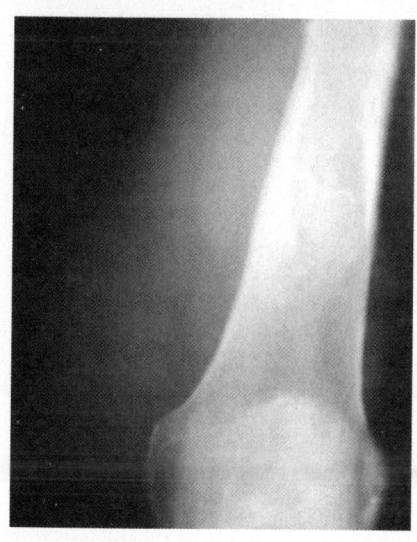

**图 3-2-1-1 脂肪瘤**
平片：左大腿下段内侧软组织内隐约可见低密度软组织肿块，边界清楚。邻近股骨内侧皮质骨轻度受压凹陷。

[CT]

肿瘤为一个或多个，圆形或卵圆形，分叶状，边缘光整的极低密度区（图3-2-1-2），CT

值-80Hu～-120Hu,密度均匀,内部可有分隔,肿瘤有包膜,随肌肉收缩其形态可发生改变。部分呈浸润性生长(侵袭性脂肪瘤),其边缘多显示不清。肿瘤内偶可见不规则钙化。增强扫描无强化。

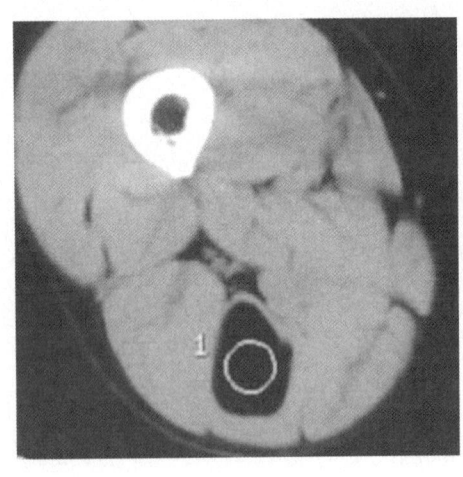

图 3-2-1-2 脂肪瘤
CT：右大腿后部肌肉间隙内脂肪密度的肿块,边界清楚,CT值-100。

[MRI]

含成熟脂肪组织,边缘整齐。T1WI 上呈高信号,T2WI 上呈中或高信号,且信号均匀,在所有序列上与皮下脂肪信号相同,在抑脂像上脂肪信号可以被抑制下去,不增强。其内偶见薄的纤维间隔呈不等度低信号（图3-2-1-3）。少数良性脂肪瘤发生在肌肉内或肌肉间,可浸润邻近组织,但信号仍同成熟脂肪组织。如其内含有非脂肪组织或极少见的坏死、出血时,应与脂肪肉瘤区别。冬眠瘤因棕色脂肪含量高,T1WI 上呈高信号,T2WI 上也呈高信号。

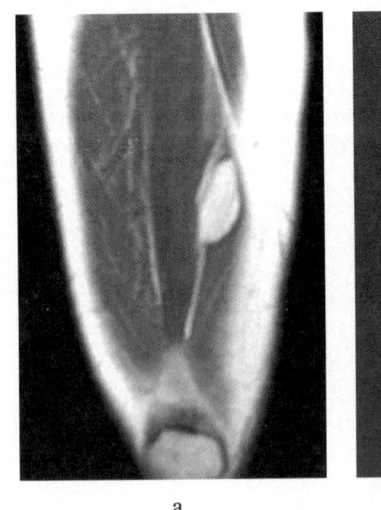
a

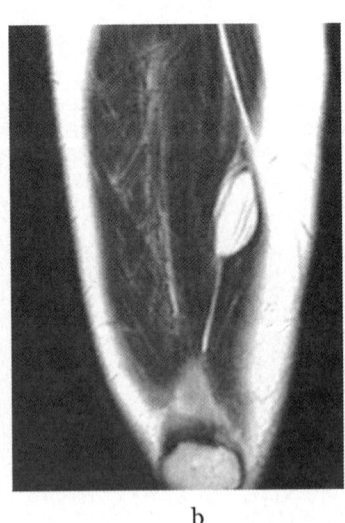
b

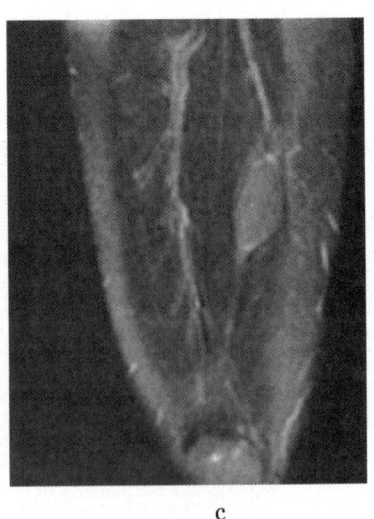
c

图 3-2-1-3 脂肪瘤
MRI（a-c 分别为T2WI冠状位、T1WI冠状位、T2WI抑脂冠状位）：股骨中下段前内侧肌肉间短T1长T2的软组织肿块,其内可见薄层纤维间隔,脂肪抑制后,肿块高信号被抑制下去（c）。

### 三、病理学表现

良性脂肪瘤可见于体内正常有脂肪分布的任何部位。大都位于皮下，这是与脂肪肉瘤鉴别的要点，因为脂肪肉瘤几乎都是发生在机体的深在部位。脂肪瘤可单发、可多发，但多发性脂肪瘤多见于女性，其中许多还有家族背景。脂肪瘤可以长得很大。大体上，脂肪瘤由浅黄色的脂肪组织构成，并被纤维性小梁分隔成小叶状。边界清楚，包膜完整。镜下，脂肪瘤由分化成熟的脂肪组织构成，瘤细胞无明显异型性。脂肪瘤中偶见有灶状脂肪坏死、梗死、钙化、骨化和软骨化生。根据脂肪瘤的组织成分和形态学特点，可将其分为以下几种类型：纤维脂肪瘤、粘液型脂肪瘤、软骨样脂肪瘤、肌脂肪瘤、梭形细胞脂肪瘤、多形性脂肪瘤、血管脂肪瘤、冬眠瘤等。

冬眠瘤，罕见，切面呈棕色。镜下，瘤细胞大，呈器官样排列。核居中，锯齿状；胞浆内充满小泡，研究显示为中性脂肪。此瘤因与动物冬眠腺中的棕色脂肪相似，故而得名。有时在冬眠瘤中可混有普通的脂肪瘤成分。细胞遗传学上，冬眠瘤与11q畸变有关。

### 四、鉴别诊断

分化良好的脂肪肉瘤，其内也含有部分脂肪组织，可成团、条片状或无定形，信号也与皮下脂肪相同，但其内尚含有非脂肪的肉瘤组织，后者在T1WI上常呈低信号，T2WI上常呈高信号，故在非脂肪组织的肉瘤内，如发现脂肪组织可考虑为分化良好的脂肪肉瘤。

## 第二节 脂肪肉瘤

脂肪肉瘤（liposarcoma）为起源于脂肪组织的恶性软组织肿瘤，发生率约占全部脂肪瘤的21.4%，是成人第二位常见的软组织肉瘤。

### 一、临床表现

1. **好发年龄** 多见于中、老年人（50~60岁），儿童极为少见。男女发病比约为4:1。

2. **好发部位** 42%发生在躯干，41%发生在下肢，11%发生在上肢，6%发生在头颈部。多发生于深部软组织，极少发生在皮下脂肪，与脂肪瘤的发生部位不同，说明脂肪肉瘤很少从脂肪瘤恶变而来。脂肪肉瘤通常体积较大，最常见于大腿（腘窝、大腿内侧）及腹膜后组织，因为这些部位营养供给丰富，还有腹膜后、肾周、肠系膜及肩胛区。肩胛区也是其它一些脂肪瘤样病变的经典好发部位：如梭形细胞脂肪瘤、多形性脂肪瘤、脂肪母细胞瘤（病）和冬眠瘤原发或复发的脂肪肉瘤偶尔可侵犯邻近的骨组织。

3. **症状与体征** 表现为深部无痛性肿块，边界不清，或部分固定于周围软组织内。后期可有疼痛或功能障碍，可有肺及内脏转移。

### 二、影像学表现

[X线平片]

病灶较大者表现为软组织局限性增厚或局限性肿块影，分化较好的病灶内可见到脂肪密度的透亮区，难以确定病灶的边界。

## [CT]

分化良好的脂肪肉瘤内含脂肪成分较多，CT表现与脂肪瘤相似，强化较轻或不强化。分化不良的脂肪肉瘤呈软组织密度肿块，瘤内较少或见不到脂肪成分，形态不规则，边界常常不清楚，增强扫描可见结节性或弥漫性强化（图 3-2-2-1）。

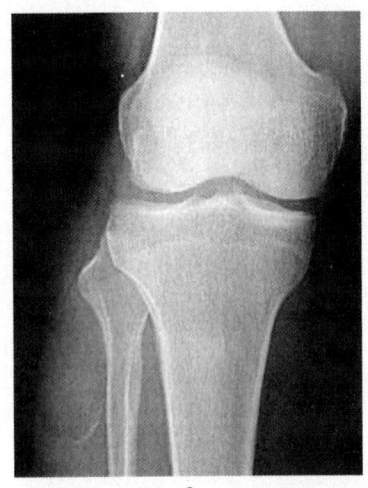

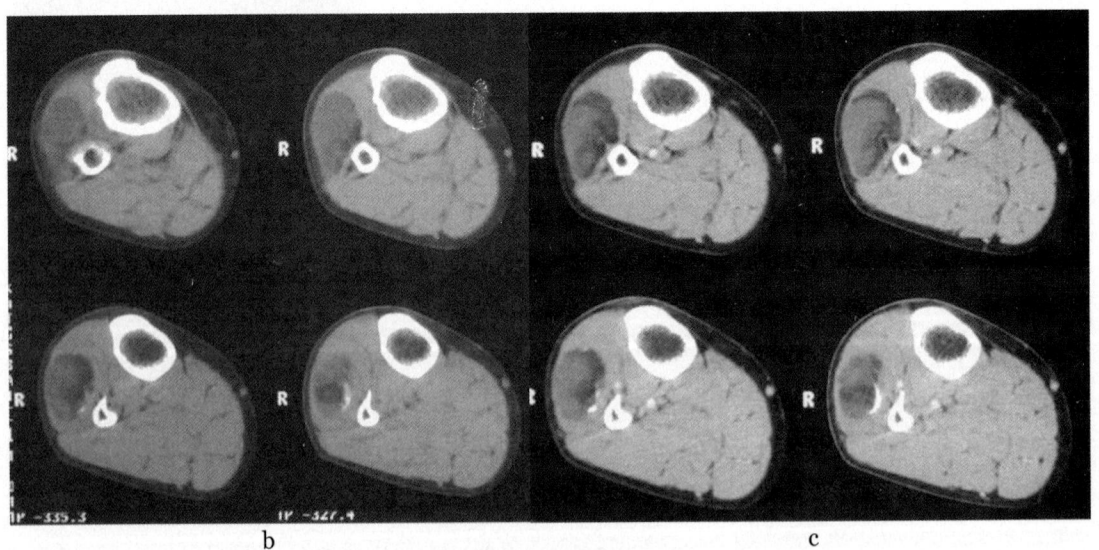

图 3-2-2-1 脂肪肉瘤

**平片（a）**：腓骨旁略低密度软组织肿块，边界不清，下内方可见断续弧形钙化。
**CT（b、c）**：腓骨旁病灶边界清晰，呈不均匀低密度，内含脂肪成分，边缘有钙化，有中度强化。

## [MRI]

脂肪肉瘤大体呈分叶状，MRI表现与肿瘤分化程度有关（图3-2-2-2）。分化良好的脂肪肉瘤 MRI 上信号类似于皮下脂肪，即 T1WI 和 T2WI 均表现为高信号，瘤体内可见信号相对较低的间隔。当瘤体内含有其它成分时则信号不均匀。分化不良的脂肪肉瘤边界模糊，含有很少或不含有脂肪成分，T1WI 呈中等或低信号，T2WI 呈中高信号（图 3-2-2-3）。出血和坏死是脂肪肉瘤常见的征象。

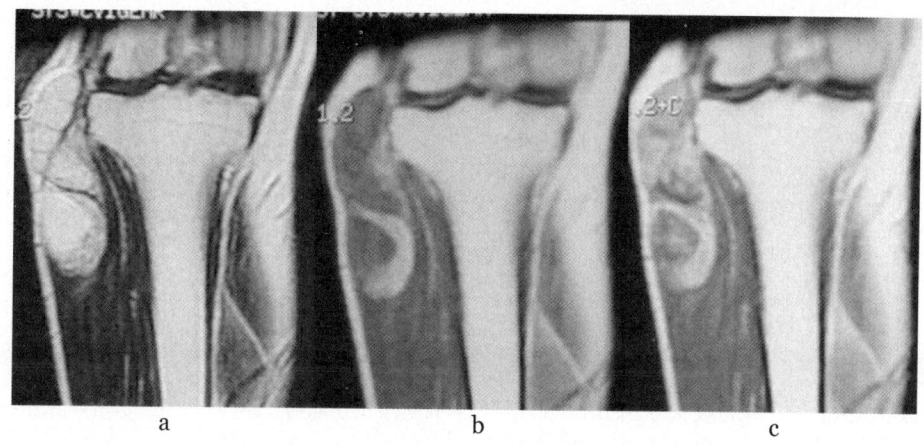

图 3-2-2-2　脂肪肉瘤

MRI（a-c分别为T2WI、T1WI、T1WI增强）：胫骨近端外侧软组织内肿块，边界清，病灶中心为长T1长T2信号，有明显不均匀强化，为肉瘤成分；病灶周边为短T1长T2脂肪信号，与皮下脂肪相似。

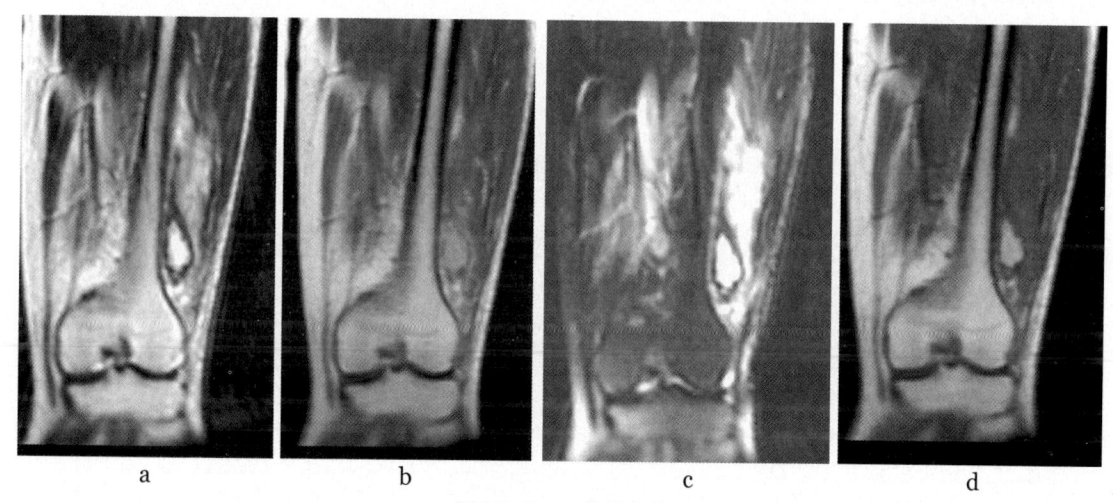

图 3-2-2-3　脂肪肉瘤

MRI（a-d 分别为T2WI、T1WI、T2WI抑脂、T1WI增强）：股骨下段外侧软组织肿块，呈稍短T1长T2信号，抑脂后仍呈高信号，有中度强化。

## 三、病理学表现

大体上，脂肪肉瘤境界清楚，但无包膜。偶可见多中心性脂肪肉瘤，和/或伴有各自独立的多发性脂肪瘤。

镜下，脂肪肉瘤共同的形态特征是脂肪母细胞——单核或多核，因胞浆内含一个或多个脂肪空泡，故瘤细胞或呈印戒状、或呈海绵状（图3-2-2-4）。Enzinger等人将脂肪肉瘤分为四型：粘液样型、圆形细胞型、高分化型和多形型，并有混合型存在。后三种类型的分化较差。

粘液样脂肪肉瘤（图3-2-2-5）最常见，好发于下肢，尤以大腿为最。镜下，可见不同分化程度的脂肪母细胞，核分裂象少见；以丰富的毛细血管和富含酸性粘多糖的粘液样基质为其特征；粘液样基质可聚集成池。偶可见软骨化生。

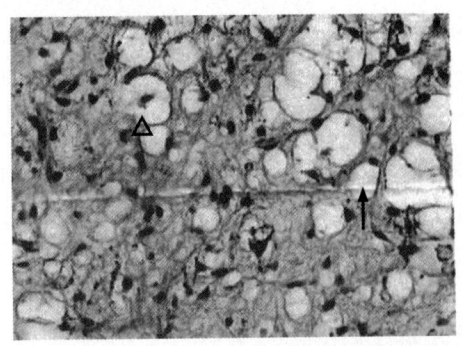 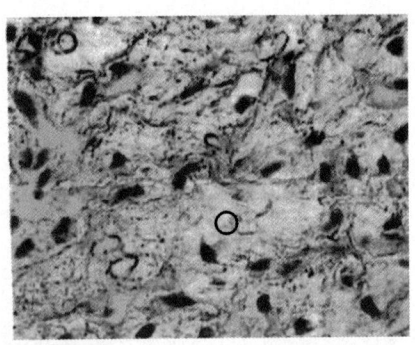

图 3-2-2-4　粘液型脂肪肉瘤

**病理切片**：右小腿粘液型脂肪肉瘤。可见不同分化程度的脂肪母细胞——单核或多核；因胞浆内含一个或多个脂肪空泡，故瘤细胞或呈印戒状（↑）、或呈海绵状（△）。核分裂象少见；毛细血管丰富；富含酸性粘多糖的粘液样基质（○）聚集成池。

## 四、鉴别诊断

请参见本章表3-1-2常见软组织恶性肿瘤的诊断及鉴别诊断要点。另外，全身软组织肿瘤及瘤样病变种类繁多、复杂，定性诊断困难，但其中有不少病变在MRI上具有特征性的信号改变，颇有助于疾病的诊断，见表 3-2-2-1。

## 第二章 软组织内脂肪源性肿瘤

表3-2-2-1 具有特征信号的软组织肿瘤及瘤样病变

| MRI上的特征性信号 | 所指具体疾病 | 简要说明 |
|---|---|---|
| 病灶内主要含脂肪成分，T1WI及T2WI呈高信号（短T1），T2WI呈中或高信号。 | (1) 脂肪瘤<br>(2) 树枝状脂肪瘤<br>(3) 脂肪母细胞瘤<br>(4) 冬眠瘤<br>(5) 骨旁脂肪瘤<br>(6) 髓性脂肪瘤<br>(7) 血管脂肪瘤<br>(8) 结节性脂膜炎（瘤样病变）<br>(9) 脂肪肉瘤 | 脂肪瘤在T1WI呈高信号，T2WI中或高信号，虽然其内也可有低信号较规则分隔，但其余部分信号均匀，一般不强化<br>(2)、(3)、(4)、(5)、(6)、(7)、(8) 是一组在临床组织学及好发部位方面与脂肪瘤有所不同的病变，但它们与脂肪瘤具有共同特点即病灶内均为含有脂肪组织，有相似MRI表现。<br>种脂肪组织良性瘤及瘤样病变在MRI上有不同表现，请参见本章表3-1-2，不再赘述 |
| 软组织内假肿瘤，如单侧性单块肌肉肥大（如提肩胛肌），单侧性副肌即额外肌肉（如副肘肌） | 单侧性肌肉肥大，与对照侧的正常肌肉信号相同。副肌的存在也与邻近正常肌肉信号相同，但副肌较大时，可推压邻近神经、血管，产生相应的症状 |
| 病灶内主要含长T1长T2信号的囊性病变，（T1WI低信号，T2WI高信号。） | (1) 滑膜囊肿<br>(2) 半月板囊肿<br>(3) 腱鞘囊肿<br>(4) 异位囊肿<br>(5) 囊虫病（寄生虫）性囊肿 | (1)、(2)、(3)、(4) 均为边缘光滑伴有出血或含高蛋白成分的囊性病灶，T1WI低信号，T2WI高信号，信号均匀，若囊内伴有出血或含高蛋白增高，则T1信号可增高，如不合并感染，不增强。但偶尔可有边缘轻度强化<br>(5) 囊虫病：小囊形灶多见，可多发，T1WI低信号，T2WI高信号，最具特征性的是病灶内可见到点状头节呈中等信号 |
| 病灶内主要含纤维组织的软组织肿块，T2WI呈低信号（短T2） | (1) 硬纤维瘤<br>(2) 手掌及足跖纤维瘤病<br>(3) 弹力纤维瘤 | (1) 硬纤维瘤（好发于腹、肩及臀部、大腿）与(2) 手掌及足跖纤维瘤病均为边缘不规则或光滑的软组织肿块，在T1WI及T2WI上均呈低信号，但富细胞的病变在T2WI可呈高信号，其内杂有散在的点条状低信号灶（胶原纤维）<br>(3) 弹力纤维瘤：女性多见，单侧比双侧多，大多发生在肩胛区周围，少数发生在颈部、胸壁、坐骨结节等处，病灶内主要含纤维组织，但夹杂有脂肪成分，故在T1WI及T2WI上均不均匀的低信号，其内可见高信号脂肪夹杂 |
| 病灶内有多量钙化、骨化及含铁血黄素的病变，T2WI呈低信号（短T2）；但软组织软 | (1) 骨化性肌炎<br>(2) 腱鞘巨细胞瘤<br>(3) 软组织软骨瘤 | (1) 骨化性肌炎：外伤后出现软组织肿块，钙化的特点是先从病灶的周围开始，逐渐向中心发展，成熟期可有钙化结构形成，其内可含脂肪骨髓。钙化及骨化成分在T1WI及T2WI上均呈低信号，骨化灶内如含有脂肪骨髓，则在T1WI及T2WI上可呈现高信号<br>(2) 腱鞘巨细胞瘤：本病的滑膜发炎增生及积液在T2WI上呈高信号，其内所含特征性血色素在T2WI |

续表

| 征象 | 疾病 | 描述 |
|---|---|---|
| 骨瘤主含玻璃样软骨,在T2WI上呈特征性高信号 | | 上呈低信号,因此信号常不均匀,在T1WI上可呈低、等或混杂信号,等或高信号,在T2WI上呈低、等或高信号,常为混杂信号,但其内所含含铁血黄素区在T1及T2WI上均呈低信号,本病好发第1、2、3掌侧或第1、2趾跖侧的腱鞘附近呈现软组织小肿块,病灶内如含有含铁血黄素的低信号,病灶内的软骨钙化在T1及T2WI呈低信号,含正铁血红素可提示本病的含铁血黄素,软骨瘤CT可显示环形或半环形钙化<br>(3) 软组织软骨瘤:好发于手、足、臀部、纵隔等,为边缘整齐分叶状肿块,病灶内的主要成分玻璃样软骨,在T1及T2WI呈低信号,结合可提示本病的诊断与MRI结合行或半环形钙化,结合可提示本病的诊断与MRI结合 |
| 在MRI上病灶内有血液滞留空效应所致的无信号结构 | (1) 动静脉畸形<br>(2) 动脉瘤及假性动脉瘤 | (1) 动静脉畸形是动及静脉间的异常交通,积聚而形成软组织肿块,其内如有静脉石则呈低信号<br>(2) 动脉瘤及假性动脉瘤,呈梭形或囊状病灶,其内因有血液滞留空效应而呈低信号(黑色),腔内可伴血栓形成,机化血栓因含有含铁血黄素,未机化者,在T1及T2WI上均呈低信号,含正铁血红素,含血红蛋白而呈高信号,部分机化者,则信号不均匀 |
| 软组织病灶内在T1及T2WI上均呈高信号,且不被MRI抑脂序列所抑制的病变 | 亚急性及慢性早期出血灶(单纯性血肿或肿瘤与瘤样病变内伴发的出血) | 亚急性血肿在T1及T2WI上均呈高信号,慢性血肿的早期虽然病灶周围有含铁血黄素沉积而呈低信号,但病灶中央仍是高信号,自第8天可持续到2月末,而且不被抑脂序列所抑制,有别于含脂肪组织的病变,后者基属罕见,故遇到此种情况,基本上可定性为血肿 |
| 某些神经源性肿瘤病灶的纤维组织在T2WI呈低信号,粘液瘤样组织在T2WI呈高信号,并伴其它重要征象 | 周围神经纤维瘤<br>周围神经鞘瘤 | 在T2WI上,少数神经纤维瘤病灶的周围部分因含有粘液瘤样组织呈高信号,中心部分是纤维组织呈低信号,此征象也偶见于神经鞘瘤,周围部分不增强而呈低信号以出现"反靶征",即病灶的中心部分因增强呈高信号,周围部分不增强而呈低信号形成颇具特征性的"靶征"<br>当神经瘤沿着神经干生长时,在MRI上,有时可见肿瘤的一或二端与神经干连续征象,在诊断上还可具有特征性<br>当神经瘤沿着神经生长时,受该神经支配的远端肌肉,有时可出现萎缩征象 |
| 透明细胞性黑色素瘤病灶内含有顺磁性黑色素者,T1WI呈高信号,T2WI呈低信号 | 透明细胞肉瘤,又名腱膜透明细胞肉瘤或软组织恶性黑色素瘤 | 当本肿瘤内含有顺磁性黑色素时,在T1WI呈高信号,T2WI呈低信号(也有一部分成分,不含顺磁性黑色素,则T1WI上呈低信号,T2WI呈高信号)。本瘤另一特点是生长在腱膜、肌腱或韧带附近,慢性,少数可多发,瘤无钙化,少数可侵犯骨骼,多见于年轻成人,尤其女性,少见于其它年龄 |

# 第三章 软组织内脉管源性肿瘤

## 第一节 血管瘤

血管瘤（haemangioma）是由异常血管构成的良性肿瘤，可发生在身体的任何部位，多见于皮肤、肌肉、肌腱滑膜及结缔组织。是一种介于先天畸形和真性肿瘤之间的瘤变，按照病变血管腔的大小及血管类型分为四型：毛细血管型、海绵型、静脉型和混合型；按发生的部位可分为皮肤、皮下、肌肉和滑膜等类型。

### 一、临床表现

1. **好发年龄** 多见于婴儿和儿童，80%~90%小于30岁，偶见于30岁以上者。女性为男性的2~3倍。
2. **好发部位** 大多发生在皮下、肌间及肌内，发生在体表的血管瘤较深部者多见。
3. **症状与体征** 一般无明显自觉症状。可有间歇性疼痛、肿胀；变换体位时，或可触及肿瘤。持续发展可侵犯周围组织，引起肢体功能障碍、畸形或并发感染、溃疡及出血。有时在肿胀处触及搏动和听到血管杂音。

### 二、影像学表现

[X线平片]

较小的血管瘤不能显示，范围较大的或形成团块样结构的血管瘤可致软组织阴影增厚，或大小不等的、单或多发散在圆形或椭圆形点或环状及条状钙化影。典型者在环状钙化影内可见小圆点状钙化斑，表现为"按扣"样阴影或叫做静脉石，其显示率CT优于平片，为本病

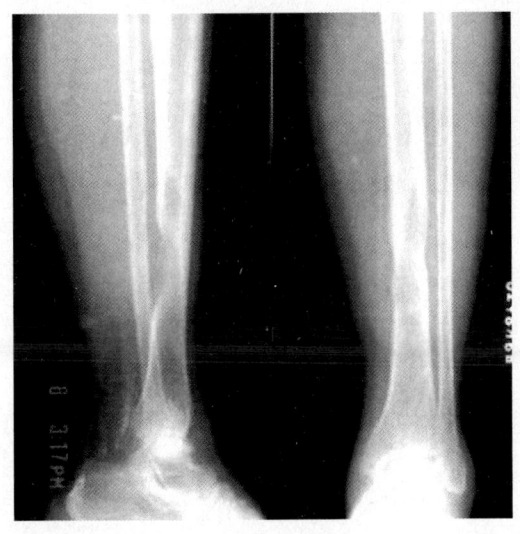

图3-3-1-1 血管瘤
**平片**：左小腿弥漫性软组织肿胀，其内可见"按扣"样钙化灶，胫骨中下段骨皮质侵蚀性破坏。

的特征性表现（图3-3-1-1）。血管瘤偶可导致骨压迫性萎缩，表现为骨边缘有局限凹陷，骨质侵蚀破坏者较少见。

[CT]

CT扫描对软组织内钙化的静脉石极敏感，可作为重要的诊断依据。海绵状血管瘤常伴有脂肪组织增生。病变可发生在肌间或肌内，表现为不均匀低密度病灶。增强扫描可见明显强化。如肿瘤邻近骨骼，可造成骨骼的压迫性萎缩，皮质变薄或破坏（图3-3-1-2、图3-3-1-3）。

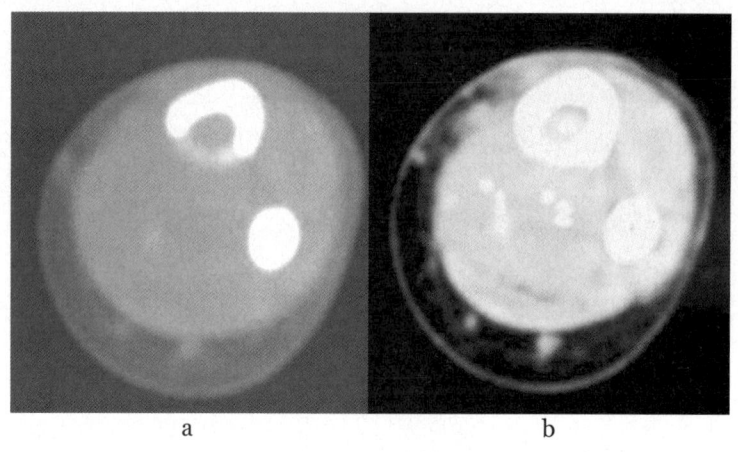

图 3-3-1-2　血管瘤

CT（a、b分别为平扫骨窗、增强软组织窗）：小腿后部低密度（为血管瘤内混杂有脂肪组织造成）软组织肿块，其内可见小圆形钙化灶，似"按扣"样。胫骨后部皮质受侵蚀破坏，增强后肿物强化内有小圆点及条状高密度血管管道影。

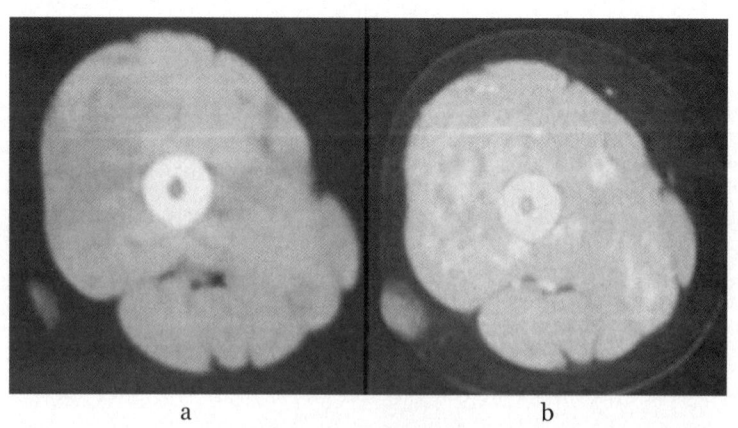

图 3-3-1-3　血管瘤

CT（a、b分别为平扫、增强）：右大腿弥漫性低密度软组织肿块，边界不清，增强后，病灶强化并有更强化的弥漫性血管性小管道及腔隙影。

[MRI]

肿块多呈不均匀轻度长 T1 长 T2 信号，无明显流空现象及占位效应。其内的脂肪组织呈散在点状短 T1、中长 T2 信号。静脉石及钙化均呈低信号。亚急性及慢性反复出血分别表现为不规则斑点、片状短 T1 长 T2 信号及含铁血黄素沉着引起的低信号环。血管瘤与周围组织

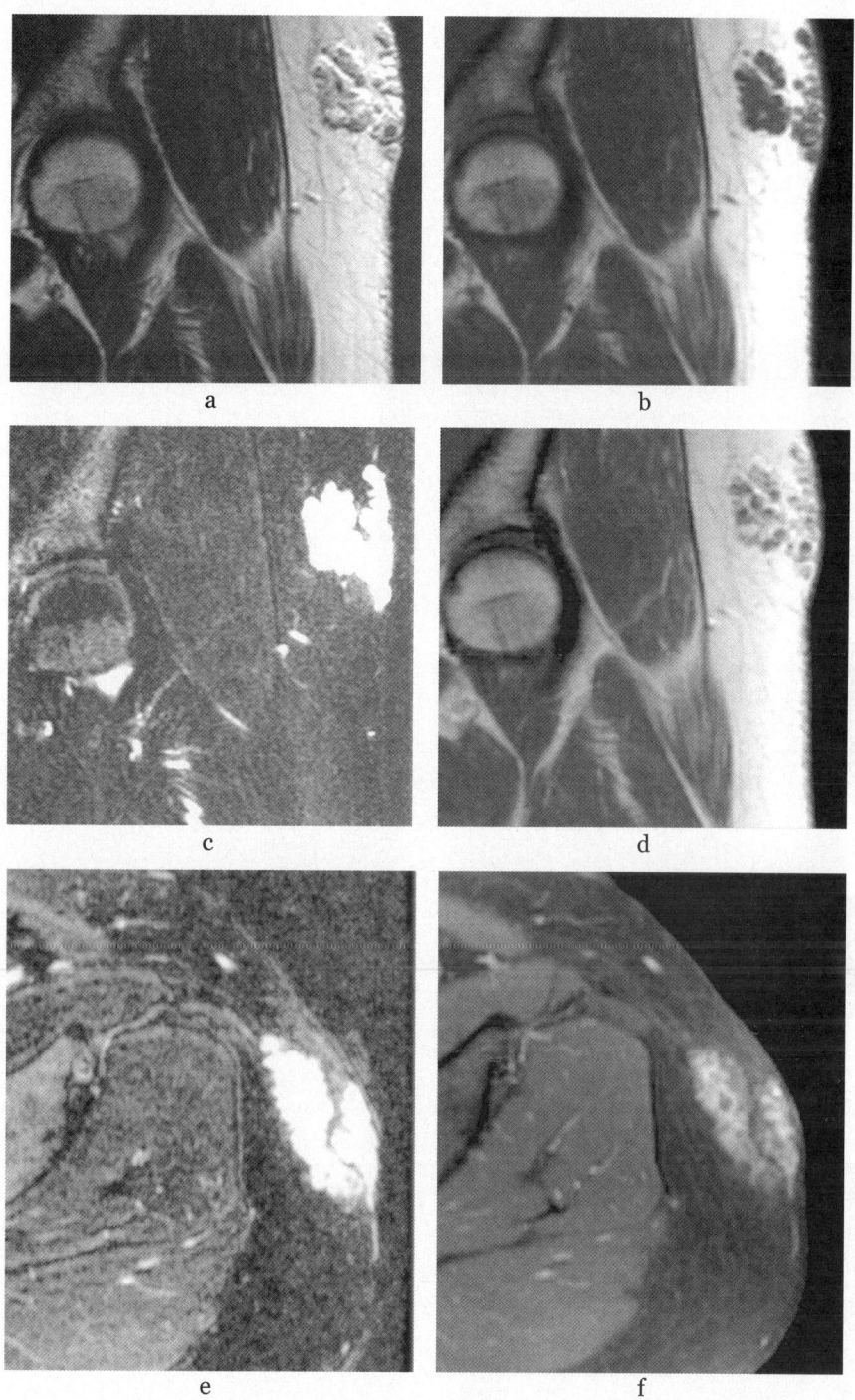

**图 3-3-1-4 血管瘤**

女，49 岁，发现左下肢肿物 10 余年，肿物疼痛 3 个月。
MRI（a-f 分别为T2WI冠状位、T1WI冠状位、T2WI抑脂冠状位、T1WI增强冠状位、T2WI抑脂轴位、T1WI抑脂增强轴位）：左大腿皮下及肌肉内可见一局限型软组织肿块影，其内可见多发性迂回群集的小管道状改变，呈T1混杂低信号，T2混杂高信号，抑脂增强后，病变有明显强化为典型血管瘤所见。

的对比以脂肪抑制 T2WI 最好（图 3-3-1-4、图 3-3-1-5）。MRI 还可以发现供血动脉和引流静脉，可鉴别血管瘤或动静脉畸形。

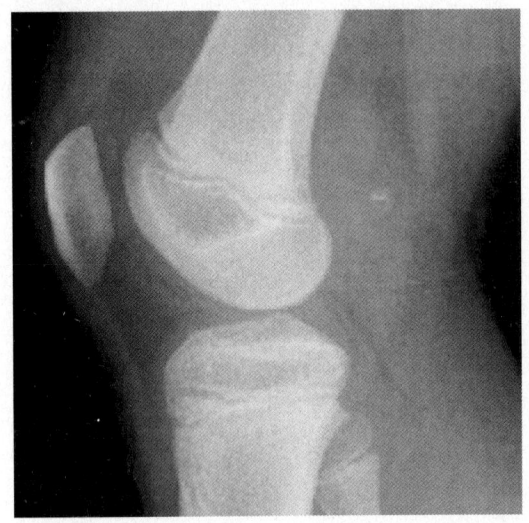

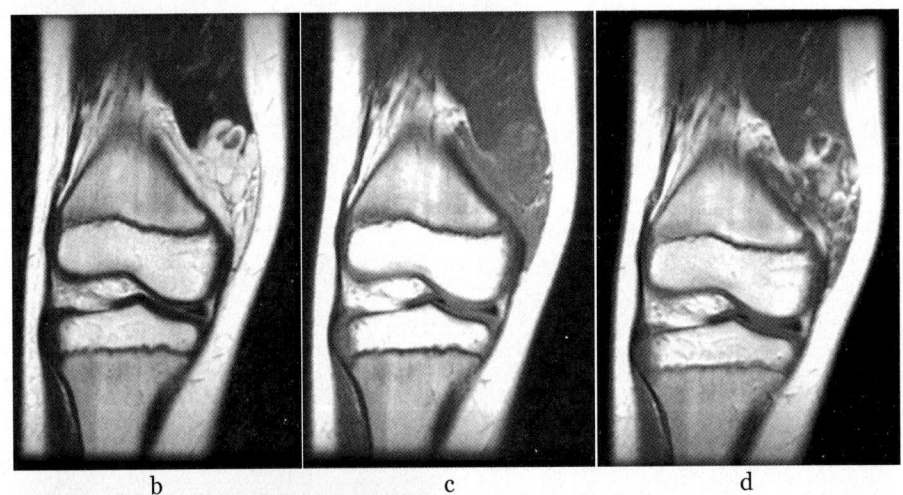

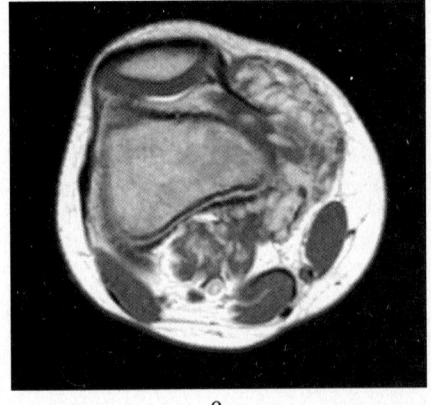

**图 3-3-1-5　血管瘤**
平片（a）：腘窝少许钙化灶。
MRI（b-e 分别为 T2WI 冠状位、T1WI 冠状位、T1WI 增强冠状位、T1WI 增强轴位）：膝关节内侧及腘窝部软组织肿块影，呈群集的迂曲小管道状，为长 T1 长 T2 信号，其内杂有短T1脂肪信号，有分隔，增强后，病灶内分隔不增强，迂回小管道状影明显强化。

### 三、病理学表现

血管瘤是介于错构性畸形和真性肿瘤之间的一个灰色区域。称之为瘤者，因其大都呈局限性生长、并形成肿块之故。实际上，人们始终都未能找到与之并存的基因异常，故无法证明其肿瘤性质。血管瘤虽为良性病变，几乎从不恶变，但它如果累及到重要脏器，甚至可以致命。血管瘤半数以上都发生在头颈部，其余分布在躯干、四肢。多为单发，亦可为多发即多灶性血管瘤病。

血管瘤是根据临床表现和病变血管的口径来分类的。主要有毛细血管瘤、海绵状血管瘤、大血管型血管瘤、骨骼肌内血管瘤、血管内皮细胞乳头状增生和梭形细胞血管瘤。

### 四、鉴别诊断

本病表现具有特征性，多数情况下可作出定性诊断，其典型改变是平片及CT可见到静脉石，CT低密度，T1低信号，T2高信号，因血管瘤内夹杂有脂肪及纤维组织，故密度及信号多不均匀的迂回小管道及小腔隙影，颇为特征。

## 第二节 血管球瘤

血管球瘤（glomus tumor）又称血管神经瘤、波波夫瘤、血管肌肉神经瘤等。起源于动-静脉间的血管球。多发生于指（趾）甲下，亦可发生在皮肤和皮下组织，可对骨骼形成继发性侵犯。

### 一、临床表现

1. **好发年龄** 以成人多见。男女发病率相似。
2. **好发部位** 好发于末节指（趾）骨甲下，可以该部位骨内占位的形式出现。也见于足底、耳廓、鼻及臀部等处，偶有多发。
3. **症状与体征** 指端皮下或甲下的淡蓝或紫红色结节状小肿块，直径一般在数毫米至1cm，有明显的疼痛和触痛，对冷热敏感。

### 二、影像学表现

[X线平片]

在指（趾）端可见软组织块影及对邻近骨质的侵犯，表现为末节指（趾）骨边缘不整或局限性骨质破坏与残缺。

[CT]

指（趾）端肿瘤侵蚀其邻近的骨质，表现为边缘不整或局限性骨质破坏，无钙化及残留骨。增强扫描有显著强化。

[MRI]

肿瘤表现为边缘清楚的软组织肿块，呈等T1、中长T2信号，明显增强（图3-3-2-1）。

### 三、病理学表现

2002年，WHO将血管球瘤和血管外皮细胞瘤统一归类为血管周细胞瘤。而Stout AP认

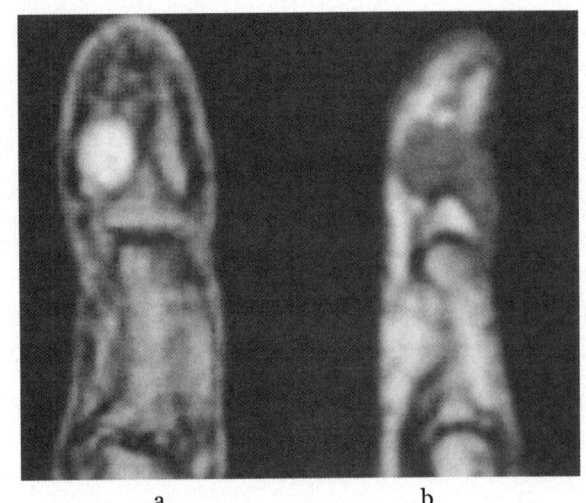

图 3-3-2-1 血管球瘤
MRI（a、b 分别为 T2WI、T1WI）：末节指骨掌侧软组织内类圆形长 T1 长 T2 信号灶，局部骨质遭明显破坏。

为血管外皮细胞瘤是血管球瘤中无器官样结构之类型。它们在分类学上所占据的位置是因为它们二者的组织结构很是相似，只是血管球瘤之血管周细胞呈上皮样，并呈器官样排列。镜下，血管球瘤是由衬有正常血管内皮细胞的血管及其周围的密集增生的立方状"上皮样细胞"构成。电镜和免疫组化研究表明：这些细胞具有平滑肌而不是血管外皮细胞的分化特征。由于肿瘤中血管成分、血管周细胞、间质以及继发性改变所占比例不同，其大体和镜下形态也表现多样。

### 四、鉴别诊断

本病侵及骨骼时需与指骨的表皮样囊肿鉴别，后者常有明确外伤史，临床上无明显疼痛及对冷热的敏感性增高。腱鞘巨细胞瘤在 T2WI 上由于含铁血黄素沉积而呈低信号，可与本病鉴别。内生软骨瘤对冷、热刺激不敏感，无剧痛，内可有钙化，如发生在远节指（趾）骨，多在靠近干骺端软骨成骨部位，因指（趾）骨远节远端为膜样化骨，一般不发生内生软骨瘤。

## 第三节　淋巴管瘤

淋巴管瘤（lymphangioma）大都是先天性淋巴管发育畸形，并非真正肿瘤。

### 一、临床表现

1．**好发年龄**　多见于儿童，少数见于成年人。
2．**好发部位**　好发于口腔、颈部、腋窝等部位。
3．**症状与体征**　本病在出生时即可存在，也可在出生后任何时期出现。发生于表浅部位者，表现为水疱状或丘状隆起。发生于深部软组织者，表现为柔软、无痛性肿块。肿瘤较大时，压迫邻近器官，出现压迫性症状。

### 二、影像学表现

[X 线平片]
一般 X 线检查对诊断帮助不大，对某些深在的病变，为了更好地了解囊性淋巴管瘤的具

体部位和大小，也可在抽液后注入水溶性造影剂，囊腔充填造影剂后，可被清楚显示。多房性囊状水瘤可表现为表面光滑、彼此相通，似葡萄状囊腔影像。

[CT]

表现为局限性软组织肿胀或肿块，呈水样密度，边缘清楚，罕有钙化（图3-3-3-1、图3-3-3-2）。邻近器官或结构受压、移位。CT引导下穿刺造影，肿瘤呈表面光滑、彼此相通的多房囊状结构。

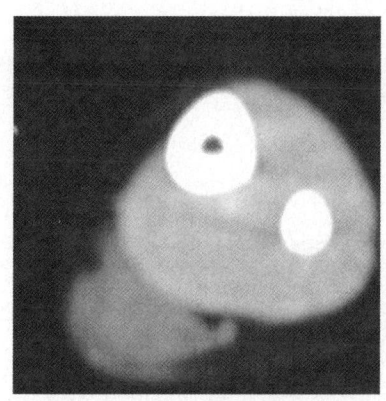

图3-3-3-1　淋巴管瘤
CT：小腿内后方皮下组织内团块状内有多个小囊状低密度灶，边缘清，无钙化。

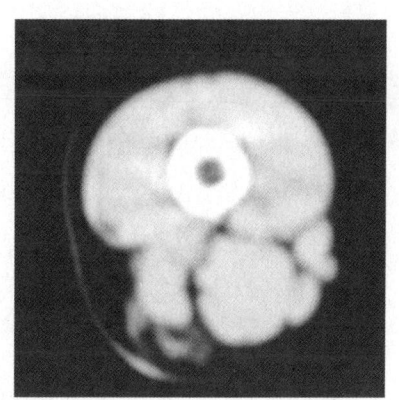

图3-3-3-2　淋巴管瘤
CT：大腿后部皮下软组织内混杂及小囊状低密度病灶。

[MRI]

肿块呈长T1、长T2液性信号，如其内含有脂肪性或高蛋白液体或亚急性出血时，在T1WI上可呈高信号，边缘清楚，其内有厚度不等的低信号间隔或实性成分。多房囊内容物不增强，囊壁及囊内间隔可增强。

### 三、病理学表现

本病由增殖、扩张的淋巴管构成，大小不等，呈弥漫性生长，多无包膜。切面成海绵状，由众多小管、小囊或大囊形成多层性囊状结构，内含黄色液体。间质内可有大量淋巴细胞聚集。镜下可分为三型：毛细淋巴管瘤、海绵状淋巴管瘤和囊状淋巴管瘤，三者可混合存在。囊性淋巴管通常被称为水瘤，最常发生在婴儿颈部、胸锁乳突肌后，偶可突入纵隔。

### 四、鉴别诊断

因其在影像上表现为多房液性、囊性病变，不难与其它软组织肿瘤区别。

# 第四章 软组织内神经源性肿瘤

## 第一节 神经纤维瘤

神经纤维瘤（neurofibroma）可发生于全身各处的神经干和神经末梢，为起源于Schwann细胞和神经结缔组织纤维母细胞的良性肿瘤，常分布于皮肤和皮下组织。恶性变者很少见，出现恶变时，MR波谱（MRS）可以检测到升高的胆碱峰（图3-4-1-1）。

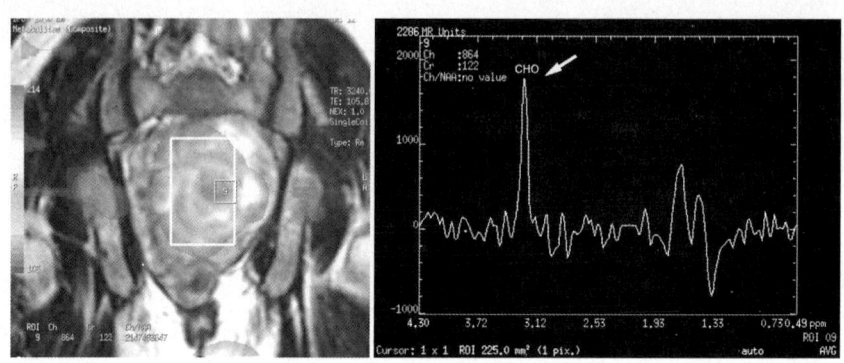

图3-4-1-1 恶性神经纤维瘤
男，24岁，出现牛奶咖啡斑伴体表小肿物10余年，发现腹腔和盆腔神经纤维瘤3年，骶尾部疼痛1年余。
MRS：显示CHO峰明显升高。

### 一、临床表现

1. **好发年龄** 大多发生在20~30岁之间。男女发病率相近。

2. **好发部位** 可发生在周围神经、脊神经或神经丛，90%为单发，最常侵犯皮神经。多发神经纤维瘤见于神经纤维瘤病Ⅰ型，常侵犯皮神经以外的其它神经。

3. **症状与体征** 位于皮下的无痛性软组织肿块，沿神经长轴分布。伴发神经纤维瘤病Ⅰ型时，皮肤上可有咖啡斑。

### 二、影像学表现

[X线平片]

不易清楚显示软组织肿块，对诊断帮助不大。但骨骼近旁的肿瘤，也可压迫或侵蚀骨骼；对脊神经根肿瘤可伴或不伴椎间孔扩大，椎弓根受侵蚀，椎体边缘波浪状。

[CT]

软组织内无包膜梭形、类圆形或哑铃状略低密度肿块，边界清楚，密度均匀，沿神经分布，位于肌间隙内。增强扫描可见轻度至中度强化（图3-4-1-2、图3-4-1-3）。

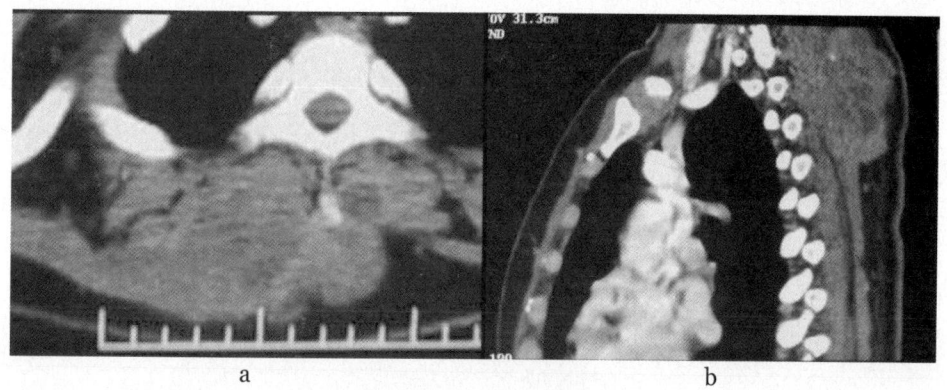

图3-4-1-2 神经纤维瘤

CT（a、b分别为平扫、矢状位重建）：右侧背部竖脊肌浅面不规则软组织肿块，边界较清楚，密度不均匀，其内可见钙化斑点。

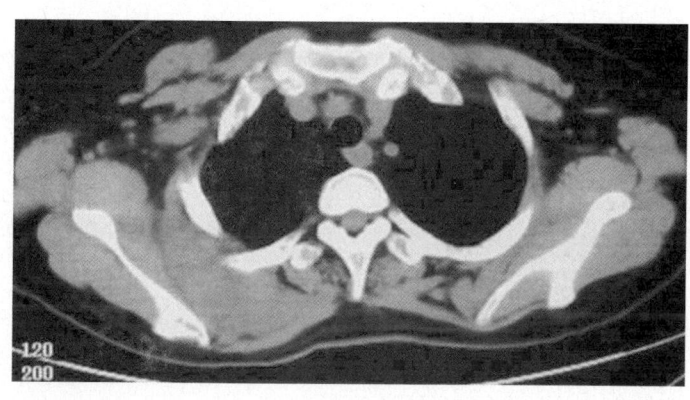

图3-4-1-3 神经纤维瘤

CT：右侧肩胛骨深面，前锯肌浅面软组织肿块，边界较清楚。

[MRI]

软组织神经纤维瘤病MRI，T1WI与肌肉等信号；T2WI等至高信号（图3-4-1-4）；坏死囊变区T2WI信号明显升高（图3-4-1-5）。在T2WI上，少数神经纤维瘤病灶的周围部分因含有粘液样组织呈高信号，中心部分是纤维组织而呈低信号，形成颇具特征的"靶征"（图3-4-1-6）。有时，在增强的T1WI上还可以出现"反靶征"，即病灶的中心部分因增强呈高信号，周围部分不增强而呈低信号。

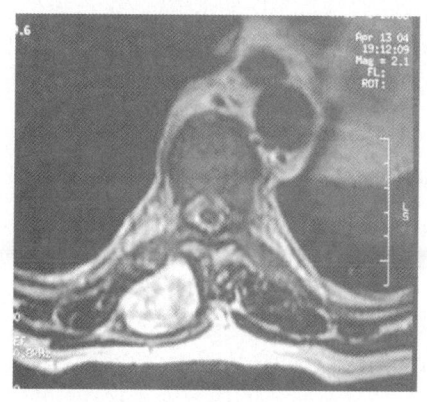
a

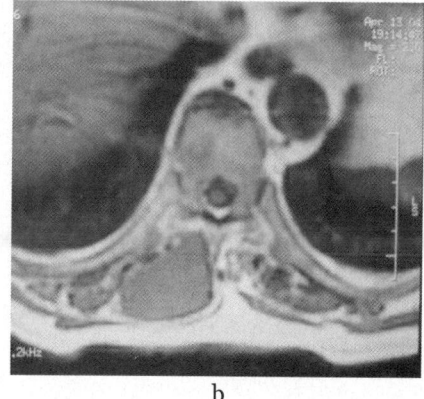
b

图3-4-1-4 神经纤维瘤

MRI（a、b分别为T2WI、T1WI）：胸背部中线右侧长T1长T2信号软组织肿块。

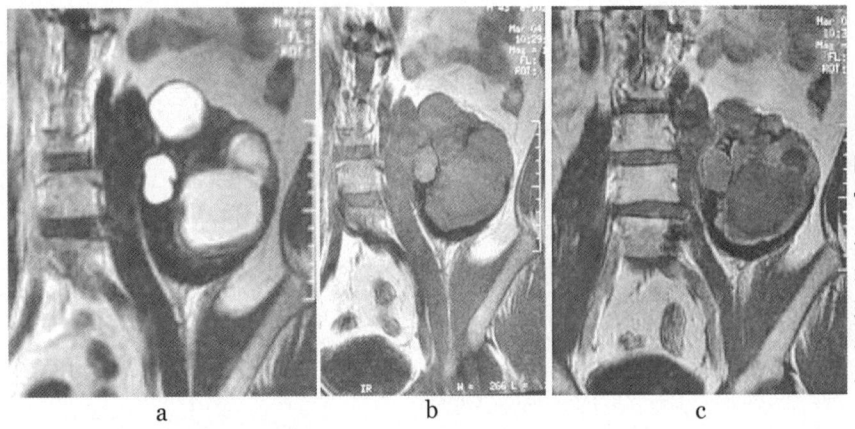

**图 3-4-1-5 神经纤维瘤**
MRI（a-c 分别为 T2WI、T1WI、T1WI增强）：L3-5左侧椎旁巨大软组织肿块，信号不均匀，呈多个环状强化，内含多个无强化囊状水样坏死、囊变信号区。

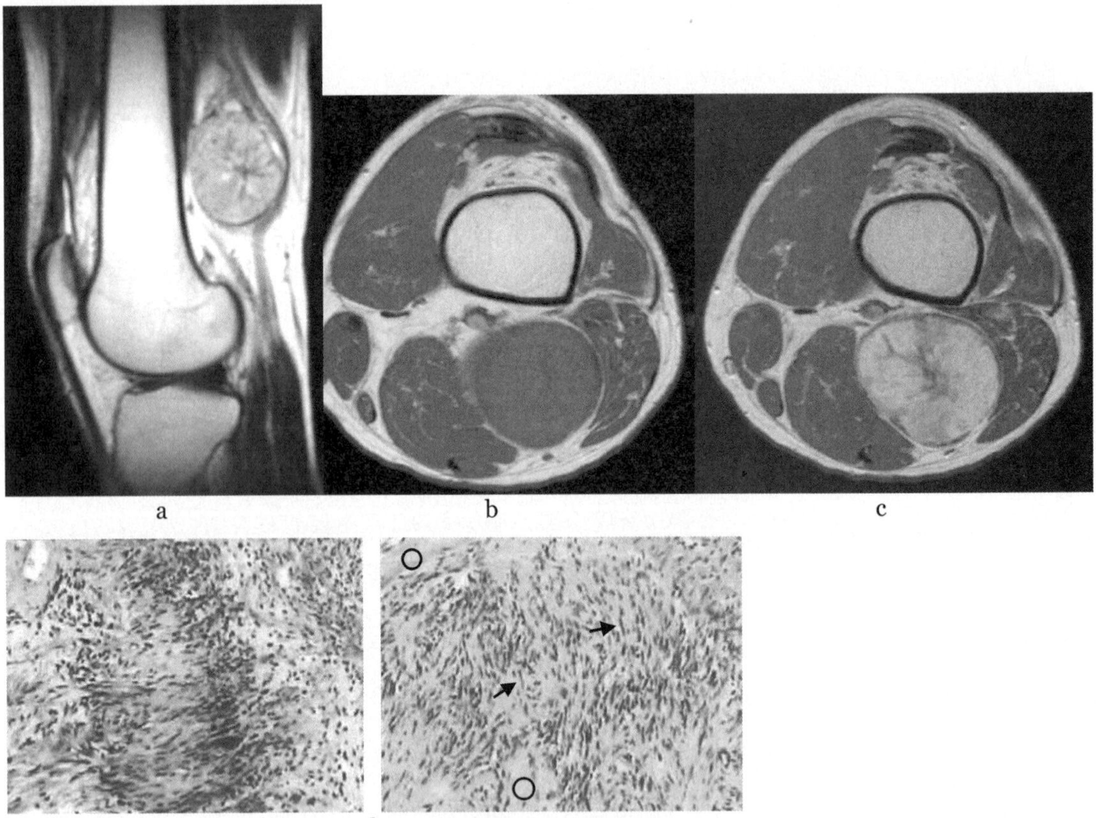

**图 3-4-1-6 神经纤维瘤**

MRI（a-c 分别为T2WI矢状位、T1WI轴位、T1WI轴位增强）：大腿后下部可见一类圆形肿块影（周围可见低信号假包膜），在T1WI上呈等信号，T2WI为高信号，病灶中心可见低信号"靶征"，周围有少许散在低信号纤维索条。T2WI矢状位上，病灶两端有与低信号的神经相连续征象，病灶后方也紧沿着神经干，不能分开。"靶征"和"病灶与神经干联系征"的出现均可提示为神经源性肿瘤。

**病理切片**（d）：神经纤维瘤由外周神经的所有成分共同增生混合而成，其中包括神经轴索、神经鞘细胞、纤维母细胞和神经束衣细胞，以神经鞘细胞为主。瘤细胞细长，细胞核呈波浪状、或呈蛇形，两头尖（↑）。间质黏液变性（○）可以很明显。核分裂少见。

当神经瘤沿着神经干生长时，MRI有时可见肿瘤的一或二端与神经干有连续征象，在诊断上也具有特征性。当神经瘤沿着神经生长时，受该神经支配的远端肌肉，有时可出现萎缩征象。

丛状神经纤维瘤病在T1WI及T2WI信号不均匀，常伴有神经纤维瘤病。

### 三、病理学表现

神经纤维瘤大体形态的个体差异较大。一般说来，多无包膜，而且质地较软，可在体表形成质软有蒂的结节。位置深在者瘤体较大，因其呈弥漫性生长而不易切除干净。镜下肿瘤由外周神经所有成分共同增生、混合而成，其中包括神经轴索、神经束衣和神经鞘细胞。瘤细胞细长、扭曲、两头尖，呈波浪状排列，其间混有胶原纤维和粘液样基质。肿瘤间质的粘液变性可显著（图3-4-1-6）。

### 四、鉴别诊断

神经纤维瘤如有①靶征；②沿神经干生长时，在肿瘤的一或两个断面出现与神经干相连续征象；③该神经支配的远端肌肉有萎缩征象时，可提示为神经性肿瘤，而与其它软组织肿瘤相鉴别，但与单发神经鞘瘤不能区别，神经鞘瘤病灶中"坏死、囊变"的出现率较高。

## 第二节 神经鞘瘤

神经鞘瘤（schwannoma）又称雪旺细胞瘤，为来源于神经外胚层雪旺细胞的良性肿瘤。

### 一、临床表现

1．**好发年龄** 多见于成年人，20～50岁。无明显性别差异。

2．**好发部位** 神经鞘瘤多见于较大的神经干，如脊神经、颈神经、交感、迷走、尺、腓神经或四肢的周围神经，常单发与颅内神经鞘瘤不同，后者有5%～20%伴发Ⅱ型神经纤维瘤病。四肢者，屈侧较多，且以下肢较著。

3．**症状与体征** 因发病部位不同而异，局部可触及肿块，可伴疼痛或感觉、功能异常。

### 二、影像学表现

[X线平片]

大的肿瘤或瘤内有大的出血及钙化时在平片上可以显示，发生于骨骼周围的病例，骨质改变出现较晚，骨质外压性缺损边缘光滑、锐利，骨质增生少见。

[CT]

神经鞘瘤为等或稍低密度梭形或类圆形肿块，边界清楚，位于肌间隙内，沿神经走行。病灶内常伴有出血、囊变、坏死和钙化，故密度常不均匀（图3-4-2-1）。增强扫描病灶不均匀强化。

[MRI]

T1WI肿瘤表现为等、低信号，T2WI为中、高信号。增强扫描，病灶强化显著，出血和囊变区不强化（图3-4-2-2）。约90%的神经鞘瘤可在肿块旁发现伴行的神经，神经纤维瘤则无此征象。此外，25%的病人可见相邻肌肉沿神经长轴萎缩。

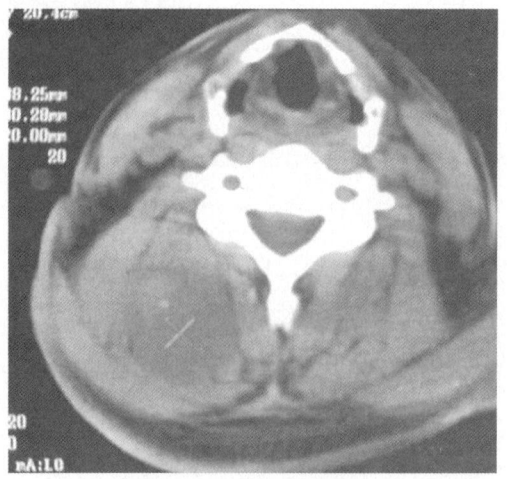

图 3-4-2-1 神经鞘瘤

CT 平扫：颈部右后方肌间隙内低密度软组织肿块，其内有小钙化灶。

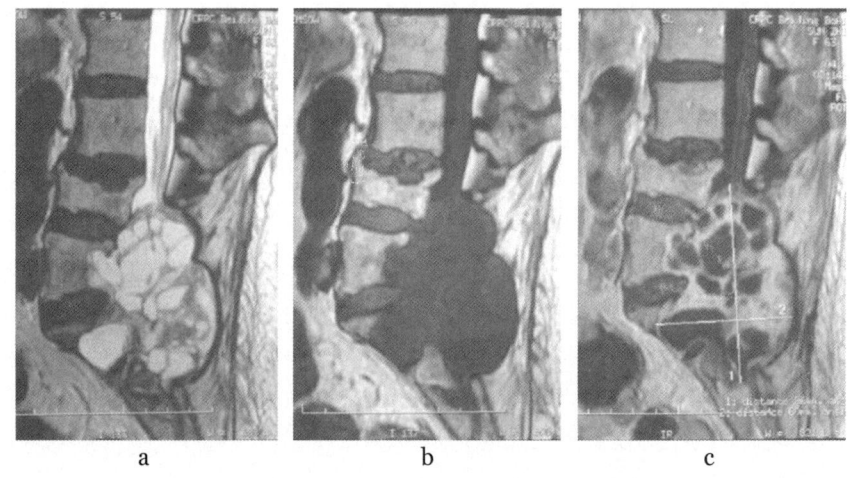

图 3-4-2-2 神经鞘瘤

MRI（a-c 分别为 T2WI、T1WI、T1WI 增强）：L4-S2 水平椎管内分叶状长 T1 长 T2 巨大软组织肿块，信号不均匀，呈明显不均匀强化，多发囊变区不增强。L5、S1-2 骨质侵蚀性破坏，L4 椎体陈旧压缩骨折伴骨赘形成。

## 三、病理学表现

神经鞘瘤是人体内不多几种具有真性包膜的肿瘤之一，几乎都是单发。好发部位：肢体屈侧、颈部、纵隔、腹膜后、脊神经根的脑桥小脑脚。受累的神经束穿肿瘤之包膜而过，但从不穿入肿瘤实质。体积较大的神经鞘瘤在大体上常见有囊变区；镜下可见 Antoni A、B 两种组织学类型。体积较小者则几乎全部为 A 区形态——瘤细胞丰富，梭形，呈栅栏状排列，或呈器官样结构（Verocay 小体）。B 区形态则以血管丰富、高度水肿和囊性变为特征，偶见有细胞核形态怪异的瘤细胞。

#### 四、鉴别诊断

本病沿肌间隙神经走行，易出现坏死、出血和囊变、钙化，有助于与其它软组织肿瘤鉴别。部分神经性肿瘤在MRI上具有较特征性的靶征，即在T2WI上可见其中心低信号，为密集雪旺细胞及胶原纤维造成，而在肿瘤周围部分呈高信号，可能是粘液组织导致，如能见到此典型的靶征，有助于本瘤的诊断。

## 第三节　尤文肉瘤/原始神经外胚层肿瘤

尤文肉瘤（Ewing's sarcoma, ES）与原始神经外胚层肿瘤（primitive neuroectodermal tumor, PNET）是一个家族，以ES/PNET统名之（见第二篇第四章第一节）。

#### 一、临床表现

1. **好发年龄**　ES/PNET发生在任何年龄，约占青少年恶性肿瘤的第2位。
2. **好发部位**　ES/PNET全身各处均可发生，以骨和软组织多见，软组织病变以脊柱旁、胸壁和下肢多见，实质性脏器有肾脏、胰腺、卵巢和睾丸，发生于皮肤的也有报道。
3. **症状与体征**　疼痛、肿胀、血沉快、白细胞升高及局部软组织肿块。

#### 二、影像学表现

1. **软组织肿块**（图3-4-3-1）

大软组织肿块是ES/PNET的重要表现，浸润性迅速生长及肿瘤组织明显不均匀强化为脊柱外PNET软组织肿块的特征。DSA检查者可见非常丰富的肿瘤血供及肿瘤染色。

2. **骨质改变**

软组织ES/PNET常侵蚀、破坏骨质，骨膜反应可有可无，无钙化或瘤骨的形成。胸腰椎弥漫性破坏者骨的改变除有沿硬膜外跨节段浸润的趋势外，与转移瘤极其相似。MRI显示的病变范围明显大于X线和CT所显示的范围，反映PNET骨髓浸润情况MRI有明显的优势，对发现骨骼有侵犯的病例应常规行MRI检查。

3. **椎管内PNET的表现**

与良性神经源性肿瘤相似的椎管内外跨越生长的软组织肿块，经过椎间孔向椎管外侵犯，形成哑铃状表现，并压迫脊髓；椎体及附件可以受侵，被肿瘤组织包绕。对于具有恶性周围浸润性表现的沿脊神经蔓延的肿瘤应考虑到PNET的可能。

#### 三、病理学表现

镜下，Ewing肉瘤/PNET由小而一致的圆形瘤细胞构成，弥漫性生长，纤维性间隔将其分隔成形状不整的片状。瘤细胞边界不清，呈"合体"状。细胞核为圆形，常有凹痕；有小核仁；核分裂象多见，但数量不等。血管丰富，部分瘤细胞围绕血管呈环状排列，形成所谓假菊形团；偶见真菊形团（中心无血管者）。它们是神经外胚层分化的早期证据。坏死常见，甚至可成为优势病变。部分Ewing肉瘤/PNET的瘤细胞较大，更具多形性，而且核仁明显（即所谓大细胞型或间变型病变）。有些肿瘤具有器官样结构：两个并排的细胞条索之间有一朦胧的血管性间隔，即所谓"掐丝线"结构。

Ewing 肉瘤/PNET 的瘤细胞常含有大量胞浆糖原，PAS 阳性。人们一直视其为与其它小圆形细胞肿瘤的鉴别诊断要点。但实际情况并非如此。有些瘤细胞胞浆中很少、或根本没有糖原；但大量胞浆糖原却可偶见于转移性神经母细胞瘤和恶性淋巴瘤，常见于胚胎性横纹肌肉瘤。

免疫组化染色：CD99（O13、HBA71、p30/32、MIC-2）是一种细胞膜蛋白，在Ewing肉瘤/PNET 有稳定表达。Vimentin 稳定阳性；低分子量 CK 经常阳性；CgA、NSE、蛋白基因产物9.5、Leu7以及神经微丝等都可呈阳性表达。电镜下，Ewing肉瘤/PNET瘤细胞的超微结构特征是原始未分化。胞浆或细胞突起中偶可见有神经内分泌颗粒。

细胞遗传学研究显示：超过 95% 的 Ewing 肉瘤/PNET 患者表现有 11; 22（q24; q12）的交互易位，该易位可导致Ewing肉瘤基因与FLI基因或与ERG基因的融合；其中最常见的是那种能够导致 Ewing 肉瘤基因外显子 -7 和 FLI 基因外显子 -6 形成"框内连接（in-frame-lingking）"式融合。尽管学界在基因融合是否为Ewing肉瘤/PNET所特有的问题上还有争议，但它们二者之间密切相关是不能否认的。

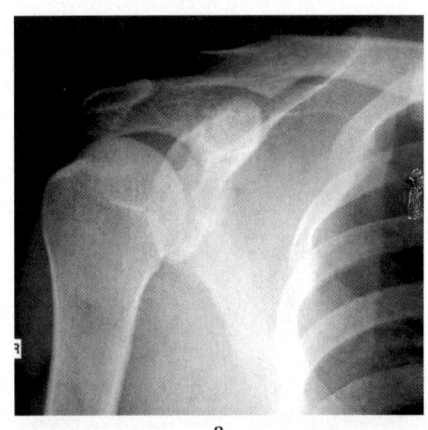

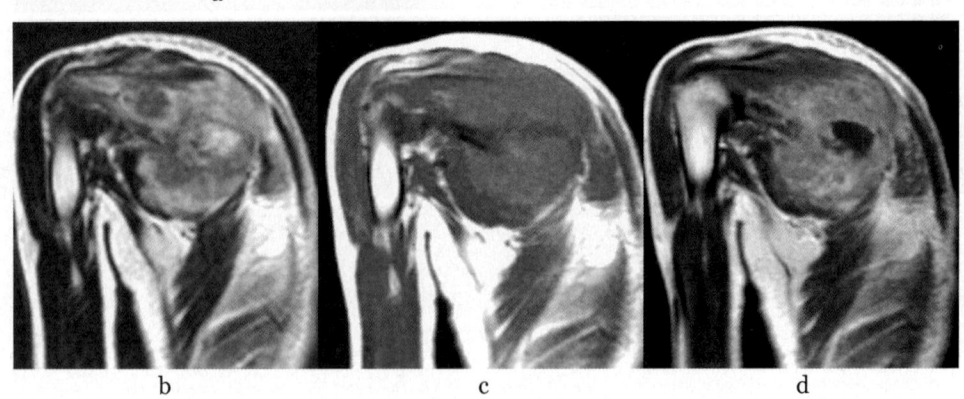

图 3-4-3-1　PNET

男，39岁，左肩肿痛4个月。

平片（a）：肩胛骨锁骨肩峰端溶骨性骨质破坏。

MRI（b-d分别为T2WI、T1WI、T1WI增强）：肩胛区巨大软组织肿块，其内信号不均匀，呈不均匀强化，其内有囊变区不增强。

### 四、鉴别诊断

影像学方面 PNET 需要与恶性神经鞘瘤、转移瘤、淋巴瘤、骨髓瘤、恶性纤维组织细胞瘤、纤维肉瘤、横纹肌样肿瘤等其它类型的骨与软组织恶性肿瘤鉴别。病理上，须与各种小细胞恶性肿瘤鉴别，其中包括恶性淋巴瘤、神经母细胞瘤、浆细胞瘤和神经内分泌瘤等。

对于那些发病年龄较小，病史较短，发生在胸壁、椎旁或下肢的软组织肿块，骨质破坏严重，软组织肿块异常大者；脊柱弥漫多发单纯溶骨性骨质破坏并明显沿硬膜下蔓延倾向者，应首先考虑 ES/PNET。

## 第四节 Morton 神经瘤

Morton 神经瘤又称跖间神经瘤。

### 一、临床表现

1. **好发年龄** 40～60 岁。女性多见。
2. **好发部位** 好发于 3～4 跖骨间，其次在 2～3 或 4～5 跖骨间。
3. **症状与体征** 临床上有慢性缩窄性疼痛，局部有边界不清的小肿块。

### 二、影像学表现

[X 线平片及 CT]

X 线平片及 CT 上可见局部软组织肿胀或肿块，与肌肉密度相似，皮下脂肪可受压移位。

[MRI]

MRI 上，于上述部位有边缘整齐的软组织肿块，T1WI 上呈低信号，在 T2WI 上等信号或稍低于脂肪信号，中度增强，有 2/3 病例伴有跖骨间滑囊炎。

### 三、病理学表现

据悉，本瘤是一种特殊类型的创伤性神经瘤，成于反复多次的轻微损伤。受累神经（第三、四趾间神经）明显扭曲，神经束衣纤维化，并呈同心圆状增生。可伴小动脉炎及血栓栓塞。

### 四、鉴别诊断

本病特点是位于上述跖骨之间，为跖趾神经周围纤维化造成，系假性肿瘤，若为真性跖神经瘤，则在 T2WI 上应呈高信号，可以区别。

# 第五章 软组织内纤维或纤维组织细胞源性肿瘤

## 第一节 韧带样纤维瘤

韧带样纤维瘤（desmoplastic fibroma）又名促结缔组织增生性纤维瘤，简称为硬纤维瘤。韧带样纤维瘤按其生物学特性分为三种类型：散发型、家族性腺瘤性息肉病型、家族性多中心型。激素及放疗对肿瘤治疗有效，手术后常复发。

### 一、临床表现

1. **好发年龄** 好发于30岁以下的青年人，20岁左右最多见，偶见于儿童及老年人。
2. **好发部位** 软组织病变常见于腹外、腹壁、腹内。腹外病变以肢带区和近端肢体及背部多见。
3. **症状与体征** 较硬的软组织肿块，一般3～8cm。与肌肉骨骼有粘连时则活动受限，局部不适，但无明显疼痛。

### 二、影像学表现

[X线平片]

通常根据病史和查体即可诊断。当病变形成大的肿块时，可摄片观察病灶与周围结构的关系。表现为局部密度增高的肿块，无明显界限，形态大致可呈团块状或不规则形。密度一般较均匀，少数可见树枝状钙化，可对周围造成压迫性骨质破坏。

[CT]

CT表现无特异性，多表现为边缘光滑或不规则的软组织肿块，与肌肉密度相似，对邻近骨形成压迫或侵蚀破坏（图3-5-1-1），增强扫描可呈轻度强化。

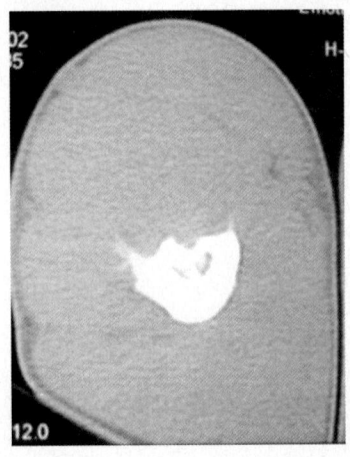

图 3-5-1-1 韧带样纤维瘤
CT：肱骨前方等密度软组织肿块，边界欠清，肱骨前部骨皮质侵蚀性骨质破坏。

[MRI]

肿瘤多表现为边缘不规则或光滑的软组织肿块。肿瘤的信号与瘤内细胞数量有关，瘤细胞数量较多时，在T1WI上呈等信号，T2WI上常呈较高信号（图3-5-1-2、图3-5-1-3）。肿瘤纤维结构含量较多时，在T1WI和T2WI上均呈低信号。多数肿瘤有轻度强化，强化区在T2WI上多呈高信号。信号均匀或不均匀。部分肿瘤可侵蚀邻近的骨骼。

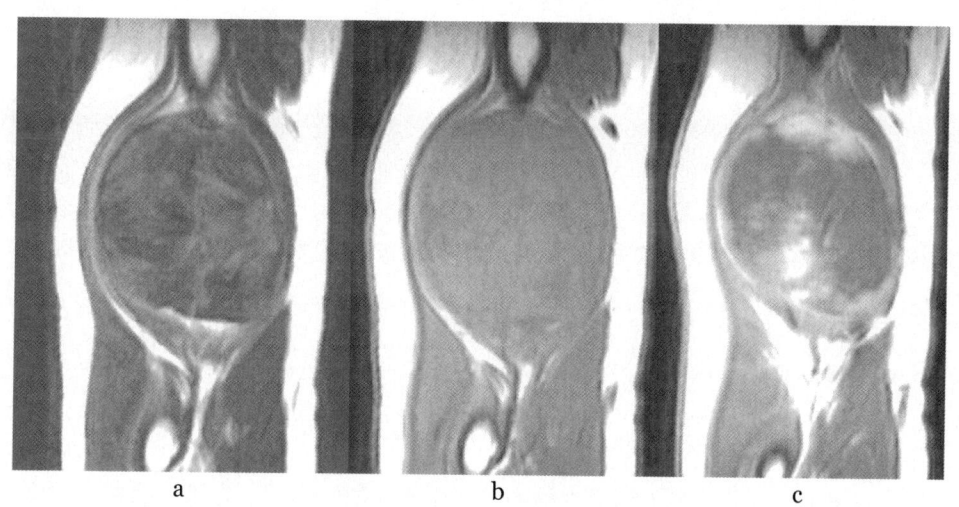

图3-5-1-2　韧带样纤维瘤

MRI（a-c 分别为 T2WI、T1WI、T1WI 增强）：上臂软组织肿块边界清楚，呈等 T1 混杂 T2 信号，轴位可见低信号纤维包膜，肿块主为边缘性强化，中央也有部分强化。

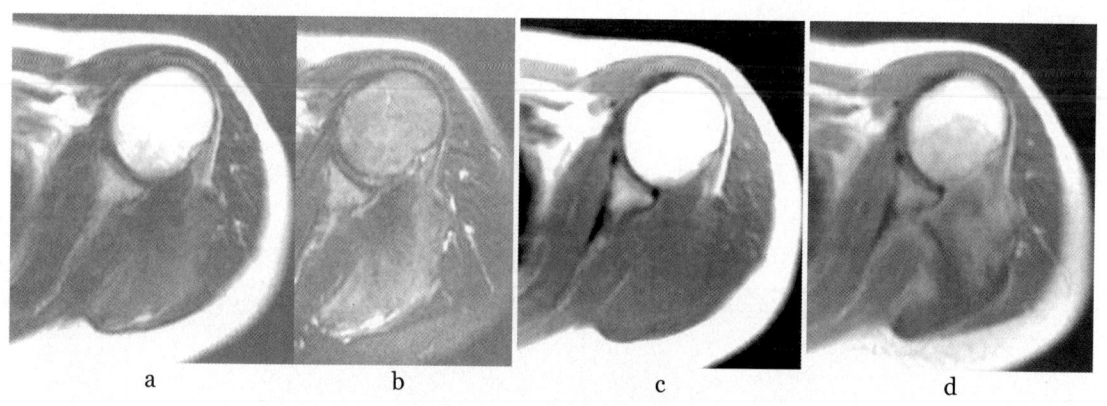

图3-5-1-3　韧带样纤维瘤

女，41岁，左肩部疼痛5个月，发现左肩肿物3个月。

MRI（a-d 分别为 T2WI、T2WI 抑脂、T1WI、T1WI 增强）：肩关节后方等 T1 长 T2 信号的软组织肿块，边界欠清，呈不均匀中度强化。

### 三、病理学表现

肿瘤质韧似橡皮，无包膜，与正常组织无清楚边界，向周围浸润，可生长甚大，但不发生转移。组织学检查主要由成熟的纤维母细胞及其所产生的胶原纤维构成，瘤细胞无明显异型性，无出血、坏死，无核分裂象。但偶可见囊性变。本瘤为一组织学良性、但有侵袭行为的肿瘤，术后极易复发，偶可恶变为纤维肉瘤。

### 四、鉴别诊断

本病发展较慢，症状轻微，常为无痛性软组织肿块，在MRI，尤其是T2WI，肿瘤信号不高，有助于鉴别诊断，请参见表3-2-2-1具有特征性信号的软组织肿瘤，瘤样病变等鉴别诊断。

## 第二节　纤维肉瘤

过去认为纤维肉瘤（fibrosarcoma）是常见的恶性软组织肿瘤。但近年来，随着诊断技术的进步，人们发现过去被诊断为纤维肉瘤的恶性梭形细胞瘤中，很多都是误诊，或是恶性纤维组织细胞瘤，或是恶性周围神经鞘膜瘤，或是滑膜肉瘤等。1980年以后，病理诊断为纤维肉瘤的明显减少。真性纤维肉瘤并不多见。容易侵及邻近骨组织。起源于成纤维细胞。

### 一、临床表现

1. **好发年龄**　多见于中年人。无性别差异。
2. **好发部位**　纤维肉瘤可发生于身体的各个部位，但以大腿与膝部最为多见，其次是躯干与四肢远端。肿瘤常侵犯周围组织。
3. **症状与体征**　主要表现为孤立性硬实肿物，生长较缓慢，一般无明显疼痛。生长部位深浅不一。若部位较浅，向表面隆起，可与皮肤粘连，甚至破溃形成溃疡；若位置较深，则可与骨皮质粘连，并可包围骨组织，引起骨膜及骨皮质增厚。

### 二、影像学表现

[X线平片]

X线表现为软组织肿块，很少见钙化。可伴有或不伴有邻近骨皮质溶骨性破坏。

[CT]

表现为圆形或分叶状软组织肿块，边界清或不清，密度不均匀，钙化少见（图3-5-2-1）。发生于四肢的肿瘤，易向近侧沿神经血管束扩展。

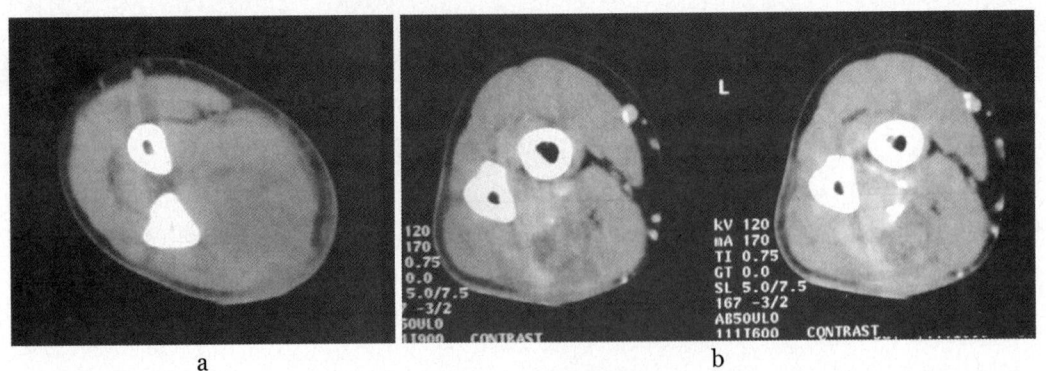

**图3-5-2-1　纤维肉瘤**

CT（a、b分别为平扫、增强）：前臂软组织肿块，呈不均匀略低密度，与邻近肌肉组织分界不清，呈明显不均匀强化。

[MRI]

软组织肿块在T1WI呈低信号，在T2WI呈高信号，病灶信号不均匀。注射Gd-DTPA增强后，肿瘤呈不均匀强化（图3-5-2-2）。MRI不仅能显示肿瘤及其范围，还能了解肿瘤与血管神经束的关系。

图3-5-2-3为一例证实的隆突性皮肤纤维肉瘤，本瘤常见。隆突性皮肤纤维肉瘤起源未定，是一种发生在皮肤及皮下组织的隆突状结节或肿块样的浸润性肿瘤，瘤组织由纤细的、单一性梭形细胞排列成车辐状结构，术后复发率高，但罕见转移，属低度恶性肿瘤，约占软

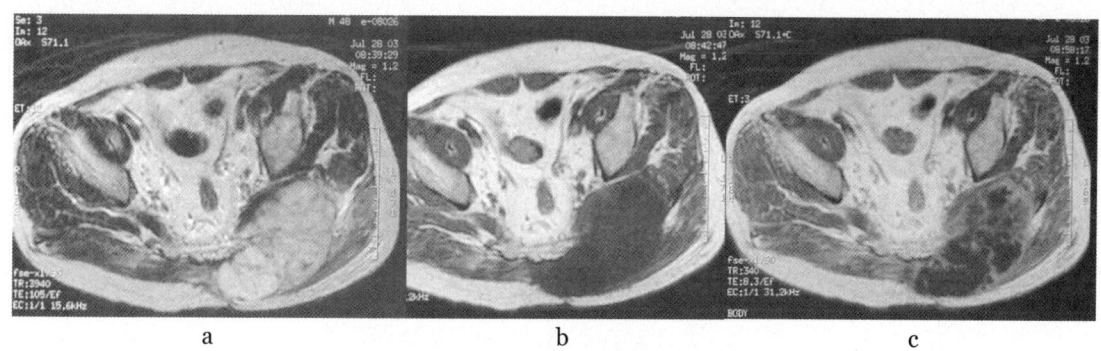

图3-5-2-2 纤维肉瘤

MRI（a-c 分别为T2WI、T1WI、T1WI增强）：左坐骨大孔后部长T1长T2软组织肿块，周围肌肉组织推压移位，并且与病灶间分界不清，周围肌肉组织水肿。肿块明显不均匀强化。

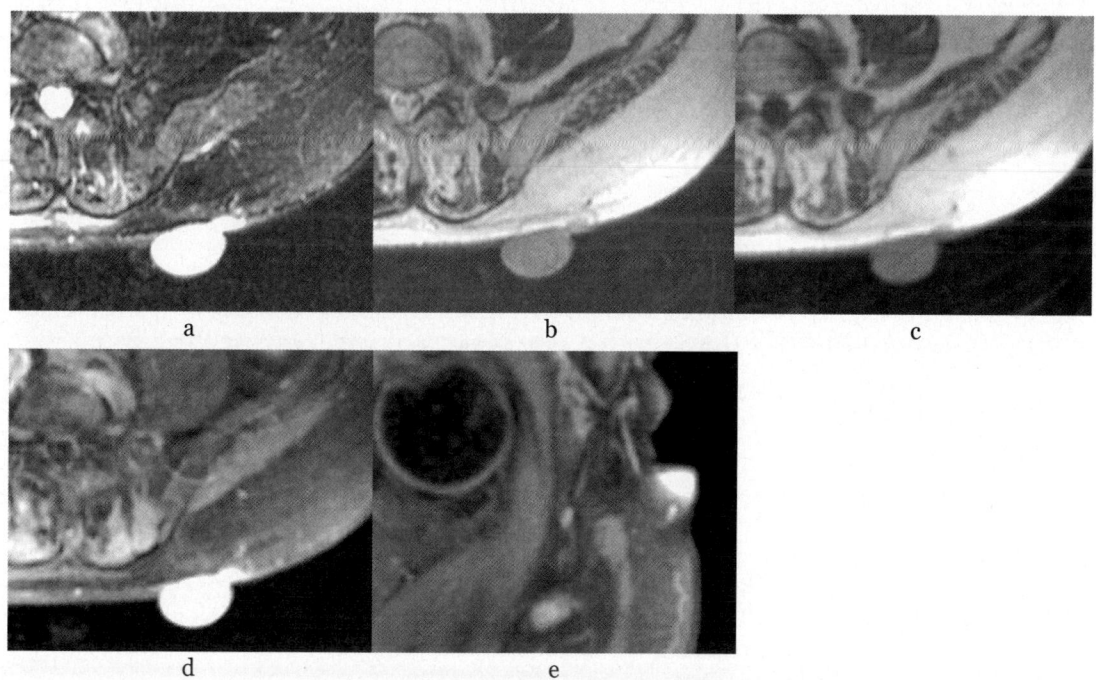

图3-5-2-3 隆突性皮肤纤维肉瘤

女，61岁，腰部肿物2年余。

MRI（a-e 分别为T2WI抑脂轴位、T2WI轴位、T1WI轴位、T1WI抑脂增强轴位、T1WI抑脂增强冠状位）：T1WI低信号，T2WI高信号，T1WI增强病灶明显强化。

组织肉瘤的 5.5%～18.6%。

### 三、病理学表现

圆形或分叶状软组织肿块，瘤质硬或软，大小约3～10cm，周围可有假包膜。切面呈鱼肉状，较大的肿瘤可见出血、坏死、囊变。软组织深部的纤维肉瘤可与骨膜粘连，伸入骨内生长，并可达髓腔。

镜下，主要由梭形纤维母细胞样的瘤细胞及其间多少不等的胶原纤维及网状纤维组成。但组织结构变异很大。分化好的纤维肉瘤瘤细胞更似纤维母细胞，细胞呈长梭形，胞浆较少，细胞境界不清，细胞核异型性不明显，核分裂不多见，细胞间有较多的胶原纤维相隔。瘤细胞与胶原纤维呈束状排列，束间交叉成"人"字，众多"人"字叠加一处便呈所谓"鱼骨"样结构。分化较差者细胞密集，多呈圆形或椭圆形，异型性明显，但少有瘤巨细胞出现。瘤细胞排列无一定方向或略呈束状排列，胞浆较多，胶原纤维甚少，瘤细胞核分裂较多见。

### 四、鉴别诊断

请参见本章表 3-1-2 常见软组织恶性肿瘤的诊断及鉴别诊断要点。

## 第三节  恶性纤维组织细胞瘤

恶性纤维组织细胞瘤（malignant fibrous histiocytoma）是一种以纤维细胞和组织细胞为主，伴数量不等的单核或多核巨细胞、黄瘤细胞和炎性细胞构成的多形性恶性肿瘤。肿瘤可发生在骨内，也可发生在软组织。病变与纤维肉瘤有相同的影像表现。临床和影像学检查难与纤维肉瘤鉴别。发生率为所有软组织肿瘤的20%～30%。病变复发率高，达41%~51%。治疗：广泛手术切除，部分患者辅以化疗。5 年死亡率55%。

### 一、临床表现

1. **好发年龄**  好发于中老年人，平均年龄50岁，是老年人最常见的原发恶性软组织肿瘤。
2. **好发部位**  发生在软组织者，75%累及四肢，其中50%累及下肢，25%累及上肢，15%累及腹膜后的深部软组织，5%累及头颈部等。在骨骼好发于股骨、肱骨、胫骨和骨盆。
3. **症状与体征**  大而深在的软组织肿块可伴疼痛，生长迅速。病程长短不一，数周至数月不等。恶性纤维组织细胞术后复发率高达 45%，转移率为 42%（肺、淋巴结、肝脏）。

### 二、影像学表现

[X 线平片]

软组织肿块，可伴有或不伴有邻近骨皮质破坏。

[CT]

CT表现为边界较清的软组织肿块，呈略低密度，通常无钙化。肿块中常含有低密度的坏死灶。肿瘤可侵犯邻近的神经、血管。增强扫描病灶强化，但常因坏死、囊性变，多呈不均匀强化，但也可强化不明显（图 3-5-3-1、图 3-5-3-2、图 3-5-3-3）。

[MRI]

肿瘤呈肿块状，可有分叶，多数边界清楚，浸润性生长者边界不清（图3-5-3-4）。MRI信号多不均匀，T1WI上病灶呈略低信号，T2WI病灶呈高信号。少数病例T2WI病灶呈低信号，反映其内部纤维含量较高（图 3-4-3-5、图 3-5-3-6、图 3-5-3-7）。病灶内常见出血、坏死（图

3-5-3-8)。注射 Gd-DTPA 后，病灶不均匀强化或强化不明显。MRI 对明确肿瘤范围、是否侵犯邻近血管、神经等优势明显。MRI 能够观察恶性纤维组织细胞瘤手术后的改变及肿瘤是否有残留、复发。术后检查应在3个月后进行，手术野改变在 T2WI 为低信号，而肿瘤复发或残留则在 T2WI 呈高信号。

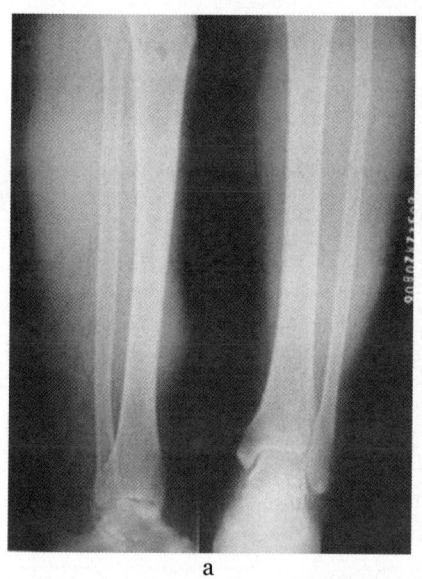
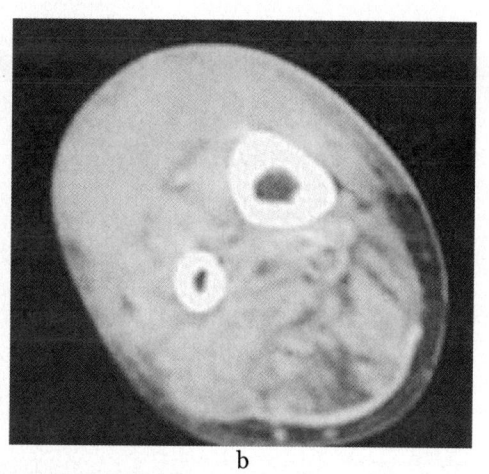

图 3-5-3-1　恶性纤维组织细胞瘤

平片（a）：小腿软组织弥漫性软组织肿块，边界不清，骨质未见异常。
CT（b）：小腿前方软组织内弥漫性软组织肿块，边界不清，肌肉之间脂肪间隙及皮下脂肪层的受侵消失。

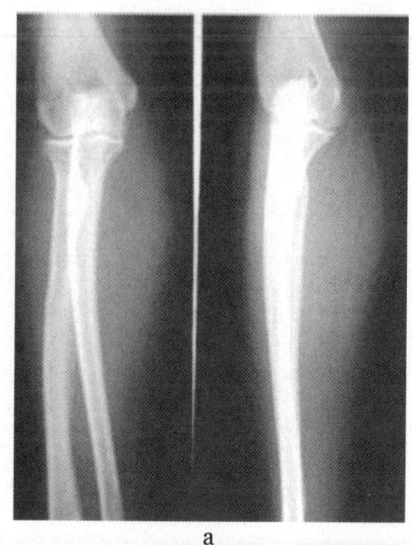
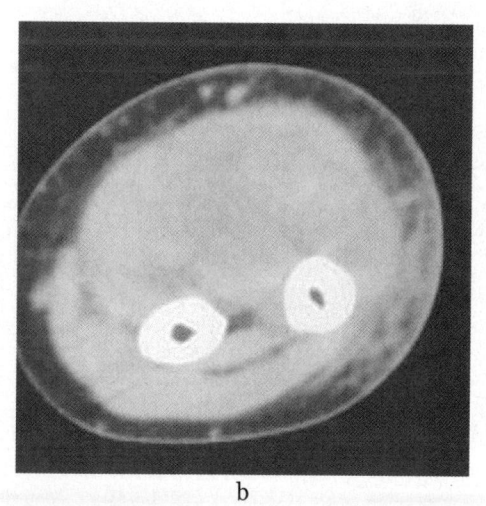

图 3-5-3-2　恶性纤维组织细胞瘤

平片（a）：前臂近肘关节处局限性软组织肿块，边界不清。
CT（b）：前臂前方稍低密度软组织肿块，肌肉之间脂肪间隙消失，边界不清，皮下局部脂肪层呈网状水肿。

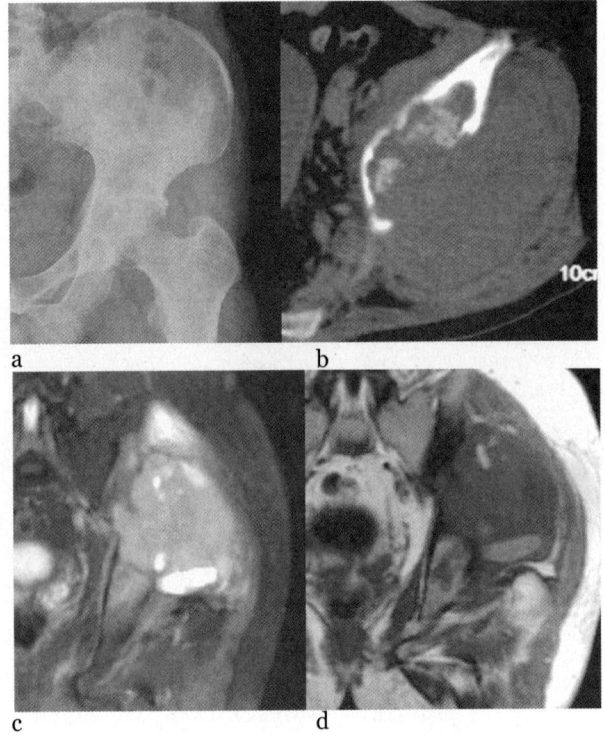

图 3-5-3-3 恶性纤维组织细胞瘤

男,43 岁,左侧骨盆肿痛两年。

**平片**(a):左髋臼上方溶骨性骨质破坏,边界不清,臀肌肿胀,界限不清。

**CT**(b):渗透样骨质破坏,外侧可见巨大软组织肿块。

**MRI**(c、d 分别为 T2 抑脂冠状位、T1 冠状位):肿瘤呈长 T2 长 T1 异常信号,内部信号不均匀,可见散在不规则短 T1 长 T2 亚急性晚期出血病灶(↑)。

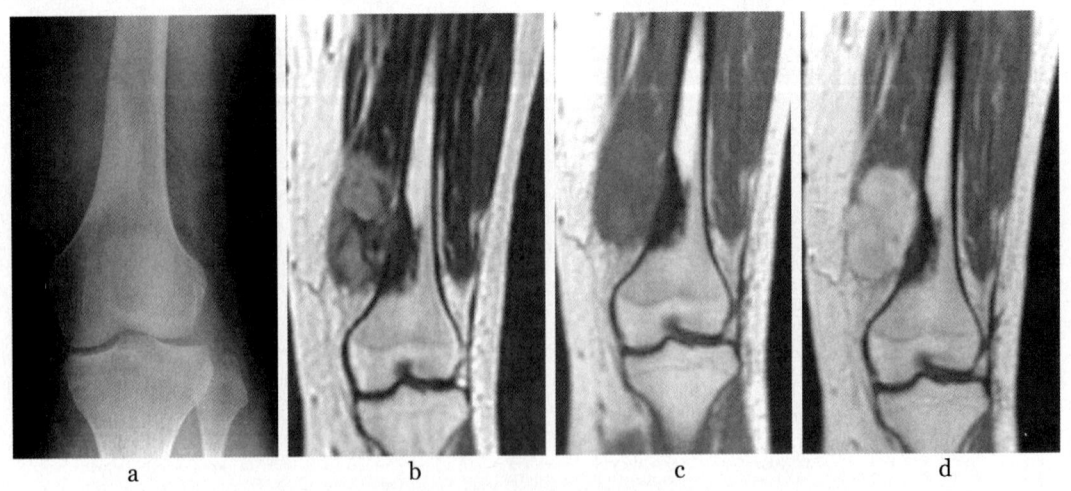

图 3-5-3-4 恶性纤维组织细胞瘤

**平片**(a)股骨下段内侧轻度外压性改变,并局限型皮质增厚。

**MRI**(b-d 分别为 T2WI、T1WI、T1WI 增强):左股骨下段内侧轻度外压性改变并局限性骨质增生皮质增厚,MRI 扫描示左股骨下段内侧软组织内不规则等 T1 稍长 T2 信号肿块灶,有明显的造影增强,股骨下段局部受压并增生呈长 T1 短 T2 信号。

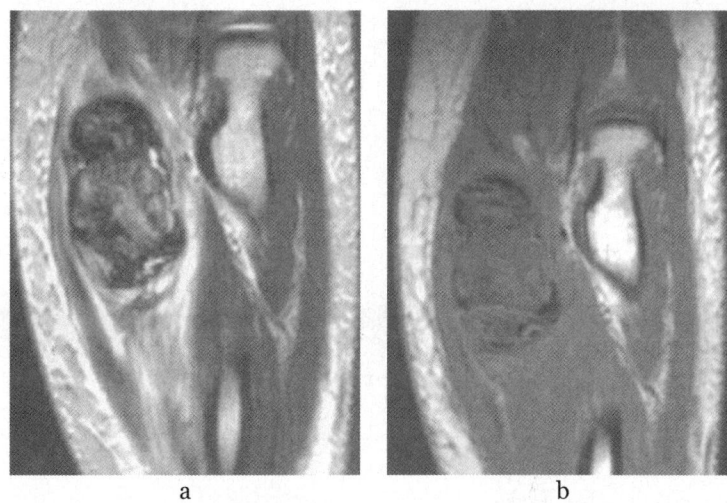

**图 3-5-3-5 恶性纤维组织细胞瘤**

MRI（a、b 分别为 T2WI、T1WI）：前臂上部前外侧局限性类圆形软组织团块影，信号混杂，其内含有长 T1 短 T2 信号，提示有纤维组织存在。

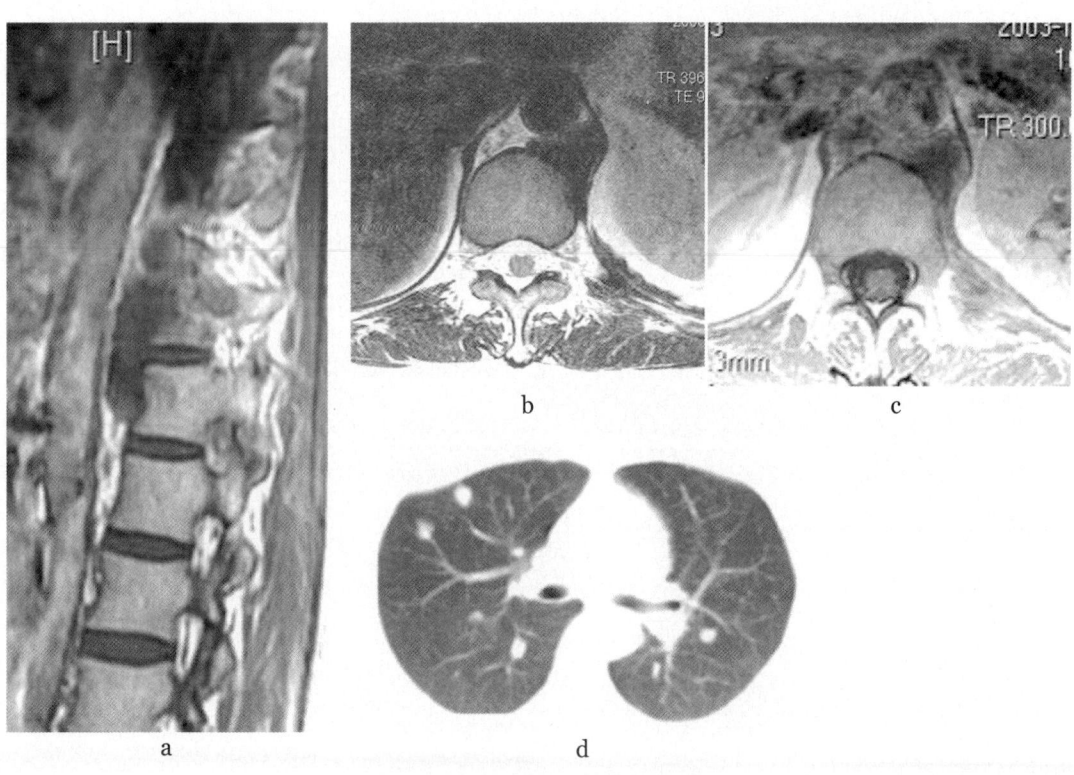

**图 3-5-3-6 恶性纤维组织细胞瘤**

MRI（a-c 分别为 T1WI 矢状位、T2WI 轴位、T1WI 增强）：T12、L1 椎体前方不规则软组织肿块呈长 T1 混 T2 信号灶，椎体前缘骨质破坏。

CT（d）：双肺多发转移瘤。

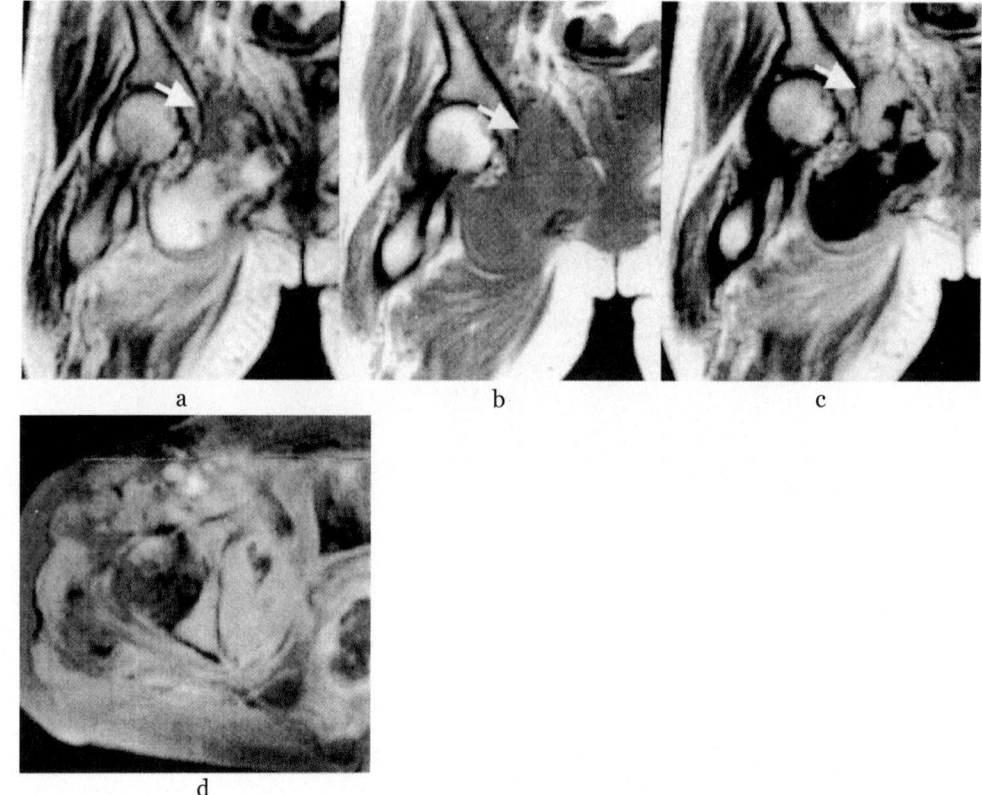

**图 3-5-3-7　恶性纤维组织细胞瘤**

女，57岁，右下肢疼痛进行性加重半年，伴活动受限1个月。

MRI（a-d 分别为 T2WI 冠状位、T1WI 冠状位、T1WI 增强冠状位、T1WI 增强轴位）：右侧骨盆巨大软组织肿块，肿物外上部成分 T2WI 及 T1WI 均为低信号实性纤维性成分（↑），有显著的造影增强；肿物的下部主要是 T2WI 高、T1WI 低的液化坏死部分，仅周边部分强化。

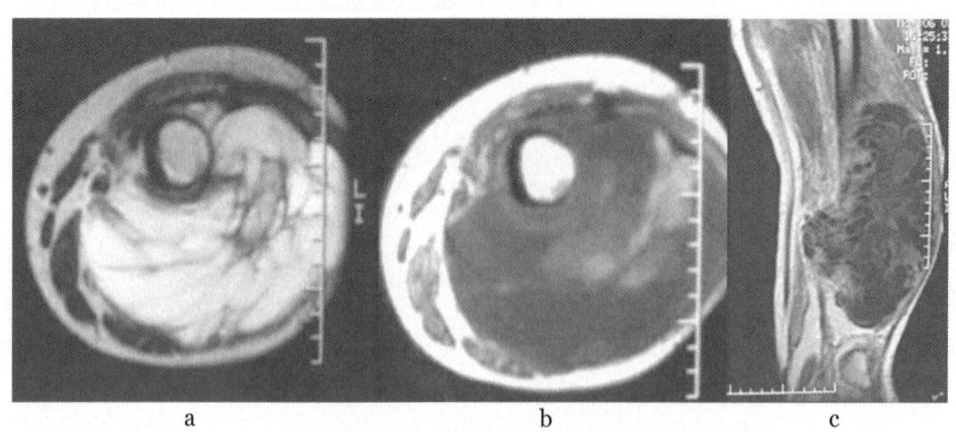

**图 3-5-3-8　恶性纤维组织细胞瘤**

MRI（a-c 分别为 T2WI 轴位、T1WI 轴位、T1WI 增强矢状位）：股骨后方大软组织肿块，以长T1、长T2信号为主，其内含有出血信号及囊变液体信号，其内见多条低信号间隔；周围肌肉组织受压推移，与肿块间分界不清。肿块呈杂乱索条状强化，囊变部分不强化。

### 三、病理学表现

MFH是一个庞大的、复杂的、且有诸多争议的肿瘤家族，其基本特点是以梭形细胞为主的瘤细胞的多形性和席纹状结构。所谓细胞多形性有两方面的含义：一是MFH的细胞成分多样，基本细胞成分有两种——纤维母细胞和组织细胞，再加中肌纤维母细胞、原始间叶细胞和一些反应性细胞成分，造成了MFH复杂多变的细胞形态（图3-5-3-9）；二是瘤细胞的高度异型性，并常见有核形怪异的瘤巨细胞（↑）。根据病变的优势成分以及伴随的粘液变性、炎性细胞浸润、血管瘤样增生等，可将MFH分为多种组织学类型，如粘液型、炎症型、黄色瘤型、血管瘤型等诸多亚型。但梭形瘤细胞呈席纹状排列、并多种细胞成分共存是MFH镜下最基本、最典型的结构特征。

### 四、鉴别诊断

50岁以上，深部巨大软组织肿块，首先考虑恶性纤维组织细胞瘤（图3-5-3-8）。请参见本章表3-1-2常见软组织恶性肿瘤的诊断及鉴别诊断要点。

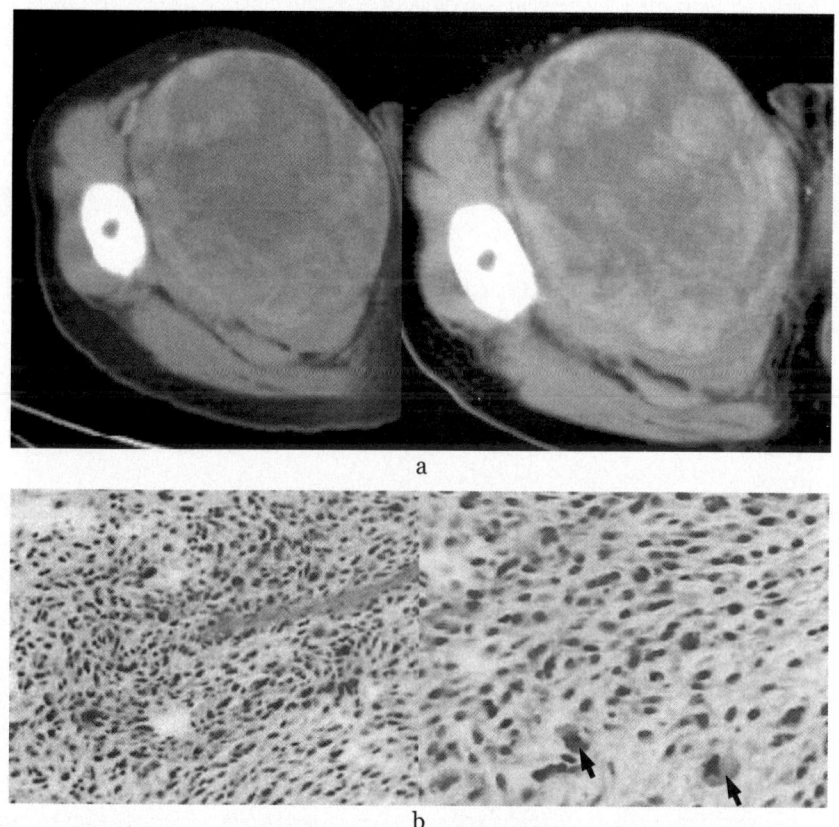

**图 3-5-3-9 恶性纤维组织细胞瘤**

男，47岁，发现右腹股沟肿物5个月，伴疼痛消瘦4个月。
**CT（a）**：股骨内侧巨大软组织肿块，内部密度不均匀，无钙化。
**病理切片（b）**：细胞成分多样，可见纤维母细胞、组织细胞、肌纤维母细胞、原始间叶细胞和一些反应性细胞成分。另外，瘤细胞异型性明显，并见有核形怪异的瘤巨细胞（↑）。

## 第四节 其它纤维细胞来源的肿瘤

WHO（2002）新分类中，有关纤维母细胞/肌纤维母细胞一类的肿瘤繁多，其中良性者就有 22 个（参见本章篇附录软组织肿瘤 WHO 新分类 2002），在此介绍其中两个。

### 腱鞘纤维瘤

腱鞘纤维瘤（fibroma of tendon sheath）为发生在四肢、手足、腱鞘的一种良性纤维组织瘤样增生病变。本病少见。

#### 一、临床表现

1. **好发年龄** 好发 20～50 岁。男多于女。
2. **好发部位** 四肢，尤其手、足的指（趾），腕（踝）等处。
3. **症状与体征** 局部呈一隆起性结节或肿块样软组织肿物，边清，生长缓慢，可无症状，肿物较大时，可对周围组织造成压迫症状或导致功能障碍，部分病例有外伤史。

#### 二、影像学表现

[X 线平片]

四肢、手、腕、足及踝部局部软组织鼓凸，隆起肿胀或肿块形成，边缘清楚，病灶内一般无钙化及骨化。

[CT]

肿瘤边缘整齐，也可呈分叶状，与肌肉等密度，邻近组织如皮下脂肪、肌肉、肌间隙、肌腱及血管等可受压推移。

[MRI]

病灶在 T1WI 与肌肉呈等信号，T2WI 上信号增高，增强后，病变可不呈等程度强化（图 3-5-4-1）。

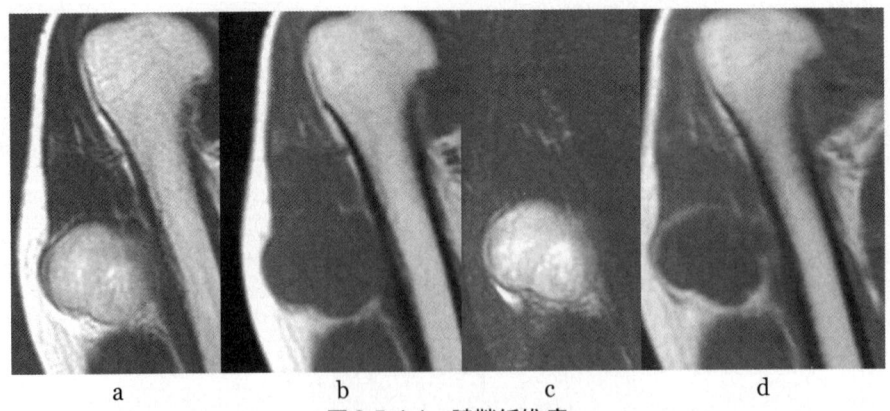

图 3-5-4-1 腱鞘纤维瘤

男，33 岁，发现左上臂肿物约 1 个月。
MRI（a-d 分别为 T2WI、T1WI、T2WI 抑脂、T1WI 增强）：左上臂外侧类球形软组织肿块，T1WI 上与肌肉等信号，T2WI 呈高信号，T1WI 增强扫描病灶边缘环状强化，内部不强化。病灶周缘在 T1 及 T2WI 上均可见一低信号包膜，增强后包膜内层强化呈高信号。

## 三、病理学表现

腱鞘纤维瘤境界清楚，常呈分叶状，大都附着于肌腱或腱鞘。良性。镜下，肿瘤由致密的纤维组织构成。其间可见星芒状、或梭形的间叶细胞和滑膜裂隙状间隙；偶见核分裂与核形怪异的瘤巨细胞。有一种说法认为，它只是腱鞘巨细胞瘤和结节性筋膜炎等病变的终期病变形式。

## 四、鉴别诊断

钙化性腱膜纤维瘤 病灶内有钙化或骨化灶，可资区别（腱鞘纤维瘤内则无钙化或骨化）。

## 钙化性腱膜纤维瘤

钙化性腱膜纤维瘤（calcifying aponeurotic fibroma）为局部侵袭性纤维组织肿瘤样增生，以灶性软骨化、钙化及骨化为特征。为发生在四肢、手足、腱鞘的一种良性纤维组织瘤样增生病变，本病少见。

### 一、临床表现

1. **好发年龄** 常见于儿童及青年，也见于成人。男多于女。
2. **好发部位** 好发于手，尤其是手掌、腕部；少数见于踝部、足部、四肢及躯干等。
3. **症状与体征** 局部隆起性软组织结节或肿块，大多在深部软组织，少数在皮下，无症状或有轻度麻木，疼痛等。

### 二、影像学表现

[X 线平片]

局部软组织肿胀或肿块形成，致使皮下脂肪组织、肌肉、肌间隙受压，病灶内及病变的肌腱、腱膜常可见钙化、骨化（图 3-5-4-2）。腱膜附着处可见局部骨质增生。

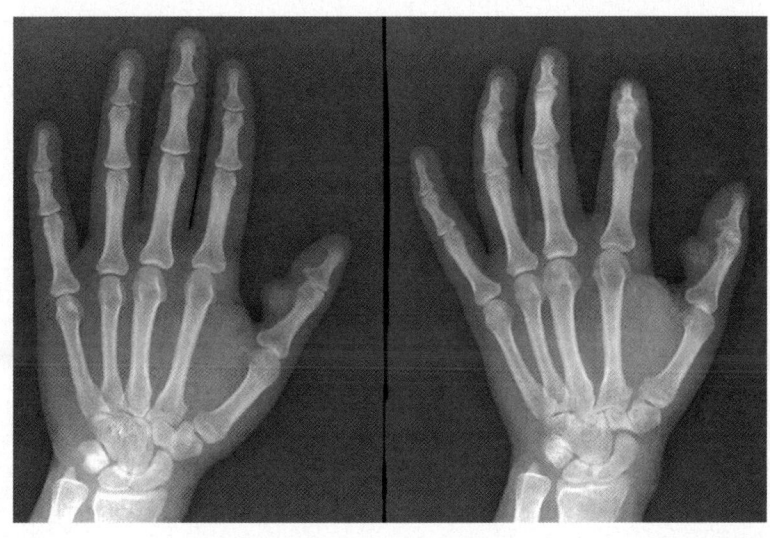

**图 3-5-4-2 钙化性腱膜纤维瘤**
女，28 岁，左手及腕部肿物 10 余年，逐渐麻木。
**平片**：左拇指近节掌侧可见一隆起的软组织肿块，其内可见多发散在呈桑葚样的钙化影。

[CT]

所见似平片，病灶与肌肉呈等密度，病灶内常可见砂粒状、条带状钙化、骨化；也可见周围滑囊弧形钙化。腱膜附着处可见骨质增生。

[MRI]

病灶在T1WI呈低信号，在T2WI主呈不均匀低信号。

## 三、病理学表现

钙化性腱膜纤维瘤的典型形态是皮下结节，或是境界不清的包块，或与肌腱相连，或可见灶状钙化。大都发生在青春期患者手或腕部的软组织肿块，偶见于肢体近端或躯干。镜下，在弥漫性生长的纤维母细胞之间可见散在分布的斑点状钙化，钙化灶周围的瘤细胞酷似软骨细胞。瘤细胞无明显异型性，无核分裂象，但可见散在的多核巨细胞。肿瘤可向周围脂肪组织或横纹肌内浸润，但此现象并非恶性证据。

## 四、鉴别诊断

腱鞘纤维瘤病灶内无钙化、骨化，有助于鉴别。

# 第六章 滑膜源性肿瘤和瘤样病变

1941年Jaffe提出应将腱鞘、粘液囊和关节的滑膜视为同一的解剖概念，从此这里发生的各种病变均属同一家族，其中包括腱鞘巨细胞瘤、局灶性和弥漫性色素性绒毛结节性滑膜炎、源于粘液囊的色素性绒毛结节性滑膜炎（色素性绒毛结节性粘液囊炎、或称弥漫性腱鞘巨细胞瘤）。它们在临床症状、病变范围和生长方式上表现出的差异主要是受到病变部位的影响。Jaffe所建立的概念一直沿用至今，没再有新的发现。只是他们所持"此乃慢性炎症所致之反应性病变"的观点可能是不全面的，因为有大量证据表明它们是肿瘤样病变（表3-6-1）。

表3-6-1 滑膜源性良、恶性肿瘤与瘤样病变

| 病变性质 | 良性 | 恶性 | 肿瘤样病变 |
| --- | --- | --- | --- |
| 病名及主要成分来源 | 腱鞘巨细胞瘤<br>（纤维-组织细胞增殖）<br>树枝状脂肪瘤<br>（脂肪组织）<br>血管瘤<br>（血管组织增殖） | 滑膜肉瘤<br>双向结构的（恶性上皮细胞、间叶细胞或未分化小细胞组成）<br>滑膜软骨肉瘤<br>（恶性软骨细胞） | 滑膜（骨）软骨瘤病<br>（滑膜的软骨化生，形成软骨体；再经软骨内化骨，形成骨软骨体）<br>色素沉着绒毛结节滑膜炎（纤维-组织细胞增殖）<br>滑膜囊肿（外围为滑膜，内含滑液） |

## 第一节 腱鞘巨细胞瘤

腱鞘巨细胞瘤（giant cell tumor of the tendon sheath）又称良性滑膜瘤、腱鞘纤维组织细胞瘤、局限性结节样腱鞘炎、巨细胞性腱鞘炎、滑膜纤维黄色瘤。常为单发性。

### 一、临床表现

1. **好发年龄** 可见于8～72岁，但多见于20～40岁青壮年。男女发病比例为1∶2，发生于手指者女性居多。

2. **好发部位** 多见于手指腱鞘部位，常在掌侧，指端及指间关节处，其次为足趾、膝关节、足踝部，手腕甚至髋关节附近的腱鞘部位也可发生。

3. **症状与体征** 多数无痛性、生长缓慢的结节，直径一般不超过2～3cm。可卡压局部神经肌腱，使关节活动受限。

### 二、影像学诊断

[X线平片]

初期瘤体侵犯软组织，显示为局限性密度增高、边缘光整的圆、卵圆形软组织肿块。后期肿块邻近的骨质可能有压迫性骨吸收，或形成边缘清楚的囊状骨质破坏，可有硬化缘，少数可出现骨皮质膨胀。本病无钙化。

[CT]

肿瘤多呈局限性密度增高的软组织肿块，边界清楚。肿块邻近骨质有压迫性骨吸收，或呈囊状骨质破坏，边缘常有硬化缘。6%病灶内可见钙化，CT能明确软组织肿块大小。

[MRI]

由于肿瘤含有丰富的胶原组织增生，病变组织的黄色瘤细胞内含铁血黄素沉积，T1WI上呈等或低信号，T2WI上由于含铁血黄素沉积，可混杂有中等至低信号，较有特点（图3-6-1-1、图3-6-1-2）。增强扫描病灶可见强化。注射Gd-DTPA后，因胶原间质中含丰富毛细血管呈明显均匀增强（图3-6-1-3）。

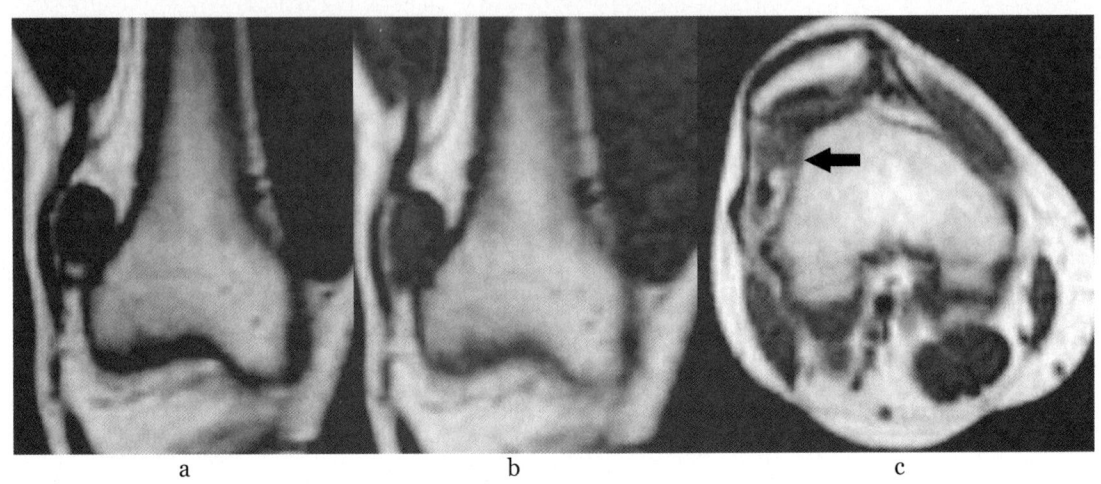

图3-6-1-1 腱鞘巨细胞瘤

男，24岁，右膝关节肿物1年余。
MRI（a-c 分别为 T2WI 冠状位、T1WI 冠状位、T2WI 轴位）：右膝关节股外侧肌腱深方，边缘清晰类椭圆形病灶，T1、T2呈等或略高信号。
手术所见：肿物位于股外侧肌深方膑上囊内，表面光滑，实性剖面，褐黄相间。病理证实腱鞘巨细胞瘤。

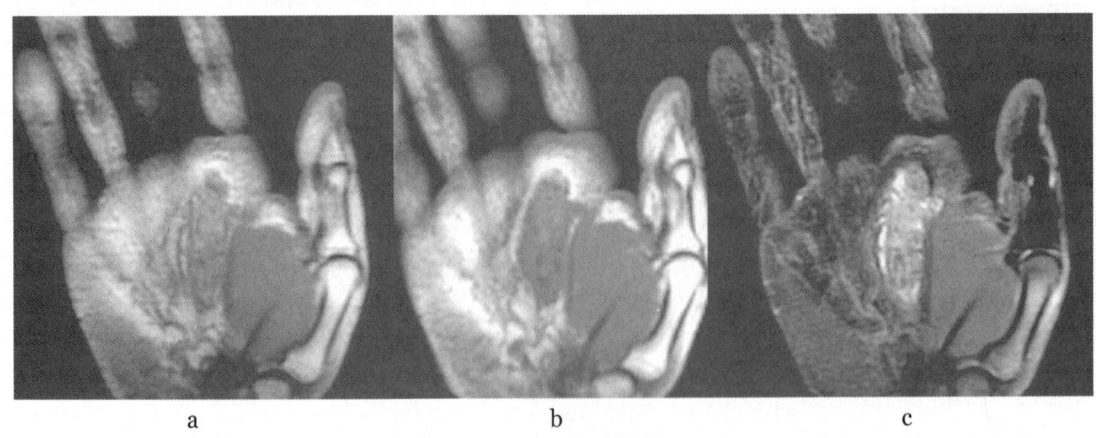

图3-6-1-2 腱鞘巨细胞瘤

女，40岁左手软组织肿物10年。
MRI（a-c 分别为 T2WI、T1WI、T2WI 抑脂）：第二、三掌骨间肌肉组织内 T1 低信号，T2 低及高混信号肿块，抑脂 T2WI 呈低高混信号。

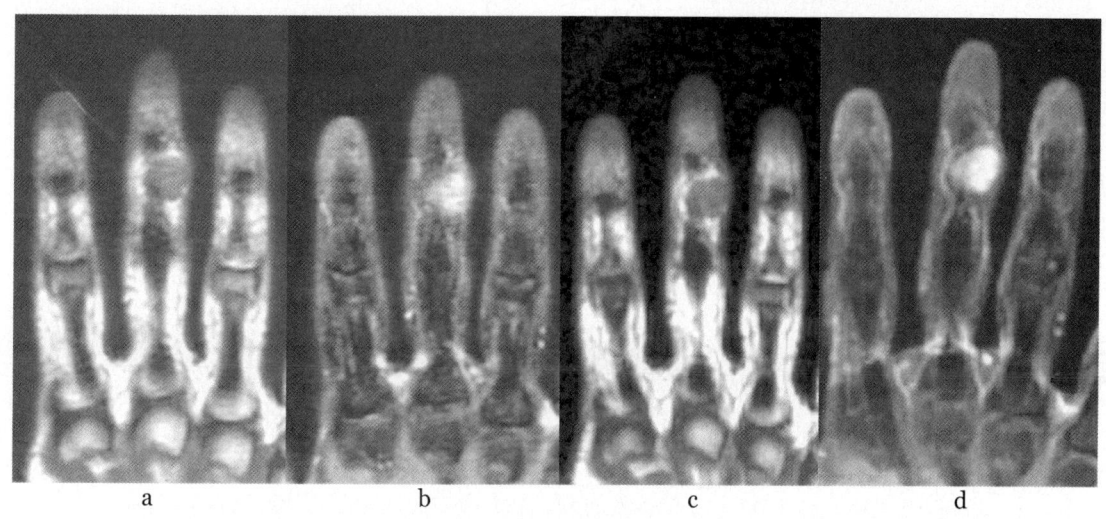

图 3-6-1-3　腱鞘巨细胞瘤

MR（a-d 分别为 T2WI、T2WI 抑脂、T1WI、T1WI 增强）：右手中指中节指骨旁类圆形软组织肿块，T1WI 和 T2WI 均为中、低信号强度，病灶边界清，有明显强化。

### 三、病理学表现

在病理学上，WHO 最新 2002 年分类法将腱鞘巨细胞瘤划归纤维组织细胞瘤项下。镜下，肿瘤由多种细胞成分构成，其中包括单核细胞、多核细胞、泡沫细胞、含铁血黄素吞噬细胞和慢性炎性细胞构成（图 3-6-1-4）。

大体上，肿瘤直径 1～3cm，包膜完整，灰白色，分叶状。镜下，肿瘤由肌纤维母细胞、具有吞噬功能的单核组织细胞和间充质细胞构成。瘤细胞多为梭形，梭形细胞之间散在分布有成堆的多核巨细胞、泡沫细胞（假黄瘤细胞）和含铁血黄素吞噬细胞。这些多核巨细胞和泡沫细胞都是由组织细胞转变而来。巨细胞体积不大，核的数量也不多，很少超过 10 个。瘤细胞无明显异型性，无病理性核分裂。病变中可见胆固醇结晶、含铁血黄素沉着和炎细胞浸润。

上述各种细胞成分在不同病例、甚至在同一肿瘤的不同部位的优势表现不同，也造就了本瘤组织结构的多样性。根据优势成分，可将其分为以下类型：巨细胞型、黄色瘤型、纤维瘤型和血管瘤型。

### 四、鉴别诊断

本病发生在手指附近时，需与血管球瘤鉴别，前者 T2WI 上由于含铁血黄素沉积，表现为混杂的中等至低信号，较有特点，后者临床表现特殊，常有明显疼痛及冷热敏感，且好侵犯末节指（趾）骨的远端。其它尚需鉴别的疾病见下述：

1．**滑膜肉瘤**　一般而言，软组织肿块较大，骨骼破坏更甚，且有钙化。
2．**痛风**　好发拇指关节，可有钙化，骨质破坏呈架棚征（overhanging edge sign）
3．**内生软骨瘤**　为中心性骨质破坏，且有特征性软骨钙化。
4．**骨膜软骨肉瘤**　几乎多有特征性软骨钙化，为环状、半环状或多环状。

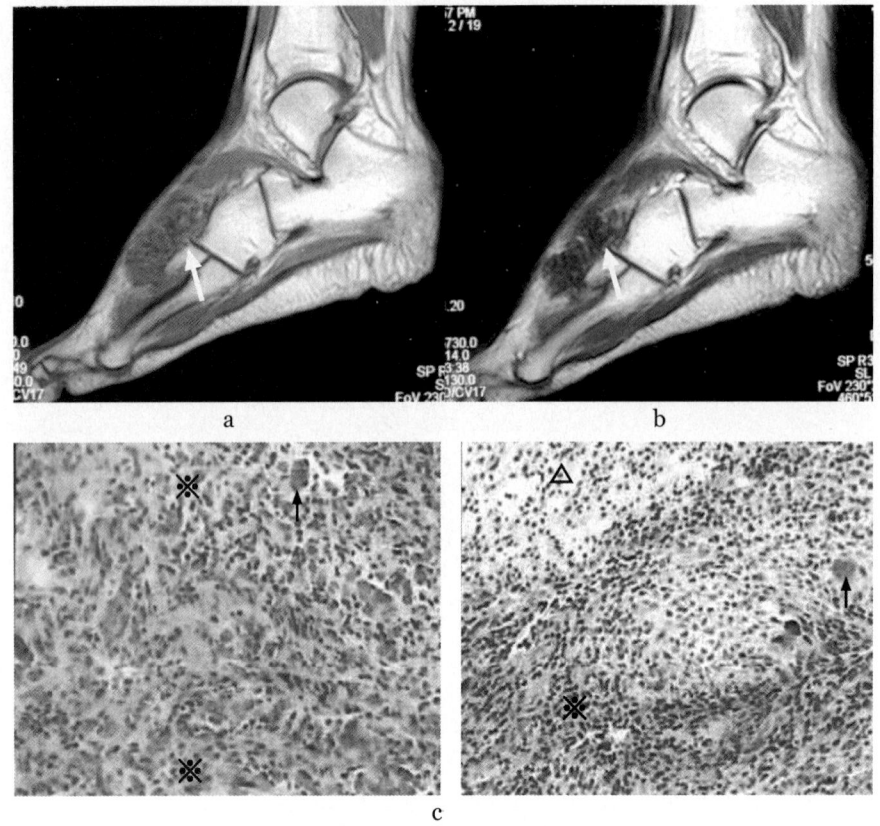

图 3-6-1-4　腱鞘巨细胞瘤

男，23 岁，右足背肿物术后复发。
**MRI**（a、b 分别为 T2WI、T1WI）：足背软组织肿物，T2WI（a）及 T1WI（b）均以低信号改变（↑）。
**病理切片**：腱鞘巨细胞瘤由肌纤维母细胞、单核细胞、泡沫状组织细胞（△）、多核巨细胞（↑）、含铁血黄素吞噬细胞和慢性炎性细胞（※）构成；瘤细胞无明显异型性。

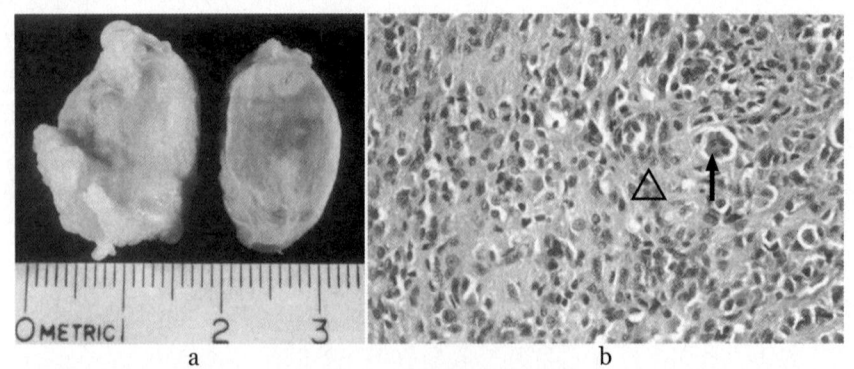

图 3-6-1-5　腱鞘巨细胞瘤

**大体形态**（a）**及病理切片**（b）：肿瘤由肌纤维母细胞、单核组织细胞（△）和间充质细胞构成，呈席纹状或车辐轮状排列。其间散在分布有多核巨细胞（↑）、泡沫细胞和含铁血黄素吞噬细胞。

## 第二节 滑膜血管瘤

滑膜内富血管可发生滑膜血管瘤（synovial hemangioma），为少见的良性肿瘤。

### 一、临床表现

1. **好发年龄** 9～49岁，平均25岁。另一组报道膝关节血管瘤，75%发生在16岁以前。
2. **好发部位** 最多见于膝关节，也见于膝、踝、腕关节及腱鞘部位。
3. **症状与体征** 虽可无症状，一般均有局部肿胀，疼痛、活动受限。

### 二、影像学表现

[X线平片]

可见软组织局限性肿胀或肿块，静脉石，滑膜积液，有的病例可有邻近骨骼骨质侵蚀或骨膜反应。

[关节造影]

可显示滑膜腔内有非特异性充盈缺损。

[CT]

可显示软组织肿块与肌肉呈等密度，内含低密度脂肪组织或高密度静脉石，注射造影剂后增强。

[MRI]

病变组织在T1WI上呈中信号，T2WI上呈高信号，因血管瘤内夹杂有脂肪组织、纤维间隔及静脉石，故信号可不均，注射 Gd-DTPA 后增强。

### 三、病理学表现

镜下，以海绵状血管瘤最为常见，其次是小叶状毛细血管瘤、动静脉血管瘤和静脉血管瘤。偶有血管周细胞瘤的报道。

### 四、鉴别诊断

1. **慢性关节积血** 关节内无软组织肿块。
2. **着色绒毛结节滑膜炎** 在MRI上，病灶内有含铁血黄素，在T1WI上及T2WI上均为低信号，而血管瘤在T2WI上，主要呈高信号。
3. **滑膜（骨）软骨瘤病** 其内有特征性钙化或未钙化的软骨小体，常多发，可在平片、CT 或 MRI 上显示出来，与血管瘤不同。

## 第三节 （滑膜）树枝状脂肪瘤

本病为关节滑膜的脂肪组织呈绒毛结节样增殖造成。

### 一、临床表现

1. **好发部位** 最多见于膝关节，也见于腕、踝、髋关节。
3. **症状与体征** 发病缓慢，常主诉慢性进行性骨关节局部肿胀。

## 二、影像学表现

[X线平片]

关节滑膜部位有软组织肿块呈脂肪性低密度。

[CT]

可清晰显示脂肪性软组织肿块，边缘整齐，呈负CT值。

[MRI]

病变在T1WI呈高信号，在T2WI呈中信号，用抑脂技术，脂肪信号可被抑制。

# 第四节　色素沉着绒毛结节滑膜炎

本病的发病原因尚不清楚，有人认为与外伤出血有关，也有人认为与分泌失调、感染和变态反应有关；目前多将本病归为肿瘤样病变。

色素沉着绒毛结节滑膜炎(pigmented villonodular synovitis, PVNS)为纤维组织细胞增殖，使滑膜呈黄棕色（因脂质及含铁血黄色过量沉积）的绒毛结节状突起，发生在滑膜、滑囊及腱鞘；Jaffe等认为是炎性病变，但Ray等认为是肿瘤，尚无定论。本病可分三型：①弥漫型：关节滑膜弥漫侵犯；②局限型：在关节滑膜内呈单个结节；③孤立型侵犯腱鞘的叫腱鞘巨细胞瘤（已在本章第一节中叙述）。

## 一、临床表现

1. **好发年龄**　4～60岁，26～40岁最多。女：男＝2：1，也有报道男性多发。
2. **好发部位**　膝、髋、腕、肘、肩关节，常单关节发病。
3. **症状与体征**　起病缓慢、疼痛、关节活动受限。关节进行性肿胀、血性积液可达66%，因此若无外伤等其它原因出血，应考虑本病。

## 二、影像学表现

[X线平片]

因关节积液及滑膜增厚、结节或肿块使关节肿胀，偶可见结节状或分叶状软组织肿块呈较高密度影，病变侵入骨骼，视受累关节解剖不同而异，例如髋关节的关节囊与其下骨质相贴很近，则骨骼侵蚀可早些发生（图3-6-4-1），其它关节，如膝关节的髌上囊与股骨前面距离宽大，骨质侵蚀可不或少发生在该部，通常可发生在关节双侧（图3-6-4-2），也可在一侧或在骨骼非持重区或裸区发生骨骼被侵蚀，常呈囊状也可非囊状，边缘较整齐，可有或无硬化缘，关节间隙常可保持，但也有例外、如髋关节的间隙可较早期变窄，骨质稀疏也常不明显。

[CT]

可显示病变范围及骨质是否侵蚀，增厚的滑膜表现为关节周围稍高密度的软组织肿块，关节内出血时液体的CT值较高。

[MRI]

可很好显示关节积液和滑膜组织病变。由于在病变组织中有含铁血黄素沉积和纤维组织增厚，在T1及T2WI上均呈低信号，是本病的特点。在T2WI上关节积液及充血滑膜呈高信号，但滑膜中含铁血黄素沉积仍呈低信号，故T2WI表现为低信号散布在高信号中（图3-6-4-

3、图3-6-4-5、图3-6-4-6、图3-6-4-7）。增强扫描病变呈中等程度或明显强化。另外，在病变组织中也可见到由于巨噬细胞吞噬脂肪后在T1WI上产生高信号，T2WI上产生中等信号改变，以上MRI所见很有助于本病诊断。同时可以显示关节边缘部位长T1长T2信号的囊状骨质缺损。

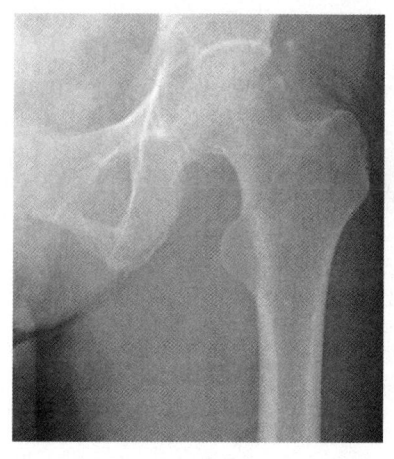

图3-6-4-1　色素沉着绒毛结节滑膜炎
女，57岁，左大腿后方发现肿物不适1周。
平片：髋关节面非持重区骨质侵蚀破坏，呈囊状改变，无硬化缘，关节间隙正常。

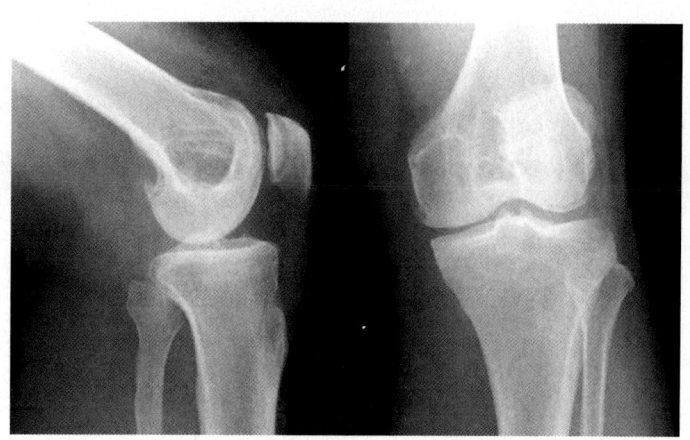

图3-6-4-2　色素沉着绒毛结节滑膜炎
男，57岁，左膝肿物术后23年，疼痛半年。
平片：膝关节肿胀，股骨远端外侧髁骨质被侵蚀破坏，呈囊状改变，周围有硬化缘。

### 三、病理学表现

分局限性和广泛性两种，大体见滑膜呈黄褐色，充血水肿、增厚，滑膜表面呈绒毛结节状改变。镜下见病变由滑膜细胞、纤维母细胞、组织细胞、吞噬细胞、多核巨细胞和炎性细胞构成，病变中有大量含铁血黄素沉积并可见滑膜裂隙。早期呈绒毛状增生，继之绒毛增粗并互相融合成结节状。

色素沉着绒毛结节性滑膜炎在T1WI及T2WI上，所有病灶内均夹杂有不同程度低信号影，提示有含铁血黄素沉积，是本病特点，有利于本病的诊断及鉴别诊断。

### 四、鉴别诊断

PVNS的典型改变为软组织肿胀或关节积液，关节间隙常可保持，可无骨质稀疏，有或无骨质侵蚀、囊变及在MRI上，可见含铁血黄素沉积，根据这些特点，不难与类风湿性关节炎、关节结核及化脓性关节炎等相鉴别。

1．血友病　有家族史、非单关节发病，常多关节发生。
2．关节结核　无滑膜肿块，常有骨质疏松及关节间隙变窄。
3．类风湿性关节炎　有明确病史，常多关节且对称发生常有骨质疏松、关节间隙变窄。
4．滑膜肉瘤　可有钙化，用MRI检查，滑膜肉瘤的病灶呈长T1长T2信号，周围软组织受侵犯呈长T1和长T2信号，且病变范围较广，其内无T1及T2WI均呈低信号的含铁血黄素沉积。

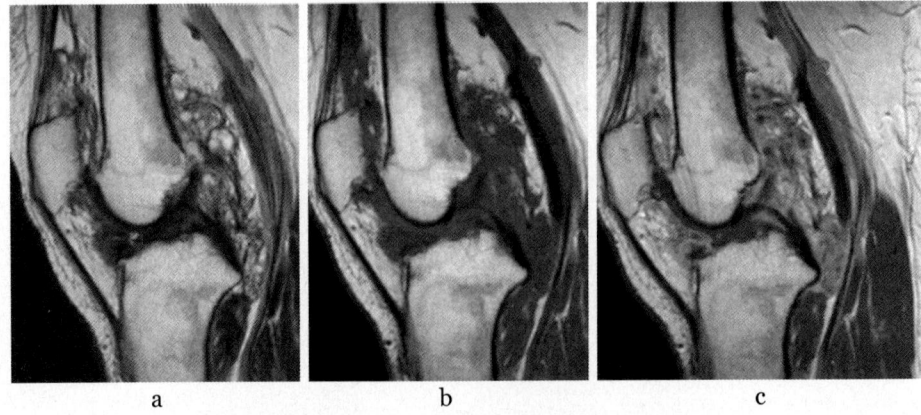

图 3-6-4-3　色素沉着绒毛结节滑膜炎

女，44 岁，右膝关节疼痛 10 余年，加重 1 年伴活动受限。
MRI（a-c 分别为 T2WI、T1WI、T1WI 增强）：膝关节广泛滑膜结节状增厚，T1WI 以低信号为主，杂有少量高信号，T2WI 为低信号散布在高信号中，病变组织呈不均匀及环状强化。

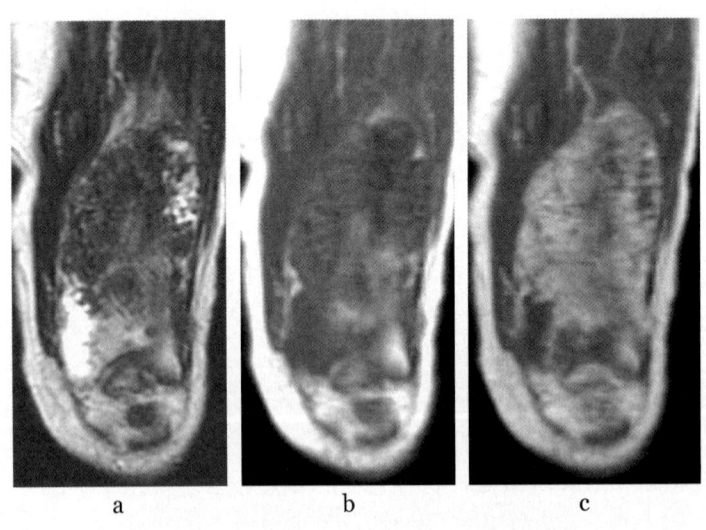

图3-6-4-4　色素沉着绒毛结节滑膜炎

女，63 岁，发现左膝无痛性肿物 2 年余。
MRI（a-c分别为T2WI、T1WI、T1WI增强）：髌上囊滑膜增厚，以T1及T2低信号为主，杂有长T2信号区，呈不均匀强化。

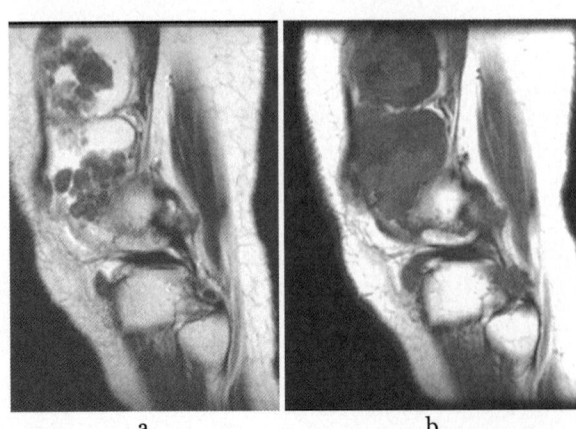

图3-6-4-5　色素沉着绒毛结节滑膜炎

MRI（a、b 分别为 T2WI、T1WI）：膝关节大量积液，呈长T1长T2信号。广泛增生滑膜结节在 T1 及 T2WI 上均呈低信号并有典型含铁血黄素沉积。

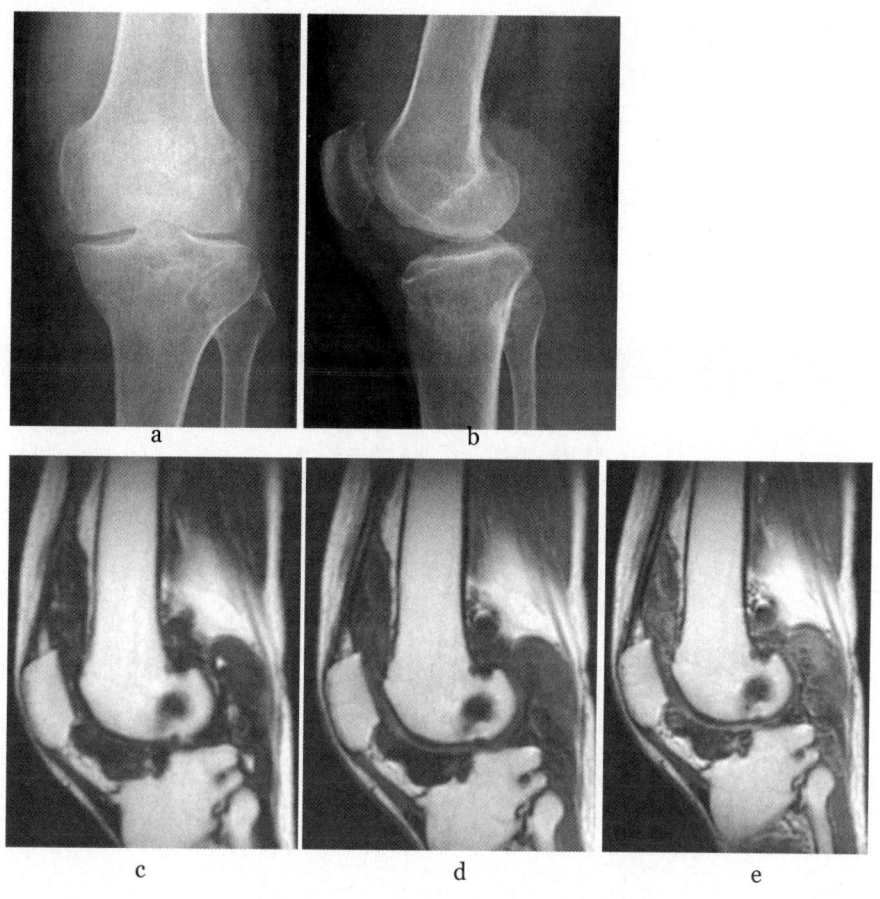

图 3-6-4-6 色素沉着绒毛结节性滑膜炎

男，35岁，左膝髌骨上方包块2年。

**平片**（a、b）：左膝关节髌上囊部位软组织密度增高，股骨远端及胫骨近端骨皮质边缘不整齐。

**MR**（c-e分别为T2WI、T1WI、T1WI增强）：膝关节周围不规则软组织肿块，T1WI及T2WI均主呈低信号，有不均匀和分隔状强化。

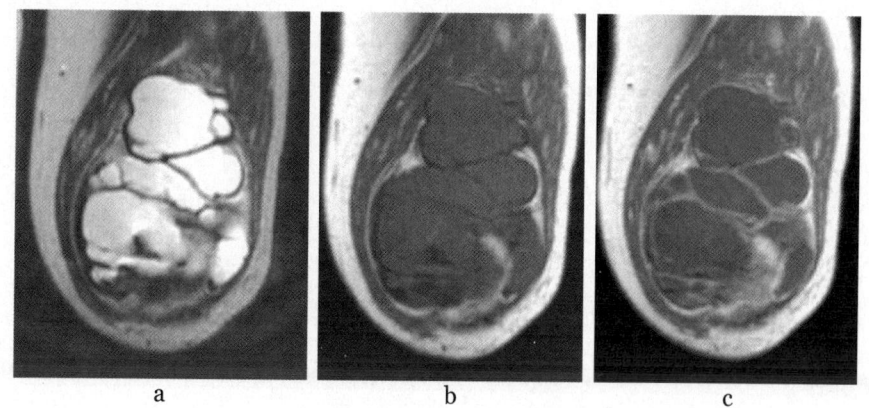

图 3-6-4-7 色素沉着绒毛结节性滑膜炎

**MR**（a-c分别为T2WI、T1WI、T1WI增强）：股骨下段软组织肿物，肿物下部T2WI、T1WI信号均低，有明显造影增强，肿物上方为多囊结构。

5. **滑膜血管瘤** 常有静脉石。

6. **滑膜（骨）软骨瘤病** 有多发钙化及未钙化游离体，滑膜骨软骨瘤的骨关节面和软骨改变比较轻，未钙化软骨小体呈 T1 低信号，T2 高信号，已经钙化者，在所有序列上，均呈低信号。

7. **滑膜树枝状脂肪瘤** 用MRI检查，呈典型T1高信号，T2中信号与皮下脂肪组织呈相同信号的软组织肿块。

### 五、治疗与预后

尽可能完整地切除滑膜是减少复发的关键，姑息或遗漏病变容易导致复发。

## 第五节 滑膜囊肿

滑膜经关节囊疝出，或滑囊膨胀与关节囊相通或不通，均可造成滑膜囊肿（synovial cyst），常与外伤、退行性变或炎症等有关，例如类风湿性关节炎是造成滑膜囊肿一个常见原因，囊肿外覆滑膜、内含滑液。

**影像学表现**：

[X 线平片]

关节旁或在滑膜囊部位有软组织呈囊状肿胀，近膝关节的腘窝囊肿与膝关节相通。

髋关节前方的髂腰肌滑囊，15%与髋关节相通，积液时形成囊肿或发炎，在X线平片或CT上可在腹股沟部呈现软组织肿块，临床触知肿物，但难与肿瘤、淋巴结肿大、疝气等鉴别。如采用 CT 或 MRI 检查，则诊断不难。

[CT]

可查知囊肿大小、范围及与周围组织关系，可测CT值证实其为液性病变，边缘光滑、密度常较均匀。

[MRI]

囊肿在 T1WI 上呈均匀低信号，T2WI 呈高信号，边缘光滑（如囊内含亚急性出血成分，则T1及T2WI上均呈高信号，如囊内含高蛋白液体，在T1WI上信号也可增高），囊内容物不增强，偶可有囊壁增强。MRI 所见具有特征性，可以诊断。

## 第六节 原发性滑膜（骨）软骨瘤病

原发性滑膜（骨）软骨瘤病 [primary synovial (osteo) chondromatosis] 主要发生在关节滑膜，亦可发生在具有滑膜的滑囊或腱鞘，滑膜能化生为软骨，形成软骨结节，后经软骨内化骨，形成骨软骨结节，开始埋于滑膜内或是悬垂于滑膜，可自滑膜脱落，游离在关节囊中，接受滑液中的营养，可长大，大小自数毫米到数厘米，数目可从几个到数百个，为良性病变，占滑膜肿瘤及肿瘤样病变的6.7%~22.6%。由于其游离于关节腔内的生长方式，且非骨原发性肿瘤，2002 年 WHO 骨肿瘤分类新增关节病变一项，将其纳入其中。

### 一、临床表现

1. **好发年龄** 6~69岁，但多见于20~50岁。男：女 = 2:1。

**2. 好发部位** 膝关节最多，其次髋、肘、肩、踝、下颌及手、足等关节，一般单关节发病，偶可多关节发病。

**3. 症状与体征** 关节疼痛、肿胀、活动障碍，症状轻重不等。检查：可有关节绞锁、摩擦音、关节积液或触及游离体。

## 二、影像学表现

[X线平片]

主要视软骨体（即结节）的钙化程度而定，约有1/3患者软骨体未钙化，平片阴性，如采用关节充气造影（现临床已很少用）或用MRI检查，可检出未钙化软骨体。软骨体钙化或骨化后，呈圆形、类圆形或不规则形高密度影（图3-6-6-1、图3-6-6-2、图3-6-6-3），数目从几个到数百个，极多时，形似一袋小鹅卵石，游离者，常向关节囊较松弛处移动。部分游离体可对邻近骨骼造成压迫性骨质侵蚀吸收，边缘可有硬化缘，除了并发退性行骨关节病外，关节间隙常正常，偶有骨软骨体侵蚀关节囊，造成破裂，使游离体脱出关节囊外。

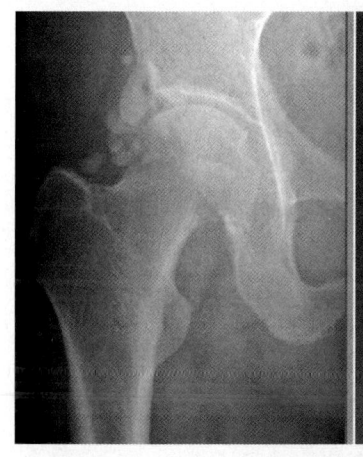

**图3-6-6-1 滑膜软骨瘤病**
女，55岁，右髋关节疼痛8个月，加重半年。
**平片**：髋关节内、股骨头外上方多发类圆形高密度骨化软骨小体影。

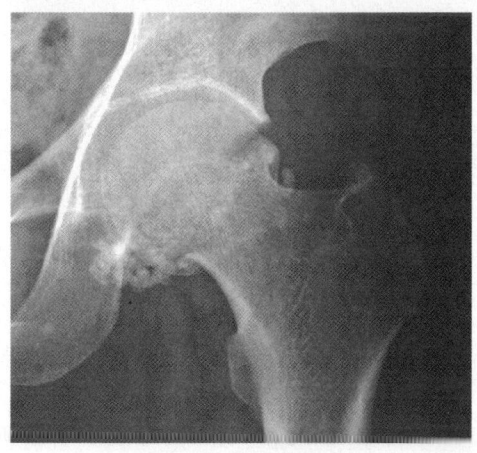

**图3-6-6-2 滑膜软骨瘤病**
男，58岁左髋疼痛5个月，活动受限4个月。
**平片**：髋关节内、股骨头旁多发小类圆形高密度骨化软骨小体影，关节间隙正常。

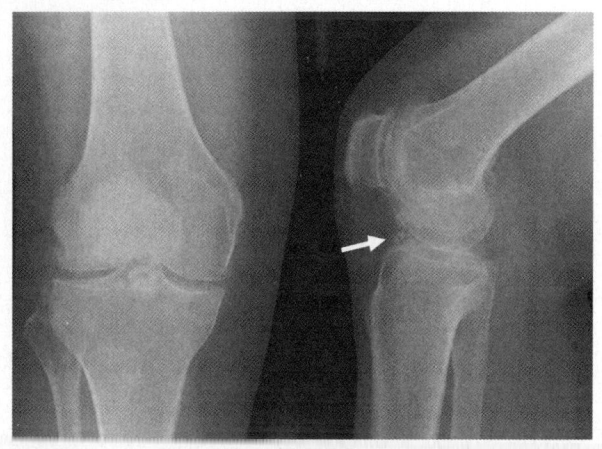

**图3-6-6-3 滑膜软骨瘤病**
女，53岁，右膝关节疼痛伴绞锁10余年，加重4个月余。
**平片**：膝关节囊内簇状分布多发类圆形高密度游离体（↑）。

## [CT]

可显示骨软骨体及对骨骼压迫性侵蚀吸收（图3-6-6-4）。骨软骨体依钙化程度不同表现各异，可为关节内多发钙化骨化小体影，亦可为未钙化的软骨小体影。

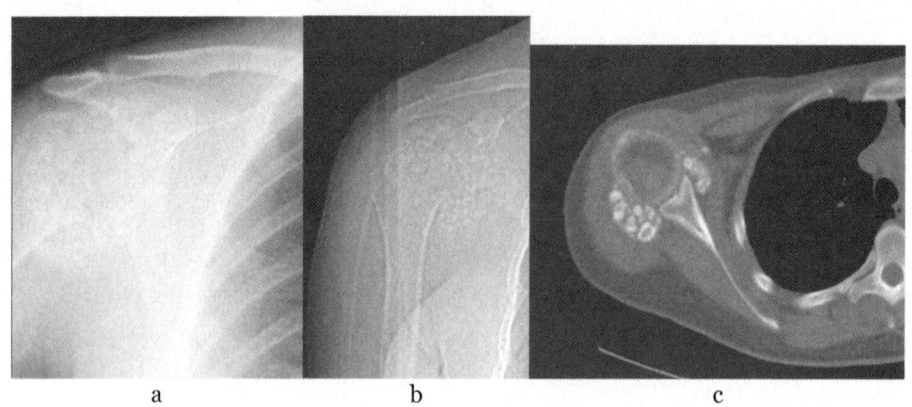

图3-6-6-4 滑膜软骨瘤病

女，23岁，右肩疼痛1年。
**平片（a）**：肩关节囊内可见多发结节状不规则的致密阴影。
**CT（b、c分别为定位像、平扫）**：肩关节周围软组织内见大量多发大小不等圆形或卵圆形钙化游离体，典型呈环状钙化，亦见点状、弧形钙化。游离体对肱骨头及肩胛盂造成压迫性骨侵蚀吸收。

## [MRI]

未钙化的软骨小体，在T1WI上呈低信号，T2WI呈高信号。已经钙化、骨化的软骨小体，在所有序列上均呈低信号。

## 三、病理学表现

大体上，骨软骨小体可局限于滑膜内或被挤入关节腔内，形成游离体，其大小、数量不等，小者如粟粒，大者可达数厘米，可单个存在，多者可达数百个不等。游离体附在滑膜上，可融合成实质性团块（图3-6-6-5），游离体呈白色或灰白色，光滑半透明，可见钙化及骨化。

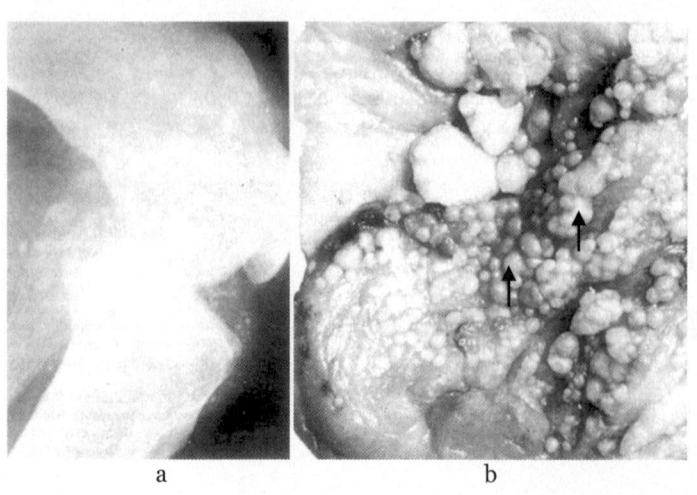

图3-6-6-5 滑膜软骨瘤病
**平片（a）**：膝关节滑膜软骨瘤病的X线表现。
**大体标本（b）**：滑膜软骨瘤病之大体形态：滑膜表面可见无数个骨软骨小体（↑），但必须在滑膜内找到骨软骨小体，滑膜软骨瘤病的诊断才能成立。

关节滑膜充血、肥厚，可见绒毛状突起。镜下，在滑膜中可见小而圆形的透明软骨小体，软骨岛周围有结缔组织包绕（图3-6-6-6），软骨岛内软骨细胞成堆排列，分布不均，部分软骨细胞增生活跃，有轻度异型性：核深染，细胞体积较大，外形不规则，可见单核及双核或多核软骨细胞。但这并不足以表示恶性。部分软骨岛可钙化或骨化。

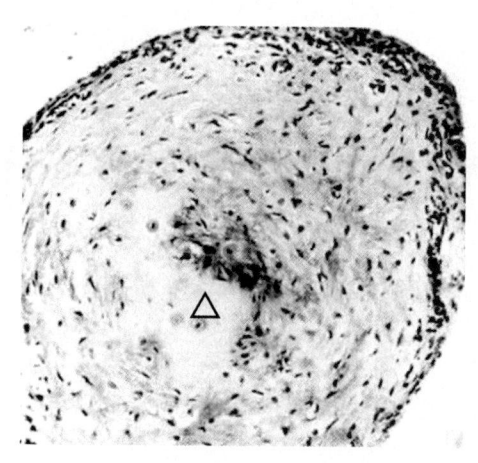

**图3-6-6-6　滑膜软骨瘤病**
**病理切片**：在未受损的滑膜下形成的骨软骨瘤病的孤立结节，结节中央有软骨化生（△）。

诊断滑膜骨软骨瘤病除了在关节腔内发现游离小体之外，还必须在滑膜内找到骨软骨小体，因为游离小体可见于多种继发性滑膜软骨化生性病变，如退行性关节病、神经性关节病和剥脱性骨软骨炎。本病分为三个阶段：①活动性滑膜内病变，不伴游离体；②滑膜内病变合并滑膜软骨瘤及游离体形成；③滑膜病变静止，形成多数游离体。

### 四、鉴别诊断

继发滑膜骨软骨瘤病：为退行性骨关节病、神经性关节病、十脆性骨软骨炎及半月板撕裂或外伤等使软骨块（伴或不伴其下骨质）掉入关节腔内，接受滑液营养，继续生长，但这些继发产生的游离体，数目均较少，一般只一个或几个，并且均有原发病变的X线征象可资鉴别。譬如由骨关节病产生的骨或软骨游离体，可同时见到有关节间隙变窄，关节面增生、硬化、长骨赘等X线表现。

## 第七节　滑膜肉瘤

滑膜肉瘤在临床表现和病理形态上都是一个定义明确的病变实体，在各类文献上都有描述。它主要发生在四肢关节周围区域，大都和腱鞘、粘液囊、关节囊密切相关。尽管名为滑膜肉瘤，但它很少见于关节腔，其发生部位也和滑膜结构没有什么明显的关系，如咽周区域、腹壁、胸膜和纵隔（心脏周围）。

早期文献曾认为其组织形态与发育中的滑膜相似，但其组织来源是滑膜却从未得到过证实。滑膜肉瘤与正常滑膜二者在免疫表型和超微结构上所表现出的差异之大，足以使多数人感到那种在早期文献中可找到出处的"滑膜肉瘤"一词是个很奇怪的命名。如Smith用"滑膜瘤（synovioma）"，而Lejars则更愿意采用"滑膜内皮瘤（synovial endothelioma）"。此外还应指出，Hajdu杜撰的腱鞘滑膜肉瘤（tendosynovial sarocoma）一词并非特指滑膜肉瘤，而是几种肉瘤的集合名词，其中包括上皮样肉瘤、透明细胞肉瘤和骨外粘液样软骨肉瘤，故虽然有人认为它有一定的概念价值，但无法用于诊断。滑膜肉瘤一词尽管还在使用，但已经有人建议应用"癌肉瘤（carcinosarcoma）"一词取而代之，因为它更能准确地反映此病变的本质。

## 一、临床表现

1．**好发年龄** 2/3以上发生在15～40岁间，平均年龄30岁。男女约为3:2。

2．**好发部位** 源于近关节的软组织、腱鞘，很少来源于关节腔（约10%）。83%好发四肢大关节附近，下肢最多约占65%，最常见于膝部，其次踝、髋及小腿。上肢约占25.2%，发生在肘部、肩部、前臂、腕部、上臂及手部；躯干约15.7%，分布在臀部、脊柱或背部、盆腔、腹部及会阴部。也可发生于无滑膜组织的部位，如肌肉、胸膜、腹壁及颈部。

3．**症状与体征** 病程随肿瘤恶变程度不同而异，可数月或数年，软组织肿胀或肿块，局部进行性疼痛，脊柱病变可压迫脊髓或神经根引起相应的症状，可发生肺转移。

## 二、影像学表现

[X线表现]

1．**软组织肿胀或肿块**（图3-6-7-1、图3-6-7-3） 几乎全部都有，出现率最高，常邻近关节、滑囊、腱鞘或在骨旁，可长入关节内，并可侵犯邻近的骨骼，邻近关节骨质疏松。

2．**瘤内钙化** 各家报道不一，15%～50%，也为本病重要征象，呈致密、模糊斑状或团块状（图3-6-7-1）。

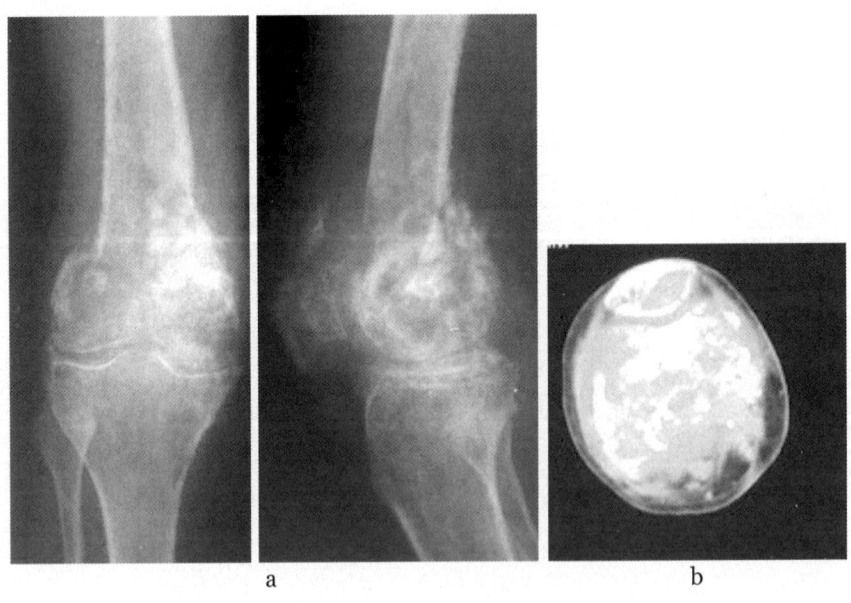

**图3-6-7-1 滑膜肉瘤**

平片（a）：股骨下端溶骨性破坏伴软组织肿块，病变区域内可见多发钙化。

CT（b）：股骨溶骨性破坏区内可见多发大小不等的不规则形、弧形、点状及片状钙化，膝关节内股骨周围可见软组织肿块影。

本例四个重要征象均存在：①软组织肿块；②瘤内钙化；③邻近关节侵犯；④骨骼侵蚀，是诊断本病依据。

3. **病变邻近关节被侵犯、破坏** 占57.5%（图3-6-7-1）。

4. **骨骼改变** 骨及关节受压侵蚀破坏是本病另一重要征象。Codman报道占10%，而国内综合报道为61%。

(1) 压迫性凹陷缺损：可有或无硬化缘。

(2) 溶骨性骨质破坏：可分为单纯性溶骨性骨质破坏（图3-6-7-1）、单或多囊状或膨胀性地图样骨质破坏。病变初期常呈局限性骨质稀疏，逐渐发展为渗透性、虫蚀状或囊状骨质破坏。病灶可融合，直达关节面。发生于跖、跗骨的肿瘤可同时累及多骨，可有膨胀性改变、骨外者可侵犯关节，病变区有软组织肿块。部分病灶，破坏区周围有不等程度反应性硬化缘或骨膜增生硬化。

5. **骨膜反应** 部分病例可有骨膜反应，呈单层、多层、花边、三角形或放射状，随恶性程度不同而异。

以上述及的1、2及3、4四个重要征象，结合起来，是诊断本病依据，但也可能缺少2、3、4中的1或2个征象。

[CT] （图3-6-7-1）

有助于显示软组织肿块大小、范围，有否侵犯邻近骨关节及X线片上不能显示的钙化。

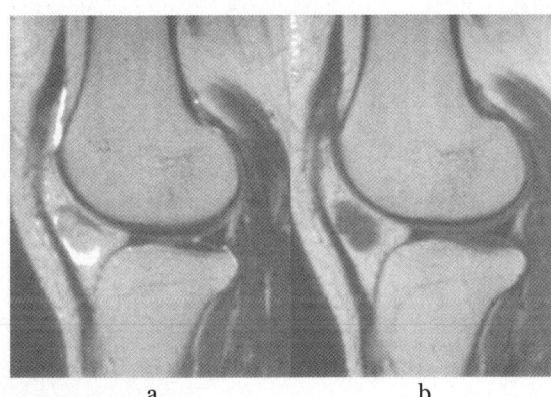

图3-6-7-2 滑膜肉瘤
MRI（a、b分别为T2WI、T1WI）：髌下脂肪垫内长T1长T2分叶状占位性肿块病变，边缘清晰。膝关节内积液。

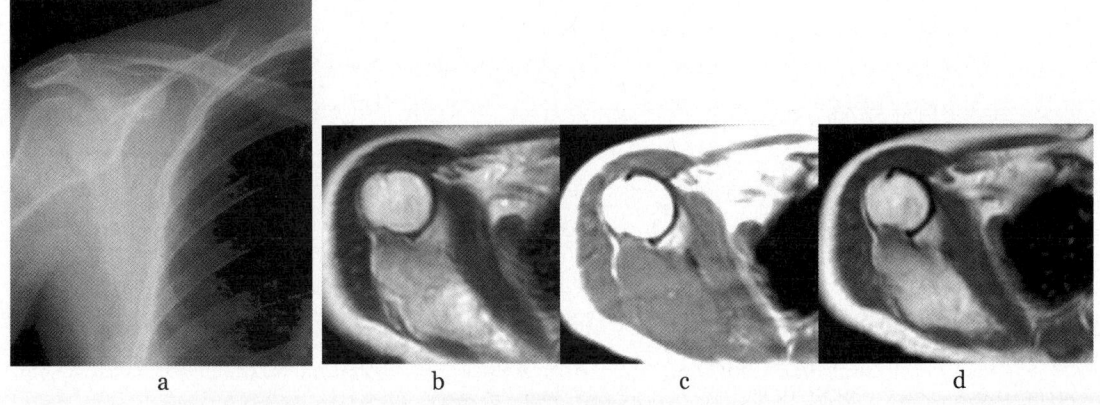

图3-6-7-3 滑膜肉瘤

平片（a）：未见明确异常。
MRI（b-d分别为T2WI、T1WI、T1WI增强）：清晰的显示肩关节后部软组织内的肿块及其侵犯范围。T2WI主为高信号，T1WI主为低信号，T1WI增强病灶明显增强。

[MRI]

不仅能显示滑膜肉瘤大小及其范围,还有助于判断关节内(图3-6-7-2)、外侵犯程度(图3-6-7-3)。在T1WI上,病灶呈低至中信号,T2WI呈高信号(图3-6-7-4),但肿瘤内可有分隔、出血、坏死及钙化,故信号常不均。分隔在T1WI及T2WI呈低信号;亚急性出血在T1及T2WI上均呈高信号,并可形成液-液平面;肿瘤内坏死在T2WI上呈高信号;钙化则无信号。注射Gd-DTPA后病灶常呈不均匀强化。

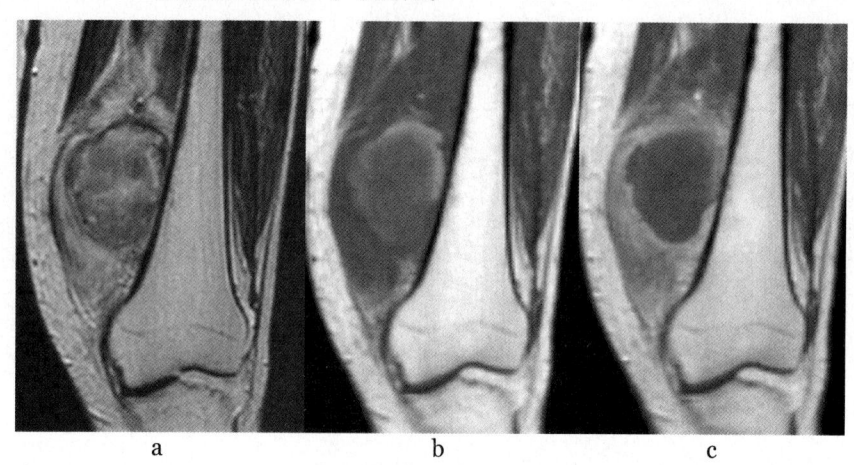

图3-6-7-4 滑膜肉瘤

男,32岁,发现左大腿内侧肿块3个月,伴疼痛。
MRI(a-c分别为T2WI、T1WI、T1WI增强):股骨近端内侧软组织内长T1混杂T2信号灶,周边少许短T1信号为出血,肿块仅周围带环行强化,示病灶内有大范围的坏死囊变,不能增强,而呈低信号。

### 三、病理学表现(图3-6-7-5)

滑膜肉瘤常靠近关节、腱鞘和关节囊,但累及滑膜者非常少见。大体上,肿瘤呈结节状或分叶状,部分肿瘤与周围肌腱、腱鞘或关节囊外壁相连。大小一般为3~5cm,最大直径可达15cm左右。切面灰红色或灰白色,质软或中等硬度,鱼肉样,可伴有出血、坏死或囊性变。生长缓慢的肿物可有假包膜形成,生长迅速或晚期的滑膜肉瘤与周围组织分界不清,可侵犯周围软组织、神经、骨膜或骨质。

镜下,双向分化结构是滑膜肉瘤的基本特征,混有腺样上皮性肿瘤细胞和间叶性肉瘤两种基本成分。这两种肿瘤成分的比例、分布、分化程度差异很大,其组织形态从酷似未分化肉瘤到形似高分化腺癌,其间为一宽阔的过渡的组织形态图谱。根据优势组织成分,可将其分为:①梭形细胞为主型,即单向成纤维型;②上皮细胞为主型;③双向型,又名混合型;④未分化小细胞型,此型预后极差,5年存活率几乎为零,而且诊断困难,很容易和其它类型的骨小细胞肿瘤,如Ewing肉瘤混淆。此型滑膜肉瘤约占总数的1/5。必要时,电镜观察有助于滑膜肉瘤的诊断,电镜下可分别看到瘤细胞中的上皮分化和纤维母细胞的分化特征,以及双向分化的标志。

免疫组化:Vimentin(73%~80%)、CK(42%~90%)、EMA(90%~100%)、S-100(40%)、CD99(66%~70%)、bcl-2蛋白(75%~100%),但CD34大都为阴性。

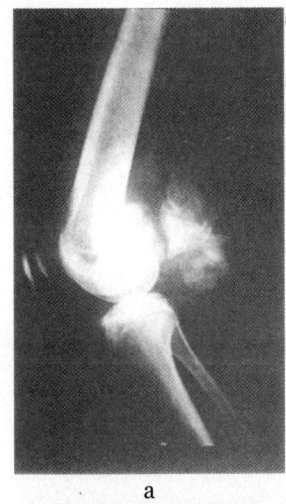

图 3-6-7-5 滑膜肉瘤
**平片** (a)：腘窝处可见大片无定形钙化。
**病理切片** (b、c)：(b) 典型的双向分化滑膜肉瘤的组织形态，可见腺样上皮分化（↑）和肉瘤样分化（△）两种成分。(c) 单向分化型滑膜肉瘤，瘤细胞丰富，细胞形态一致。

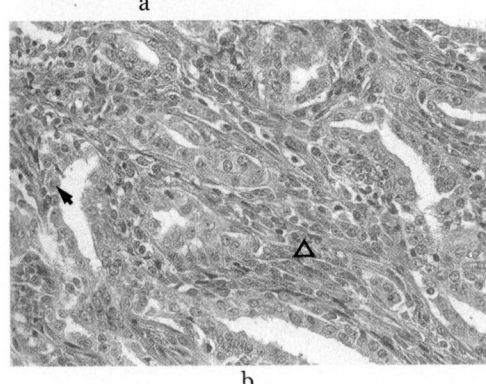

b

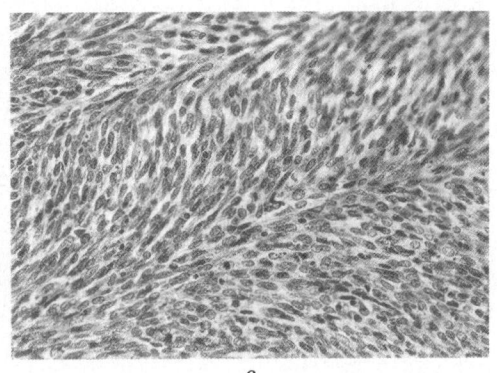

c

### 四、鉴别诊断

1. **骨纤维肉瘤** 无钙化。

2. **着色绒毛结节滑膜炎** 无钙化，关节附近骨质缺损常有硬化缘，边缘规整较多见，而滑膜肉瘤骨质侵蚀破坏区不规则较多见。

3. **骨旁骨肉瘤** 肿瘤底部与母体骨的皮质间有宽底相连接，其余部分与皮质分开，其间有 1～3mm 透明间隔。

4. **软组织内软骨瘤** 软骨钙化常呈环形半环形或多环形，况且不会破坏骨质。

5. **软组织内软骨肉瘤** 很罕见，远比滑膜肉瘤少见，其钙化常呈环形、半环形或多环形，如果为无典型性钙化，鉴别很难。

6. **痛风** 好发于男性，女性常在绝经期后，常犯跖趾关节，骨质破坏常呈穿凿样破坏区，边缘可有架棚征（overhanging edge sign）。

7. **骨化性肌炎** 血肿钙化，有成圈现象（zoning phenomenon），外圈先钙化，内圈后钙化，不破坏骨质，但邻近骨骼也可有较规整骨膜反应。

在病理组织学上，滑膜肉瘤和上述病变都有明显不同，可资鉴别。

治疗及预后：局部广泛切除后根治性切除，对肿大区域淋巴结清扫术后给予放疗或化疗，5 年生存率为 25.2%～62.5%，如无转移，有的报道 5 年生存率可达 75%，复发大多在治疗后

2年内。本瘤转移率较高，75%转移至肺，15%转移至局部淋巴结，10%转移至骨骼。

## 第八节 滑膜软骨肉瘤

滑膜软骨肉瘤（synovial chondrosarcoma）罕见，可原发于滑膜，也可继发于滑膜软骨瘤病的恶变。

### 一、临床表现

1. **好发年龄** 25~70岁。男性较多。
2. **好发部位** 好发于膝、髋、肘及踝关节。
3. **症状与体征** 局部软组织肿胀或肿块，疼痛，活动受限。

### 二、影像学表现

[X线平片]

关节内出现软组织肿块，其内有软骨钙化，典型者呈环形、半环形或多环形，邻近骨骼遭破坏，可破出关节囊外。

### 三、鉴别诊断

1. **滑膜骨软骨瘤病** 无较广泛骨质破坏。
2. **着色绒毛结节性滑膜炎** 无钙化，在MRI上，病变组织黄色瘤细胞中有含铁血黄色，在T1WI及T2WI上均呈低信号。

# 第七章 肌源性肿瘤和瘤样病变

## 第一节 骨化性肌炎

骨化性肌炎分为两种，一种为进行性骨化性肌炎，原因不明，推测与间叶组织发育障碍有关，有学者认为本病是一种常染色体显性遗传疾病；另一种为局限性骨化性肌炎，目前一般认可各种创伤、神经损伤和炎症等因素造成纤维母细胞转化为骨母细胞，进而引起骨化学说，也有骨膜移位学说。对于局限性骨化性肌炎多采取保守治疗，但是在诊断不明确，怀疑恶性肿瘤、怀疑发生恶变、影响关节活动等情况下应该进行手术治疗。目前尚无有效的方法治疗骨化性肌炎，有人使用一种钙化抑制剂 EHDP 治疗；对于影响肢体功能的病变可以在静止期进行局部切除，如果已经导致畸形可以在病变停止发展后做截骨术。

### 一、临床表现

1. **好发年龄** 局限性骨化性肌炎多见于 30～40 岁，男性多见；而进行性骨化性肌炎多在 10 岁以前发病，男女无明显差异。

2. **好发部位** 进行性骨化性肌炎多自枕、颈、背部开始累及躯干、四肢、头面部、向下蔓延至肘、膝关节，最后侵犯全身横纹肌，病程呈进展与缓慢交替，常合并指（趾）先天短小畸形。局限性骨化性肌炎，多见于股四头肌、上臂肌，也见于其它部位。

3. **症状与体征** 局限性骨化性肌炎多表现为无痛性肿块，常无局部疼痛和夜间痛，创伤性骨化性肌炎有明显的自限性。而进行性骨化性肌炎表现为软组织反复出现疼痛性肿胀，以后肿胀消失，留有硬结，一般发病 2～3 个月可以出现骨化。

### 二、影像学表现

[X 线平片]

局限性骨化性肌炎可以分为两种类型：肌束型与肿块型；肌束型典型 X 线表现为局部软组织索条状、片状或层状高密度钙化、骨化影（图 3-7-1-1）；而肿块型较少见，可以在骨外或骨旁，也可以在骨膜，X 线表现为骨性肿块，诊断比较困难。进行性骨化性肌炎表现为软组织骨化，多自项韧带或胸锁乳突肌开始，向下逐渐侵及胸壁肌、上肢肌、脊柱韧带和腰大肌等，钙化可以呈结节状、片状或索条状，如果合并指趾畸形，可以见到相应表现。

[MRI]

表现随病期的不同而不同，病变早期呈团块样占位，周边可绕以水肿带且血供十分丰富（图 3-7-1-2）在 X 线片出现肉眼可见矿化之前的发展期病变，在 T1WI 上的信号与肌肉信号相似，在 T2WI 上表现为边界不清、边缘羽毛状的高信号（图 3-7-1-3）。对于钙化和骨化，在病变的周边表现为曲线状低信号区域，骨小梁形成区域表现为穿过病变的不规则的低信号区域，邻近的皮质和骨髓不受累,从而可以将骨化性肌炎与骨膜肉瘤区别开来。X 线片上高度骨化的病变在所有 SE 序列都显示为低信号。

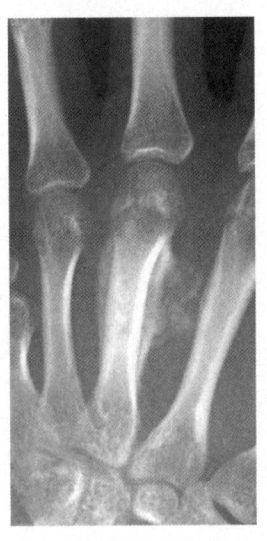

图 3-7-1-1 骨化性肌炎

女,15 岁,左手肿痛 1 月余。
平片(a):第三掌骨旁软组织内条状、片状不规则的高密度钙化和骨化阴影。

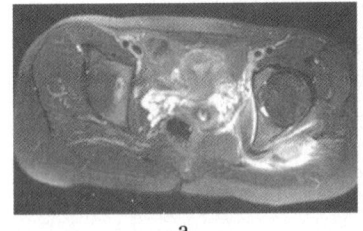
a
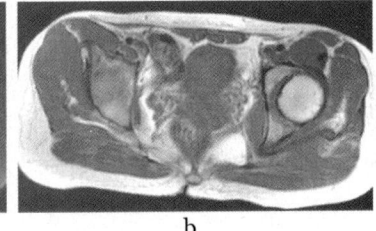
b
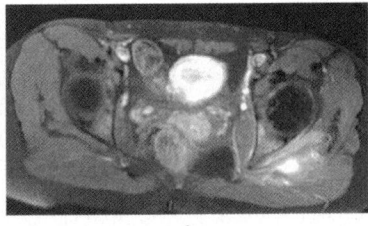
c

图 3-7-1-2 骨化性肌炎

女,23 岁,左臀部撞伤后疼痛 8 天,发现肿物 1 天。
MRI(a-c 分别为 T2WI 抑脂、T1WI、T1 抑脂增强):左侧臀小肌深方片状不规则略长 T1、T2 异常信号,周边有更长 T1、T2 的水肿信号环绕,病灶中心造影增强明显,而周围水肿带无明显增强。

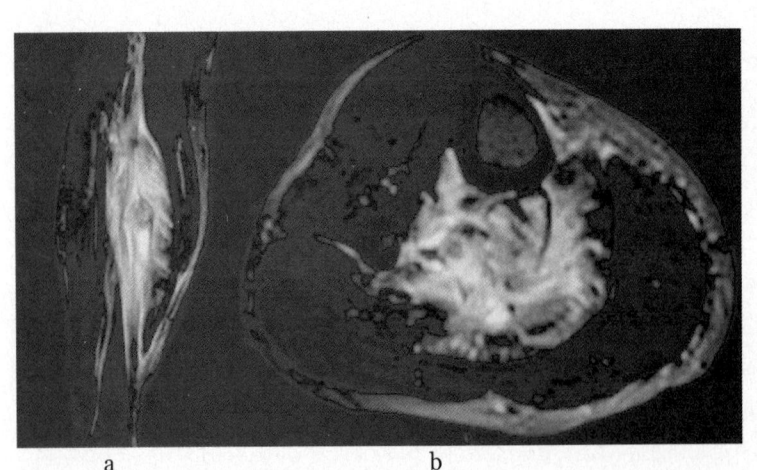
a　　　　　　　　　　　　b
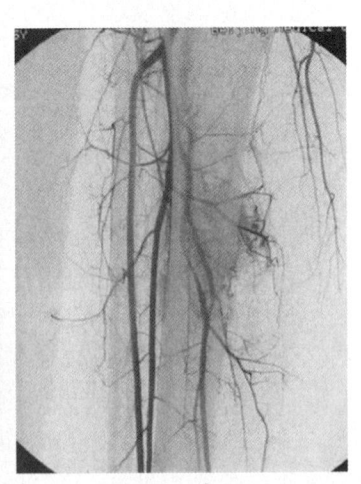
c

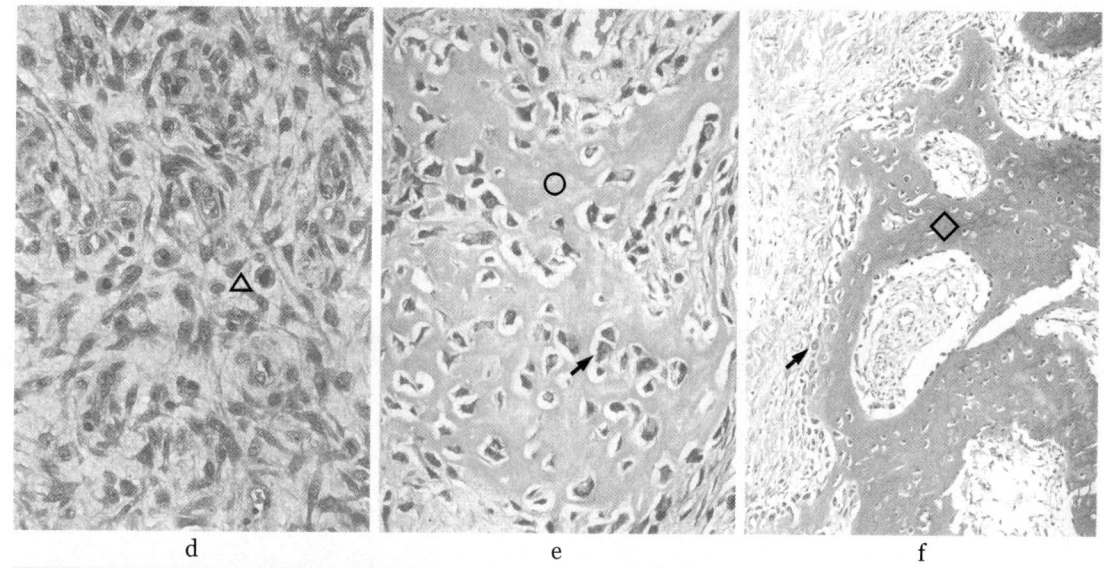

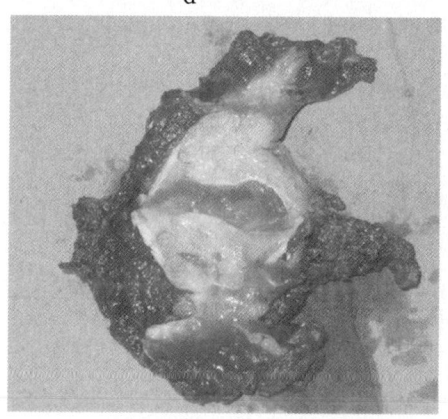

**图3-7-1-3 骨化性肌炎**

女，36岁，右小腿肿胀3周。
**MRI**（a、b分别为冠状位T2WI抑脂、轴位T2WI抑脂）：右小腿比目鱼肌深方片状不规则异常信号，T2WI显示病灶周边羽毛状异常增高信号，中心有灶状不均匀的低信号。
**DSA**（c）：病灶部位血供丰富。
**病理**（d-g）：（d）病变中心部位由增生活跃的纤维母细胞（△）构成，细胞密集，酷似软组织肉瘤；（e）中间一层可见肥大的骨母细胞（↑）及其分泌的骨样基质（○）；（f）周边部位为分化良好的骨组织，可见骨小梁（◇）及其周围排列整齐的骨母细胞（↑）。（g）病变位于肌肉内，边界清楚。

### 三、病理学表现

局限性骨化性肌炎是一种反应性病变，但在病变中心区域之组织形态偶可被误认为是骨肉瘤，故认真进行良、恶性病变的鉴别诊断具有重要临床意义。此名称并不准确，因为骨化性肌炎的病变既不累及肌肉细胞，也没有炎症发生。肌肉损伤是重要的致病因素，患者中60%～75%有外伤史。大体上，早期为境界不清的肿块，组织水肿。3～6周出现骨膜反应及软组织钙化。在病变活跃期（即10周以内）所做动脉造影显示：病灶中有大量小血管，血供十分丰富。10～12周后被成熟的异位骨取代。病灶边缘清晰，直径最大可达15cm（图3-7-1-4）。镜下，以分带现象为特征：病灶中央为富于血管的、增生活跃的纤维组织，细胞有轻至中度异型性，偶见有多核巨细胞，很容易被误认为是肿瘤。中间带是类骨组织，在纤维组织间有形状不规则的骨小梁及其边缘上的骨母细胞。外围带为成熟分化的骨小梁，骨小梁周围有成排的骨母细胞，小梁间为成熟的纤维组织。病灶内可见到软骨。电镜下，细胞有肌纤维母细胞的分化特征，符合间叶组织的反应状态。如有出血，可见异物巨细胞性组织反应。病灶周围横纹肌萎缩，间质纤维化，伴少量炎性细胞浸润。

重要的是必须和骨外骨肉瘤、皮质旁骨肉瘤鉴别。有报告称骨化性肌炎可转化为骨肉瘤，

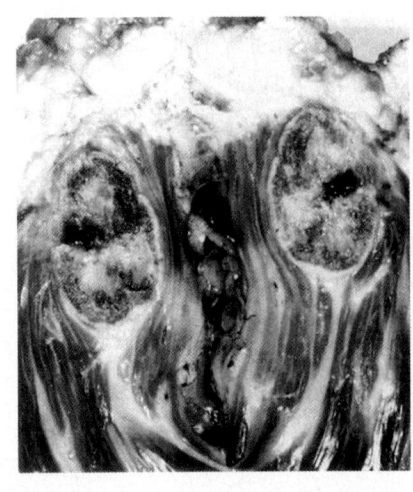

图 3-7-1-4　骨化性肌炎
**大体病理**：病变位于肌肉内，边缘清晰。

但 X 线检查和临床表现证明：这可能都是对皮质旁骨肉瘤的误诊。

### 四、鉴别诊断

根据本病典型的临床及 X 线表现可以作出明确诊断。但是进行性骨化性肌炎需要与广泛钙质沉积、皮肌炎和钙质代谢性疾病相鉴别，这些病变只有钙化而无骨化；骨的良性肿瘤以骨为根基的骨性突起不累及周围软组织。

## 第二节　肌肉内粘液瘤

肌肉内粘液瘤（myxoma）是一种深部肌肉的良性肿瘤。

### 一、临床表现

1. **好发年龄**　多发生于 40 岁以上。女性多见。
2. **好发部位**　发病部位一般在肢体较大的肌肉群中，常见部位为大腿、肩部、臀部和上臂肌群，单发多见，如多发常伴发骨纤维异常增殖症。
3. **症状与体征**　表现为局部生长缓慢的、无痛性软组织肿块。

### 二、影像学表现

[CT]

球形或卵圆形的软组织密度肿块，其密度较周围肌肉低，边缘清晰，典型病例 CT 值为 10～30Hu，密度均匀（图 3-7-2-1）。

[MRI]

肿瘤在 T1WI 上呈低信号，在 T2WI 上呈高信号，信号较均匀，边界清楚（图 3-7-2-2），酷似囊肿，但增强扫描可不等度强化。

### 三、病理学表现

表现为肌肉内的条状索形肿块，质地硬，边缘清楚，生长缓慢，瘤体可达15cm以上。瘤体可被肌肉完全包裹或肿瘤与肌肉的深筋膜粘连。肿瘤外常有一薄层假膜，易误诊为周围萎

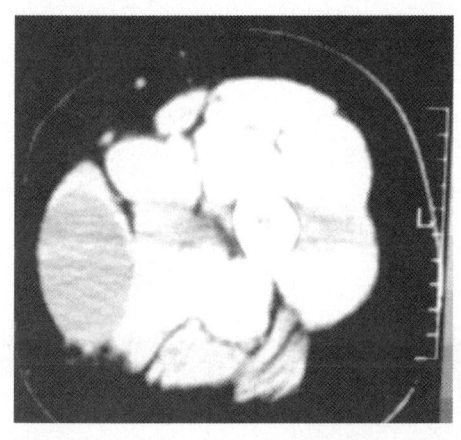

图3-7-2-1 肌肉内粘液瘤
CT：缝匠肌内类椭圆形低密度病灶，边界清楚，密度均匀。

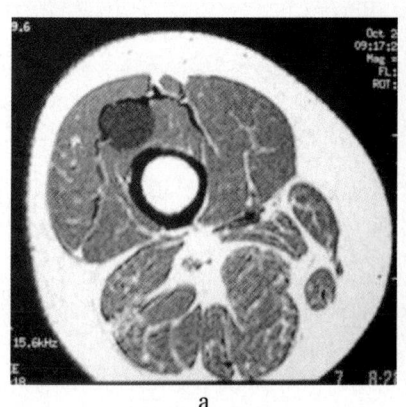 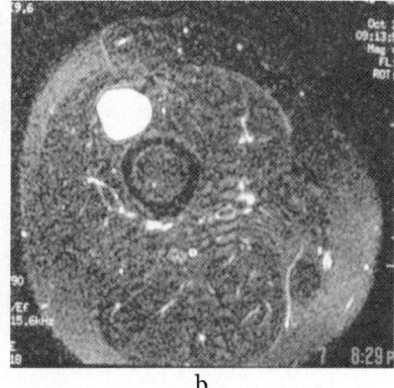

图3-7-2-2 肌肉内粘液瘤
MRI（a、b分别为T1WI、T2WI抑脂）：股中间肌内类圆形长T1长T2信号灶，信号均匀，边界清楚，酷似腱鞘囊肿，但后者不增强，而本病呈不等度强化，只有增强检查，可以确诊。

缩退变的肌肉。镜下肿瘤由均质性、细胞成分少的粘液构成，细胞浸泡在半液态的粘液中。合并骨纤维异常增殖症时，称为Mazabraud综合征。

### 四、鉴别诊断

1．囊肿（如腱鞘囊肿）：本病在平扫MRI上呈较均匀长T1长T2信号，与囊肿病变的信号酷似，但本病增强扫描，可不等度增强，而一般囊肿（如腱鞘囊肿）的内容不增强，明显不同。

2．神经鞘瘤或其它类圆形肿瘤为实性病变，平扫MRI上呈非囊性病变信号，易鉴别。

## 第三节 皮下环状肉芽肿

皮下环状肉芽肿（subcutaneous granuloma annulare）发生在真皮或皮下组织，病因不明，可分为局限型、播散型、穿通型及皮下型，后一型发生在皮下，形成软组织肿块。本病少见，临床无症状，化验无特殊，若不熟悉此病，容易误诊。近期有相关本病的MRI报道，在鉴别诊断上，具有一定的特殊性，有助于本病的诊断及鉴别诊断。

### 一、临床表现

1．**好发年龄** 儿童及青少年，多见于2～5岁。男女相等或男性略多。

2. **好发部位** 下肢约占65%，多见于胫骨前方、髌骨前方，其次为上肢、臀部、面部及头部等。主要为单发，也可多发。

3. **症状与体征** 一般无症状，为无痛性、不活动的皮下软组织肿块，较慢性生长，约1~6个月，不典型病例可迅速生长，部分病例可自行消退，也可复发，血液化验无异常。

## 二、影像学表现

[X线平片及CT]

可显示皮下软组织肿块，其内无钙化。

[MRI]

能更清晰、多方位显示软组织肿块位于皮下，大小不等，约1.5cm×1.5cm至5cm×3cm大小，病变可深达筋膜，但不穿透筋膜，也不侵犯其下骨骼。病灶内无出血、坏死，呈现良性表现，无恶性征象。T1WI：病灶边缘不整齐（因伴有炎症）或少数边缘光整的软组织肿块，主呈等信号或稍高信号。T2WI：病灶呈稍不均匀信号，但主呈高信号。T1WI增强：病灶近乎均匀增强或稍不均匀。

## 三、病理学表现

皮损为环形或密集成群的红斑，中央略凹陷。镜下，病变境界清楚，中央为纤维素样坏死物和细胞碎片，周围是放射状排列的纤维母细胞、组织细胞和淋巴细胞，偶见异物巨细胞和血管炎。

## 四、鉴别诊断

本病应与常见的相对无症状的皮下软组织肿块进行鉴别，见表3-7-3-1。

表3-7-3-1 本病与常见的相对无症状的皮下软组织肿块鉴别诊断表

| 病名 | 主要鉴别内容 |
| --- | --- |
| 皮下环状肉芽肿（本病） | 参见上述 |
| 脂肪瘤 | 病灶内含脂肪组织，T1WI呈高信号，T2WI呈中或高信号，不增强 |
| 血管瘤 | T1WI呈混信号，其内血管间隙及结缔组织呈低信号，其内脂肪组织呈高信号 T2WI呈高信号。静脉石在T1及T2WI上均呈小圆形的无信号，有造影增强 |
| 动静脉畸形 | 病灶内有蜿蜒、扭曲的小管道结构，在T1及T2WI上均呈特征的流空效应呈无信号 |
| 淋巴管瘤 | 病灶内有囊状间隙 |
| 软组织血肿 | 亚急性及慢性早期血肿在T1及T2WI均呈高信号，在慢性早期血肿病灶周围还可有含铁血黄素所致的低信号环 |
| 纤维瘤 | T1WI呈低信号，其信号可以均匀或不匀，T2WI呈低信号或不均的高信号，在T1WI增强上，不增强或轻度强化 |
| 脂肪坏死 | 脂肪坏死灶内常伴有不等形态的钙化灶，在T1及T2WI上均呈低或无信号，且坏死病灶不增强 |
| 类风湿样结节 | 周围型类风湿性关节炎患者，约20%可伴发类风湿样结节，常见于受压部位，如尺骨鹰嘴突、指间关节伸侧、跟腱、枕骨等处，而且患者均有关节炎的证据及类风湿因子化验等阳性，不难鉴别 |

## 第四节 横纹肌肉瘤

横纹肌肉瘤（rhabdomyosarcoma）是起源于成横纹肌细胞或小圆细胞的一种恶性肿瘤，呈中度或高度恶性。横纹肌肉瘤约占全部软组织肉瘤的20%，是20岁以下病人软组织肉瘤中最常见的肿瘤。

### 一、临床表现

1. **好发年龄和部位** 横纹肌肉瘤分为胚胎型、腺泡型和多形型。胚胎型平均年龄5岁，好发于头颈部及泌尿生殖系统，少见于四肢、躯干等部位；腺泡型常见于青少年，多形型多见于中老年人。后两型多见于四肢，尤其是下肢，其次为颈部、躯干等。

2. **症状与体征** 肿瘤生长迅速，具有较大的侵袭性及破坏性，容易从深部或眼眶中突出并到达表面。本病容易在早期被发现和治疗，所以肿瘤体积可大或不大。另外，除有关神经受压外，肿瘤不致引起疼痛。

### 二、影像学表现

[X线平片]
软组织内略高密度肿块，边界不清，可引起邻近骨质破坏和骨膜反应。

[CT]
CT显示为不均匀密度的软组织肿块，边界较清，周围的骨质、血管、神经可被侵犯（图3-7-4-1）。

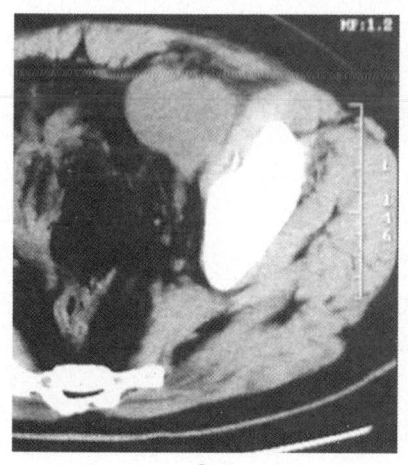 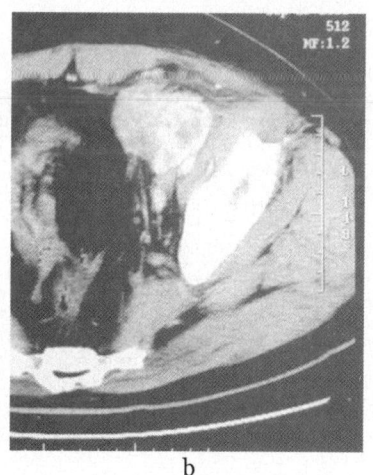

a      b

**图 3-7-4-1 横纹肌肉瘤**
CT：髂腰肌内侧软组织肿块，呈略低密度，类圆形，与髂外血管分界不清。增强扫描呈不均匀强化。

[MRI]
MRI 显示肿瘤呈不均匀的等T1、中长T2信号，病灶边界可以清楚，也可以边界不清，与其它恶性肿瘤无法鉴别。

### 三、病理学表现

胚胎型横纹肌肉瘤是由未分化的小圆形细胞和不同分化程度的横纹肌母细胞按不同比例混合而成。构成比例不同，其组织形态就会有较大差异，关键是要找到横纹肌分化的证据。此型最为常见，约占横纹肌肉瘤总量的70%～80%。目前，本瘤Ⅰ～Ⅱ期患者的5年存活率可达80%左右，晚期患者预后差。

腺泡状横纹肌肉瘤的细胞构成和胚胎型者相似，只是瘤细胞呈巢状分布。巢内瘤细胞因缺少粘附力而呈离散状，形成不整形的"腺样"结构。巢间细胞间隔中可见多形性瘤巨细胞，胞浆强嗜酸性，这是重要的诊断特征。此型约占横纹肌肉瘤总数的10%～20%。因其发病年龄较大，好发于四肢，且预后差，故独立成型。

多形性横纹肌肉瘤瘤细胞呈明显多形性，常以梭形和带状细胞为主，亦可见有类圆形、球拍状、蝌蚪状或瘤巨细胞，罕见横纹。常见出血、坏死。本瘤罕见，主见于45岁以上人群，男性稍多，预后极差。

### 四、鉴别诊断

参见本篇第一章，表3-1-2常见8种软组织恶性肿瘤的诊断及鉴别诊断要点。

## 第五节 恶性软组织横纹肌样瘤

恶性软组织横纹肌样瘤（malignant rhabdoid tumor of soft tissue）来源未定，早期报道发生在肾脏，后来发现可发生在肾外，诸如中枢神经系统、软组织、肝脏、前列腺及子宫；本节主要阐述发生在软组织者。

### 一、临床表现

1. **好发年龄** 以前报道好发于20岁以前的儿童及青少年，近来国内的3篇个案报道均为成人，分别是29、43、52岁。
2. **好发部位** 躯干、盆腔、四肢、颈部、肩部、胸壁、腹壁、膀胱及外阴的软组织。
3. **症状与体征** 为生长迅速的软组织肿块，易复发及转移，病程短，预后差，常在一年内死亡，是高度侵袭性的恶性瘤，但最近Fabre（2004）以唯一长期生存的肾外软组织横纹肌样瘤为题，报道了一例生存期已超过16年的病例。

### 二、影像学表现

[X线平片]

局部可呈现软组织肿块，胸片可用于检查肺部是否有转移瘤（图3-7-5-1）。

[CT]

平扫CT可显示软组织肿块，大小不一，大者多见，形态不规则，边界不清楚，呈低密度，其内密度常不均匀，出血灶可呈高密度，坏死灶呈更低密度，肿块可推压或侵犯周围组织（图3-7-5-1）。增强CT，增强后病变组织强化，坏死组织不强化。

[MRI]

平扫能多方位且更清晰显示软组织肿块，在T1WI呈低信号，其内常有坏死灶呈更低信

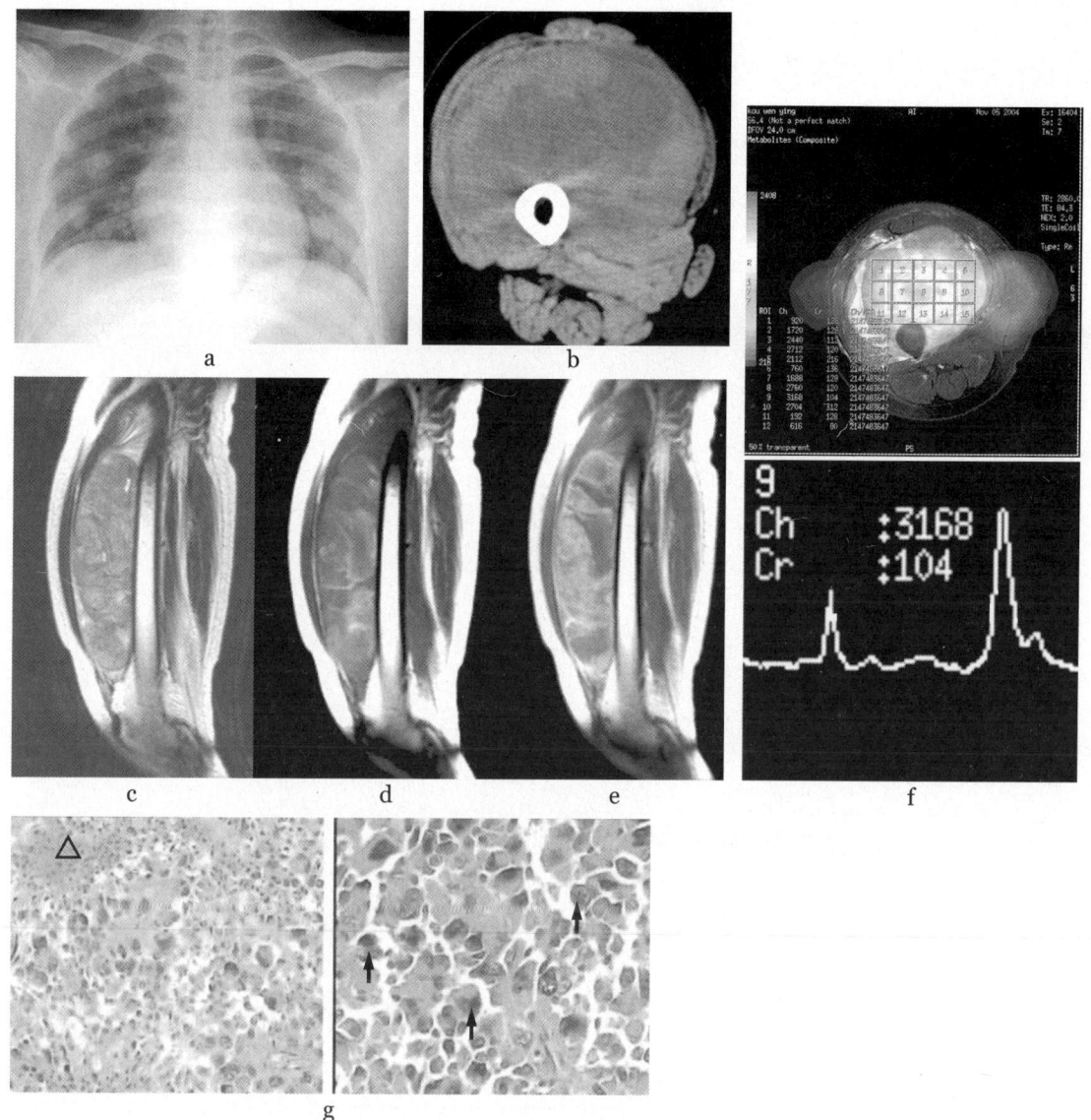

图 3-7-5-1 恶性软组织横纹肌样瘤

女,22 岁,右大腿肿物进行性增大,伴疼痛 4 个月余。

**平片(a)**:双肺多发转移瘤。

**CT(b)**:股骨前方巨大软组织肿块,推移周围肌肉组织,病灶呈低密度,其内可见更低密度的坏死区及稍高密度出血灶。

**MRI(c-e 分别为 T2WI、T1WI、T1WI 增强)**:T1WI 右大腿前方有一巨大软组织肿块,信号不均,主为低信号,其内夹杂有散在斑条状高信号出血灶,将周围组织向前方推压移位。T2WI 病灶内信号不均匀,病变组织及坏死灶信号均增高,部分出血灶仍呈高信号,其内有散在分布不规则的低信号索条相间隔。T1WI 增强,病变组织明显增强,呈高信号,坏死灶不增强呈低信号,其边界勾画得很清晰,二者形成鲜明对比。

**病理切片(g)**:左大腿软组织横纹肌样瘤,由区域分隔的成片的类球形瘤细胞构成,瘤细胞胞浆丰富、匀质、嗜酸红染(中间丝聚集所致)。细胞核可偏一侧(↑)。腹股沟淋巴结可见肿瘤转移,并伴有大片出血坏死(△)。免疫组化 vimentin(+)、desmin 局灶(+)、myosin(-)、myoglobin(-)、myoD1(-)、caldesmon(-)、CK(-)、EMA(-)、SMA(-)、CD31 血管(+)、S-100(-)。

**MRS(f)**:谱线在 3.2ppm 的位置上出现恶性胆碱峰。

号，出血灶呈高信号，故信号常不均匀（图3-7-5-1），在T2WI上呈不甚均匀高信号，坏死组织比肿瘤组织信号可更高，亚急性出血仍可呈高信号（图3-7-5-1）。增强T1WI，肿瘤组织明显增强呈高信号，坏死组织不增强呈低信号，二者构成鲜明对比（图3-7-5-1）。

本肿瘤的MR表现呈恶性征象，病源确诊需病理检查。

### 三、病理学表现

在1978年最初的报道中，肾脏恶性横纹肌样瘤被认为是Wilms瘤的横纹肌肉瘤样亚型，后被界定为明显有别于Wilms瘤的临床病理实体。后来，人们发现在许多肾外部位都可见有与之组织形态相似的肿瘤发生，如皮肤、软组织、泌尿道、消化道、肝脏、胸腺和中枢神经系统。但从文献对这些肿瘤的描述中我们很难确定：它们究竟是真性横纹肌样瘤，还是仅仅代表了某肿瘤的局灶性病变。故，"肾外横纹肌样瘤"一词仅适用于那些以横纹肌样瘤形态为优势病变、且不应有任何其它细胞分化证据的肿瘤。

软组织横纹肌样瘤虽好发于儿童，且偶有先天性者，但其发病年龄段较肾型者要宽得多。和肾型者一样，肾外横纹肌样瘤的临床经过险恶，5年存活率不足半数。

大体上，肿瘤体积较大，平均直径约10cm；切面灰红色，质地软而脆，常有出血坏死。镜下，软组织横纹肌样瘤由弥漫分布的上皮样细胞构成，瘤细胞体积大、多角形，核偏位、核染色质呈空泡状、核仁明显；胞浆丰富、嗜酸红染，并可见PAS阳性的透明包含体。电镜下，这些包涵体由旋涡状紧密排列的中间丝束构成，位于核旁。免疫组化、电镜、分子遗传学都有助于鉴别诊断。

由于文献对软组织恶性横纹肌样瘤界定模糊，故很难找到有说服力的研究报告。据称，横纹肌样瘤的组织形态代表的是通往高度恶性的一种"终极共同通道"，就像在去分化型肉瘤和肉瘤样癌之类的肿瘤。但有充足证据表明：作为一个临床病理实体，而不仅仅是一种过度形态，软组织恶性横纹肌样瘤在肿瘤学中的地位有点像恶性纤维组织细胞瘤。

## 第六节 发生在肌肉的淋巴瘤

发生在肌肉的淋巴瘤大都是继发于其它部位恶性淋巴瘤，原发者罕见。也有霍奇金和非霍奇金淋巴瘤两种类型。淋巴瘤侵犯肌肉的机制有三种，即临近淋巴结或骨恶性淋巴瘤的直接侵犯、转移扩散和原发于肌肉的淋巴瘤。

### 一、临床表现

1. **好发年龄和部位**　好发于四肢，尤其是上肢和大腿，即肩关节和髋关节，继发性肌肉淋巴瘤以腰大肌与髂肌最常见。中老年多见，中位年龄39岁。

2. **症状与体征**　疼痛，肿胀，或全身不适，可伴有发热、消瘦，可单独发生或同时发生，部分患者也可无自觉症状。

### 二、影像学表现

[X线平片]

大部分没有阳性所见。不能显示肿瘤的外观和内部结构，只能显示局部软组织肿胀和局部骨质受侵，对肌肉淋巴瘤诊断价值不大。

[CT]

表现为肌肉增大，或局部肿块。若位置表浅，可皮肤增厚，皮下脂肪内可见条索样改变。平扫病变密度略低或等于正常肌肉，有造影增强。同一个患者可同时有多个相连或不相连的肌肉受侵，不同肌肉的受侵程度可不同。

[MRI]（图 3-7-6-1）

类似于肌肉的均质性团块，但是肌间羽毛样的脂肪线不清或消失，可有造影增强。

1. 受累肌肉整体弥漫性增大，但仍保留原肌肉的外形及走向。
2. T1WI等或低于周围正常肌肉，T2WI肿瘤信号高于周围正常肌肉，信号强度较均匀，均匀中等度强化。
3. 肿瘤近邻骨骼可有边缘侵蚀性改变，骨髓可出现片状水肿。
4. 可发生局部淋巴结及远处淋巴结肿大。

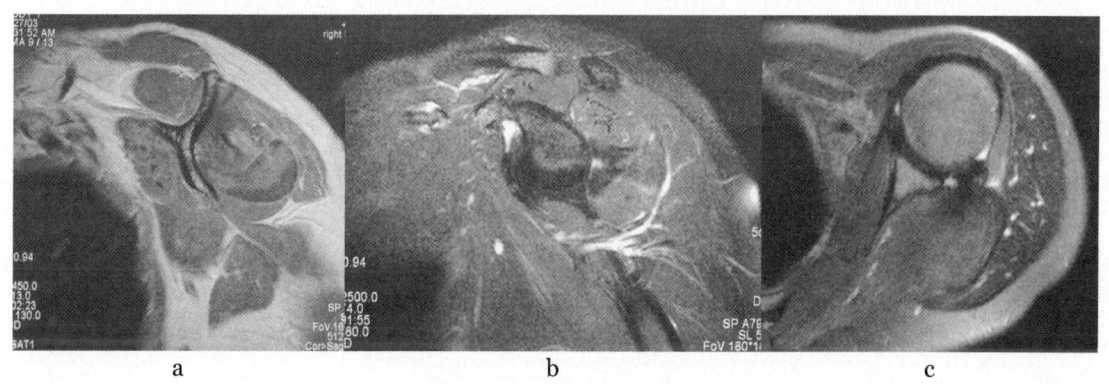

图 3-7-6-1　非霍奇金淋巴瘤

MR（a-c 分别为T1WI矢状位、T2WI抑脂矢状位、T1WI增强轴位）：肩胛骨后方肌肉内均质团块，与肌肉信号类似，轻度不均匀强化。

### 三、病理学表现

病理诊断标准同经典恶性淋巴瘤。

### 四、诊断与鉴别诊断

**1. 原发肌肉淋巴瘤的诊断标准**

（1）组织病理学证实的淋巴瘤。

（2）胸片和胸腹盆腔 CT 未发现其它部位的淋巴瘤。

（3）肌肉病变早于或范围大于骨病变；肌肉内大的软组织肿块，其邻近的骨髓正常或骨髓病变范围比软组织肿块小。

（4）既往无淋巴瘤病史。

**2. 鉴别诊断**　炎症。

# 第八章　化生性间叶组织肿瘤及其它软组织恶性肿瘤

## 第一节　软组织软骨瘤

软组织软骨瘤（soft tissue chondroma）又称骨外软骨瘤，手术彻底切除，可防止复发，预后良好。

### 一、临床表现

1. **好发年龄**　96%发生在手足部软组织，尤以手指多见，其它部位跖趾、躯干、四肢、舌、喉、脑膜等。
2. **好发部位**　20～60岁，大多在20岁以上。

### 二、影像学表现

[X线平片]

病灶位于软组织内，呈圆形、卵圆形肿块，常较小，数厘米大。边缘较整齐，33%～77%有钙化（典型者呈弧形，环形），与骨皮质及骨膜无关。但肿瘤较大时，邻近骨骼可有外压性骨质缺损或反应性骨硬化（图3-8-1-1）。

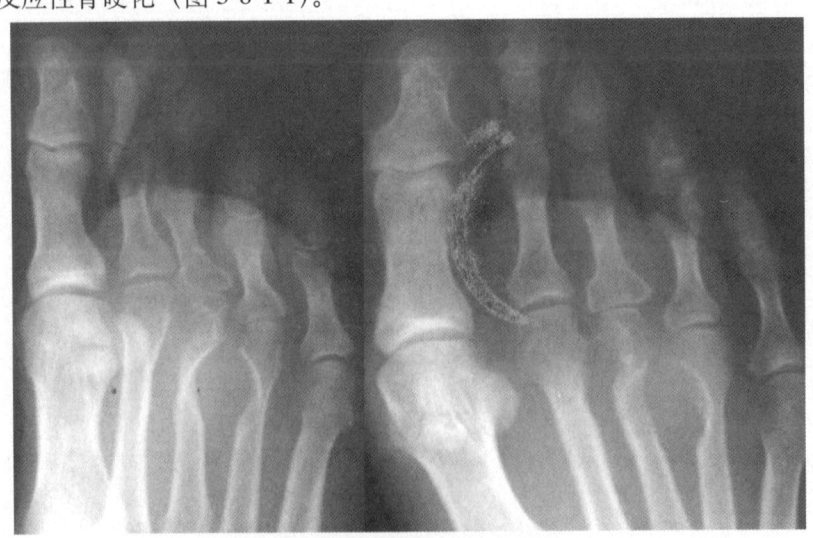

图3-8-1-1　软组织软骨瘤

平片：第3及第4跖骨远端软组织内占位性病变，局部骨皮质受压变形并产生反应性骨硬化，肿瘤内无钙化。

### 三、病理学表现

大体上，肿瘤呈分叶状，色泽灰白，透明外观，且常有钙化。镜下，组织学诊断标准同普通型软骨瘤。软组织（骨外）软骨肉瘤大都为粘液型，且恶性程度较低。

### 四、鉴别诊断

1. **骨膜软骨瘤** 它附着在骨膜或骨皮质，与本瘤瘤体中心主要在软组织内不同。
2. **骨化性肌炎** 有典型分带现象，钙化先在周围带出现，逐渐向中央推进，而且多有外伤史。
3. **原发性骨软骨瘤病** MRI 能确定软骨瘤是位于关节或腱鞘滑膜内，不在软组织中。
4. **良性间叶瘤** 除软骨外还含有骨骼、脂肪、血管等成分，在 MRI 上容易区分。
5. **软组织骨软骨瘤** 除了软骨及钙化外，还含有骨性组织成分。
6. **软组织软骨肉瘤** 与本病不同，几乎不发生在手足部，好发四肢、臀部软组织内。
7. **滑膜肉瘤** 表现为软组织肿块，25%～30%有钙化，但一般非环形钙化，常伴有邻近骨骼骨质破坏。

## 第二节 软组织骨软骨瘤

软组织骨软骨瘤（soft tissue osteochondroma）：又称骨外骨软骨瘤，指发生于骨骼及滑膜以外、软组织内的骨软骨瘤。本瘤罕见。

### 一、临床表现

1. **好发部位** 可见于肩部、前臂、肘、膝、髋部软组织内。
2. **临床症状** 病情缓慢、无症状或有局部疼痛及肿胀。

### 二、影像学表现

[X 线平片]

软组织内出现有大小不一的骨性软组织肿块，边缘较整齐，内有钙化、松质骨，外有骨壳包绕，肿瘤与临近骨骼不连，如肿瘤较大，临近骨骼可有压迫性吸收。

### 三、病理学表现

来源于间叶组织，肿瘤为骨性包块，外层为纤维组织包膜，包膜下为透明软骨，中心部为松质骨；纤维组织可伸入软骨层，将软骨分隔成小叶。

### 四、鉴别诊断

参见第一节，软组织软骨瘤的鉴别诊断。

## 第三节 其它软组织恶性肿瘤

其它软组织恶性肿瘤中有原发性和转移瘤两种。

原发者中有些为罕见肿瘤，如恶性间叶瘤、腺泡状肉瘤、上皮样肉瘤；有的为少见肿瘤，如骨肉瘤、软骨肉瘤、尤文肉瘤、原始神经外胚层瘤、淋巴瘤及浆细胞瘤等。这些肿瘤中除了软骨肉瘤中常常可见环状及半环状钙化、软骨分叶状结构及骨肉瘤中的瘤骨有一定的特征性外，其余在影像诊断上均缺乏特异性。它们的主要影像表现为边界整齐或不整齐的软组织肿块，其内可有坏死、出血。故在CT上，其密度常不均匀，注射造影剂后明显强化，病变可推压及侵犯骨骼、周围肌间隙及脂肪层次模糊或消失。在MRI上，一般而言T1WI呈低信号，T2WI呈高信号，信号呈不均匀，注射Gd-DTPA后增强，合并亚急性出血时，早期T1WI高信号，T2WI低信号；晚期在T1及T2WI均呈高信号。

软组织或肌肉中的转移瘤在软组织中形成肿块，但在影像学上缺乏特异性征象，类似其原发恶性肿瘤的表现。转移瘤，可呈多灶性（图3-8-3-1）。大多来自肺癌、甲状腺癌、肾上腺癌及肝癌等，儿童来自肾脏恶性肿瘤及其它肉瘤。

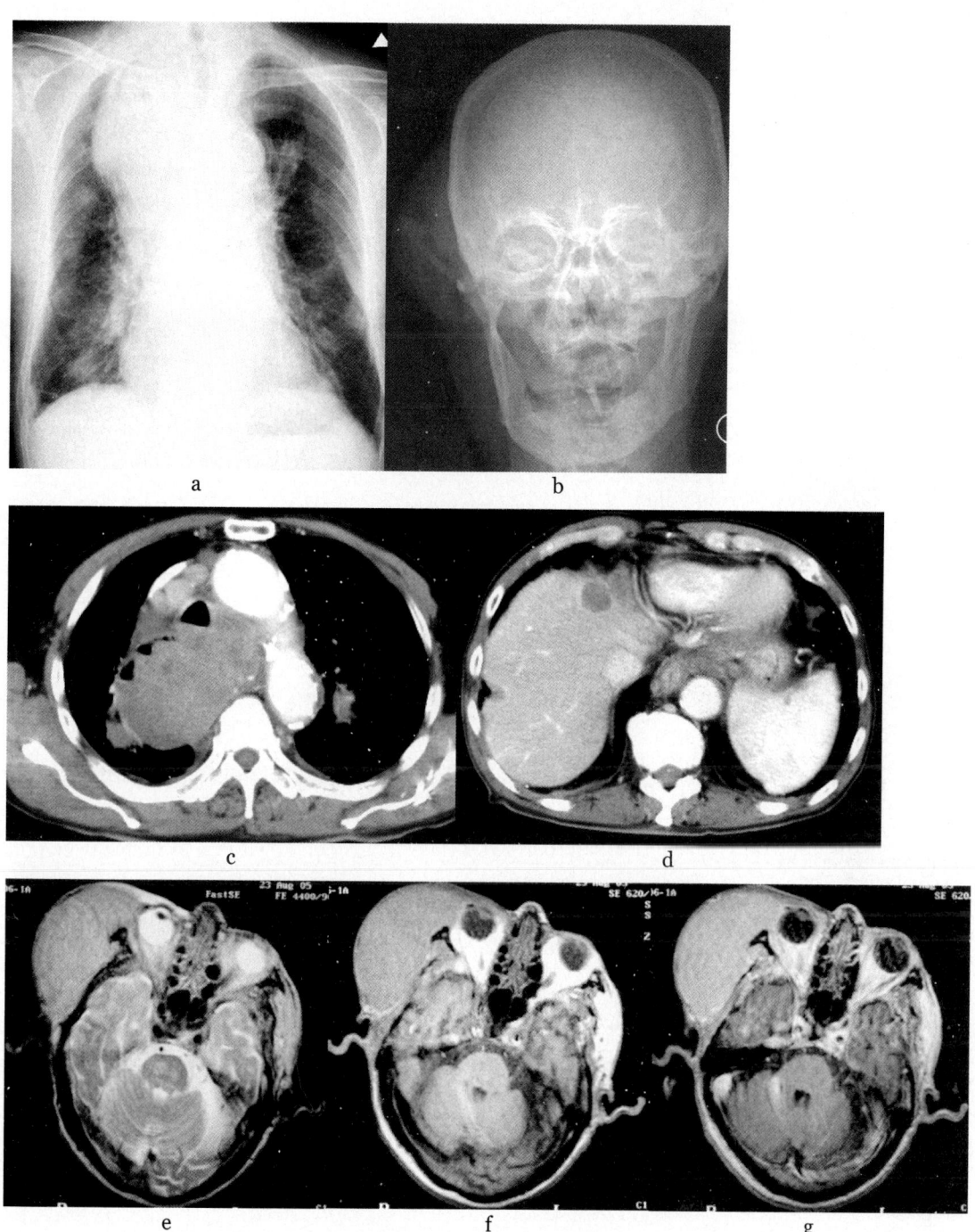

**图 3-8-3-1 纤维肉瘤广泛转移**

男，81岁，右上纵隔纤维肉瘤，双肺、右肝及左颞部皮下软组织广泛转移。

平片（a、b）：(a) 右上纵隔巨大软组织肿块，双肺多发小圆形转移灶。(b) 右颞部巨大软组织肿块。

CT（c、d）：(c) 右上纵隔巨大软组织肿块内有坏死或出血造成多发气液平面。(d) 肝方叶内转移灶。

MRI（e-g 分别为 T2WI、T1WI、T1WI 增强）：右颞部巨大软组织肿块 T2WI 呈高信号，T1WI 呈等信号，T1WI 增强扫描病变均匀增强。

# 附1. 软组织肿瘤WHO分类（2002）

**脂肪细胞肿瘤**（adipocytic tumours）

良性

脂肪瘤(lipoma)
脂肪瘤病(lipomatosis)
神经脂肪瘤病(lipomatosis of nerve)
脂肪母细胞瘤(lipoblastoma)／脂肪母细胞瘤病(lipoblastomatosis)
血管脂肪瘤(angiolipoma)
平滑肌脂肪瘤(myolipoma)
软骨样脂肪瘤(chondroid lipoma)
肾外血管平滑肌脂肪瘤(extrarenal angiomyolipoma)
肾上腺外髓性脂肪瘤(extra-adrenal myelolipoma)
梭形细胞(spindle)／多形性脂肪瘤(pleomorphic lipoma)
冬眠瘤(hibernoma)

中间性（局部侵袭性）

非典型脂肪瘤性肿瘤(atypical lipomatous tumour)／高分化脂肪肉瘤(well differetiated liposarcoma)

恶性

去分化脂肪肉瘤(dedifferentiated liposarcoma)
粘液样脂肪肉瘤(myxoid liposarcoma)
圆形细胞脂肪肉瘤(round cell liposarcoma)
多形性脂肪肉瘤(pleomorphic liposarcoma)
混合型脂肪肉瘤(mixed-type liposarcoma)
脂肪肉瘤，无另行界定(liposarcoma, not otherwise specified)

**纤维母细胞／肌纤维母细胞肿瘤**（fibroblastic／myofibroblastic tumours）

良性

结节性筋膜炎(nodular fasciitis)
增生性筋膜炎(proliferative fasciitis)
增生性肌炎(proliferative myositis)
骨化性肌炎(myositis ossificans)
指(趾)纤维骨性假瘤(fibro-osseous pseudotumour of digits)
缺血性筋膜炎(ischaemic fasciitis)

弹力纤维瘤(elastofibroma)
婴儿纤维性错构瘤(fibrous hamartoma of infancy)
肌纤维瘤／肌纤维瘤病（myofibroma／myofibromatosis)
颈纤维瘤病(fibromatosis colli)
幼年性透明性纤维瘤病(juvenile hyaline fibromatosis)
包涵体纤维瘤病(inclusion body fibromatosis)
腱鞘纤维瘤(fibroma of tendon sheath)
促结缔组织增生性纤维母细胞瘤(desmoplastic fibroblastoma)
乳腺型肌纤维母细胞瘤(mammary-type myofibroblastoma)
钙化性腱膜纤维瘤(calcifying aponeurotic fibroma)
血管肌纤维母细胞瘤(angiomyo fibroblastoma)
细胞性血管纤维瘤(cellular angiofibroma)
项型纤维瘤(nuchal-type fibroma)
Gardner纤维瘤(Gardner fibroma)
钙化性纤维性肿瘤(calcifying fibrous tumour)
巨细胞性血管纤维瘤(giant cell angiofibroma)

## 中间性（局部侵袭性）

浅表性纤维瘤病(掌／跖)(superficial fibromatoses (palmar／plantar)
韧带样型纤维瘤病(desmoid-type fibromatosis)
脂肪纤维瘤病(lipofibromatosis)

## 中间性（偶有转移）

孤立性纤维性肿瘤(solitary fibrous tumour)和血管周围细胞瘤(haemangiopericytoma)
　　(包括脂肪瘤性血管周细胞瘤)(incl.lipomatous haemangiopericytoma)
炎性肌纤维母细胞性肿瘤(inflammatory myofibroblastic tumour)
低度恶性肌纤维母细胞肉瘤(low grade myofibroblastic sarcoma)
粘液样炎性纤维母细胞肉瘤(myxoinflammatory fibroblastic sarcoma)
婴儿型纤维肉瘤(infantile fibrosarcoma)

## 恶性

成人型纤维肉瘤(adult fibrosarcoma)
粘液样纤维肉瘤(myxofibrosarcoma)
低度恶性纤维粘液样肉瘤(low grade fibromyxoid sarcoma)
　　透明性梭形细胞肿瘤(hyalinizing spindle cell tumour)
硬化性上皮样纤维肉瘤(sclerosing epithelioid fibrosarcoma)

# 所谓的纤维组织细胞性肿瘤（so-called fibrohistiocytic tumours)

## 良性

腱鞘巨细胞瘤(giant cell tumour of tendon sheath)

弥漫型巨细胞瘤（diffuse-type giant cell tumour）
深部良性纤维组织细胞瘤（deep benign fibrous histiocytoma）

## 中间性（偶有转移）

丛状纤维组织细胞瘤（plexiform fibrohistiocyticv tumour）
软组织巨细胞瘤（giant cell tumour of soft tissues）

## 恶性

多形性"恶纤组"（pleomorphic 'MFH'）／未分化多形性肉瘤（undifferentiated pleomorphic sarcoma）
巨细胞性"恶纤组"（giant cell 'MFH'）／未分化多形性肉瘤伴巨细胞（undifferentiated pleomorphic sarcoma with giant cells）
炎症性"恶纤组"（inflammatory 'MFH'）／未分化多形性肉瘤伴明显炎症（undifferentiated pleomorphic sarcoma with prominent inflammation）

## 平滑肌肿瘤（smooth muscle tumours）

血管平滑肌瘤（angioleiomyoma）
深部平滑肌瘤（deep leiomyoma）
生殖道平滑肌瘤（genital leiomyoma）
平滑肌肉瘤（leiomyosarcoma）（不包括皮肤）

## 周细胞（血管周细胞）肿瘤（pericytic (perivascular) tumoues）

血管球瘤（glomus tumour）及其亚型
恶性血管球瘤（malignant glomus tumour）
肌间细胞瘤（myopericytoma）

## 骨骼肌肿瘤（skeletal muscle tumours）

### 良性

横纹肌瘤（rhabdomyoma）
　成人型（adult type）
　胎儿型（fetal type）
　生殖道型（genital type）

### 恶性

胚胎性横纹肌肉瘤（embryonal rhabdomyosarcoma）
　包括梭形细胞肉瘤、葡萄状肉瘤、间变性肉瘤
腺泡状横纹肌肉瘤（alveolar rhabdomyosarcoma）（包括实性、间变性）
多形性横纹肌肉瘤（pleomorphic rhabdomyosarcoma）

**脉管肿瘤**（vascular tumours）

　　**良性**

　　　　血管瘤(haemangiomas)
　　　　　　皮下/深部软组织
　　　　　　毛细血管性
　　　　　　海绵状
　　　　　　动静脉性
　　　　　　静脉性
　　　　　　肌间
　　　　　　滑膜
　　　　上皮样血管瘤(epithelioid haem angioma)
　　　　血管瘤病(angiomatosis)
　　　　淋巴管瘤(lymphangioma)

　　**中间性（局部侵袭性）**

　　　　卡波西样血管内皮瘤(kaposiform haemangioendothelioma)

　　**中间性（偶有转移）**

　　　　网状血管内皮瘤(retiform haemangioendothelioma)
　　　　淋巴管内乳头状内皮瘤(papillary intralymphatic angioendothelioma)
　　　　复合性血管内皮瘤(composite haemangioendothelioma)
　　　　卡波西肉瘤(Kaposi's sarcoma)

　　**恶性**

　　　　上皮样血管内皮瘤(epithelioid haemangioendothelioma)
　　　　软组织血管肉瘤(angiosarcoma of soft tissue)

**软骨-骨肿瘤**（chondro-osseous tumours）

　　　　软组织软骨瘤(soft tissue chondroma)
　　　　间叶性软骨肉瘤(mesenchymal chondrosarcoma)
　　　　骨外骨肿瘤(extraskeletal osteosarcoma)

**不能确定分化的肿瘤**（tumours of uncertain differentiation）

　　**良性**

　　　　肌内粘液瘤(intramuscular myxoma)（包括细胞性亚型）
　　　　关节旁粘液瘤(juxta-articular myxoma)
　　　　深部（"侵袭性"）血管粘液瘤(deep ('aggressive') angiomyxoma)
　　　　多形性透明变形血管扩张性肿瘤(pleomorphic hyalinizing angiectatic tumour)
　　　　异位错构瘤性胸腺瘤(ectopic haemartomatous thymoma)

**中间性（偶有转移）**

血管瘤样纤维组织细胞瘤(angiomatoid fibrous histocytoma)

骨化性纤维粘液样肿瘤(ossifying fibromyxoid tumour) 包括非典型/恶性

混合性肿瘤(mixed tumour)／肌上皮瘤(myoepithelioma)／副脊索瘤(parachordoma)

**恶性**

滑膜肉瘤(synovial sarcoma)

上皮样肉瘤(epithelioid sarcoma)

腺泡状软组织肉瘤(alveolar soft part sarcoma)软组织透明细胞肉瘤(clear cell sarcoma of soft tissue)

骨外粘液样软骨肉瘤(extraskeletal myxoid chondrosarcoma)("脊索样"型)

PNET／骨外尤文肉瘤(extraskeletal Ewing's tumour)

pPNET

骨外尤文肉瘤(extraskeletal Ewing's tumour)

促结缔组织增生性小圆细胞肿瘤(desmoplastic small round cell tumour)

肾外横纹样瘤(extra-renal rhabdoid tumour)

恶性间叶瘤(malignant mesenchymoma)

具有血管周上皮样细胞分化的肿瘤(neoplasms with perivascular epithelioid cell differentiation, PEComa)

透明血管肌黑色素细胞肿瘤(clear cell myomelanocytic tumour)

血管内膜肉瘤(intimal sarcoma)

# 附2. 软组织肿瘤WHO分类（1994）

1. **纤维组织肿瘤**

    1.1 良性

    1.1.1 纤维瘤

    1.1.2 瘢痕瘤或称瘢痕疙瘩

    1.1.3 结节性筋膜炎

    1.1.4 增生性肌炎及增生性筋膜炎

    1.1.5 弹力纤维瘤

    1.1.6 婴儿纤维性错构瘤

    1.1.7 孤立性及多发性肌纤维母细胞瘤样增生

    1.1.8 斜颈（颈部胸锁乳突肌内瘤样纤维组织增生）

    1.1.9 钙化性筋膜纤维瘤（幼年性筋膜纤维瘤）

    1.1.10 伴透明变性的瘤样纤维组织增生

    1.2 瘤样纤维组织增生

    1.2.1 表浅性瘤样纤维组织增生

    1.2.1.1 掌跖部瘤样纤维组织增生

    1.2.1.2 婴儿型指部纤维瘤病或瘤样纤维组织增生

    1.2.2 深部瘤样纤维组织增生

    1.2.2.1 腹壁瘤样纤维组织增生

    1.2.2.2 腹外瘤样纤维组织增生

    1.2.2.3 腹内及肠系膜瘤样纤维组织增生

    1.2.2.4 婴儿型瘤样纤维组织增生

    1.3 恶性

    1.3.1 纤维肉瘤

    1.3.1.1 成人型纤维肉瘤

    1.3.1.2 先天性或婴儿型纤维肉瘤

2. **纤维组织细胞瘤**

    2.1 良性

    2.1.1 纤维组织细胞瘤

    2.1.1.1 皮肤纤维组织细胞瘤

    2.1.1.2 深部纤维组织细胞瘤

    2.1.2 幼年性黄色肉芽肿

    2.1.3 网织组织细胞瘤

    2.1.4 黄色瘤

2.2 交界性

2.2.1 非典型性纤维组织细胞瘤

2.2.2 皮肤隆突性纤维肉瘤

2.2.3 巨细胞性纤维母细胞瘤

2.2.4 丛状纤维组织细胞瘤

2.2.5 血管瘤样纤维组织细胞瘤

2.3 恶性

2.3.1 恶性纤维组织细胞瘤

2.3.1.1 多形性型恶性纤维组织细胞瘤

2.3.1.2 粘液样型恶性纤维组织细胞瘤

2.3.1.3 巨细胞型恶性纤维组织细胞瘤

2.3.1.4 黄色肉芽肿型恶性纤维组织细胞瘤

3. 脂肪组织肿瘤

3.1 良性

3.1.1 脂肪瘤

3.1.2 脂肪母细胞瘤

3.1.3 脂肪组织增生

3.1.4 血管脂肪瘤

3.1.5 梭形细胞/多行性脂肪瘤

3.1.6 血管平滑肌脂肪瘤

3.1.7 髓脂肪瘤

3.1.8 冬眠瘤

3.1.9 非典型性脂肪瘤

3.2 恶性

3.2.1 分化型脂肪肉瘤

3.2.1.1 脂肪瘤样脂肪肉瘤

3.2.1.2 硬化性脂肪肉瘤

3.2.1.3 炎症性脂肪肉瘤

3.2.2 粘液性脂肪肉瘤

3.2.3 圆形细胞脂肪肉瘤

3.2.4 多形性脂肪肉瘤

3.2.5 去分化脂肪肉瘤

4. 平滑肌组织肿瘤

4.1 良性

4.1.1 平滑肌瘤

4.1.2 血管平滑肌瘤

4.1.3 上皮样平滑肌瘤

4.1.4 弥漫性腹膜平滑肌组织瘤样增生
4.2 恶性
4.2.1 平滑肌肉瘤
4.2.2 上皮样平滑肌肉瘤

5. 横纹肌组织肿瘤
   5.1 良性
   5.1.1 横纹肌瘤
   5.1.1.1 成人型
   5.1.1.2 生殖道型
   5.1.1.3 胎儿型
   5.2 恶性
   5.2.1 横纹肌样肿瘤
   5.2.1.1 胚胎型
   5.2.1.2 葡萄状肉瘤
   5.2.1.3 梭形细胞型
   5.2.1.4 腺泡型
   5.2.1.5 多型性
   5.2.2 横纹肌样肿瘤伴神经节细胞分化

6. 淋巴管及血管内皮细胞肿瘤
   6.1 良性
   6.1.1 乳头状内皮细胞增生
   6.1.2 血管瘤
   6.1.2.1 毛细血管型血管瘤
   6.1.2.2 海绵状血管瘤
   6.1.2.3 静脉性血管瘤
   6.1.2.4 上皮样细胞型血管瘤
   6.1.2.5 化脓性肉芽肿（肉芽组织性血管瘤）
   6.1.2.6 后天性丛状或结节状血管瘤
   6.1.3 淋巴管瘤
   6.1.4 淋巴管平滑肌瘤及淋巴管平滑肌瘤病
   6.1.5 血管瘤病及淋巴管瘤
   6.2 交界性血管内皮瘤
   6.2.1 梭形细胞性血管内皮瘤
   6.2.2 血管内乳头状血管内皮瘤
   6.2.3 上皮样细胞型血管内皮瘤
   6.3 恶性
   6.3.1 血管肉瘤及淋巴管肉瘤

6.3.2 卡普西肉瘤

7. 血管外皮细胞瘤

　7.1 良性

　　7.1.1 良性血管外皮细胞瘤

　　7.1.2 血管球瘤

　7.2 恶性

　　7.2.1 恶性血管外皮细胞瘤

　　7.2.2 恶性血管球瘤

8. 滑膜组织肿瘤

　8.1 良性

　　8.1.1 腱鞘滑膜巨细胞瘤

　　8.1.1.1 局限型腱鞘滑膜巨细胞瘤

　　8.1.1.2 弥漫型腱鞘滑膜巨细胞瘤

　8.2 恶性

　　8.2.1 恶性腱鞘滑膜巨细胞瘤

9. 间皮组织肿瘤

　9.1 良性

　　9.1.1 胸及腹膜孤立性纤维性肿瘤（也可称为局限性纤维性间皮瘤）

　　9.1.2 多囊性间皮瘤

　　9.1.3 腺瘤样瘤

　　9.1.4 分化型乳头状间皮瘤

　9.2 恶性

　　9.2.1 恶性孤立性纤维性间皮瘤

　　9.2.2 弥漫性间皮瘤

　　9.2.2.1 上皮细胞性间皮瘤

　　9.2.2.2 梭形细胞性（肉瘤样）间皮瘤

　　9.2.2.3 双相分化间皮瘤

10. 神经组织肿瘤

　10.1 良性

　　10.1.1 创伤性神经瘤

　　10.1.2 Morton 神经瘤

　　10.1.3 神经肌肉性错构瘤

　　10.1.4 神经鞘囊肿

　　10.1.5 神经鞘瘤

　　10.1.5.1 丛状神经鞘瘤

10.1.5.2 细胞性神经鞘瘤
10.1.5.3 退变性神经鞘瘤
10.1.6 神经纤维瘤
10.1.6.1 弥漫型神经纤维瘤
10.1.6.2 丛状神经纤维瘤
10.1.6.3 神经小体样神经纤维瘤
10.1.6.4 上皮细胞样神经纤维瘤
10.1.7 颗粒细胞瘤
10.1.8 黑色素性神经鞘瘤
10.1.9 神经鞘粘液瘤
10.1.10 异位性脑膜瘤
10.1.11 异位性室管膜瘤
10.1.12 节神经瘤
10.1.13 婴幼儿色素性神经外胚叶瘤（视网膜始基瘤、黑色素性突变瘤）
10.2 恶性
10.2.1 恶性外周神经鞘瘤（恶性雪旺细胞瘤，神经纤维肉瘤）
10.2.1.1 恶性外周神经鞘瘤伴横纹肌分化（恶性 Triton 瘤）
10.2.1.2 恶性外周神经鞘瘤伴颗粒细胞分化
10.2.1.3 上皮细胞型恶性外周神经瘤
10.2.2 恶性颗粒细胞瘤
10.2.3 透明细胞肉瘤（软组织恶性黑色素瘤）
10.2.4 恶性黑色素细胞性神经鞘瘤
10.2.5 神经母细胞瘤
10.2.6 节神经母细胞瘤
10.2.7 神经上皮瘤（外周性神经外胚叶瘤，外周性神经细胞瘤）

## 11. 副神经节组织肿瘤

11.1 良性
11.1.1 副神经节瘤
11.2 恶性
11.2.1 恶性副神经节瘤

## 12. 软骨及骨组织肿瘤

12.1 良性
12.1.1 骨化性脂膜炎
12.1.2 骨化性肌炎
12.1.3 进行性骨化性肌炎（进行性骨化性纤维结构不良）
12.1.4 骨外软骨瘤或骨软骨瘤
12.1.5 骨外骨瘤

12.2 恶性
12.2.1 骨外软骨肉瘤
12.2.1.1 分化型软骨肉瘤
12.2.1.2 粘液样软骨肉瘤
12.2.1.3 间叶性软骨肉瘤
12.2.1.4 去分化软骨肉瘤
12.2.2 骨外骨肉瘤

13．多潜能间叶性肿瘤

13.1 良性
13.1.1 混合性间叶瘤
13.2 恶性
13.2.1 恶性混合性间叶瘤

14．其它肿瘤

14.1 良性
14.1.1 先天性颗粒细胞瘤
14.1.2 肿瘤样钙化
14.1.3 粘液瘤
14.1.3.1 皮肤粘液瘤
14.1.3.2 肌肉内粘液瘤
14.1.4 血管粘液瘤
14.1.5 肿瘤样淀粉样变
14.1.6 副脊索瘤
14.1.7 骨化性纤维粘液样瘤
14.1.8 幼年性血管纤维瘤
14.1.9 炎症性肌纤维母细胞瘤
14.2 恶性
14.2.1 腺泡状软组织肉瘤
14.2.2 上皮样肉瘤
14.2.3 骨外尤文肉瘤
14.2.4 滑膜肉瘤（腺纤维肉瘤，间质常有钙化及玻璃样变）
14.2.4.1 单相性纤维型（以纤维为主伴有少数上皮巢分化）
14.2.5 恶性肾外横纹肌样瘤
14.2.6 青少年硬化性小细胞性肿瘤

15．不能分类肿瘤

# 参考文献

1. Frank J. Frassica, Roby C, et al. Instructional Course Lectures, The American Academy of Orthopaedic Surgeons - Evaluation, Diagnosis, and Classification of Benign Soft-Tissue Tumors. J Bone Joint Surg Am, 1996, 78: 126-140.
2. Greenfield GB, Arrington JA, Kudryk BT. MRI of soft tissue tumors (Review). Skeletal Radiol, 1993, 22: 77-84.
3. Simon MA, Finn HA. Diagnostic strategy for bone and soft-tissue tumors. J Bone Joint Surg Am, 1993, 75: 622-631.
4. Aisen AM, Martel W, Braunstein EM, et al. MRI and CT evaluation of primary bone and soft-tissue tumors. AJR Am J Roentgenol, 1986, 146: 749-756.
5. Berquist TH, Ehman RL, King BF, et al. Value of MR imaging in differentiating benign from malignant soft-tissue masses: study of 95 lesions. AJR Am J Roentgenol, 1990, 155: 1251-1255.
6. Choi H, Varma DG, Fornage BD, et al. Soft-tissue sarcoma: MR imaging vs sonography for detection of local recurrence after surgery. AJR Am J Roentgenol, 1991, 157: 353-358.
7. Dalinka MK, Zlatkin MB, Chao P, et al. The use of magnetic resonance imaging in the evaluation of bone and soft-tissue tumors (Review). Radiol Clin North Am, 1990, 28: 461-470.
8. Enzinger FM, Weiss SW. Soft Tissue Tumors. 2nd ed. St. Louis: Mosby, 1988.
9. Erlemann R, Vassallo P, Bongartz G, et al. Musculoskeletal neoplasms: fast low-angle shot MR imaging with and without Gd-DTPA. Radiology, 1990, 176: 489-495.
10. Sundaram M, Baran G, Merenda G, et al. Myxoid liposarcoma: magnetic resonance imaging appearances with clinical and histological correlation. Skeletal Radiol, 1990, 19: 359-362.
11. Sundaram M:MRI of tumor and tumorlike lesions of bone and soft tissue.AJR 1990;155:817-824.
12. Kransdorf MJ, Jelinek JS, Moser RP Jr. Imaging of soft tissue tumors (Review). Radiol Clin North Am, 1993, 31: 359-372.
13. Ghelman B, Vigorita VJ. Orthopaedic Pathology. Philadelphia: Lippincott Williams & Wilkins, 1999.
14. Burgener FA, Steven P, Tan RK, et al. Differential Diagnosis in Magnetic Resonance Imaging. New York: Thieme, 2002.
15. Conway WF, Hayes CW. Miscellaneous lesions of bone (Review). Radiol Clin North Am, 1993, 31: 339-358.
16. Hermann G, Abdelwahab IF, Klein M, et al. Synovial chondromatosis. Skeletal Radiol, 1995, 24: 298-300.
17. Ryu KN, Jaovisidha S, Schweitzer M, et al. MR imaging of lipoma arborescens of the knee joint. AJR Am J Roentgenol, 1996, 167: 1229-1232.
18. Butt WP, Hardy G, Ostlere SJ. Pigmented villonodular synovitis of the knee: computed tomographic appearances. Skeletal Radiol, 1990, 19: 191-196.
19. Goldman AB, DiCarlo EF. Pigmented villonodular synovitis. Diagnosis and differential diagnosis (Review). Radiol Clin North Am, 1988, 26: 1327-1347.

20. Jelinek JS, Kransdorf MJ, Shmookler BM, et al. Giant cell tumor of the tendon sheath: MR findings in nine cases. Am J Roentgenol, 1994, 162: 919-922.
21. Cotten A, Flipo RM, Herbaux B, et al. Synovial haemangioma of the knee: a frequently misdiagnosed lesion. Skeletal Radiol, 1995, 24: 257-261.
22. Miettinen M, Virtanen I. Synovial sarcoma--a misnomer. Am J Pathol, 1984, 117: 18-25.
23. Enzinger FM, Weiss SW. Soft Tissue Tumors. 3rd ed. St. Louis: Mosby, 1995. 757-786.
24. Hermann G, Klein MJ, Abdelwahab IF, et al. Synovial chondrosarcoma arising in synovial chondromatosis of the right hip. Skeletal Radiol, 1997, 26: 366-369.
25. Jones BC, Sundaram M, Kransdorf MJ. Synovial sarcoma: MR imaging findings in 34 patients. AJR Am J Roentgenol, 1993, 161: 827-830.
26. Fabre A, Eyden B, Ali HH. Soft-tissue extrarenal rhabdoid tumor with a unique long-term survival. Ultrastruct Pathol, 2004, 28: 49-52.
27. Sert MB, Onsrud M, Perrone T, et al. Malignant rhabdoid tumor of the vulva. Case report. Eur J Gynaecol Oncol, 1999, 20: 258-261.
28. Chung S, Frush DP, Prose NS, et al. Subcutaneous granuloma annulare: MR imaging features in six children and literature review (Review). Radiology, 1999, 210: 845-849.
29. De Beuckeleer LH, De Schepper AM, Vandevenne JE, et al. MR imaging of clear cell sarcoma (malignant melanoma of the soft parts): a multicenter correlative MRI-pathology study of 21 cases and literature review. Skeletal Radiol, 2000, 29: 187-195.
30. Kransdorf MJ, Murphey MD, Sweet DE. Liposclerosing myxofibrous tumor: a radiologic-pathologic-distinct fibro-osseous lesion of bone with a marked predilection for the intertrochanteric region of the femur. Radiology, 1999, 212: 693-698.
31. Resnick D. Diagnosis of Bone and Joint Disorders. Vol4. 4th ed. Philadelphia, Pa. : London : W. B. Saunders, 2002. 3971-3979.
32. Sridhar KS, Rao RK, Kunhardt B. Skeletal muscle metastases from lung cancer. Cancer, 1987, 59: 1530-1534.
33. Resnick D, Kransdorf MJ. Bone and Joint Imaging. 3rd ed. Philadelphia, Pa. : Elsevier Saunders, 2005.
34. 陈洁晴, 张仁元, 蒋智铭. 胸壁转移性横纹肌样瘤1例. 诊断病理学杂志, 1998, 5: 52.
35. 黄素琼, 周季. 下腹部恶性横纹肌样瘤1例. 诊断病理学杂志, 1997, 4: 113-114.
36. 樊长青. 成人软组织恶性横纹肌样瘤1例. 肿瘤研究与临床, 2001, 6: 401.
37. 胡亚莹, 高宇, 曹爱华. 环状肉芽肿1例误诊报告. 华南皮肤性病学杂志, 2003, 9: 292.
38. 陈昆, 顾恒, 鞠梅, 等. 环状肉芽肿43例分析. 中华皮肤科杂志, 2004, 37: 422-424.